CB121247

HISTOLOGIA E EMBRIOLOGIA BUCAL

FUNDAMENTOS PARA AS ÁREAS BIOMÉDICAS

A Odontologia é uma área do conhecimento em constante evolução, tanto no que diz respeito a tratamento da saúde e estética bucal por meio ou apoio de equipamento/material ou por via medicamentosa, como também a alteração de normas técnicas e regras do órgão de classe, como códigos de ética, aplicáveis à matéria. Alterações em tratamentos medicamentosos ou decorrentes de procedimentos tornam-se necessárias e adequadas. Assim, os leitores são aconselhados a conferir as informações fornecidas pelo fabricante de cada medicamento a ser administrado, verificando as condições clínicas e de saúde do paciente, dose recomendada, o modo e a duração da administração, bem como as contraindicações e os efeitos adversos. Da mesma forma, são aconselhados a verificar também as informações fornecidas sobre a utilização de equipamentos e/ou materiais nos respectivos manuais e instruções do fabricante. É responsabilidade do profissional da área, com base na sua experiência e na avaliação do paciente e de suas condições de saúde e de eventuais comorbidades, determinar as dosagens e o melhor tratamento aplicável a cada situação.

As linhas de pesquisa ou de argumentação dos autores desta obra, assim como suas opiniões, não são necessariamente as da Editora. Esta obra serve apenas de apoio complementar a estudantes e à prática da Odontologia, mas não substitui a avaliação clínica e de saúde de pacientes, sendo do leitor – estudante ou profissional da saúde – a responsabilidade pelo uso da obra como instrumento complementar à sua experiência e ao seu conhecimento próprio e individual.

A Editora emprega todos os esforços para garantir a proteção dos direitos de autor envolvidos na obra, inclusive quanto às obras de terceiros e imagens e ilustrações aqui reproduzidas. Caso algum autor se sinta prejudicado, favor entrar em contato com a Editora.

Finalmente, cabe orientar o leitor que a citação de passagens desta obra com o objetivo de debate ou exemplificação ou ainda a reprodução de pequenos trechos desta obra para uso privado, sem intuito comercial e desde que não prejudique a normal exploração da obra, são permitidas pela Lei de Direitos Autorais, art. 46, incisos II e III. A mesma Lei de Direitos Autorais, no art. 29, incisos I, VI e VII, proíbe a reprodução parcial ou integral desta obra, sem prévia autorização, para uso coletivo, bem como o compartilhamento indiscriminado de cópias não autorizadas, inclusive em grupos de grande audiência em redes sociais e aplicativos de mensagens instantâneas. Essa prática prejudica a normal exploração da obra pelo seu autor, ameaçando a edição técnica e universitária de livros científicos e didáticos e a produção de novas obras de qualquer autor.

Editora Manole

HISTOLOGIA E EMBRIOLOGIA BUCAL

FUNDAMENTOS PARA AS ÁREAS BIOMÉDICAS

EDITORES

Marcelo Lazzaron Lamers

Anna Christina Medeiros Fossati

José Antônio Poli de Figueiredo

Lisiane Bernardi

manole

editora

Copyright @ 2022 Editora Manole Ltda., conforme contrato com os editores.

Produção Editorial: Rosana Arruda da Silva
Capa: Ricardo Yoshiaki Nitta Rodrigues
Imagem da capa: fotos cedidas pelos editores
Projeto gráfico e editoração eletrônica: Estúdio Castellani
Ilustrações: Estúdio Castellani

CIP-BRASIL. CATALOGAÇÃO NA PUBLICAÇÃO
SINDICATO NACIONAL DOS EDITORES DE LIVROS, RJ

H58
Histologia e embriologia bucal : fundamentos para as áreas biomédicas / editores Marcelo Lazzaron Lamers, ... [et al.]. – 1. ed. – Barueri [SP] : Manole, 2022.
384 p.; 23 cm.

Inclui bibliografia e índice
ISBN 978-65-5576-121-4

1. Boca – Anatomia. 2. Boca – Histologia. 3. Embriologia humana. 4. Odontogênese. I. Lamers, Marcelo Lazzaron.

22-76318 CDD: 611.314
CDU: 611.311

Meri Gleice Rodrigues de Souza – Bibliotecária – CRB-7/6439

Todos os direitos reservados.
Nenhuma parte deste livro poderá ser reproduzida, por qualquer processo, sem a permissão expressa dos editores. É proibida a reprodução por fotocópia.

A Editora Manole é filiada à ABDR – Associação Brasileira de Direitos Reprográficos.

1ª edição – 2022

Editora Manole Ltda.
Alameda América, 876 – Tamboré
06543-315 – Santana de Parnaíba – SP – Brasil
Tel.: (11) 4196-6000
www.manole.com.br | https://atendimento.manole.com.br/

Impresso no Brasil | *Printed in Brazil*

Dedicatória

Este livro é decorrente de uma trajetória longa, muitas vezes árdua, porém extremamente agradável e gratificante. Sempre contamos com o apoio irrestrito de muitas pessoas que, por paciência e principalmente amor, tornaram essa tarefa leve e proveitosa. A eles, coadjuvantes silenciosos e imprescindíveis, dedicamos este livro.

Agradecimentos

Agradecimento especial às nossas famílias que nos apoiaram em todos os momentos mais difíceis, sempre com uma palavra de ânimo e incentivo.

Editores

Marcelo Lazzaron Lamers

Graduado em Odontologia pela Universidade Federal do Rio Grande do Sul (UFRGS) e doutor em Ciências – Biologia Celular e Tecidual pela Universidade de São Paulo (USP) com menção honrosa no Prêmio CAPES de Tese (2009 – Ciências Biológicas). Realizou estágio sanduíche na University of Virginia (EUA) e pós-doutorado na USP e na University of Virginia. Atualmente professor associado no Departamento de Ciências Morfológicas e bolsista de produtividade em Pesquisa CNPq – Nível 2. Vice-diretor do Instituto de Ciências Básicas da Saúde da UFRGS e vice-presidente da Sociedade Brasileira de Biologia Celular (2020).

Anna Christina Medeiros Fossati

Graduada em Odontologia pela Universidade Federal do Rio Grande do Sul (UFRGS), mestre em Odontopediatria e doutora em Biologia Celular e Tecidual pela Universidade de São Paulo (USP). Professora titular do Departamento de Ciências Morfológicas do Instituto de Ciências Básicas da Saúde da UFRGS. Além do desempenho nos cursos de graduação, foi atuante em cursos de especialização no RS, MT e RO e no Programa de Pós-Graduação em Odontologia da UFRGS, na orientação de alunos concorrentes ao nível de mestrado e doutorado em Odontologia. Durante esse período, compôs várias bancas avaliadoras de todos os níveis acadêmicos. Possui vários trabalhos científicos publicados em revistas internacionais de comprovado reconhecimento, com pesquisas citadas por inúmeros autores.

José Antônio Poli de Figueiredo

Graduado em Odontologia pela Universidade Federal do Rio Grande do Sul (UFRGS), mestre em Endodontia pela Universidade Federal de Pelotas (UFPel) e doutor em Endodontia pela Universidade de São Paulo (USP). Professor titular de Biologia dos Tecidos e Biologia dos Tecidos Bucais da UFRGS e pró-reitor de pesquisa da UFRGS. Pesquisador PQ 1C do CNPq, é membro do corpo editorial e revisor de várias revistas científicas internacionais e nacionais na Odontologia. Publicou dois livros, 36 capítulos em livros, 220 artigos em revistas com corpo editorial, entre outras.

Lisiane Bernardi

Graduada em Odontologia e mestre em Clínica Odontológica/Odontopediatria pela Universidade Federal do Rio Grande do Sul (UFRGS). Doutora em Odontologia/Odontopediatria com período na University of Michigan (EUA). Professora do Departamento de Ciências Morfológicas da UFRGS.

Coautores

Bibiana Franzen Matte

Graduada em Odontologia pela Universidade Federal do Rio Grande do Sul (UFRGS) com experiência durante a graduação na University of Michigan (EUA). Doutora em Patologia Bucal pela UFRGS e com doutorado-sanduíche na University of San Diego (EUA). Fundadora e diretora científica da *startup* de biotecnologia Núcleo Vitro.

Carlos Alberto de Souza Costa

Graduado em Odontologia pela Universidade Estadual Paulista (Unesp) de Araraquara, mestre e doutor em Patologia Buco-Dental pela Faculdade de Odontologia de Piracicaba (FOP – Unicamp), bem como pós-doutorados nas universidades de Michigan (USA) e Georgia Health Sciences University (USA). Professor titular de Patologia Bucal da Universidade Estadual Paulista (Unesp) de Araraquara, sendo atualmente coordenador do Laboratório de Patologia Experimental e Biomateriais. Pesquisador PQ 1A do CNPq, é membro do corpo editorial e revisor de várias revistas científicas internacionais e nacionais nas áreas biomédicas e Odontologia. Publicou 35 capítulos em livros, 320 artigos em revistas com corpo editorial e recebeu mais de 150 prêmios e homenagens em eventos científicos nacionais e internacionais.

Carlos Estrela

Graduado em Odontologia pela Faculdade de Odontologia João Prudente (FOJP) em Anápolis, mestre em Endodontia pela Universidade Federal de Pelotas (UFPel) e doutor em Endodontia pela Universidade de São Paulo (USP). Livre-docente pela USP de Ribeirão Preto. Professor titular de Endodontia na Universidade Federal de Goiás (UFG), sendo coordenador do Laboratório de Ciências. Pesquisador PQ 1B do CNPq, é membro do corpo editorial e revisor de várias revistas científicas internacionais e nacionais nas áreas biomédicas e Odontologia. Publicou 13 livros, 169 capítulos em livros, 366 artigos em revistas com corpo editorial, entre outras.

Grasieli de Oliveira Ramos

Graduada em Odontologia pela Universidade Federal de Santa Catarina (UFSC), especialista em Patologia Bucal pelo Conselho Regional de Odontologia de Santa Catarina (CRO/SC), mestre em Odontologia com área de concentração em Diagnóstico Bucal pela UFSC e doutora em Odontologia com área de concentração em Patologia Bucal pela UFRGS. Professora do curso de graduação em Odontologia e do Programa de Mestrado em Biociências e Saúde da Universidade do Oeste de Santa Catarina (Unoesc), campus Joaçaba.

Igor Felipe Pereira Lima

Graduado em Odontologia pela Universidade Federal de Sergipe (UFS). Mestre em Patologia Bucal pela Universidade Federal do Rio Grande do Sul (UFRGS). Doutorando em Patologia Bucal na UFRGS.

Leonardo da Silva Bittencourt

Graduado em Ciências Biológicas pela Pontifícia Universidade Católica do Rio Grande do Sul (PUCRS). Mestre em Bioquímica Toxicológica pelo Programa de Pós-Graduação em Bioquímica Toxicológica pela Universidade Federal de Santa Maria (UFSM) e doutor pelo Programa de Pós-Graduação em Bioquímica pela Universidade Federal do Rio Grande do Sul (UFRGS). Docente do Curso Técnico em Análises Clínicas da Escola Profissionalizante em Saúde no Hospital de Clínicas de Porto Alegre.

Leonardo Francisco Diel

Graduado em Ciências Biológicas pela Universidade Regional do Noroeste do Estado do Rio Grande do Sul (Unijuí) e em Odontologia pela Universidade Federal do Rio Grande do Sul (UFRGS). Atuou como assistente junto ao Laboratório de Anatomia e Patologia da Unijuí e como professor de anatomia em cursos técnicos de Enfermagem e Radiologia. Doutorando em Patologia Bucal junto ao Programa de Pós-Graduação em Odontologia da UFRGS.

Paloma Santos de Campos

Graduada em Odontologia pela Faculdade de Odontologia da Universidade Federal do Rio Grande do Sul (UFRGS). Doutora em Patologia Bucal pela UFRGS e com doutorado-sanduíche na University of San Diego (EUA).

Sumário

Apresentação

Histologia e embriologia bucal – Fundamentos para as áreas biomédicas é um livro escrito por dentistas, especializados em diferentes áreas da Odontologia, que procuram trazer ao leitor informações importantes e fundamentais. Seu conteúdo procura levar, ao estudante das áreas biomédicas, os tópicos fundamentais ao entendimento global da fisiologia humana relacionada diretamente ao funcionamento do sistema estomatognático.

Alunos de graduação e pós-graduação em Odontologia e Fonoaudiologia, bem como profissionais de quaisquer áreas biomédicas que atuem em áreas relacionadas à face e às estruturas bucais, podem se beneficiar do conteúdo deste livro. Seu escopo refere-se a informações básicas essenciais ao entendimento e à aplicação de conhecimentos que possam levar à compreensão e à análise científica crítica de conteúdos teóricos e procedimentos práticos apresentados no decorrer de seus cursos. Como parte desse propósito, são interpostos, no decorrer do texto, quadros contendo informações atuais e relevantes sobre o tema tratado ou que incluem aplicações práticas diretamente relacionadas ao assunto exposto, e com certa frequência presentes na atividade clínica.

O entendimento das estruturas celulares e dos tecidos que compõem o organismo humano, bem como a noção sobre sua organização embriológica geral e facial, é tratado de maneira simples e direta, fazendo com que o leitor adquira subsídios necessários à conexão entre os diversos capítulos.

Os capítulos sobre os sistemas digestório e respiratório foram incluídos, pela importância observada para o aprendizado dos tecidos orais. Sua explanação também é de grande utilidade aos alunos de ciências afins, cuja atuação profissional está muito relacionada a esses sistemas do organismo humano.

São discutidos tópicos da biologia bucal que são extremamente essenciais e imprescindíveis à compreensão dos diversos mecanismos biológicos que levam ao exercício das importantes profissões da área da Saúde que se dedicam ao bem-estar geral do indivíduo.

Prefácio

O livro *Histologia e embriologia bucal - Fundamentos para as áreas biomédicas* contempla informações fundamentais e atualizadas sobre a histologia e embriologia da face e de diferentes componentes do sistema estomatognático. É destinado a alunos de graduação de diversos cursos e profissionais da área de Ciências da Saúde, especialmente de Odontologia e Fonoaudiologia.

Partindo de aspectos básicos da Biologia Celular, o conteúdo aborda, com uma complexidade gradual, a origem embriológica e a constituição dos tecidos e órgãos mais relevantes para o funcionamento do sistema estomatognático. O texto é objetivo, claro e didático, guiando os leitores no aprendizado de um conteúdo essencial para todos os que pretendem conhecer a estrutura e o funcionamento do sistema estomatognático, assim como sua integração com os sistemas digestório e respiratório, principalmente. Ilustrações de preparados histológicos auxiliam sobremaneira a compreensão de cada um dos tópicos apresentados.

Dentre os temas estudados estão: embriologia geral e desenvolvimento da face, sistema digestório, sistema respiratório, articulação temporomandibular (ATM), ouvido, glândulas salivares, estrutura da pele e de diferentes tipos de mucosa, desenvolvimento e estrutura dos tecidos que constituem e que sustentam os dentes nos alvéolos, além de processos envolvidos na erupção dentária e rizólise de dentes decíduos.

A compreensão dos assuntos apresentados é importantíssima para auxiliar os leitores no estabelecimento de bases sólidas, necessárias para permitir um aprendizado contínuo. Mais do que nunca, a geração do conhecimento, por meio da ciência e tecnologia, ocorre de maneira rápida e ágil. Há uma imensa e crescente oferta de conteúdo, tornando mandatório que o aprendizado ocorra continuamente ao longo da vida estudantil e profissional. Para que esse processo seja viabilizado, são necessárias não apenas bases sólidas de conhecimentos, mas também o desenvolvimento de uma capacidade crítica para diferenciar e escolher fontes confiáveis e conteúdo de reconhecido valor acadêmico e científico.

Nesse sentido, todos os autores deste livro possuem sólida formação acadêmica e científica, realizada em algumas das mais respeitadas instituições de ensino no Brasil e no exterior. Esta obra é fruto não apenas de sua grande experiência no ensino para alunos de graduação e de pós-graduação, mas também de sua sólida experiência na geração de conhecimentos científicos, demonstrados por meio de dezenas de artigos científicos publicados em periódicos de mérito e circulação internacional. Esse aspecto é essencial para uma abordagem crítica e para a atualização do conteúdo ora apresentado. Considero uma honra ter conhecido, compartilhado da vida acadêmica e testemunhado sua seriedade e competência científica inquestionáveis.

Certamente a organização deste livro, seu conteúdo e suas ilustrações proporcionarão aos leitores um excelente aproveitamento da obra.

Marinilce Fagundes dos Santos
Professora Titular
Departamento de Biologia Celular e do Desenvolvimento
Instituto de Ciências Biomédicas
Universidade de São Paulo

CAPÍTULO 1

Princípios de biologia celular e tecidual

Igor Felipe Pereira Lima
Leonardo da Silva Bittencourt
Marcelo Lazzaron Lamers

INTRODUÇÃO

A biologia celular estuda a estrutura, a função e o comportamento das células. As células são estruturas complexas que constituem os organismos vivos. A maioria deles é formada por células únicas, mas nós, seres humanos, possuímos um complexo multicelular. Os órgãos e sistemas do corpo humano possuem diferentes tipos celulares, os quais, apesar de possuírem o mesmo material genético, apresentam constituições moleculares características que influenciarão seu funcionamento.

MACROMOLÉCULAS

As macromoléculas são compostos de alto peso molecular, formadas a partir de reações químicas entre pequenas subunidades moleculares denominadas monômeros. Os monômeros são constituídos principalmente por átomos de carbono, hidrogênio, nitrogênio e oxigênio que são unidos por ligações covalentes. Entre elas, podemos destacar as proteínas, os carboidratos, os lipídeos e os ácidos nucleicos.

Proteínas

As proteínas são as principais macromoléculas relacionadas às funções celulares. Elas são formadas por uma longa cadeia de moléculas menores, denominadas aminoácidos, os quais estão unidos por ligações não covalentes, denominadas ligações peptídicas. A partir da interação das cadeias laterais dos aminoácidos, esta sequência de aminoácidos pode enovelar-se em uma conformação estável de modo que seja energeticamente favorável. Cada proteína possui uma sequência de aminoácidos distinta, a qual resulta em uma estrutura tridimensional específica.

É a partir desta forma estrutural que ocorre a interação com diferentes moléculas sendo, portanto, a forma da proteína (e suas potenciais variações) essencial para sua função.

Quanto à sua forma, as proteínas podem ser classificadas em dois tipos principais: **fibrosas** e **globulares**.

As proteínas fibrosas são responsáveis por garantir as características estruturais da célula e dos tecidos. O colágeno e a alfaqueratina fazem parte deste grupo. Por outro lado, as proteínas globulares possuem essa denominação por apresentarem estrutura enovelada e compactada em formato globular.

As enzimas são importantes proteínas especializadas que desempenham diversas funções no organismo, como a catálise das reações químicas. Dessa forma, as proteínas desempenham diversas funções, como:

- Transporte e estoque de substâncias.
- Catálise enzimática.
- Suporte mecânico.
- Proteção imunológica.
- Sinalização intra e extracelular.

Carboidratos

Os carboidratos são abundantes biomoléculas encontradas nos organismos vivos. São conhecidos popularmente como açúcares. Eles desempenham importantes funções, atuando como fonte de energia metabólica para as células, no armazenamento de energia e funcionando como componentes da membrana celular mediando a comunicação intercelular. Além disso, carboidratos como os presentes nas glicosaminoglicanas e proteoglicanas fazem parte da substância fundamental que compõe a matriz extracelular, regulando atividades de proteases e formando géis que funcionam como filtros seletivos para a difusão de substâncias (metabólitos, hormônios, nutrientes etc.). Os carboidratos também são componentes estruturais de alguns organismos vivos, como a parede celular bacteriana. Estas moléculas também são importantes no reconhecimento, atuando como importantes antígenos (sistema ABO) e fazendo parte dos anticorpos.

De acordo com o número de monômeros, são classificadas em: **monossacarídeos**, **dissacarídeos**, **oligossacarídeos** e **polissacarídeos**.

Os monossacarídeos são as unidades mais simples dos carboidratos, sendo usados como base para a formação das outras classes de carboidratos. A glicose é um exemplo de monossacarídeo com importante função na geração de energia para as células. Os dissacarídeos consistem na ligação de dois monossacarídeos por meio de uma ligação glicosídica, a exemplo da sacarose. Os oligossacarídeos são formados por um conjunto de 3 a 10 monossacarídeos. Por fim, os polissacarídeos são os carboidratos mais complexos, compostos por inúmeros monossacarídeos unidos por ligações glicosídicas (celulose, amido, glicogênio).

Lipídeos

Os lipídeos são compostos orgânicos insolúveis em água (hidrofóbicos). Isto se deve pela presença de muitas ligações covalentes apolares. Os lipídeos são compostos por moléculas menores denominadas ácidos graxos. Estas moléculas são formadas por uma porção hidrofílica polar (que interage com a água) e uma porção hidrofóbica (apolar), que não interage com água. Entretanto, diversos compostos fazem parte dos grupos dos lipídeos, incluindo gorduras, óleos, hormônios e outros. De maneira geral, os lipídeos desempenham as seguintes funções no organismo:

- Fonte e armazenamento de energia.
- Estrutural (componentes de membrana).
- Isolantes térmicos.
- Transdução de sinal entre células.

Os ácidos graxos formam moléculas de triglicerídeos, que são utilizados como fonte e armazenamento de energia na célula. Os fosfolipídeos são pequenas moléculas que formam, estruturalmente, as membranas celulares. Os esteroides, por outro lado, são moléculas grandes com 3 anéis de 6 carbonos. O colesterol é um esteroide de estrutura rígida e compacta, envolvido na formação de pontos de estabilidade na membrana plasmática e como precursor na síntese de hormônios esteroides.

Ácidos nucleicos

Os ácidos nucleicos estão envolvidos na manutenção das informações necessárias para o funcionamento celular. São constituídos por sequências de nucleotídeos, os quais são compostos por uma pentose (açúcar de 5 carbonos) na qual se liga uma base nitrogenada (ligada ao carbono 1) e um grupo fosfato (ligado ao carbono 5). Esta pentose possui ainda um radical hidroxila ligado ao carbono 3. Já as bases nitrogenadas podem ser do tipo purinas (adenina e guanina) ou pirimídicas (timina, citosina e uracila).

A ligação linear entre os nucleotídeos é mediada por enzimas e ocorre entre o grupamento fosfato ligado ao carbono 5 do nucleotídeo preexistente e a hidroxila

(OH) do carbono 3 do novo nucleotídeo. Portanto, o crescimento de uma fita de ácido nucleico ocorre no sentido 5´-3´. De acordo com variações na composição e organização dos nucleotídeos, podem ser identificados dois tipos de ácidos nucleicos, o **ácido desoxirribonucleico (DNA)** e o **ácido ribonucleico (RNA)**.

No DNA, a pentose é do tipo desoxirrubonucleose e as bases nitrogenadas são adenina, guanina, citosina e timina. Apresenta-se na forma de dupla fita, e os nucleotídeos da fita complementar interagem com os nucleotídeos da fita original da seguinte forma: adenina com timina; guanina com citosina. Dá-se o nome de replicação ao fenômeno biológico de duplicação do DNA.

No RNA, a pentose é do tipo ribonucleose e as bases nitrogenadas são adenina, guanina, citosina e uracila. Existem diferentes tipos de RNA, sendo os mais conhecidos o RNA mensageiro (RNAm), o transportador (RNAt) e o ribossômico (RNAr). O RNAm apresenta-se na forma de fita simples, a qual é gerada a partir de informações contidas no DNA, sendo este processo denominado transcrição gênica, o qual será abordado em seção específica deste capítulo.

Quadro 1 INFORMAÇÕES COMPLEMENTARES

O RNA pode ser encontrado sob a forma de várias classes:

- RNA mensageiro (mRNA).
- RNA transportador (tRNA).
- RNA ribossômico (rRNA).
- Pequenos RNAs nucleares (snRNA).
- MicroRNA (miRNA).
- RNA de interferência ou RNA de fita dupla (dsRNA ou iRNA).
- Pequenos RNAs nucleolares (snoRNA).

O mRNA é uma classe heterogênea (500 a 6 mil nucleotídeos) e importante componente na síntese de proteínas. Eles levam as mensagens do código genético ao citoplasma e aos ribossomos, que as leem, e determinam – por trincas de bases nitrogenadas denominadas códons – qual a sequência mais adequada de aminoácidos para a proteína a ser sintetizada.

O tRNA é assim denominado por fazer a leitura das mensagens codificadas pelo mRNA e, a partir disso, transportar aminoácidos específicos aos ribossomos para a síntese de proteínas. Ou seja, o tRNA traduz a informação da sequência de bases para a linguagem de polipeptídeos.

O rRNA é um componente estrutural do ribossomo – organela responsável pela síntese de proteínas –, enquanto o mRNA contém a informação genética necessária para a síntese proteica. O tRNA atua transferindo aminoácidos essenciais para o mRNA dos ribossomos durante o processo de tradução.

(*continua*)

Quadro 1	INFORMAÇÕES COMPLEMENTARES (*Continuação*)

O snRNA é uma classe de RNAs com 150 nucleotídeos de comprimento em média que está localizada no núcleo das células eucarióticas e é muito importante no processamento de outros RNAs como o mRNA.

Os miRNA são pequenos RNA que não codificam proteínas, conservados ao longo da evolução, capazes de regular a expressão de genes em nível pós-transcricional pela degradação ou repressão da tradução de moléculas-alvo de RNA mensageiro (RNAm). Os miRNAs têm sido implicados na maioria das principais funções celulares, como proliferação, diferenciação, morte celular programada, resposta ao estresse e regulação da transcrição.

Os dsRNA ou iRNA são moléculas de fita dupla de RNA (dsRNA, do inglês *double-stranded RNA*) que se ligam a sequências de nucleotídeos complementares localizadas nos mRNA-alvo, ocasionando assim o silenciamento, por inibição da tradução e/ou degradação do mRNA, e por consequência, afetando o funcionamento da célula.

Os snoRNA são uma classe de RNA que possuem de 60 a 300 nucleotídeos. Estas moléculas possuem como principal função a modificação e maturação do rRNA, snRNA e outros RNA celulares como mRNA.

ESTRUTURA CELULAR

As células eucariontes apresentam estrutura constituída de três elementos principais: núcleo, citoplasma e membrana plasmática (Figura 1). É no citoplasma que várias organelas – como as mitocôndrias, retículo endoplasmático, lisossomos – atuam de forma organizada para que a maquinaria celular aja de forma adequada e a célula desempenhe suas funções. As organelas possuem funções específicas e atuam em importantes etapas, como na síntese de proteínas, replicação e reparo do DNA, tráfego de vesículas, divisão celular, geração de energia, migração celular etc.

Citoplasma

O citoplasma é a região da célula que abriga as organelas, componentes essenciais para o funcionamento da maquinaria celular. Além das organelas e de grande quantidade de água, o citoplasma também possui proteínas que compõem o citoesqueleto, além de depósitos de glicogênio e outras substâncias importantes. Externamente o citoplasma é revestido pela membrana plasmática.

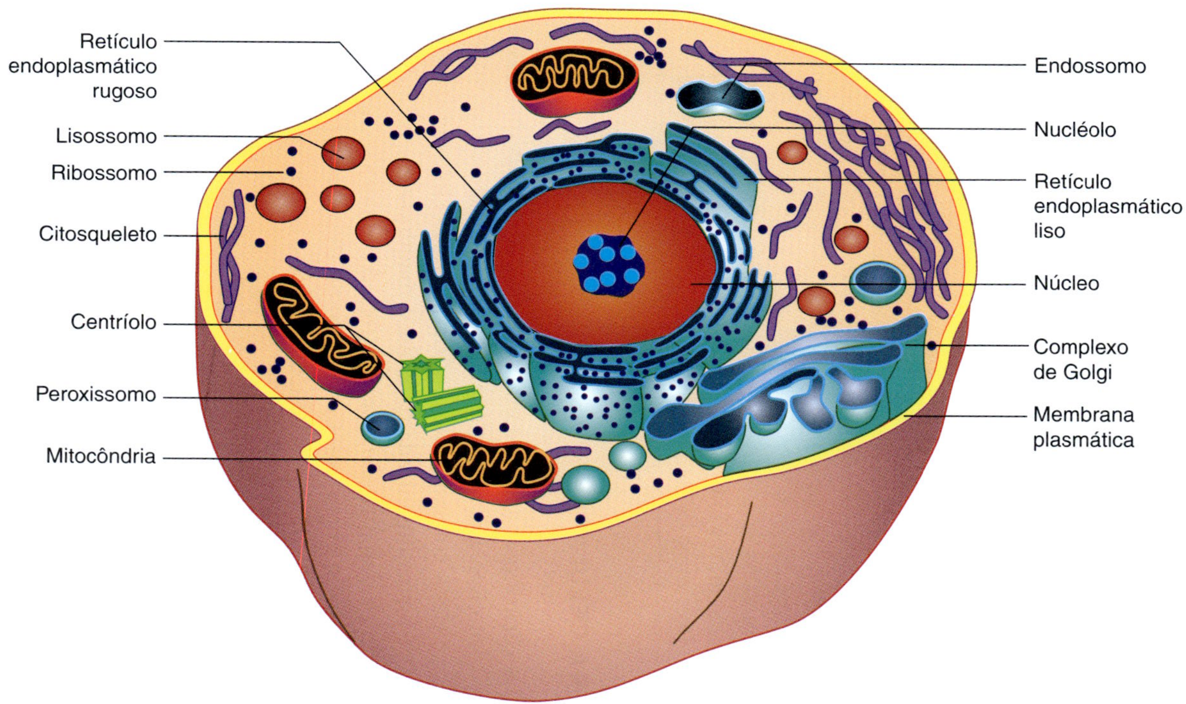

FIGURA 1 Estrutura celular. O citoplasma abriga todas as organelas responsáveis pela atividade celular.

Fonte: adaptado de Junqueira e Carneiro, 2017.

Membrana plasmática

A membrana plasmática a porção externa que circunda a célula, separando o meio interno (ou intracelular) do externo (ou extracelular) e permitindo a entrada seletiva de moléculas para o citoplasma. Esta característica garante uma "identidade" molecular que varia de célula para célula. É formada por uma bicamada lipídica que garante um aspecto fluido, além de funcionar como uma barreira impermeável a certos tipos de moléculas e íons (Figura 2A). Os fosfolipídeos são os lipídeos mais abundantes da membrana, sendo constituídos por uma cabeça polar e duas caudas hidrofóbicas). Além dos fosfolipídeos, a bicamada lipídica também conta com a presença de glicolipídios e colesterol. O colesterol, por exemplo, garante estabilidade mecânica à membrana.

As proteínas da membrana estão embebidas na bicamada lipídica e são essenciais para seu funcionamento (Figura 2B). As proteínas se associam à membrana de diversas formas: as **proteínas periféricas**, que se associam às porções internas ou externas da membrana, e as **proteínas integrais**, que atravessam a bicamada lipídica (proteínas transmembrana). As proteínas transmembrana atuam dos dois lados da bicamada, fazendo principalmente o transporte de moléculas para o interior da membrana. A seletividade é uma das principais características da membrana plasmática. Ela é importante para garantir que apenas substâncias essenciais sejam transportadas para o interior ou exterior da célula.

Para que seja possível realizar o transporte, é preciso haver a interação entre as proteínas ligantes, que são extracelulares, e as proteínas receptoras, localizadas na superfície da membrana. A interação ligante-receptor induz a membrana a atuar como um transdutor de sinal, impondo à célula alterações conformacionais/morfológicas necessárias para permitir o transporte de moléculas.

Pequenas moléculas, principalmente as de características hidrofóbicas, podem atravessar a membrana por meio de difusão simples a partir de um gradiente de concentração favorável ao transporte. Por outro lado, moléculas hidrofílicas necessitam de meios que facilitem sua passagem, como ocorre com as proteínas de canal, proteínas transportadoras com ou sem gasto de energia e/ou através de fenômenos celulares como a endocitose. Na endocitose, a membrana plasmática emite projeções que formam vesículas intracelulares com a substância envolvida.

Além do transporte de substâncias e moléculas, a membrana plasmática também possui diversas especializações que a tornam uma estrutura altamente capaz de desempenhar diferentes funções. Por exemplo, a membrana plasmática de algumas células – especialmente os enterócitos – possui alguns prolongamentos que auxiliam na absorção de substâncias. Tais prolongamentos são chamados de microvilosidades.

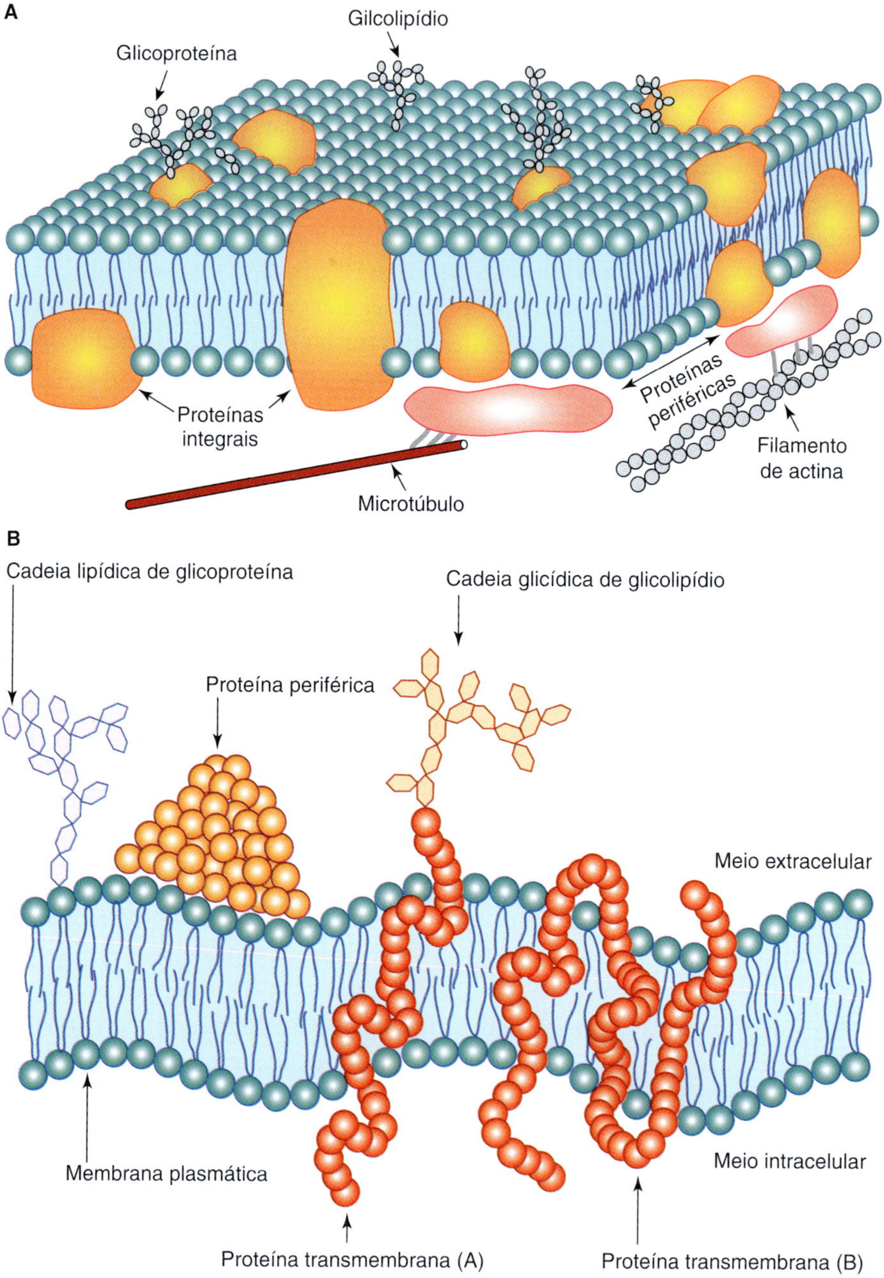

FIGURA 2 (**A**) A bicamada lipídica é componente de praticamente todas as membranas celulares. (**B**) Esquema das proteínas transmembrana.

Fonte: adaptado de Junqueira e Carneiro, 2017.

Quadro 2 TÉCNICAS DE ESTUDO EM BIOLOGIA CELULAR

PCR – reação em cadeia da polimerase (PCR, do inglês *polymerase chain reaction*) é uma técnica extremamente importante para a biologia celular. É a partir dela que é possível amplificar ácidos nucleicos de forma a realizar sua quantificação. Para isso, a partir de uma amostra de DNA extraído, ciclos de temperatura são repetidos diversas vezes, a fim de que o DNA seja copiado. Assim, a PCR tem sido amplamente utilizada para o diagnóstico precoce, bem como na ciência forense, possibilitando a identificação de indivíduos.

Citometria de fluxo – é uma técnica para o estudo das características físicas, químicas e biológicas das células a partir da marcação delas com anticorpos associados a fluoróforos (moléculas fluorescentes). Após a excitação dessas moléculas com uma fonte de luz, as células tornam-se fluorescentes, permitindo sua análise. É um método muito útil para avaliar diferentes parâmetros de funcionamento celular (p. ex., proliferação ou morte celular), tendo importantes aplicações clínicas (p. ex., monitoramento da reconstituição do sistema imunológico após transplante de células-tronco).

Técnicas de microscopia – a microscopia permite visualização e análise de estruturas não visíveis a olho nu. Para isso, diversas técnicas microscópicas foram desenvolvidas. A microscopia óptica garante que se possa observar os tecidos e suas células em resoluções 1.000 a 1.500 vezes maiores que o normal. Mas, para isso, os espécimes devem passar por processos histológicos – incluindo coloração como a hematoxilina-eosina – de visualização microscópica, pois os cortes são transparentes. Isso é possível em virtude dos raios luminosos que atravessam a estrutura (transiluminação) a partir de um sistema de lentes. Contudo, algumas estruturas podem ser visualizadas sem o auxílio de corantes, como na microscopia de contraste de fase.

Outras técnicas de microscopia podem ser utilizadas, como a microscopia de fluorescência, que se baseia na adição de corantes fluorescentes às amostras com o objetivo de torná-las fluorescentes. Buscando resolver o problema da superposição de planos que aparecem em foco simultaneamente durante a análise microscópica por fluorescência, pesquisadores desenvolveram um método que utiliza um feixe de luz estreito o suficiente para passar por um orifício muito pequeno do espécime. Com isso, apenas um plano é focalizado, bloqueando os pontos acima ou abaixo do plano focal e, desse modo, permitindo uma análise com maior precisão. Esse é o fundamento da microscopia confocal.

A microscopia eletrônica – de transmissão e de varredura – gera imagens com resoluções extremamente altas, permitindo que os espécimes sejam ampliados em até 400 mil vezes.

A microscopia e suas variações são fundamentais na pesquisa científica para, por exemplo, o estudo e a caracterização de células e tecidos; na clínica, em diagnóstico para a detecção de marcadores específicos presentes em doenças como o câncer.

Núcleo

O núcleo é uma estrutura que possui forma, tamanho, quantidade e localização que variam de acordo com o tipo celular. Em geral, a forma do núcleo acompanha o formato celular. Por exemplo, uma célula cuboide normalmente apresenta núcleo esférico. Por outro lado, o tamanho do núcleo está relacionado com a atividade que a célula desempenha. É o caso de células de alta atividade de síntese proteica, que possuem núcleos volumosos.

Estruturalmente, o núcleo é composto por envoltório nuclear, lâmina nuclear, cromatina e nucléolos (Figura 3). O envoltório nuclear consiste em um sistema de duas membranas lipoproteicas que separam o núcleo do citoplasma (dupla bicamada fosfolipídica). Entretanto, as membranas do envoltório nuclear possuem poros que fazem o trânsito de moléculas entre o núcleo e citoplasma. Um complexo de proteínas denominadas lâminas encontram-se associadas ao envoltório nuclear, formando a lâmina nuclear. A lâmina nuclear é responsável por manter a integridade do envoltório nuclear.

A cromatina é composta pela associação do DNA com proteínas como as histonas. As histonas são proteínas estáveis e de baixo peso molecular, responsáveis pela condensação do material genético e, consequentemente, da cromatina.

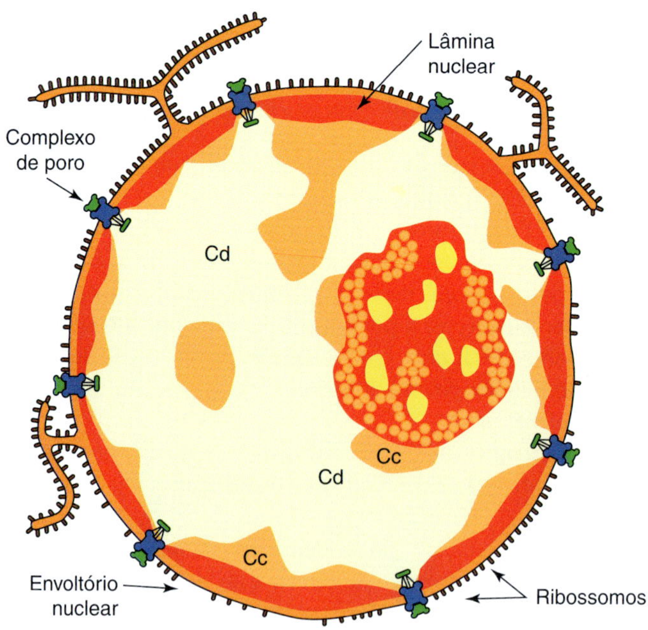

FIGURA 3 Esquema do núcleo.

O nível de compactação da cromatina está diretamente associado ao processo de síntese proteica. Células com baixo nível metabólico apresentam cromatina mais compacta, a qual é denominada heterocromatina, sendo caracterizada microscopicamente com coloração mais densa. Células com elevada síntese proteica apresentam cromatina menos compacta, denominada eucromatina, e apresentam-se com coloração menos intensa por hematoxilina-eosina.

O nucléolo é uma estrutura esférica localizada no nucleoplasma, sendo composto por proteínas, rRNA e DNA. Estruturalmente, o nucléolo possui o centro fibrilar, um componente fibrilar denso e um componente granular. Seu tamanho está relacionado ao grau de atividade de síntese proteica da célula. Logo, células que produzem proteínas intensamente possuem nucléolos maiores. É no nucléolo que os ribossomos são sintetizados.

Mitocôndrias

As mitocôndrias são as organelas citoplasmáticas que participam da respiração celular, bem como em eventos de morte celular, como a apoptose. Produzem energia sob a forma de adenosina trifosfato (ATP), a qual é uma das principais formas de troca de energia nas diferentes funções/eventos celulares. São encontradas em grande quantidade em células com alto metabolismo energético. As mitocôndrias são formadas por duas membranas – uma externa e outra interna, sendo também constituída por uma bicamada fosfolipídica – que isolam a matriz mitocondrial (Figura 4). É na matriz mitocondrial que o DNA mitocondrial está localizado, além de diversas enzimas que atuam no ciclo do ácido cítrico e na betaoxidação dos ácidos graxos.

Quadro 3 INFORMAÇÕES COMPLEMENTARES

Algumas doenças são causadas por mutações no DNA mitocondrial. Essas alterações podem envolver apenas um órgão ou múltiplos sistemas. Na doença de Luft, por exemplo, há aumento na quantidade de mitocôndrias no tecido muscular esquelético. A mutação em gene que resultam na redução na produção de ATP em virtude do desacoplamento da oxidação fosforilativa. Além disso, outras doenças também estão associadas às disfunções mitocondriais, como a acidúria metilmalônica e a doença de Wilson.

Alguns anti-inflamatórios, como acetaminofeno/paracetamol, podem promover redução da relação fosforilação/oxidação mitocondrial e inibição da troca respiratória. Com isso, há uma fadiga direta na célula e o oxigênio não consegue ser transportado para os tecidos. Além disso, o ácido acetilsalicílico – outro fármaco da classe dos anti-inflamatórios, analgésicos e antipiréticos – sofre transformação na mitocôndria, reduzindo a oxidação dos ácidos graxos de cadeia longa nas mitocôndrias.

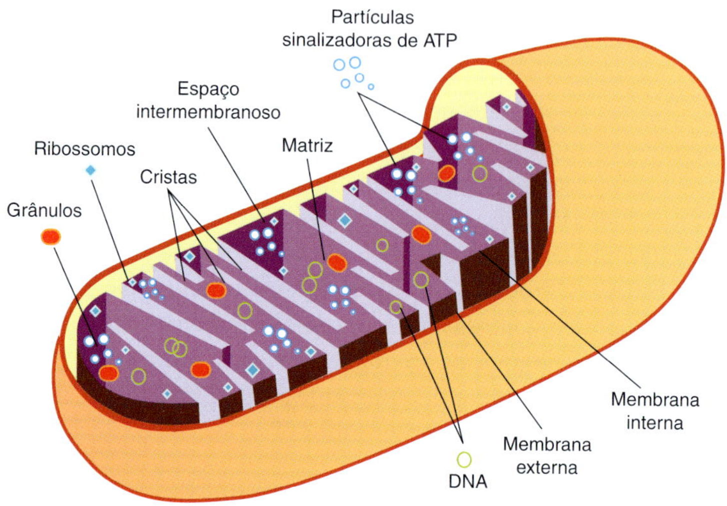

FIGURA 4 Estrutura de uma mitocôndria.

Fonte: adaptado de Junqueira e Carneiro, 2017.

Peroxissomos

Os peroxissomos são organelas oxidativas delimitadas por apenas uma membrana. Em seu interior encontra-se o nucleoide, uma estrutura composta por várias enzimas oxidativas, como a urato oxidase e catalase (Figura 5). Assim, a principal função dos peroxissomos é participar do catabolismo celular oxidativo. Além disso, os peroxissomos atuam catalisando reações na formação de plasmalogênios – uma classe de fosfolipídeos da mielina. São considerados, juntamente com as mitocôndrias, os principais locais da célula com maior consumo de oxigênio.

Quadro 4	INFORMAÇÕES COMPLEMENTARES
As doenças peroxissomais possuem baixa incidência e são oriundas de mutações em genes que codificam proteínas envolvidas no metabolismo peroxissomal. Com isso, alterações estruturais e funcionais podem ser observadas em peroxissomos, levando a erros metabólicos que impedem a degradação correta de substâncias/compostos tóxicos ao organismo. A maioria das doenças peroxissomais é causada por mutações em genes que codificam proteínas envolvidas no transporte das substâncias-alvo (substratos das enzimas peroxissomais) até o interior dos peroxissomos, ou que codificam proteínas envolvidas no direcionamento das proteínas peroxissomais até o peroxissomo (as chamadas "peroxinas").	

(*continua*)

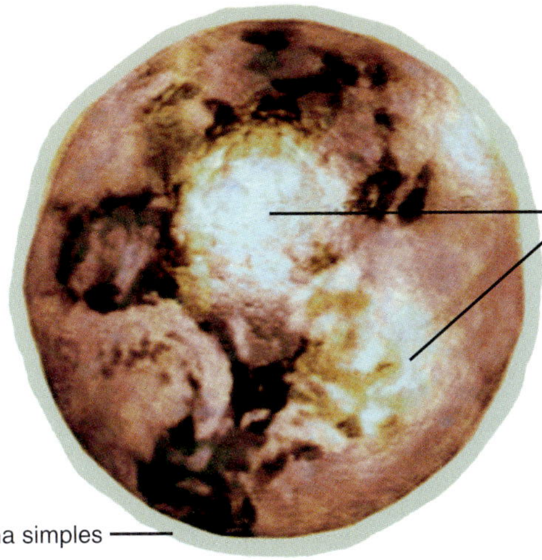

FIGURA 5 Estrutura do peroxissomo.

Quadro 4	INFORMAÇÕES COMPLEMENTARES (*Continuação*)

Por exemplo, a deficiência na produção de plasmalogênios leva a anomalias na mielinização dos axônios de células nervosas e, consequentemente, a doenças de origem neurológica. A síndrome de Zellweger é uma doença hereditária que surge a partir de uma mutação no gene *PEX5*, fazendo com o que os peroxissomos do indivíduo não recebam proteínas adequadamente e apresentem deficiências graves que culminam em morte prematura. Outras doenças também são de origem peroxissomal, como a surdez neurossensorial e os dismorfismos craniofaciais.

Ribossomos

Os ribossomos são pequenas estruturas complexas responsáveis pela síntese de proteínas (Figura 6). Estruturalmente, são constituídos de quatro tipos de rRNA (rRNA 5.8S, 5S, 18S, 28S e 79 proteínas ribossomais, contendo uma subunidade maior (valor de sedimentação: 60S) e outra menor (valor de sedimentação: 40S).[4]

Estas subunidades encontram-se dissociadas no citoplasma e, quando na presença de uma fita de mRNA, unem-se formando o ribossomo. Uma mesma fita de mRNA pode ter vários ribossomos associados, constituindo um polirribossomo. Os ribossomos podem encontrar-se livres no citoplasma ou acoplados ao retículo endoplasmático rugoso. O processo de síntese proteica inclui etapas de transcrição e tradução, que serão detalhadas posteriormente.

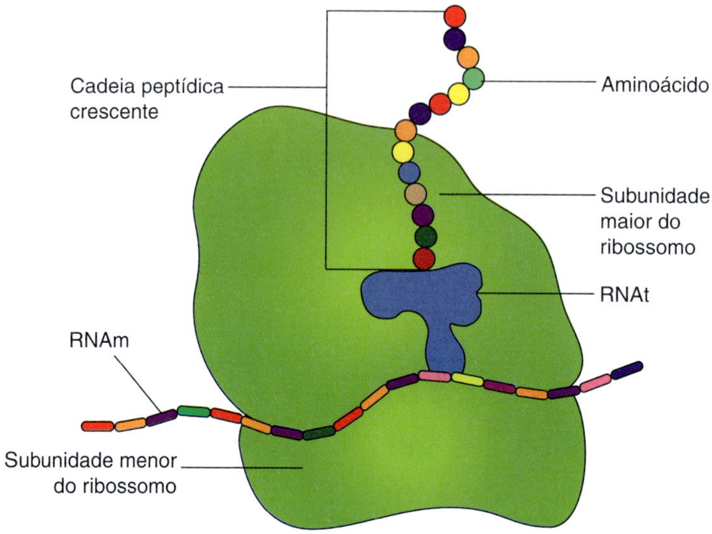

FIGURA 6 Estrutura dos ribossomos.

Fonte: adaptado de Alberts et al., 2017.

Retículo endoplasmático

O retículo endoplasmático é uma organela citoplasmática composta por uma rede de membranas. Existem dois tipos de retículo endoplasmático: o **retículo endoplasmático rugoso (RER)** – ou granular e o **retículo endoplasmático liso (REL)** – ou agranular.

O RER possui polirribossomos associados às suas membranas, enquanto o REL não os possui (Figura 7). Assim, a principal função do RER é sintetizar proteínas e atuar no processamento após a síntese (modificações pós-traducionais). Após a síntese, as cadeias polipeptídicas são transferidas para o seu interior (cisternas), que são posteriormente transportadas, por vesículas, para seu destino, sejam os lisossomos, a membrana plasmática, o aparelho de Golgi ou o próprio RER.

O REL é um importante reservatório de cálcio nas células. Também atua na síntese de lipídeos, que são constituintes fundamentais das membranas biológicas, como os fosfolipídeos e o colesterol (Figura 7). Eles são produzidos na face citosólica das membranas do REL e incorporados às membranas por difusão ou são transportados por proteínas transportadoras específicas. Além disso, o REL participa da metabolização do glicogênio, uma etapa importante para a obtenção de glicose e, consequentemente, a energia que será usada nos tecidos. O REL também atua convertendo substâncias tóxicas em produtos inócuos de fácil excreção.

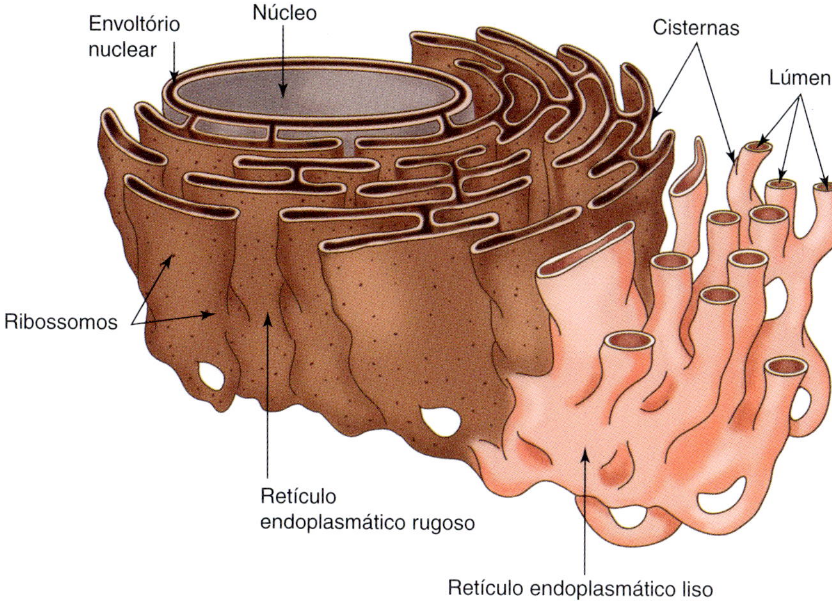

FIGURA 7 Estrutura de um retículo endoplasmático rugoso e de um retículo endoplasmático liso.

Fonte: adaptado de Junqueira e Carneiro, 2017.

APARELHO DE GOLGI

O aparelho de Golgi é uma organela formada por cisternas revestidas por membranas, sendo frequentemente chamado de "sacos membranosos" empilhados (Figura 8). Associadas a essas cisternas, observa-se a presença de vesículas que funcionarão para o armazenamento e transporte de substâncias entre organelas. Estruturalmente, o aparelho de Golgi é formado por uma face convexa, chamada de face *cis*, e uma face côncava, chamada de face *trans*. A face *cis* fica próxima ao núcleo, enquanto a face *trans* fica mais distante.

Assim, a principal função do aparelho de Golgi consiste no transporte de substâncias e nas modificações pós-traducionais das proteínas. Macromoléculas como lipídeos, proteínas e carboidratos são empacotadas em vesículas e transportadas para seu destino. Isso pode acontecer via sinalização celular ou fluxo contínuo. Por exemplo, as proteínas que serão secretadas de forma dependente de sinalização celular são armazenadas e empacotadas em vesículas próximas à face *trans*, e aguardam o recebimento de sinais (p. ex., estímulo nervoso que culmina na liberação intracelular de cálcio) para que elas possam ser excretadas.

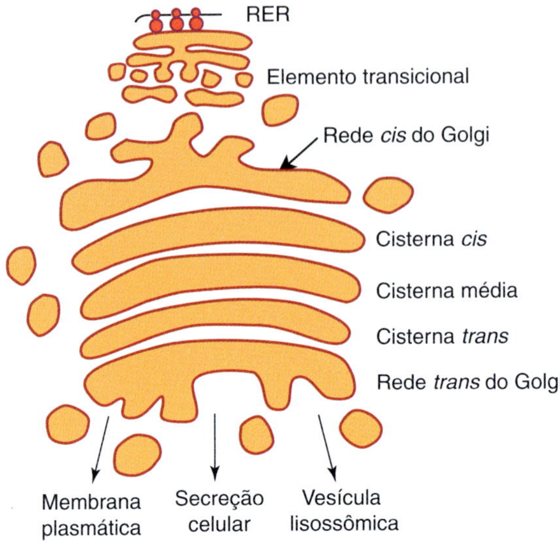

FIGURA 8 Aparelho de Golgi e seus múltiplos compartimentos.

Fonte: adaptado de Alberts et al., 2017.

LISOSSOMOS

Os lisossomos são organelas citoplasmáticas que ocupam cerca de 5% do volume celular. São estruturas revestidas por membrana e possuem aproximadamente 40 tipos de enzimas hidrolíticas responsáveis pela digestão de macromoléculas (Figura 9). Cada tipo celular apresenta um conjunto de enzimas específico de acordo com sua necessidade biológica. Assim, os lisossomos são considerados essenciais para a obtenção da homeostase celular.

Os lisossomos utilizam três formas de degradação das moléculas: **endocitose**, **fagocitose** e **autofagia**. A endocitose é uma forma de degradação de moléculas na qual a membrana lisossomal invagina, formando vesículas que penetram no citoplasma. Essas vesículas são ingeridas pelos endossomos que farão a digestão intracelular das substâncias. A fagocitose é um mecanismo de degradação muito utilizado por células de defesa do organismo. Para isso, as células projetam a membrana no agente agressor capturando-o. A partir disso, a ativação de uma cascata de sinalização intracelular resulta na formação de fagolisossomos, que são estruturas ácidas e com grandes quantidades de hidrolases ácidas capazes de, juntamente com as enzimas hidrolíticas, realizar a degradação do material ingerido. Por outro lado, a autofagia é uma forma de degradação de moléculas ou organelas da própria célula. Isso é útil para eliminar as organelas que não são mais essenciais ao funcionamento celular.

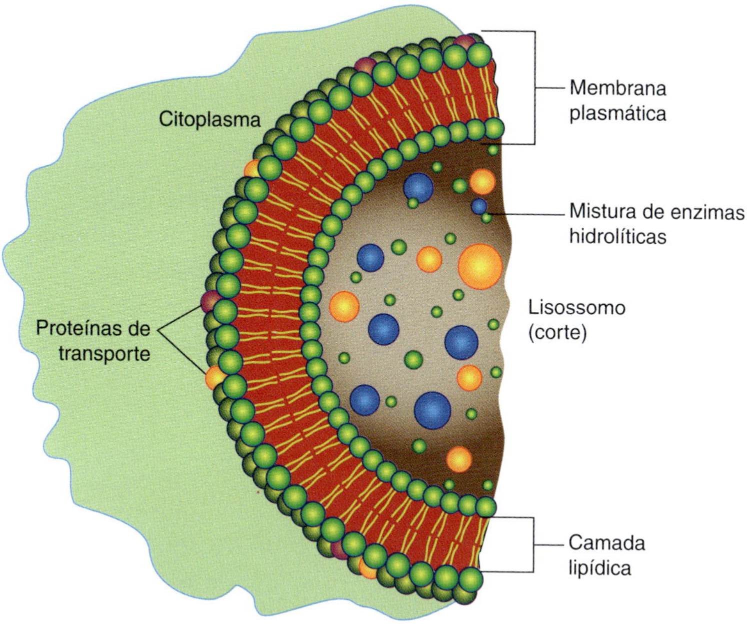

FIGURA 9 Estrutura dos lisossomos.

Fonte: adaptado de Alberts et al., 2017.

Quadro 5	INFORMAÇÕES COMPLEMENTARES

A fagocitose faz parte do mecanismo de defesa do organismo diante de agressões. Este processo é mediado pelas células do sistema imunológico e consiste no reconhecimento e ingestão de partículas – que podem ser patógenos – em vesículas fagossômicas. Algumas células do sistema imune se destacam pela alta capacidade fagocítica, como macrófagos, neutrófilos e eosinófilos. Essas células possuem receptores de membrana capazes de reconhecer o patógeno e iniciar uma cascata de sinalização que promove mudanças conformacionais da membrana (também regulam o citoesqueleto de actina) e inicia a fagocitose. Além disso, a fagocitose também é um importante meio de promoção da homeostase tecidual com a remoção de corpos apoptóticos.

Alterações em genes envolvidos na regulação da função lisossomal levam ao acúmulo de macromoléculas dentro dessas organelas, transporte deficiente de produtos hidrolíticos através da membrana lisossomal e ausência de cofatores, provocando o que se conhece como doenças de acúmulo, uma classe de doenças pertencentes aos erros inatos do metabolismo.[5] Estas doenças são divididas em quatro classes: esfingolipidoses, mucopolissacaridoses, glicoproteinoses e outras doenças lisossômicas com manifestações neurológicas, cardíacas e pulmonares devastadoras.[6]

CITOESQUELETO

O citoesqueleto está associado aos movimentos celulares e à manutenção da forma. É formado por um complexo sistema de proteínas que preenche o citoplasma. Estruturalmente, o citoesqueleto é formado por três classes principais: **microtúbulos**, **filamentos de actina** e **filamentos intermediários**.

Os microtúbulos são estruturas cilíndricas formadas por dímeros de tubulina (tubulina alfa e beta). Originam-se dos centríolos, nos quais a nucleação inicial dos microtúbulos envolve a tubulina gama. É uma estrutura que está em reorganização constante, alongando uma extremidade e encurtando outra (Figura 10A).

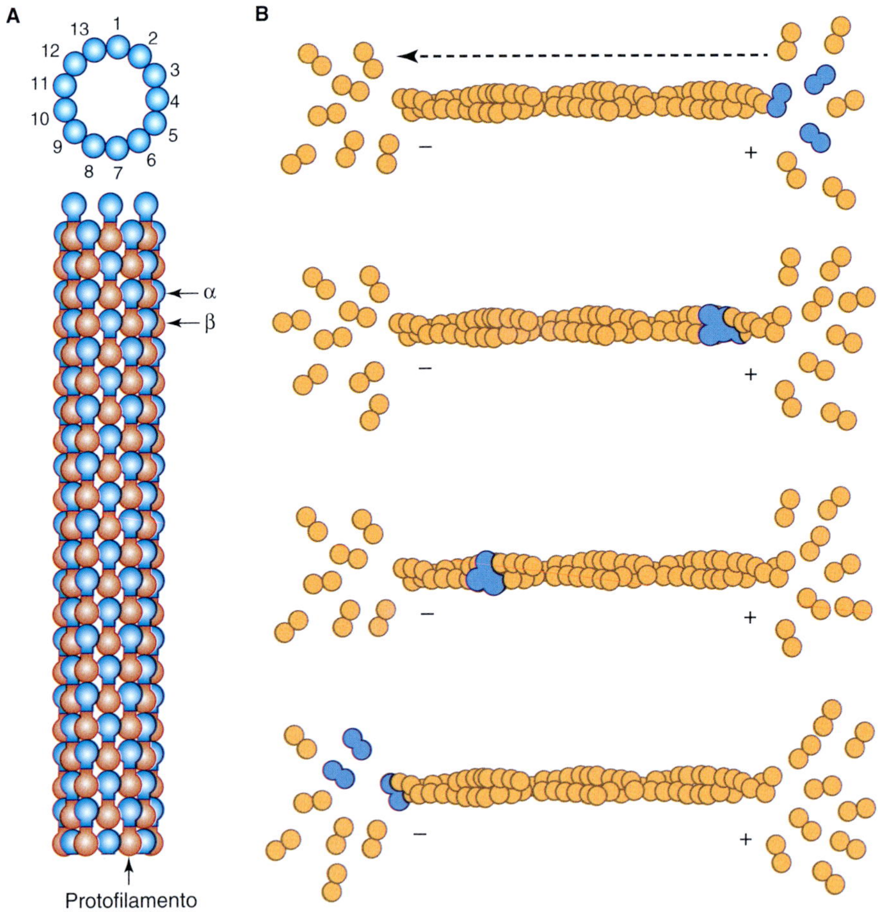

FIGURA 10 (**A**) Estrutura dos microtúbulos. (**B**) Estrutura dos filamentos de actina.

Fonte: adaptado de Alberts et al., 2017.

Isso ocorre em virtude da concentração de Ca^{++}, das proteínas associadas aos microtúbulos e da quantidade de energia disponível. Os microtúbulos possuem proteínas motoras como a cinesina e a dineína, que participam do transporte intracelular de organelas, proteínas e manutenção da forma celular, bem como atuam durante o processo de divisão celular.

A actina é uma proteína globular encontrada em grandes quantidades nas células. Ela polimeriza e forma filamentos delgados de diferentes comprimentos, os quais, em concentrações fisiológicas, são viscoelásticos. Esses filamentos, com o auxílio de proteínas acessórias, podem fazer ligações cruzadas e formar redes de actina que aumentam sua rigidez. São encontrados em grandes quantidades nos músculos, embora também se apresentem de forma abundante em células não musculares (Figura 10B). Em células musculares, esses filamentos se unem a outro grupo de proteínas – miosina –, criando um complexo proteico responsável pela contração muscular. Os filamentos de actina são estruturas muito dinâmicas que reforçam a estrutura da membrana plasmática, mas que também podem alterar sua forma, criando projeções (como as microvilosidades) ou invaginações (para a formação de vesículas endocíticas ou para divisão celular).

Os filamentos intermediários são estruturas estáveis que não participam ativamente dos movimentos celulares. Por serem estáveis, são frequentemente encontrados em regiões nas quais há muito atrito, como na epiderme, embora também sejam visualizados em outras localizações, como nos axônios. Diferentemente dos microtúbulos e filamentos de actina, os filamentos intermediários possuem uma gama de proteínas constitutivas, a exemplo de vimentina, desmina, lamina e queratina.

PROCESSOS CELULARES

Replicação do DNA

Simplificadamente, dá-se o nome de gene a um segmento específico de ácido desoxirribonucleico necessário para a síntese de uma proteína. Ao conjunto de genes dá-se o nome de genoma, sendo o genoma humano constituído por mais de 3 bilhões de ácidos nucleicos que constituem em torno de 30 mil genes, os quais estão agrupados em 23 pares de cromossomos. Apesar de todas as células somáticas apresentarem estes genes, não necessariamente ocorre a atividade (expressão gênica) de todos eles simultaneamente, nem necessariamente o mesmo gene encontra-se ativo em células diferentes. Portanto, a expressão de um gene ou de um conjunto de genes depende de vários fatores, como o tipo celular e os estímulos intra e extracelulares que estão atuando em um determinado momento da vida das células.

Existem dois mecanismos principais nos quais as células utilizam/manipulam seu material genético: a replicação do DNA e a transcrição gênica.

A replicação do DNA é um processo semiconservativo por meio do qual cópias idênticas do DNA são geradas. Assim, cada cadeia do DNA consiste em seu próprio modelo para produzir uma nova cadeia complementar (Figura 11). Para isso, a enzima DNA helicase descompacta o DNA a partir da quebra de suas ligações entre as duas fitas. Tal quebra separa as duas cadeias do DNA que atuarão como modelos. Essas cadeias são antiparalelas, o que significa que são copiadas em sentidos opostos. Um pequeno fragmento de ácido nucleico (RNA), chamado *primer*, se liga à cadeia aberta e a DNA polimerase catalisa a polimerização dos nucleotídeos no sentido 5'-3'. Assim, nucleotídeos complementares são adicionados ao longo da cadeia. Uma vez que houve pareamento das bases, a nova fita de DNA é revisada para que a sequência não seja transmitida com erros. Por fim, uma enzima – DNA ligase – sela a sequência do DNA em dois filamentos contínuos.

Quadro 6	INFORMAÇÕES COMPLEMENTARES

A edição de genes é um dos principais avanços biotecnológicos atuais e consiste em modificações de fragmentos específicos do DNA, permitindo sua eliminação ou substituição por novas sequências de DNA. Algumas técnicas foram desenvolvidas para este fim, como CRISPR-Cas9. Este método cria um fragmento do RNA para se ligar a uma sequência-alvo específica do DNA e à enzima Cas9. Esta enzima "corta" o DNA e, dessa forma, é possível modificar as regiões de interesse do DNA, excluindo ou substituindo sequências. Estudos recentes têm mostrado que a edição de genes pode ser uma ferramenta importante na prevenção e tratamento de doenças humanas, como hemofilia, câncer e infecção pelo vírus da imunodeficiência humana (HIV).

Transcrição

A transcrição e a tradução são as etapas necessárias para a síntese de uma proteína (Figura 11). A transcrição consiste em um conjunto de eventos no núcleo celular em que, a partir das informações do DNA de um determinado gene, ocorre a síntese de uma ou mais moléculas de RNAm (sequência de ácidos nucleicos). Já a tradução consiste em utilizar a sequência do RNAm para a produção de uma proteína (sequência de aminoácidos) no citoplasma.

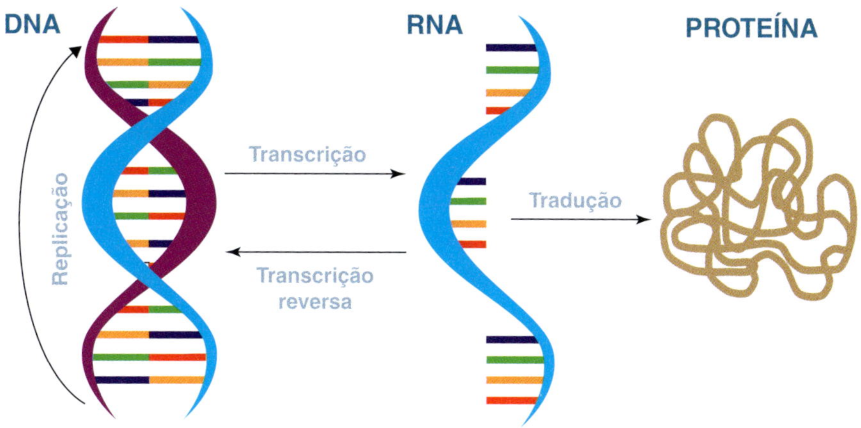

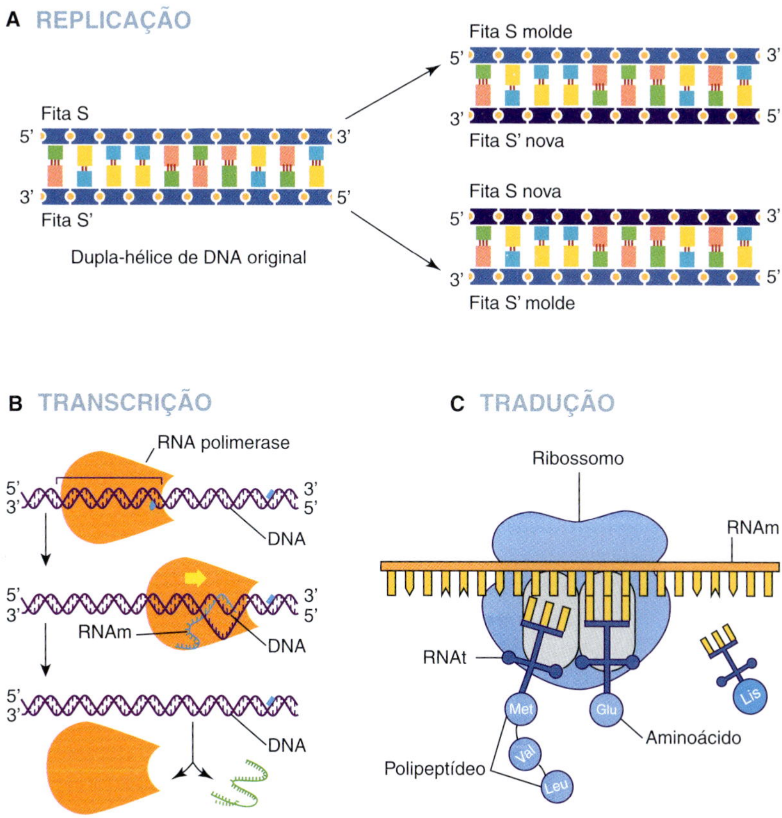

FIGURA 11 Etapas necessárias para replicação (**A**), transcrição (**B**) e tradução (**C**).

Fonte: adaptado de Alberts et al., 2017

Os eventos moleculares envolvidos na transcrição gênica são complexos e altamente regulados. Resumidamente, todo início de um gene possui uma sequência de nucleotídeos característica, denominada região promotora. Quando a célula recebe estímulo para a síntese proteica (p. ex., fatores de crescimento), moléculas denominadas fatores transcricionais auxiliam a enzima RNA polimerase para se ligar à região promotora do gene. Uma vez ligada ao DNA, a enzima separa as fitas do DNA para que a transcrição possa iniciar. Enquanto o RNAm é produzido, novos nucleotídeos são adicionados à sequência, tornando-a mais longa. Uma vez que toda a sequência do gene foi "lida" e transcrita pela enzima, sinais químicos, chamados de repressores, bloqueiam/inibem os fatores transcricionais, induzindo assim a finalização do processo. Uma vez formado o RNAm, ele atravessa o núcleo através dos poros de membrana e fica disponível no citoplasma para o processo de tradução.

Tradução e síntese proteica

A tradução consiste na decodificação do RNAm para sintetizar uma cadeia de aminoácidos responsável por formar uma proteína (Figura 11). Para isso, são necessários ribossomos e moléculas como o RNAt, que consiste em uma sequência de nucleotídeos em formato de trevo cuja "folha" central do trevo interage com o RNAm (sequência anticódon) e a extremidade 3' do RNAt possui um aminoácido associado.

Uma vez que o RNAm está disponível no citoplasma, a porção menor do ribossomo (40S) percorre o RNAm no sentido 5'-3' até localizar o códon AUG (Adenina-Uracila-Guanina). Nesse momento ocorre o acoplamento da subunidade maior do ribossomo (60S) e este complexo mediará a interação do RNAt com o RNAm de forma organizada, ao mesmo tempo que permitirá a formação de ligação dos aminoácidos da região 3' do RNAt (ligação peptídica). Uma vez que todos os aminoácidos foram especificados e adicionados à proteína, um códon de parada (UGA, UAG ou UAA) se insere no ribossomo para impedir a ação do RNAt e, consequentemente, finalizar a tradução. Com isso, a proteína recém-formada é processada e liberada para exercer sua função celular (Quadro 7).

Quadro 7	INFORMAÇÕES COMPLEMENTARES
É importante ressaltar que as proteínas já começam a adquirir sua formatação tridimensional durante o processo de síntese nos ribossomos, pela interação entre as cadeias laterais dos aminoácidos.	

(continua)

Quadro 7 INFORMAÇÕES COMPLEMENTARES (*Continuação*)

Adicionalmente, pequenas sequências de aminoácido funcionam como "direcionadores" do destino da proteína (Tabela 1). Por exemplo, durante a síntese, proteínas que devem passar pelo retículo endoplasmático apresentam uma sequência de aminoácidos específica que resulta no direcionamento do ribossomo para o RER. Dentro do RER, proteínas que serão encaminhadas ao Golgi apresentam uma mesma sequência de aminoácidos que interagem com receptores de membrana, resultando na segregação destas proteínas em pequenas vesículas que serão direcionadas ao Golgi. Nesta organela, proteínas endereçadas às demais organelas (p. ex.: núcleo, mitocôndria etc.) ou para secreção extracelular apresentam sequências específicas que ocasionam a separação de proteínas com as mesmas sequências sinal em vesículas específicas para cada organela alvo ou para secreção celular. Portanto, é a partir da aquisição da forma (e das modificações pós-traducionais) que ocorre o direcionamento das proteínas para seu destino.

Tabela 1 Algumas sequências-sinal típicas.

Função da sequência-sinal	Exemplo de sequência-sinal
Importar para o núcleo	-Pro-Pro-Lis-Lis-Lis-Arg-Lis-Val
Exportar do núcleo	-Met-Glu-Glu-Leu-Ser-Gln-Ala-Leu-Ser-Ser-Fen-
Importar para a mitocôndria	$^{+}H_3N$-Met-Leu-Ser-Leu-Arg-Gln-Ser-Ile-Arg-Fen-Fen-Lis-Pro-Ala-Tre-Arg-Tre-Leu-Cis-Ser-Ser-Arg-Tir-Leu-Leu-
Importar para os peroxissomos	-Ser-Lis-Leu-COO^{-}
Importar para o RE	$^{+}H_3N$-Met-Met-Ser-Fen-Val-Ser-Leu-Leu-Leu-Val-Gli-Ile-Leu-Fen-Trp-Ala-Tre-Glu-Gln-Leu-Tre-Lis-Cis-Glu-Val-Fen-Gln-
Retornar ao RE	-Lis-Asp-Glu-Leu-COO^{-}

Alguns aspectos característicos das diferentes classes de sequências-sinal estão destacados em cores diferentes. Quando sua importância para a função da sequência-sinal é conhecida, os aminoácidos carregados positivamente são mostrados em vermelho e os carregados negativamente, em verde. Do mesmo modo, os aminoácidos hidrofóbicos importantes são mostrados em laranja e os aminoácidos hidroxilados, em azul. $^{+}H_3N$ indica a região N-terminal de uma proteína; COO^{-} indica a região C-terminal.

Comunicação e sinalização celular

O comportamento das células – como a síntese de proteínas, regulação de processos metabólicos, modificações de forma, divisão ou morte celular etc. – depende diretamente da captação de estímulos (internos e externos) e sua transformação em sinais bioquímicos que constituem as vias de sinalização. Esta resposta pode ser do tipo rápida (p. ex., a célula modula o funcionamento de proteínas preexistentes) ou lenta (p. ex., necessita de síntese de novas proteínas). Uma célula humana é capaz de receber centenas de estímulos/sinais simultaneamente e é a partir da interação das diferentes vias de sinalização que ocorrerá a determinação do fenótipo celular.

Existem dezenas de vias/mecanismos de sinalização que podem ocorrer em uma célula. O princípio básico dessas sinalizações envolve, em sua maioria, a mudança momentânea da forma de proteínas (p. ex.: proteínas transmembrana), as quais, nessa nova configuração, interagem com novos substratos (denominados segundos mensageiros), ativando uma cascata de eventos interdependentes (que na maioria das vezes envolve outras proteínas) que culminam na resposta celular. Existem várias formas de induzir essas mudanças conformacionais momentâneas, sendo a mais comum a modificação da atuação de enzimas como as quinases ou fosfatases que, respectivamente, adicionam ou removem fosfato de/em alvos específicos. Assim, a célula consegue regular o funcionamento de proteínas em regiões específicas da célula e por curtos períodos.

Existem quatro tipos principais de comunicação celular que culminam em alterações na sinalização celular: **dependente de contato**, **parácrina/autócrina**, **sináptica** e **endócrina** (Figura 12).

A sinalização dependente de contato requer o contato direto entre as células. A célula sinalizadora possui proteínas transmembrana que, por meio de contato direto, interagem com os receptores da célula adjacente. É um tipo de sinalização muito comum na resposta imune, mas que também desempenha um papel importante durante a embriogênese.

A sinalização parácrina é representada por uma célula sinalizadora que secreta moléculas que interagem em receptores de células vizinhas. É uma forma de comunicação celular em distâncias relativamente curtas, sendo importante no desenvolvimento da medula óssea, por exemplo. Por outro lado, quando a célula sinalizadora responde ao próprio sinal químico emitido por ela, trata-se de uma sinalização autócrina.

Quando as células necessitam se comunicar em distâncias relativamente grandes, utilizam a sinalização endócrina. Neste tipo de comunicação, as células sinalizadoras liberam as moléculas que são transportadas via sistema circulatório para regiões distantes do corpo. As células que possuem os receptores específicos recebem o sinal e ativam a cascata de sinalização intracelular. Os hormônios são importantes sinalizadores endócrinos.

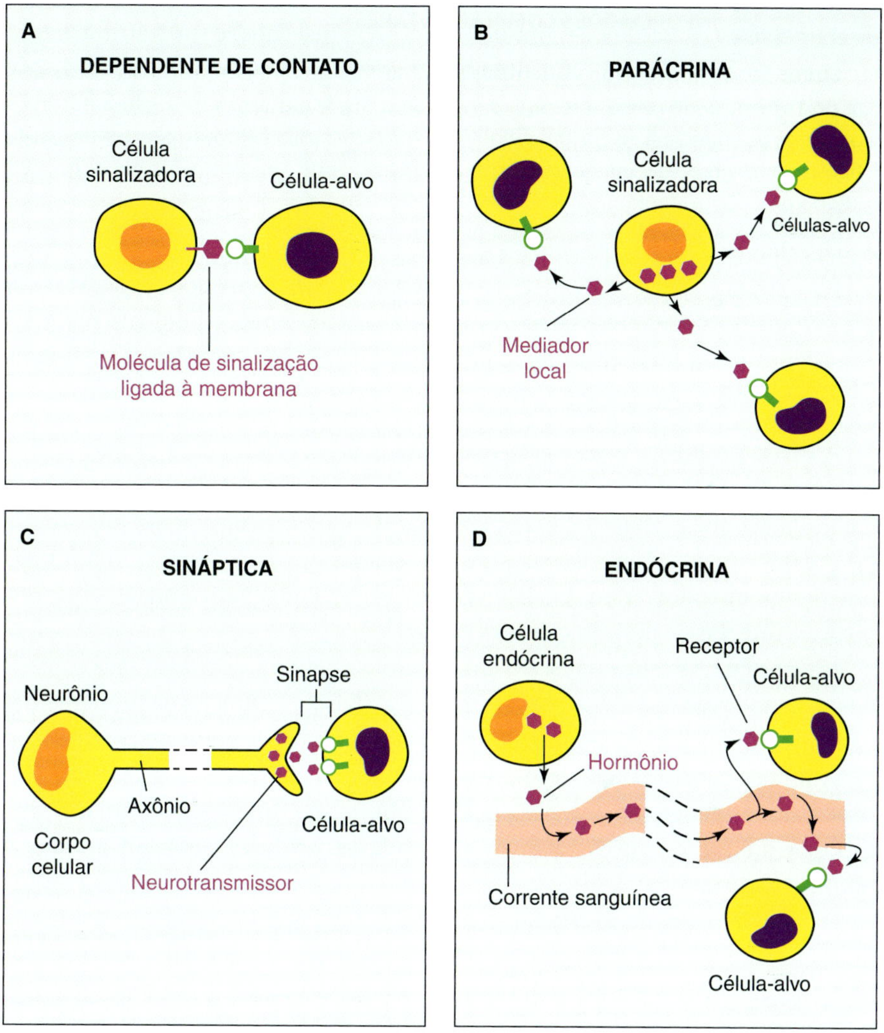

FIGURA 12 Formas de sinalização celular.

Fonte: adaptado de Alberts et al., 2017.

A sinalização sináptica utiliza neurônios para transmitir impulsos elétricos ao longo de seus axônios em direção a seu alvo (outro neurônio, músculo, glândula etc.). Quando o impulso chega na extremidade do axônio, ocorre a liberação de neurotransmissores que se ligam às células-alvo por meio de receptores, promovendo as alterações necessárias, como a abertura de canais iônicos.

Quadro 8	INFORMAÇÕES COMPLEMENTARES

O processo inflamatório é caracterizado por uma intensa comunicação celular. Isso ocorre pela liberação de mediadores locais – citocinas – que realizam sinalização autócrina, parácrina ou endócrina. As citocinas regulam as respostas inflamatórias e existem diversos tipos, como o grupo das interleucinas, que atuam mediando a migração dos leucócitos. Os interferons, por exemplo, agem produzindo moléculas para inibir a replicação viral após uma infecção, mas também estão presentes em doenças crônicas, como a doença periodontal. O fator de necrose tumoral – outra classe de citocinas pró-inflamatórias – age expressando moléculas de adesão, como as selectinas, para a migração de leucócitos.

Ciclo celular

A divisão celular é uma estratégia adotada pelas células para propagar seus genomas. Para tal, uma sequência de eventos, incluindo a replicação do DNA, é realizada até que a célula se divida em duas. Isso é particularmente importante no organismo, pois é preciso substituir as células que não desempenham mais funções ou que morreram. O ciclo celular compreende, basicamente, dois momentos: **interfase** e **divisão celular** (Figura 13).

Na interfase, as células crescem em tamanho e volume, duplicam seus conteúdos – como organelas – e se preparam para a divisão. É uma etapa fundamental para que a célula tenha as condições necessárias para prosseguir no ciclo celular.

A mitose consiste na divisão propriamente dita, na qual serão geradas duas células-filhas geneticamente idênticas. Embora seja um processo dinâmico, a mitose é didaticamente dividida em quatro fases: **prófase**, **metáfase**, **anáfase** e **telófase** (Figura 14).

A prófase é o primeiro estágio da mitose. É nesta fase inicial que a membrana nuclear começa a se fragmentar, os cromossomos são condensados e o nucléolo desaparece. Isso é essencial para preparar a célula para a divisão dos cromossomos posteriormente. Além disso, o fuso mitótico começa a ser formado nesta fase.

O segundo estágio é a metáfase, que consiste no alinhamento dos cromossomos na região central da célula – plano equatorial. Em virtude da tensão produzida nos microtúbulos para puxar os cromossomos, estes se alinham na região equatorial da célula neste momento.

A anáfase corresponde ao terceiro estágio. As cromátides-irmãs são separadas, formando dois cromossomos-filhos que também são deslocados para os polos opostos da célula. Os microtúbulos se alongam, fazendo com que a célula se torne mais longa.

Por fim, o último estágio da mitose é representado pela telófase, no qual os cromossomos descondensam-se e dois novos núcleos geneticamente idênticos

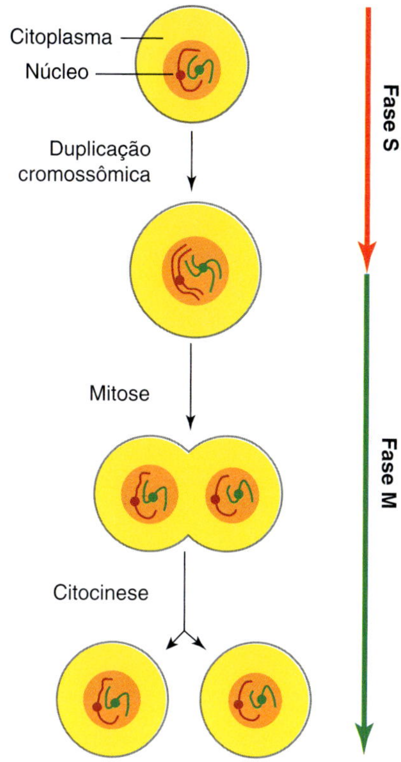

FIGURA 13 Eventos do ciclo celular.

Fonte: adaptado de Alberts et al., 2017.

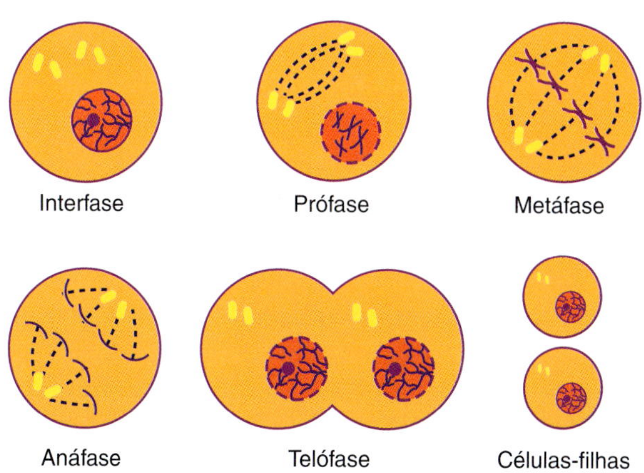

FIGURA 14 Etapas da mitose.

Fonte: adaptado de Alberts et al., 2017.

são formados, bem como suas estruturas, como o envoltório nuclear e o nucléolo. A divisão do citoplasma permite que as organelas sejam igualmente distribuídas entre as células-filhas.

Quadro 9 **INFORMAÇÕES COMPLEMENTARES**

A proliferação celular é uma importante característica das células tumorais e pode ser avaliada por meio de técnicas específicas, como a do AgNOR. Este método histoquímico consiste na ligação do nitrato de prata (Ag) às regiões organizadoras nucleoares (NOR, do inglês *nucleolar organizer region*), que são segmentos de DNA. Com isso, as ligações se tornam acastanhadas no interior da célula, podendo ser visualizadas e contabilizadas em cortes histológicos para estudar a velocidade da proliferação celular. Além disso, o marcador Ki-67 também tem destaque no estudo da proliferação celular. Trata-se de uma proteína que está presente em praticamente todas as fases do ciclo celular e, portanto, pode ser considerado um marcador prognóstico de diversos tumores.

Morte celular

A morte celular é uma etapa fundamental para o equilíbrio da população celular e a homeostase tecidual. Os tecidos necessitam que células sejam substituídas para que possam manter seu tamanho e função. Além disso, muitas células morrem por infecções ou danificações estruturais, sendo, portanto, necessário removê-las para que não causem danos ao organismo. Neste caso, as células são programadamente destruídas como consequência de uma cadeia de eventos moleculares que constituem a apoptose. Existem basicamente duas formas de morte celular: **apoptose** e **necrose**.

A apoptose é uma forma de eliminar células indesejadas e anormais, de modo que apenas as células com qualidade são mantidas. Contudo, para que isso aconteça, é preciso que uma cascata proteolítica mediada por caspases seja ativada.

As caspases iniciadoras – como as caspases 8 e 9 – são ativadas e propagam sinais apoptóticos que promovem a clivagem de grandes quantidades de proteínas intracelulares, levando a condições drásticas. As lâminas são proteínas importantes que, quando clivadas, degradam a lâmina nuclear. Com a clivagem de proteínas, caspases executoras também são ativadas, de modo que mais proteínas são degradadas. Além disso, algumas proteínas contêm uma endonuclease *Caspase Activated DNase* (CAD) que degrada o DNA. Uma vez que essas proteínas são clivadas, a endonuclease CAD é liberada no citoplasma e fragmenta o DNA (Figura 15).

Por se tratar de um processo organizado, as células apoptóticas não liberam seus conteúdos no meio externo, pois poderiam causar danos às células adjacentes. Por isso, as células apoptóticas permanecem estruturalmente normais, até que sejam

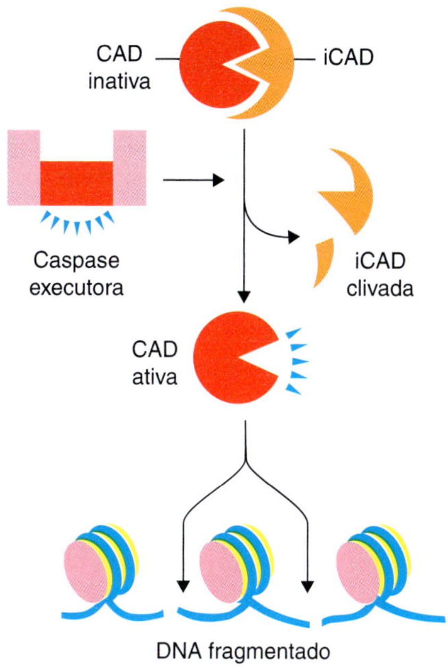

FIGURA 15 Processo de fragmentação do DNA durante a apoptose.

Fonte: adaptado de Alberts et al. 2017.

fagocitadas por células de defesa. Assim, nenhuma resposta inflamatória é disparada, fazendo com que a morte celular por apoptose seja por vezes definida como um evento "silencioso", sem grandes repercussões no microambiente das células.

A necrose é uma lesão celular irreversível, que ocorre de maneira desorganizada e que pode ter origem multifatorial, geralmente associada a doenças. Na necrose ocorre a diminuição de funções celulares associada à perda da permeabilidade da membrana celular, com consequente extravasamento de seu conteúdo no microambiente celular. Geralmente desencadeia uma resposta inflamatória localizada, bem como pode interferir no comportamento das células vizinhas à célula que necrosou.

MICROAMBIENTE CELULAR

As células interagem com outras células, bem como com diferentes elementos da matriz extracelular em que se encontram. Isso é notado pela presença de adesões/junções celulares, fundamentais para garantir uma estrutura organizada capaz de resistir às forças externas, bem como orientar o comportamento do citoesqueleto. As junções celulares fazem a adesão célula-célula e célula-matriz extracelular.

As junções célula-célula são as ligações que permitem que as células fiquem aderidas entre si (Figura 16). Encontradas em grande quantidade nas células epiteliais, podem ser classificadas como junções ocludentes, junções de adesão, desmossomos, hemidesmossomos (célula-membrana basal) e junções comunicantes. As junções ocludentes são formadas principalmente pelas proteínas transmembrana ocludina e claudina, que se dispõem ao redor da célula epitelial na forma de um cinto vedando os espaços intercelulares. As junções de adesão são mediadas pelas caderinas, proteínas transmembrana dependentes de Ca^{++}, que se conectam ao citoesqueleto de actina. Os desmossomos são mediados pelas proteínas transmembrana desmogleína e desmoplaquina, que se conectam ao citoesqueleto de filamentos intermediários. Os hemidesmossomos ligam a célula a proteínas da membrana basal através das proteínas transmembrana integrina e do citoesqueleto de actina.

A maioria dos tipos celulares está envolvida por uma rede estrutural complexa de macromoléculas, denominada matriz extracelular (MEC) (Figura 17). De modo geral, a MEC é formada por: **proteínas fibrosas (p. ex., colágeno)**, **glicosaminoglicanos**, **proteoglicanos** e **glicoproteínas**.

Os colágenos são as proteínas mais comuns da MEC e são importantes para prover força e resistência à matriz. É o caso dos colágenos fibrilares (tipos I, II, III, V e XI), que garantem resistência à tração. Essas proteínas também atuam formando estruturas que permitem a ancoragem celular através de glicoproteínas, como a fibronectina e a laminina. Além disso, a MEC possui elasticidade e essa

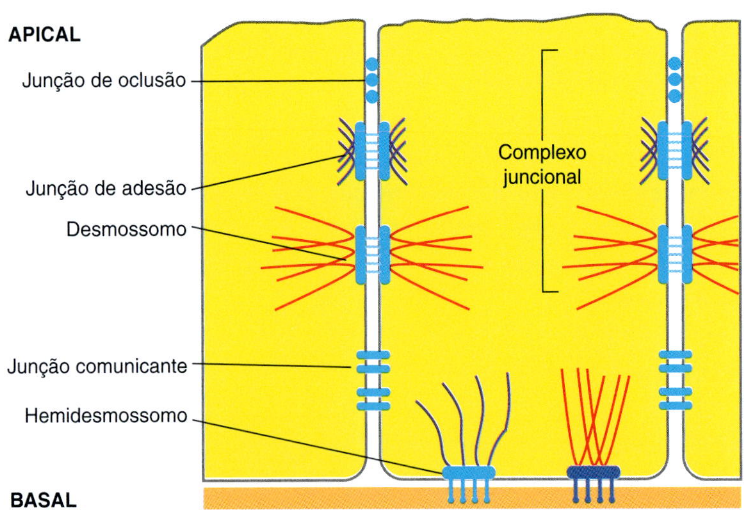

FIGURA 16 Exemplos de junções celulares.

Fonte: adaptado de Alberts et al., 2017.

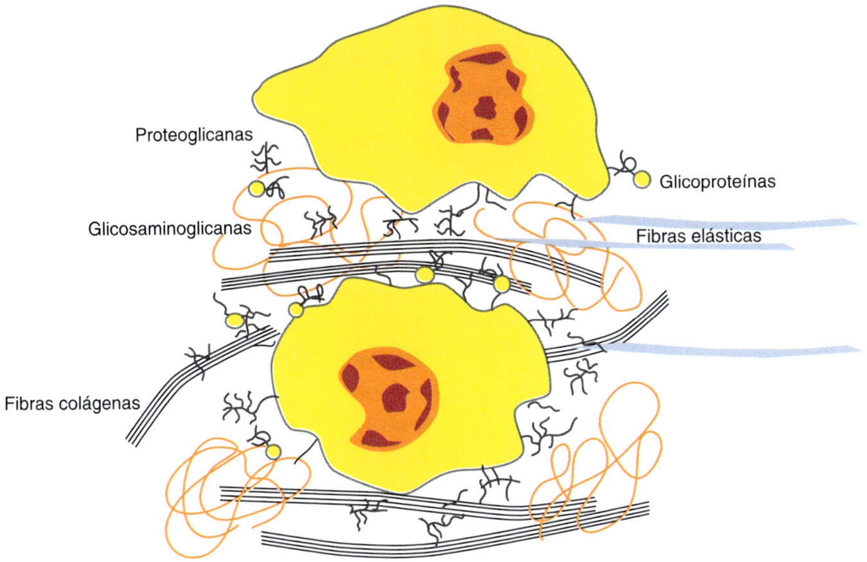

FIGURA 17 Interação das células com a matriz extracelular.

Fonte: adaptado de Alberts et al., 2017.

característica é fornecida por uma molécula denominada elastina, que se organiza em fibras elásticas. Com isso, a MEC pode retrair e se estender com facilidade, se adaptando conforme as necessidades celulares.

Os glicosaminoglicanos são constituídos por longas cadeias de carboidratos ligados a uma proteína, enquanto os proteoglicanos possuem várias glicosaminoglicanas ligadas a uma longa proteína central. Têm por principal função atuar na retenção de água nos tecidos, auxiliando, por exemplo, na absorção de impactos em cartilagens.

As células interagem química e mecanicamente com a MEC. A interação é mediada por proteínas transmembrana. Por exemplo, as integrinas são heterodímeros transmembrana que ligam a MEC ao citoesqueleto, além de serem as mais importantes moléculas de adesão que transmitem sinais bidirecionais (matriz para célula; célula para matriz) através da membrana plasmática.

Uma vez ativadas, as integrinas agregam-se para criar uma placa de ancoragem com diversas outras moléculas de integrinas, formando, assim, adesões fortes com o citoesqueleto. Essas junções célula-matriz respondem a forças mecânicas que as atingem (mecanotransdução). Por exemplo, quando há muita tensão sobre a MEC, a junção célula-matriz é capaz de recrutar novas integrinas para aumentar a estabilidade e resistir às forças mecânicas. Isso explica por que as células reagem de forma diferente em relação à dureza da MEC nos diferentes tecidos.

REFERÊNCIAS

Amaral BA. MicroRNAs – biogenesis, functions and its potential role in oral carcinogenesis. Odontol Clin Cient (On-line). 2010; 2):105-9.

Bitencourt FH. Aspectos farmacoeconômicos associados à terapia de reposição enzimática para mucolissacaridoses tipo I, II e VI: um estudo com ênfase em intervenções médicas [dissertação]. Porto Alegre: Universidade Federal do Rio Grande do Sul; 2013.

França NR, Mesquita Júnior D, Lima AB, Pucci FVC, Andrade LEC, Silva NP. Interferência por RNA: Uma nova alternativa para terapia nas doenças reumáticas. Rev Bras Reumatol. 2010;50(6).

Liang J, Wen J, Huang Z, Chen XP, Zhang BX, Chu L. Small nucleolar RNAs: insight into their function in cancer. Front Oncol. 2019 9;9:587.

Trivedi PC, Bartlett JJ, Pulinilkunnil T. Lysosomal biology and function: modern view of cellular debris bin. Cells. 2020; 9(5):1131.

Xue S, Barna M. Specialized ribosomes: a new frontier in gene regulation and organismal biology. Nat Rev Mol Cell Biol. 2012;13(6):355-69.

Sugestões de leitura

Alberts B, Johnson A, Lewis J, Morgan D, Raff M, Roberts K, et al. Biologia molecular da célula. 6. ed. Porto Alegre: Artmed; 2017. 843p.

Junqueira LCU, Carneiro J. Biologia celular e molecular. 13. ed. Rio de Janeiro: Guanabara Koogan; 2017. 376p.

Lodish H, Berk A, Kaiser CA, Krieger M, Bretscher A, Ploegh H, et al. Biologia celular e molecular. 7. ed. Porto Alegre: Artmed; 2014; 1241p.

Zaha A, Ferreira HB, Passaglia LMP. Biologia molecular básica. 5. ed. Porto Alegre: Artmed; 2014; 407p.

CAPÍTULO 2

Embriologia geral e embriologia facial

Anna Christina Medeiros Fossati
Lisiane Bernardi

EMBRIOLOGIA GERAL

O desenvolvimento embrionário inicia-se com o processo de fecundação, a partir da união de duas células altamente especializadas: os gametas masculino (espermatozoide) e feminino (oócito). Os gametas são provenientes de células germinativas primordiais, originadas ainda durante a 2ª semana de vida intrauterina (SVIU) do embrião. A fusão do espermatozoide com o oócito, durante a fertilização, na região da ampola uterina, formará a primeira célula do desenvolvimento embrionário, o zigoto (Figuras 1A e 1B).

Fecundação, clivagem e implantação

Fecundação é a união entre o gameta masculino, o espermatozoide, e o gameta feminino, o oócito secundário (antigamente chamado de óvulo), que resulta na formação do zigoto, que é a primeira célula que forma um novo ser.

Durante seu trajeto da ampola até a implantação no endométrio (6º ao 12º dia após a fecundação), o zigoto, circundado pela zona pelúcida, sofre diversas divisões mitóticas, que resultam em aumento do número de células, sem aumentar o volume do zigoto. Assim, durante a passagem pela tuba uterina, o zigoto já terá se dividido 4 vezes, originando uma estrutura compactada composta por 16 células, chamada de mórula. A mórula consiste em um pequeno grupo de células internas, rodeadas por um grupo maior de células localizadas externamente (Figuras 1C a 1E). A mórula também é delimitada pela cobertura glicoproteica característica da zona pelúcida.

As divisões continuam e, cerca de 4 dias após a fecundação, quando a mórula atinge o útero, surgem em seu interior, entre as células internas e externas, espaços intercelulares, preenchidos por líquido proveniente da cavidade uterina.

À medida que o líquido atravessa a zona pelúcida, esses espaços aumentam e tornam-se confluentes, formando uma cavidade única.

O agora chamado blastocisto apresenta uma separação de sua estrutura em duas partes. A camada de células externas, formada por células mais achatadas, é chamada de trofoblasto e será responsável pela formação da parte embrionária da placenta, e a camada de células internas, denominada massa celular interna, dará origem às células que formarão o embrião (Figura 1F). As células da massa celular interna são as células-tronco embrionárias (Quadro 1). A partir dessa distinção de camadas, diferentes genes passam a se expressar nessas duas regiões, levando à aquisição de diferentes habilidades de sinalização e comportamento celular.

Por volta do 5º dia após a fecundação, o blastocisto não é mais delimitado pela zona pelúcida, que se degenera. As células do trofoblasto tornam-se expostas e liberam fatores solúveis que interagem com receptores das células epiteliais do endométrio. A adesão do blastocisto à parede uterina ocorre nas proximidades da massa celular, futuro polo embrionário. Ao evento de adesão e posterior invasão do blastocisto à parede uterina dá-se o nome de implantação ou nidação. Tal interação ocorre pelo polo embrionário do blastocisto, onde se localizam as células da massa celular interna.

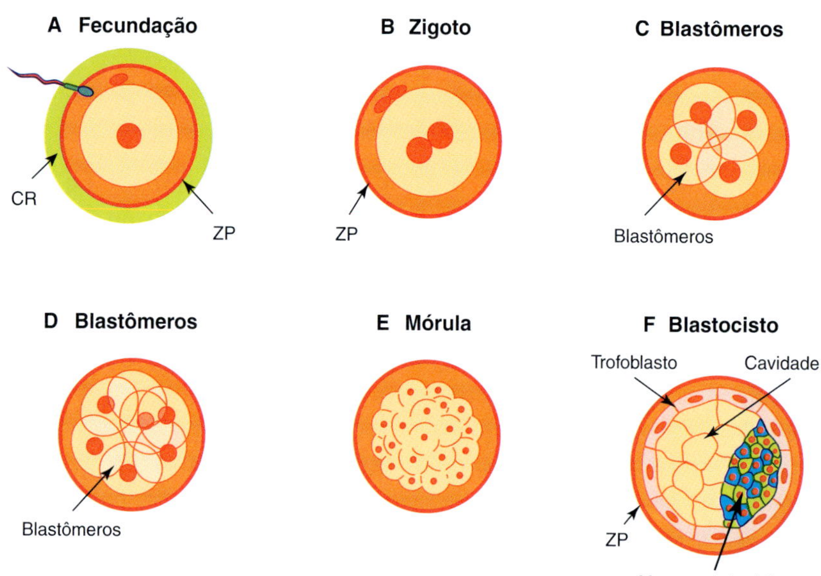

FIGURA 1 Desenvolvimento inicial do embrião desde a fecundação até o estabelecimento do blastocisto (dia 5). A zona pelúcida circunda os blastômeros até o estágio inicial de blastocisto e depois se desintegra (**A-F**). CR: *corona radiata*; ZP: zona pelúcida.

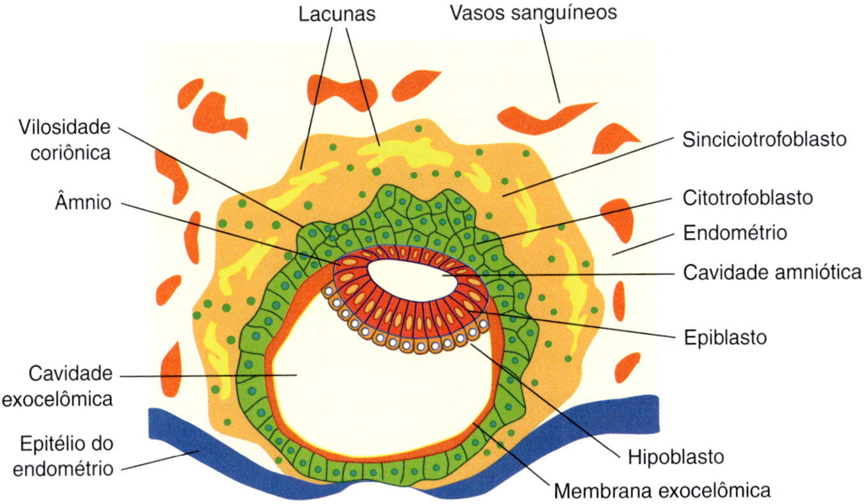

FIGURA 2 Blastocisto implantado na parede uterina. Após cerca de 9 dias da fecundação, os vasos maternos ainda não estão em contato com o sinciciotrofoblasto. Em um embrião de 12 dias, lacunas com sangue materno poderão ser observadas.

Após a adesão, o blastocisto inicia a invasão do endométrio. O trofoblasto diferencia-se em duas camadas: o citotrofoblasto e o sinciciotrofoblasto (Figura 2). As moléculas liberadas pelas células do sinciciotrofoblasto facilitam a adesão e a implantação embrionária na parede uterina e o consequente início da formação de uma placenta apropriada. Falhas nesse processo resultam em infertilidade. Ao final da 2ª SVIU, a penetração do blastocisto na parede uterina estará completa.

Quadro 1 CÉLULAS-TRONCO

As células-tronco são definidas como as células que têm a habilidade de perpetuar a si mesmas indefinidamente por meio de autorrenovação e gerar células maduras de um tecido em particular, quando convenientemente estimuladas, por meio de diferenciação, potencialidade preservada ao longo da vida adulta. São classificadas quanto a sua origem em embrionárias, adultas ou pluripotentes induzidas (IPS, do inglês *induced pluripotent stem cells*).

As células-tronco embrionárias (ESC, do inglês *embryonic stem cells*) utilizadas em pesquisas são aquelas extraídas da massa celular interna do blastocisto e são capazes de dar origem aos três folhetos germinativos: endoderma, mesoderma e ectoderma. As ESC podem diferenciar-se em todos os tipos celulares de um organismo adulto, incluindo a geração das células germinativas, e proliferam mais rapidamente do que outros tipos celulares, em decorrência de um encurtamento da fase G1 do ciclo celular.

(*continua*)

Quadro 1 CÉLULAS-TRONCO (*Continuação*)

Na ausência de estímulos, podem dividir-se infinitamente sem perder a capacidade replicativa, visto à manutenção da atividade de telomerase. Além de importante função do desenvolvimento embrionário, essas células têm sido avaliadas como promissores agentes terapêuticos para a medicina regenerativa. As células do epiblasto de camundongos também foram isoladas e demonstraram pluripotencialidade e marcadores similares aos das células-tronco embrionárias removidas da massa celular interna nesses animais.

As células-tronco adultas são as que residem em todos os tecidos já formados, local onde mantêm a homeostase e respondem aos estímulos nocivos. As células-tronco adultas têm sido isoladas a partir de células de vários tecidos, sendo mais relatadas na literatura as provenientes da medula óssea, do cordão umbilical e aquelas do tecido adiposo. O microambiente específico em que as células-tronco adultas residem, onde controlam sua autorrenovação e produção de progenitores, é definido como nicho.

As células-tronco pluripotentes induzidas são aquelas que adquirem características de pluripotência semelhantes às das células-tronco embrionárias. Ou seja, na verdade são células adultas somáticas que foram "reprogramadas" a fim de expressarem definidos fatores de transcrição – Oct4, Sox2, Klf4 e c-Myc – importantes para a manutenção da funcionalidade das ESC. Ainda, atualmente, pesquisas indicam a existência de um viés patológico em relação às células-tronco. Estudos sugerem que a presença de um nicho de células-tronco tumorais seja importante para a manutenção e resistência a terapias de determinados tipos de câncer. Um exemplo são os carcinomas espinocelulares de cabeça e pescoço e tumores malignos de mama.

Disco bilaminar e gastrulação

Durante esse período de implantação, a primeira segregação de células dentro da massa celular interna dará origem ao disco germinativo bilaminar, composto por duas camadas celulares de células aderidas entre si: a inferior, o hipoblasto, que dará crescimento à vesícula umbilical e a superior remanescente, que será o epiblasto (Figuras 2 e 3A). As células do epiblasto são as células pluripotentes que, de fato, darão origem às células dos três folhetos germinativos: ectoderma, mesoderma e endoderma. Ao final da 2ª SVIU, as células do hipoblasto da região anterior do embrião modificam-se de cúbicas para cilíndricas e unem-se à camada celular suprajacente, estabelecendo nessa área a placa pré-cordal, estrutura que indica o local da porção cefálica do embrião. Durante essas fases de desenvolvimento embrionária, o disco bilaminar é achatado.

Dobramento do embrião

O processo de estabelecimento do embrião composto pelos três folhetos germinativos é chamado de gastrulação e ocorre durante a 3ª SVIU. É um processo complexo, regulado geneticamente, que requer etapas de proliferação, morfogênese, diferenciação, migração e morte celular. Nele estão envolvidos fatores de transcrição da família homeobox, os quais são genes caracterizados pela alta conservação ao longo da evolução do desenvolvimento dos vertebrados. Ainda pode-se citar, fazendo parte do processo, fatores envolvidos na sinalização celular como fatores de crescimento de fibroblasto (FGF, do inglês *fibroblast growth factor*) 4 e 8 (FGF4 e FGF8), o fator de crescimento vascular endotelial (VEGF, do inglês *vascular endotelial growth factor*) e o fator de crescimento derivado de plaquetas (PDGF, do inglês *platelet-derived fibroblast growth factor*).

Nesse processo, o primeiro evento compõe-se de movimentos celulares coordenados em epiblasto e hipoblasto. Células da região posterior do epiblasto movem-se para a região anterior do disco embrionário, em direção à placa pré-cordal e à linha média, para formar a linha primitiva (Figura 3B). Esta é um sulco linear transiente que divide o embrião ao longo do seu eixo anteroposterior. Quando a linha primitiva ocupa metade do espaço anteroposterior do embrião, as células mais inferiores dessa estrutura aprofundam-se em direção ao hipoblasto. Essas células afastam o hipoblasto, formando uma nova camada celular, o endoderma (Figura 3B). A contínua migração das células da linha primitiva preenche o espaço existente entre o agora endoderma e o epiblasto, dando origem ao mesoderma (Figura 3B). As células remanescentes do epiblasto, agora, formam o ectoderma embrionário.

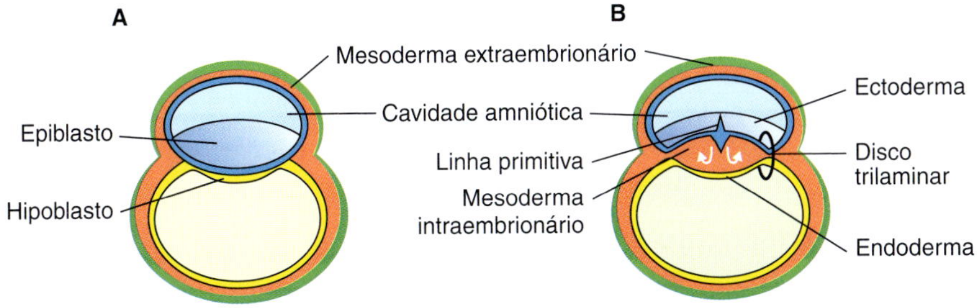

FIGURA 3 Estabelecimento da linha primitiva e do embrião trilaminar. Eventos da terceira semana de desenvolvimento. (**A**) Visão do embrião bilaminar. (**B**) Formação da linha primitiva no epiblasto e migração das células do epiblasto que se diferenciarão em endoderma e mesoderma intraembrionário. As setas indicam a direção migratória das células da linha primitiva. Região do disco trilaminar está delimitada por um círculo na imagem B.

Além do estabelecimento do embrião trilaminar, é durante a gastrulação que a orientação axial do embrião inicia seu estabelecimento. Ao mesmo tempo que se formam o mesoderma e o endoderma, a linha primitiva alonga-se até atingir cerca de 70% da linha média do epiblasto. Nesse ponto, as células da extremidade anterior da linha primitiva mudam sua organização e formam o nó primitivo e a fosseta primitiva.

A partir do nó, células proliferam até atingir a placa pré-cordal, formando um cordão celular – o processo notocordal. Mudanças morfológicas nessa estrutura resultarão, após a gastrulação estar completa, no estabelecimento da notocorda. A notocorda é uma estrutura transitória no desenvolvimento que contribuirá para o alongamento do embrião, ao mesmo tempo que atua como um sinalizador, induzindo a formação de outra estrutura fundamental, a placa neural.

As células que migram em direção ao mesoderma deslocam-se lateral, cefálica e caudalmente, dividindo o mesoderma em sub-regiões: mesoderma lateral e mesoderma paraxial. A partir do mesoderma paraxial se forma uma organização das células em blocos, os somitos. Os somitos desenvolvem-se em ambos os lados do tubo neural e notocorda e, especificamente, a partir da vesícula óptica primitiva até a porção caudal do embrião. São responsáveis pela formação da coluna vertebral, parte dos ossos da face e da musculatura esquelética do corpo e podem ser usados para determinar a idade do embrião.

Ao final da migração celular, o mesoderma separa completamente o endoderma do ectoderma, exceto em duas regiões específicas, nas quais estes folhetos fusionam-se e mantêm contato direto: 1) na placa pré-cordal, região cefálica do embrião, que dará origem à membrana bucofaríngea; e 2) na região mais posterior ou caudal do embrião, em que dará origem à membrana cloacal.

Essas células antes se encontravam unidas por junções celulares. Nesse momento passam a adquirir comportamento e capacidade migratória, o que caracteriza o fenômeno conhecido por transição epitélio-mesênquima (Quadro 2). O estabelecimento da placa neural é um dos primeiros eventos do dobramento embrionário. O ectoderma da placa neural, o chamado neuroectoderma, dará origem ao sistema nervoso central (SNC), que, portanto, estará envolvido em todas as alterações oriundas de modificações no folheto germinativo ectodérmico.

Após o acontecimento de elementos críticos do desenvolvimento, como o estabelecimento do disco embrionário trilaminar, e os primórdios dos sistemas nervoso e cardiovascular, o disco embrionário, plano e ovoide até o final da 3ª SVIU começa a dobrar-se crânio-caudalmente e látero-lateralmente, no estabelecimento da forma corporal. Este dobramento ocorre em decorrência do crescimento diferencial das várias estruturas embrionárias que estão em formação.

Quadro 2	EMT

Transição epitélio-mesênquima (EMT, do inglês *epithelial–mesenchymal transition*) é a denominação do processo pelo qual células com características epiteliais adquirem propriedades mesenquimais, diminuindo a adesão intercelular, ao passo que aumentam sua mobilidade. O evento de EMT é essencial para que ocorra o desenvolvimento da embriogênese, dos processos de cicatrização e para a iniciação e progressão de tumores malignos. As células epiteliais são mantidas unidas entre si por meio de diferentes junções intercelulares. Entre essas, existem aquelas reguladas pela presença da proteína E-caderina, que se conecta ao citoesqueleto de actina, auxiliando na definição da polaridade dessas células. Durante a EMT, a expressão de E-caderina é diminuída, assim como a adesão entre as células, além de outras alterações imunofenotípicas.

Assim, o dobramento, no sentido anteroposterior, é consequência do grande desenvolvimento do tubo neural na região cefálica, o que determina uma flexão da região anterior do embrião em direção ao tórax. Ao mesmo tempo, a medula espinhal em formação promove o alongamento do embrião no sentido caudal.

Um descompasso na velocidade de crescimento entre a porção lateral e o eixo principal do embrião determina o dobramento lateral, originando a superfície ventral do corpo. A flexão da região cefálica do embrião sobre o futuro tórax forma a superfície ventral da futura face e pescoço e promove o aparecimento de uma cavidade côncava em sua porção mediana, que constitui a boca primitiva do embrião, denominada estomódeo.

Neste momento da flexão embrionária, a placa pré-cordal é deslocada e, então, se situa ao fundo do estomódeo, separando-o da porção inicial do intestino primitivo. A placa pré-cordal passa a se chamar membrana bucofaríngea e se rompe ao final de 28 dias de VIU em média, comunicando, então, as duas regiões. Abaixo do estomódeo situa-se, agora, a eminência cardíaca, em decorrência do deslocamento da placa cardíaca durante o processo de flexão embrionária.

Estabelecimento do tubo neural

Após o estabelecimento da notocorda, a partir da região mediodorsal do embrião, o ectoderma localizado anterior ao nó primitivo espessa-se e diferencia-se na placa neural, direcionando o primeiro passo da neurulação. Durante a neurulação, a placa neural invagina centralmente, formando o sulco neural, que se aprofunda rapidamente, em decorrência das elevações que ocorrem na periferia do ectoderma. As extremidades laterais que delimitam o sulco neural, chamadas de pregas neurais, se fundem e formam o tubo neural, o precursor do cérebro e da medula espinhal (Figuras 4A a 4D).

À medida que as pregas se fundem, células localizadas em sua margem superior interna, conhecidas por células da crista neural, sofrem transição epitélio-mesênquima, se dispersam e migram para dentro do embrião em desenvolvimento (Figuras 4C e 4D). As células da crista neural estarão presentes na formação das estruturas craniofaciais, na maioria do sistema nervoso periférico e diferenciam-se em melanoblastos, precursores dos melanócitos.

O fechamento das pregas neurais, limitando o tubo neural, processo chamado neurulação, ocorre a partir da região central do dorso do embrião em direção às extremidades cefálica e caudal. Esse é um processo complexo, envolvendo a expressão de vários genes, bem como fatores extrínsecos mecânicos, e termina ao final da 4ª SVIU.

O tubo neural, flanqueado pelos somitos, sofre grande expansão na região anterior e vai formar o cérebro anterior ou prosencéfalo, o cérebro médio ou mesencéfalo e o cérebro posterior ou romboencéfalo. Este último apresenta-se segmentado em oito protusões, os "rombômeros", estruturas importantes no desenvolvimento da cabeça.

As células da crista neural que se originam no cérebro médio (mesencéfalo) e nos dois primeiros rombômeros migram para o desenvolvimento da face e sistema dos arcos faríngeos (Figura 5). Ao migrarem, tais células levam consigo os genes que se expressam na região de onde derivam. São genes "homeobox", que constituem um "código Hox" e que são então levados para os arcos faríngeos e a face em desenvolvimento. São eles os responsáveis pelas complexas reações que levam à completa formação das estruturas.

EMBRIOLOGIA FACIAL

Arcos faríngeos

Por volta da 4ª a 5ª SVIU surge no embrião uma série de estruturas que são fundamentais para o desenvolvimento de cabeça e pescoço: os arcos faríngeos. Observa-se, nessa época, seis elevações digitiformes na parede lateral da faringe, que ocorrem em decorrência de um espessamento do mesoderma lateral da região, juntamente com a migração das células da crista neural (Quadro 3).

O 1º arco faríngeo, o arco mandibular, é o primeiro a ser evidenciado, em torno da 4ª SVIU, logo aparecendo os demais. Essas protuberâncias se expandem, passam sob o assoalho da faringe, e vão encontrar sua contraparte no lado oposto, separando, deste modo, o estomódeo da cavidade cardíaca em desenvolvimento (Figura 6A).

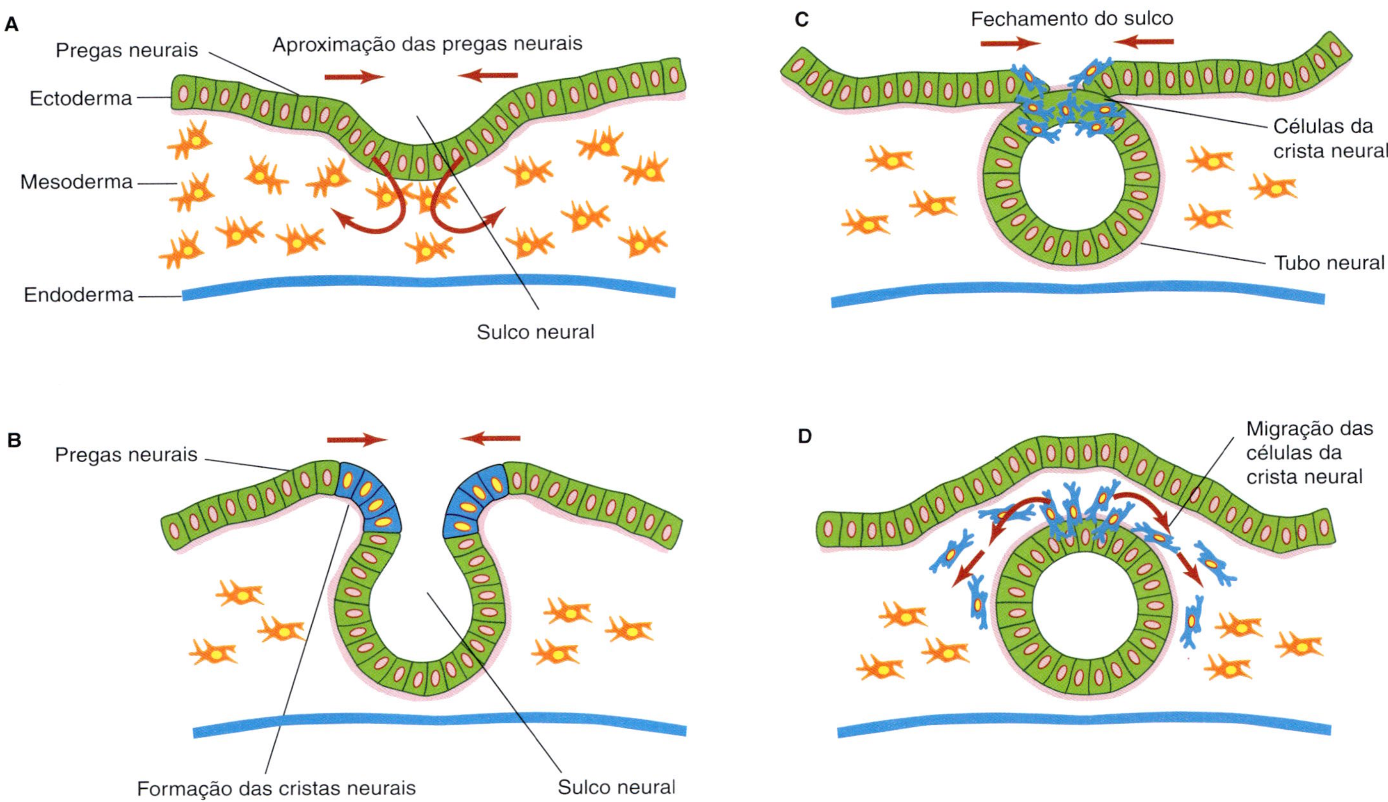

FIGURA 4 Fechamento do sulco neural e formação do tubo neural (**A-C**). Após a separação do tubo neural do ectoderma, as células da crista neural migram para o interior do mesoderma (**D**).

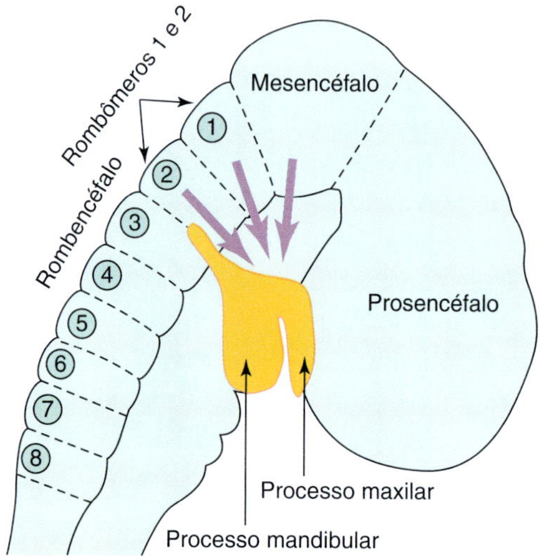

FIGURA 5 As células da crista neural provenientes do mesencéfalo e dos rombômeros 1 e 2 migram (setas em roxo indicam o sentido da migração) para a face e 1º arco faríngeo (em amarelo, já dividido em processos maxilar e mandibular), trazendo consigo os genes homeobox correspondentes da sua origem (Otx2, Msx, Dlx e Barx). As células dos rombômeros 4 ao 8 migram para os demais arcos faríngeos, levando consigo a expressão dos genes do subgrupo Hox.

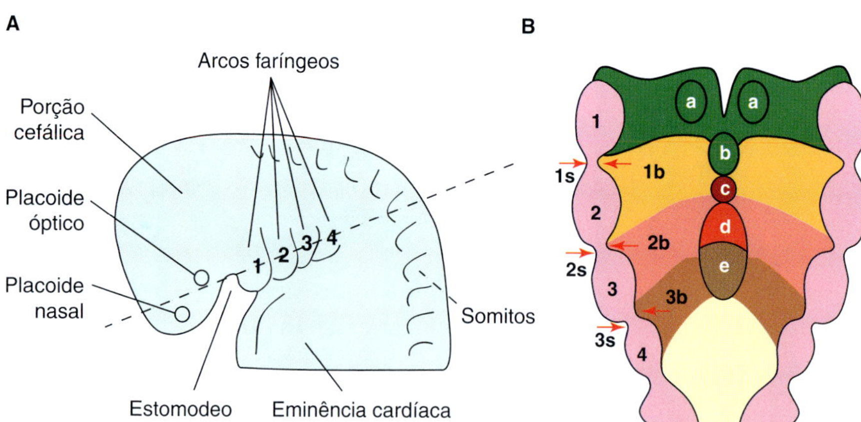

FIGURA 6 Arcos faríngeos. Embrião de 35 dias em corte longitudinal (**A**) e frontal (**B**) mostrando os arcos faríngeos 1, 2, 3 e 4. Linha pontilhada indica o local da secção da imagem B. Em **B** estão identificadas as bolsas (**1b**, **2b**, **3b** e **4b**) e os sulcos faríngeos (1s, 2s e 3s). **a**: tubérculo lingual lateral; **b**: tubérculo lingual medial; **c**: forame cego da língua; **d**: cópula; **e**: eminência hipofaríngea.

Para o desenvolvimento da face, cavidade bucal e língua, contribuem os quatro primeiros arcos faríngeos, sendo o 6º arco envolvido na formação das cartilagens da laringe e o 5º arco, transitório no homem.

Os arcos faríngeos são revestidos na sua porção externa por ectoderma e internamente por endoderma, exceção feita ao 1º arco, que apresenta o ectoderma como seu revestimento em ambas as superfícies. Internamente, um arco faríngeo é composto por ectomesênquima, derivado da combinação das células advindas da crista neural com o mesoderma lateral da região.

Cada arco possui em sua estrutura uma barra cartilaginosa em forma de ferradura, que é característica de cada um, e que se origina por condensação de células também provenientes da crista neural. Possuem um nervo, um par craniano característico e que inervará as estruturas provenientes de cada arco, além de um componente muscular e um vaso.

Quadro 3 — MIGRAÇÃO DOS GENES HOMEOBOX E HOX DOS ROMBÔMEROS PARA AS ESTRUTURAS FACIAIS

No 1º arco faríngeo, um gradiente de expressão do fator de transcrição Dlx (de Dlx1 a Dlx6), promove a expressão coordenada de genes ao longo do eixo dorso ventral que regula a especificação dos maxilares. Grupos desses fatores são importantes para determinar a identidade da mandíbula e da maxila. A modulação do programa de transcrição desses genes Dlx é determinada por comunicação que ocorre por meio de sinalização ambiental local. Os grupos Dlx específicos de cada processo promovem a transcrição de genes importantes para o processo de desenvolvimento mandibular e maxilar.

Assim, o 1º arco faríngeo ou arco mandibular apresenta uma proeminência mandibular e uma maxilar, uma cartilagem de Meckel e o V par craniano, o nervo trigêmeo, a inervá-lo. Este é o principal nervo sensitivo da cabeça e pescoço, inervando sensitivamente face, dentes e mucosas nasais, do palato, da boca e da língua.

Ainda, este arco dará origem à formação de mandíbula, língua, maxila, osso zigomático e porção escamosa do temporal. Sua cartilagem não participa da ossificação da mandíbula sendo apenas posicional, e reabsorvida à medida que a mandíbula é formada. Mas sua extremidade superior dará origem aos ossículos martelo e bigorna da orelha média, enquanto o pericôndrio cartilaginoso formará os ligamentos esfenomandibular e do osso martelo. Origina os músculos da mastigação, cuja inervação motora é conferida pelo trigêmeo, o músculo milo-hióideo, o ventre anterior do músculo digástrico, o tensor do véu palatino e o tensor do tímpano.

O 2º arco faríngeo ou arco hioideo contribui para a formação do osso hióideo. Sua cartilagem é a cartilagem de Reichert, que forma o ossículo estribo, o processo estiloide e o ligamento estilo-hióideo. Dará origem aos músculos estapédio, estilo-hióideo, ventre posterior do digástrico, auriculares e da expressão facial. A inervação do arco é feita pelo nervo facial, o VII par craniano, que então se responsabilizará pela inervação de todas as estruturas que dele se formarem.

O 3º arco faríngeo é inervado pelo nervo glossofaríngeo, o IX par craniano. Sua cartilagem forma parte do osso hioide e o arco dará origem ao músculo estilofaríngeo. O 4º arco faríngeo é inervado pelo X par craniano, o nervo vago, cujo ramo superior inervará os músculos que dele se originam: cricotireóideo, elevador do palato e constritores da faringe.

Sua cartilagem se funde com a do 6º arco e vai formar as cartilagens da laringe, enquanto a porção posterior do arco originará a epiglote. Os nervos do 2º ao 6º arco faríngeo inervam as mucosas da língua, da faringe e da laringe.

Entre os arcos, externamente na região do pescoço, se observam os sulcos faríngeos que os separam. Internamente, na mesma região anatômica, esses sulcos são substituídos por depressões que constituem as bolsas faríngeas. Essas formações anatômicas originam importantes estruturas de cabeça e pescoço (Figura 6B).

Apenas o sulco do 1º arco em ambos os lados formará o meato acústico externo. Os demais sulcos são obliterados pelo crescimento excessivo do 2º arco faríngeo e situam-se em uma depressão, o seio cervical, que desaparece com o desenvolvimento do pescoço. A membrana do 1º sulco dará origem à membrana timpânica, ao passo que a primeira bolsa faríngea dará origem ao antro timpânico, mastóideo e à tuba auditiva.

A segunda bolsa faríngea permanece como a fossa tonsilar, onde se localizará a amígdala palatina. A paratireoide inferior e o timo têm sua origem na 3ª bolsa faríngea, enquanto a 4ª bolsa dará origem à paratireoide superior, às células parafoliculares da tireoide e ao corpo ultimofaríngeo, a última estrutura derivada das bolsas faríngeas.

A tireoide se forma por meio de um crescimento para baixo do soalho da faringe primitiva na região onde a lingua se desenvolve (Figura 7).

Formação da face

As estruturas faciais podem ser derivadas de processos bilaterais que se aproximam e se fusionam na linha média (p. ex., apófises palatinas) ou a partir do preenchimento mediano de um único processo, aparentemente bilateral (p. ex., processo mandibular).

Todo o desenvolvimento embrionário ocorre por meio de interações indutivas entre o epitélio e o ectomesênquima circundante. Como já comentado, face, cavidade oral e língua se originam a partir dos arcos faríngeos. Ocorre a participação efetiva dos três primeiros arcos faríngeos, mas com uma grande contribuição do 4º arco.

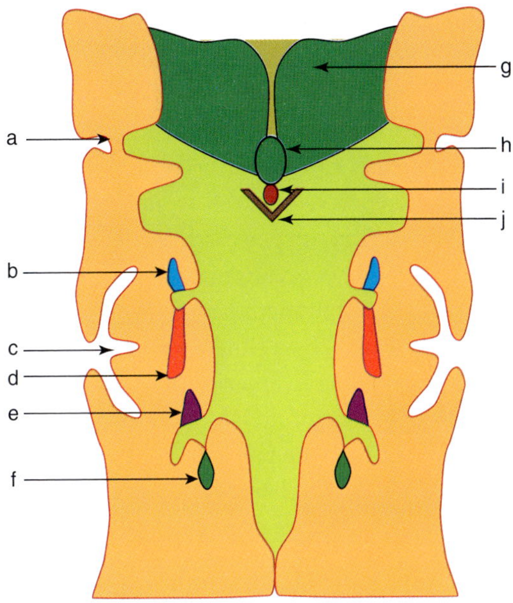

FIGURA 7 Destino das bolsas e sulcos faríngeos. **a**: membrana timpânica; **b**: broto da paratireoide inferior; **c**: seio cervical; **d**: timo; **e**: broto da paratireoide superior; **f**: corpo ultimofaríngeo; **g**: tubérculo lingual lateral; **h**: tubérculo lingual medial; **i**: forame cego da língua; **j**: divertículo da tireoide.

A face se forma por meio da fusão de vários processos, os quais podem ser entidades individuais situadas em oposição uma à outra, como no caso dos processos palatinos, ou simplesmente dilatações do mesênquima, o que cria depressões entre as estruturas e que são eliminadas pelo crescimento normal (p. ex., o processo mandibular).

A face se desenvolve entre o 24º e o 28º dia da gestação. Aos 24 dias de VIU, o estomódeo está limitado superiormente pelo prosencéfalo, que constitui a proeminência frontal; na sua porção ventral pelo processo mandibular; e lateralmente pelo processo maxilar. Nessa época, esse processo acaba de surgir por meio de uma expansão superior do arco mandibular.

Com a continuação do desenvolvimento, aos 28 dias, em média, vão surgir espessamentos no ectoderma que revestem a proeminência frontal, formação que constitui os "placoides nasais". Por proliferação do mesênquima subjacente na periferia dos placoides, surgem duas formações elevadas em forma de ferradura, o processo nasal lateral e o processo nasal médio. Entre os dois processos médios, situados um a cada lado da porção cefálica anterior do embrião, se situa o processo frontonasal.

Esse processo, juntamente com os nasais medianos, vai originar o dorso, a ponta do nariz e a porção média do lábio superior, incluindo o *filtrum*. Ao mesmo tempo, o processo maxilar, inicialmente situado em uma posição mais lateroposterior na porção cefálica do embrião, desenvolve-se, aumenta de tamanho e migra para a região anterior. Em seu percurso, carrega consigo todas as estruturas situadas nessa área embrionária. Em decorrência disso, os olhos, inicialmente situados na porção lateral da futura cabeça, assumem sua posição frontal normal.

A migração para anterior do processo maxilar cessa assim que os processos nasais médios se encontram e se fundem na linha média, desaparecendo, nesse momento, o processo frontonasal. Essa situação ocorre na altura dos caninos superiores. A fusão entre uma extensão anterior do processo maxilar e o processo nasal médio forma a porção anterior do lábio superior, enquanto a maior parte do lábio e das bochechas é formada a partir da extensão posterior do processo. Ao mesmo tempo, o processo nasal lateral dará origem às asas do nariz e sua fusão com o processo maxilar formará o conduto nasolacrimal.

O lábio inferior é formado pelo processo mandibular. O encontro na linha média dos dois processos nasais medianos opostos resulta, além da formação de parte do lábio, na porção da maxila que contém do incisivo lateral de um lado ao lado oposto, e da pré-maxila ou palato primário. Este último consiste na formação óssea situada por palatino, da região dos incisivos laterais superiores até o forame incisivo.

Para a formação do palato secundário, em torno da 7ª SVIU o processo maxilar lança para o interior da cavidade oral primitiva prolongamentos, chamadas de cristas ou processos palatinos. Por essa época de desenvolvimento embrionário, as cavidades bucal e nasal se comunicam constituindo uma única região, com a língua ocupando toda sua extensão. Em vista dessa situação, as cristas palatinas nesse primeiro momento crescem para baixo aos lados do órgão lingual.

Com o crescimento craniofacial, que ocorre concomitantemente, por volta da 8ª SVIU, a língua se retrai e ocupa seu lugar definitivo na cavidade bucal. Então, finalmente, durante a 9ª SVIU, por meio de forças intrínsecas, juntamente a uma grande concentração de glicosaminoglicanas, aliadas à contratilidade dos fibroblastos ali presentes, as cristas elevam-se e migram para a linha média, em busca da união dos processos.

O mecanismo pelo qual ocorre tal fusão ainda é nebuloso, mas acredita-se que são expressas moléculas de adesão que propiciam o aparecimento de junções que favorecem a união entre as células. Ao mesmo tempo, as células do revestimento externo ectodérmico das cristas palatinas entram em apoptose. Esse evento permite a união das cristas na linha média, anteriormente ao palato primário e, na sua face interna, ao septo nasal. Assim, estabelece-se a abóbada palatina que separar as cavidades bucal e nasal do embrião (Figura 8) (Quadros 4 e 5).

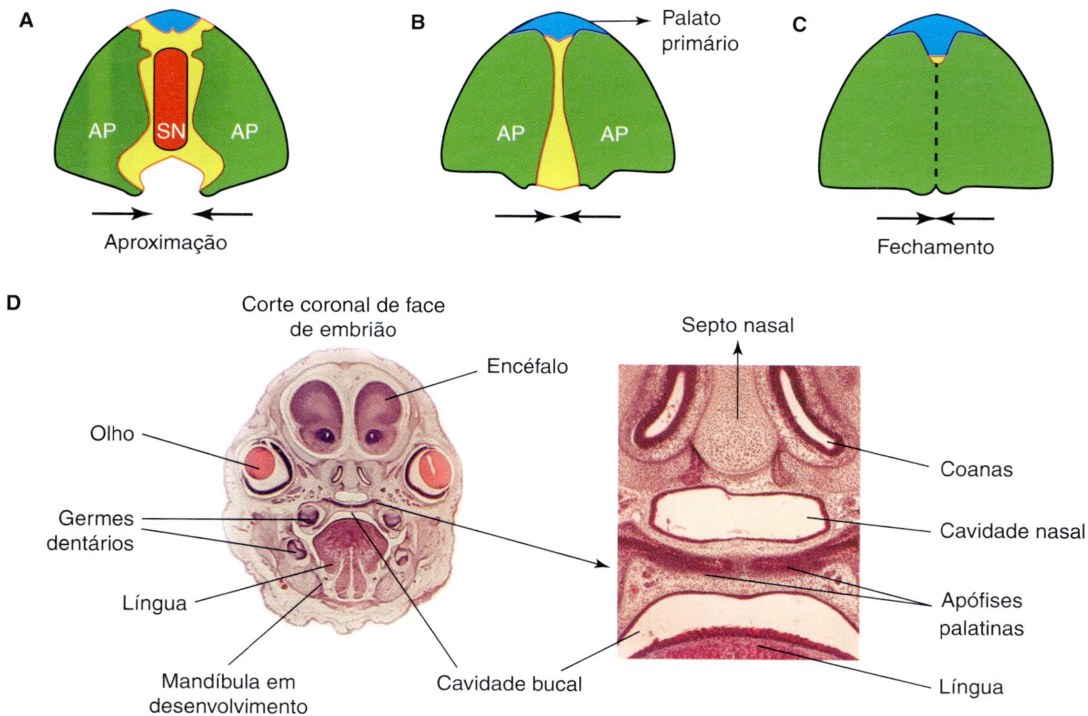

FIGURA 8 Visão esquemática de corte transversal da região do assoalho da cavidade nasal, mostrando as etapas para a formação do palato secundário. As imagens de **A** e **B** demonstram a aproximação das apófises palatinas (AP) na linha média do embrião até seu fusionamento entre si e com o palato primário (em azul). O septo nasal (SN), em vermelho, também se funde com o palato primário e apófises palatinas, para formar o palato secundário. Em **D**, imagem histológica de corte frontal da cabeça de embrião à esquerda, mostra a formação de tecido ósseo nas apófises palatinas (em detalhe, à direita).

Quadro 4 — ANOMALIAS DE DESENVOLVIMENTO CRANIOFACIAL

As anomalias de desenvolvimento craniofacial surgem principalmente por disrupções nas íntimas interações que ocorrem entre o ectomesênquima da face, o mesoderma paraxial da região e as células da crista neural, responsáveis pela organogênese. Essas reações indutivas entre as diversas células é que vão originar a calvária, a face, a cavidade bucal e o pescoço.

A maioria das malformações está relacionada a remanescentes do aparelho faríngeo que não desapareceram totalmente com o desenvolvimento das estruturas que origina. Por exemplo, a presença de pequenas depressões e cistos auriculares próximos ao pavilhão auricular externo denota a presença de remanescentes do 1º sulco faríngeo. Do mesmo modo, a presença da abertura dos seios faríngeos na altura lateral do pescoço, mais incomum, denota falha na obliteração do 2º sulco faríngeo e do seio cervical.

As síndromes de Treacher Collins e de Pierre Robin são as alterações congênitas mais graves relacionadas a alterações nos componentes do 1º arco faríngeo. Durante a 4ª SVIU ocorre uma migração insuficiente das células da crista neural, resultando em anomalias nos olhos e orelhas, micrognatia e fenda palatina bilateral.

Quadro 5 — FENDAS OROFACIAIS

Fendas labiais com/sem envolvimento do palato:

O desenvolvimento normal da face requer a perfeita coordenação de uma série de eventos complexos, que incluem crescimento celular, migração, diferenciação e apoptose. As fendas orofaciais provêm de falhas no desenvolvimento normal dos processos que formam as diversas estruturas faciais, e podem ser vistas isoladamente ou acompanhando diversas síndromes, estas últimas causadas por mutações em um simples lócus, anormalidade cromossômica ou agentes teratogênicos.

A falha no crescimento e fusão do processo maxilar com os processos nasal médio e nasal lateral determina o aparecimento de fendas envolvendo o lábio superior, os alvéolos e/ou palato primário. Quanto ao palato secundário, o sucesso em sua formação propiciará a separação completa entre as cavidades bucal e nasal, mas fendas no palato podem ocorrer por falhas em alguma das várias etapas de seu desenvolvimento, incluindo elevação das cristas palatinas, sua migração em direção à linha média, alteração na fusão medial dos processos.

As fendas faciais podem envolver somente os lábios, os lábios e o palato, ou somente o palato, podendo ser uni ou bilaterais. A fenda labial pode ser incompleta, envolvendo somente tecidos moles, ou ser completa, associada com a fenda no alvéolo ósseo. A fenda total, que envolve lábio e palato, é duas vezes mais comum do que a fenda labial sozinha.

(*continua*)

Quadro 5	FENDAS OROFACIAIS (*Continuação*)
	Dados sugerem que a fenda labial sozinha e a fenda labial composta com o palato possuem etiologias genéticas separadas, mas podem possuir vias de sinalização celular em comum. Nas fendas labiais, fibras do músculo orbicular dos lábios estão assimetricamente orientadas nas margens da fenda, e o grau de desorientação das fibras está relacionado à gravidade da anomalia. O manejo das anomalias craniofaciais requer uma ação multidisciplinar, com a finalidade de restaurar a qualidade de vida do indivíduo acometido.

Formação do crânio e seios paranasais

O crânio surge a partir do ectomesênquima, ao redor do encéfalo em desenvolvimento. É composto pelo viscerocrânio, do qual fazem parte os ossos da face, e pelo neurocrânio, que compreende a calota e a base craniana. A calota sofre ossificação intramembranosa; já a base sofre ossificação endocondral e é constituída pelas cartilagens nasal e orbital e pelos ossos petroso e occipital. Ainda fazem parte dessa ossificação endocondral as extremidades cartilaginosas do 1º e 2º arcos faríngeos, que darão origem aos ossículos da orelha média, como já citado. Os ossos intramembranosos podem ainda desenvolver cartilagens acessórias que ajudarão em seu desenvolvimento.

Os seios paranasais desenvolvem-se a partir de invaginações da cavidade nasal, que se dirigem para os ossos. São eles os seios maxilar e etmoidal, que surgem durante a vida fetal ao 3º e 5º mês de VIU, respectivamente, e esfenoidal e frontal, que surgem após o nascimento. As cavidades do seio maxilar são pequenas ao nascimento, mas se pneumatizam durante toda a infância, enquanto os seios etmoidais só completam seu desenvolvimento na puberdade. O seio esfenoidal é uma continuação do etmoidal e o seio frontal só surge a partir do 5º ou 6º ano de vida pós-natal.

Desenvolvimento da língua

A inervação sensitiva da língua é conferida pelo ramo lingual do nervo trigêmeo e o ramo corda do tímpano do nervo facial (do 2º arco faríngeo). A inervação motora da língua é conferida pelo nervo hipoglosso (XII par craniano) proveniente dos somitos occipitais.

A formação embrionária da língua é peculiar, envolvendo a participação de diferentes arcos faríngeos, o que determina particularidades de sua estrutura (Figura 9). Na 4ª SVIU começa sua formação no assoalho da faringe primitiva,

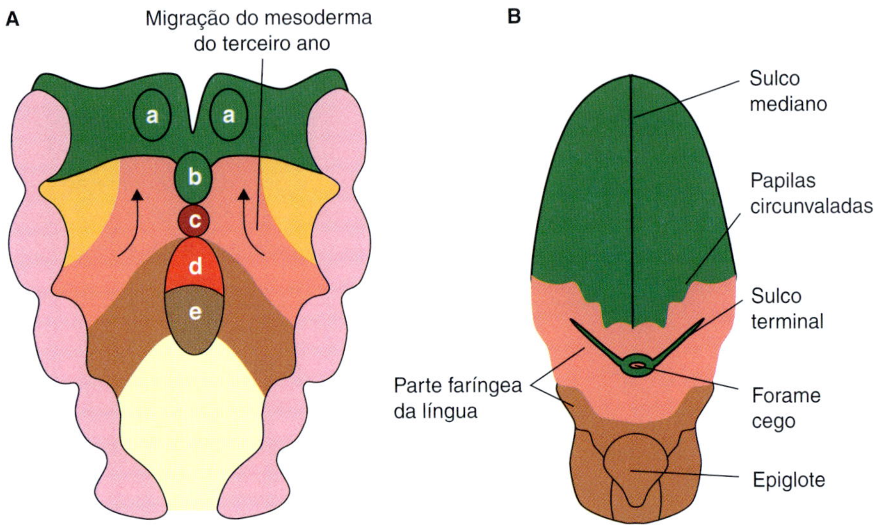

FIGURA 9 Formação da língua. (**A**) Estão identificadas as proeminências laterais da língua (**a**), tubérculo ímpar (**b**), forame cego (seta, **c**), cópula (**d**) e eminência hipofaríngea (**e**). (**B**) Em verde escuro, dois terços anteriores da língua e, em rosa, um terço posterior (cores correspondentes às estruturas em **A**).

no ectomesênquima do 1º arco faríngeo. Na porção mediana do arco observa-se uma protuberância decorrente da condensação de células ectomesenquimais nesse local, o tubérculo ímpar. Este é ladeado por outras duas formações, as proeminências linguais laterais, que crescem rapidamente e se fundem uma com a outra e com o tubérculo ímpar, formando assim os dois terços anteriores da língua. A inervação dessa mucosa lingual anterior é fornecida pelo ramo lingual do nervo trigêmeo e o ramo corda do tímpano do nervo facial (do 2º arco faríngeo) inerva os corpúsculos gustativos desses dois terços anteriores da língua.

O terço posterior da língua é formado a partir de uma grande condensação mesenquimal do 2º ao 4º arcos faríngeos, a eminência hipofaríngea. A porção anterior dessa proeminência é chamada de cópula e é relativa ao 2º arco, enquanto a eminência hipofaríngea propriamente se refere ao 3º e 4º arcos embrionários. Essa cópula logo desaparece, pois o restante da eminência se desenvolve grandemente e a sobrepõe, ultrapassando-a e unindo-se à frente com o segmento anterior da língua, na altura das papilas circunvaladas. A inervação dessa mucosa posterior e das papilas circunvaladas é conferida pelo nervo glossofaríngeo, nervo do 3º arco, e pelo nervo vago do 4º arco faríngeo.

O órgão lingual é um maciço muscular, composto por 18 músculos, com os miótomos da língua tendo sua origem nos somitos occipitais. Ao migrarem para a região anterior, trazem consigo o nervo hipoglosso, o XII par craniano, responsável pela inervação motora da língua.

Os corpúsculos gustativos se desenvolvem durante as 11ª e 13ª SVIU e as papilas linguais ao fim da 8ª SVIU, sendo as circunvaladas as primeiras a surgir, seguidas pelas foliáceas, fungiformes e, finalmente, durante o início do período fetal, 10ª e 11ª SVIU, as papilas filiformes, as mais numerosas.

Formação da mandíbula

A formação da mandíbula inicia-se a partir da 6ª SVIU, no ectomesênquima do 1º arco faríngeo. Nesse tecido, próximo ao forame mentoniano, a divisão do nervo alveolar inferior em seus componentes incisivo e mentoniano parece originar a sinalização necessária para iniciar um centro de ossificação. Assim, por volta da 7ª SVIU, a ossificação intramembranosa da mandíbula inicia-se na porção lateral da cartilagem de Meckel desse arco (Figura 10A).

A cartilagem de Meckel é uma formação em forma de ferradura que se desenvolve a partir da região frontal ao pavilhão auricular em direção à linha média, onde é separada de sua parte oposta por uma faixa de ectomesênquima. A ossificação intramembranosa da mandíbula não envolve essa cartilagem, que participa apenas indicando sua futura localização (Figura 10B).

A partir do centro de ossificação, a calcificação se deflagra tanto posterior como anteriormente, em ambos os lados da cartilagem, formando verdadeiras calhas ósseas que vão formar o corpo da estrutura. Ao mesmo tempo, os germes dentários, que já iniciaram sua formação, apresentam-se alojados nos alvéolos, que se fundem à base óssea mandibular. Deste modo, o corpo da mandíbula é formado. Na altura da língula mandibular, a calcificação se propaga posterior e superiormente, originando assim o ramo ascendente calcificado. Isso ocorre no ectomesênquima condensado contínuo à porção do corpo mandibular, embora afastado da cartilagem de Meckel.

À medida que a calcificação progride, as células cartilaginosas entram em apoptose, mas a extremidade mais superior da cartilagem de Meckel dará origem, por ossificação endocondral, aos ossículos do ouvido médio (martelo e bigorna), enquanto seu pericôndrio constituirá os ligamentos esfenomandibular e esfenomaleolar.

Em torno da 10ª a 14ª SVIU, a mandíbula apresenta-se formada na sua totalidade e surgem três cartilagens secundárias no seu interior. Essas cartilagens vão auxiliar em seu crescimento adicional, acompanhando o crescimento do maciço craniofacial, promovendo calcificações, agora do tipo endocondral. Dentre essas, a mais importante é a cartilagem condilar, ocupando o interior do ramo ascendente,

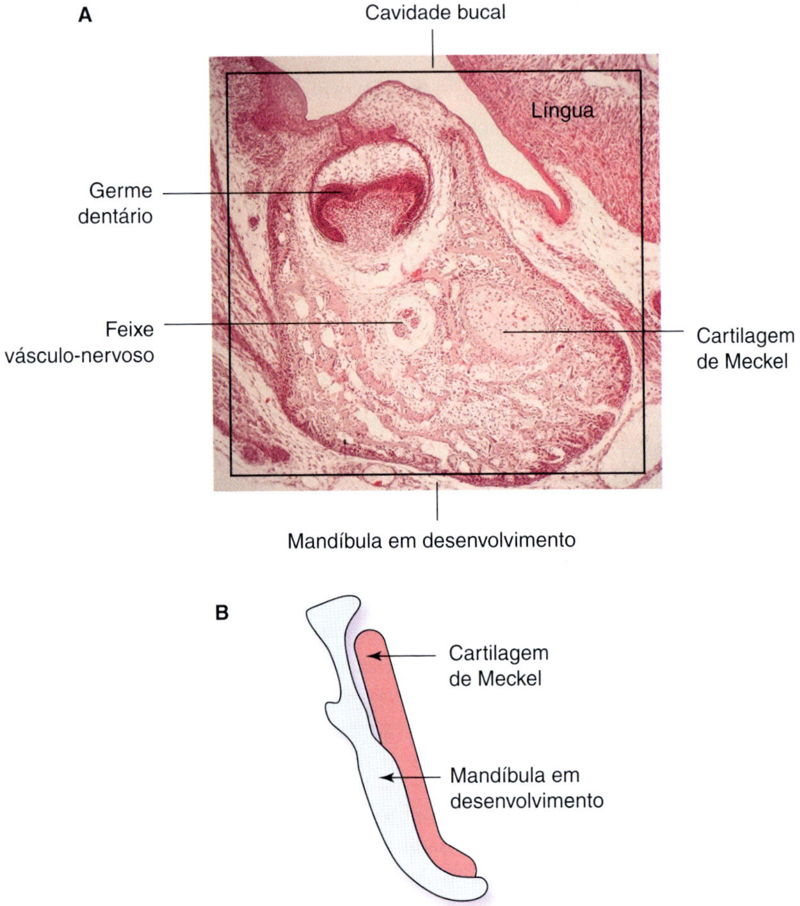

FIGURA 10 Ossificação da mandíbula orientada pela cartilagem de Meckel. (**A**) Representação histológica da posição da cartilagem de Meckel em relação ao tecido ósseo que está formando a mandíbula. (**B**) Representação esquemática da orientação da cartilagem para o desenvolvimento posicional da mandíbula.

a partir da camada articular fibrosa do futuro côndilo. Por sua proliferação e posterior calcificação, representa um importante centro do crescimento para a mandíbula, não sendo mais observada em torno da 2ª década de vida.

As duas outras cartilagens, a da apófise coronoide e a da sínfise mentoniana, são também transitórias, a primeira desaparecendo ainda na vida intrauterina, e a segunda nos dois primeiros anos de vida pós-natal. Mais detalhes serão comentados na seção correspondente à articulação temporomandibular.

Formação da maxila

Por volta da 8ª SVIU, surge um segundo centro de ossificação, agora no ectomesênquima do processo maxilar, no local da bifurcação do nervo orbital inferior, para dar origem ao nervo dentário anterossuperior. Este centro está associado à cartilagem nasal, que não participa da calcificação, da mesma forma como a cartilagem de Meckel na mandíbula. A partir desse centro, a mineralização se propaga para trás até a parte inferior da órbita e arco zigomático e para frente até a região dos incisivos.

Superiormente, formará o processo frontal, preservando o nervo infraorbital e se estendendo para o interior dos processos palatinos para formar o palato duro. Com a continuação da ossificação, originam-se também os alvéolos que conterão os dentes superiores. À semelhança da mandíbula, surge uma cartilagem secundária no processo zigomático em desenvolvimento, que contribui para o crescimento da maxila.

O pequeno tamanho da face ao nascimento é consequência da maxila/mandíbula rudimentares, da presença de um pequeno processo alveolar que contém os germes dentários dos dentes decíduos e do pequeno tamanho das cavidades nasais e do seio maxilar.

REFERÊNCIAS

Acloque H, Ocaña OH, Matheu A, Rizzoti K, Wise C, Lovell-Badge R, Nieto MA. Reciprocal repression between Sox3 and snail transcription factors defines embryonic territories at gastrulation. Dev Cell. 2011;21(3):546-58. doi:10.1016/j.devcel.2011.07.005

Cai C, Shi O. Genetic evidence in planar cell polarity signaling pathway in human neural tube defects. Front Med. 2014;8(1):68-78. doi:10.1007/s11684-014-0308-4

Chen J, Streit A. Induction of the inner ear: stepwise specification of otic fate from multipotent progenitors. Hear Res. 2013;297:3-12. doi:10.1016/j.heares.2012. 11.018

Cobourne MT, Sharpe PT. Tooth and jaw: molecular mechanisms of patterning in the first branchial arch. Arch Oral Biol. 2003;48(1):1-14. doi:10.1016/s0003-9969(02)00208-x

Dequéant ML, Pourquié O. Segmental patterning of the vertebrate embryonic axis. Nat Rev Genet. 2008;9(5):370-382. doi:10.1038/nrg2320

Ettensohn CA. Encoding anatomy: developmental gene regulatory networks and morphogenesis. Genesis. 2013;51(6):383-409. doi:10.1002/dvg.22380

Gheldof A, Berx G. Cadherins and epithelial-to-mesenchymal transition. Prog Mol Biol Transl Sci. 2013;116:317-336. doi:10.1016/B978-0-12-394311-8.00014-5

Le Douarin NM, Dupin E. The neural crest in vertebrate evolution. Curr Opin Genet Dev. 2012;22(4):381-389. doi:10.1016/j.gde.2012.06.001

Lim J, Thiery JP. Epithelial-mesenchymal transitions: insights from development. Development. 2012;139(19):3471-3486. doi:10.1242/dev.071209

Mayanil CS. Transcriptional and epigenetic regulation of neural crest induction during neurulation. Dev Neurosci. 2013; 35(5):361-372. doi:10.1159/ 000354749

Moore KL, TVN Persaud, Torchia MG. Embriologia clínica. 9. ed. Rio de Janeiro: Elsevier; 2020.

Nakaya Y, Sheng G. EMT in developmental morphogenesis. Cancer Lett. 2013;341(1): 9-15. doi:10.1016/j.canlet.2013. 02.037

Pereira LA, Wong MS, Mei Lim S, Stanley EG, Elefanty AG. The Mix family of homeobox genes–key regulators of mesendoderm formation during vertebrate development. Dev Biol. 2012;367(2):163-77. doi:10.1016/ j.ydbio.2012.04.033

Sadler TW. Langman – Embriologia médica. 13. ed. Rio de Janeiro: Guanabara Koogan, 2016.

Schoenwolf GC, Bleyl SB, Brauer PR, Francis-West PH. Larsen Embriologia humana. 5. ed. Rio de Janeiro: Elsevier; 2016.

Solnica-Krezel L, Sepich DS. Gastrulation: making and shaping germ layers. Annu Rev Cell Dev Biol. 2012;28:687-717. doi: 10.1146/annurev-cellbio-092910-154043

Suh N, Blelloch R. Small RNAs in early mammalian development: from gametes to gastrulation. Development. 2011;138(9): 1653-1661. doi:10.1242/dev.056234

CAPÍTULO 3

Estruturas e funções do sistema respiratório

Leonardo Francisco Diel
Marcelo Lazzaron Lamers

O sistema respiratório pode ser dividido em uma porção superior, também chamada de vias aéreas superiores, e uma porção inferior, as vias aéreas inferiores. A porção superior é formada pelo nariz externo, cavidade nasal, faringe e laringe. Associados às cavidades nasais encontramos os seios paranasais. Já a porção inferior é formada por traqueia, brônquios e pulmões (Figura 1).

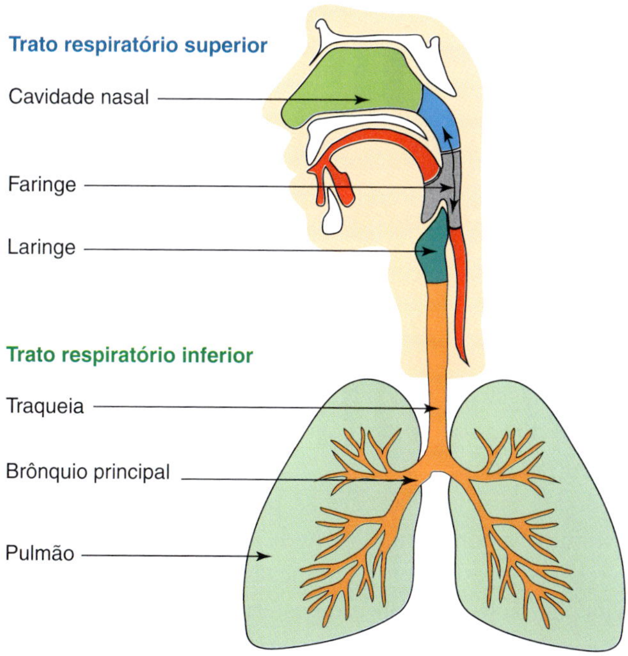

FIGURA 1 Estruturas e órgãos componentes do trato respiratório superior e trato respiratório inferior.

As vias aéreas superiores têm por função conduzir o ar até os pulmões, onde ocorrem as trocas gasosas. Durante a passagem do ar, este é filtrado, umidificado e aquecido, permitindo que as trocas gasosas ocorram em condições ideais. A via superior, mais precisamente a cavidade nasal, abriga o epitélio olfatório envolvido no sentido do olfato, e a passagem de ar pela laringe produz a fala. Além destas funções, há a presença de agregados linfoides que atuam na resposta a antígenos inalados.

Nas vias inferiores, a traqueia, serve como um conduto para a passagem de ar, tem papel na umidificação e remoção de partículas. Em sua porção final, a traqueia se divide em dois brônquios principais – direito e esquerdo – que penetram nos respectivos pulmões na região do hilo pulmonar e se dividem em canalículos com diâmetros cada vez menores, originando brônquios lobulares e segmentares que por fim se dividem em bronquíolos que originam a porção respiratória, onde ocorrerão as trocas gasosas. A porção respiratória é constituída pelos bronquíolos respiratórios, dutos alveolares, sacos alveolares e alvéolos.

Neste capítulo, será abordada a organização das estruturas, em níveis anatômico e histológico, das vias aéreas superiores, que estão em íntima relação com o aparelho estomatognático e possuem relevância na prática clínica do cirurgião-dentista e do fonoaudiólogo.

Nariz externo

O nariz externo é uma estrutura com forma piramidal que se localiza sobre a linha mediana. Externamente, a epiderme é caracterizada por tecido epitelial de revestimento estratificado pavimentoso queratinizado, enquanto na derme se observam glândulas sebáceas cujo número é maior em homens. Logo abaixo da derme é observado um arcabouço de cartilagem hialina que se apoia sobre o esqueleto facial. O arcabouço cartilaginoso é composto por cartilagens alares menores e cinco cartilagens maiores: cartilagem do septo, duas cartilagens alares maiores e duas cartilagens laterais (Figura 2). Traumas nessas cartilagens hialinas podem levar a desvios do septo cartilaginoso, e consequentemente ao comprometimento da entrada de ar.

A entrada do ar se inicia pelas narinas, passando pela cavidade nasal e pelas coanas. O vestíbulo é a porção mais dilatada e inicial da narina, sendo revestido por tecido epitelial de revestimento estratificado pavimentoso queratinizado que é continuação da pele da face. Na porção posterior do vestíbulo, o epitélio se torna mais delgado e sofre transição para um epitélio pseudoestratificado ou epitélio respiratório, que será detalhado mais adiante. O tecido conjuntivo na região do vestíbulo contém uma grande quantidade de folículos pilosos que originarão as

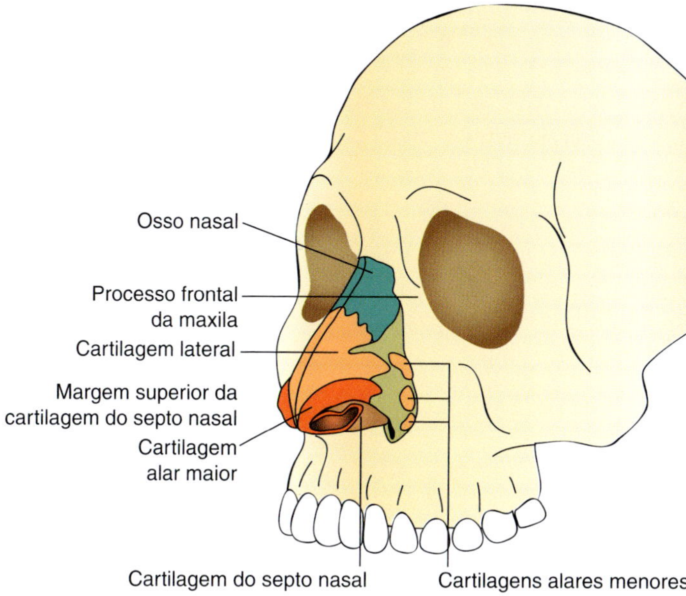

FIGURA 2 Vista lateral do crânio mostrando a disposição das cartilagens nasais.

vibrissas, os pelos responsáveis pela retenção de partículas maiores inaladas no momento da inspiração. Junto aos folículos pilosos se observam glândulas sebáceas cujas secreções auxiliam na retenção dessas partículas.

Cavidades nasais

As cavidades nasais são dois espaços que se estendem das narinas até as coanas, sendo divididas por um septo formado por cartilagem e osso. Anatomicamente, a cavidade nasal é dividida em teto, duas paredes laterais, um assoalho e um septo localizado medialmente. O teto é formado pelos ossos nasal, frontal, esfenoide e pela lâmina cribiforme do osso etmoide. É na lâmina cribiforme que ocorre a passagem de filetes do nervo olfatório que irão compor o epitélio olfatório. Este epitélio será visto com mais detalhes adiante (Figura 3).

O assoalho da cavidade nasal é composto pelos processos palatinos da maxila e as lâminas horizontais do osso que também formam o teto da cavidade oral (palato). Durante o período fetal, ocorre a aproximação dos processos da maxila e das lâminas do osso palatino e sua fusão (ver Capítulo 2 – Embriologia geral e embriologia facial).

As paredes laterais da cavidade nasal são formadas por diversos ossos: nasal, frontal, etmoide, maxila, lacrimal, concha nasal inferior, palatino, esfenoide.

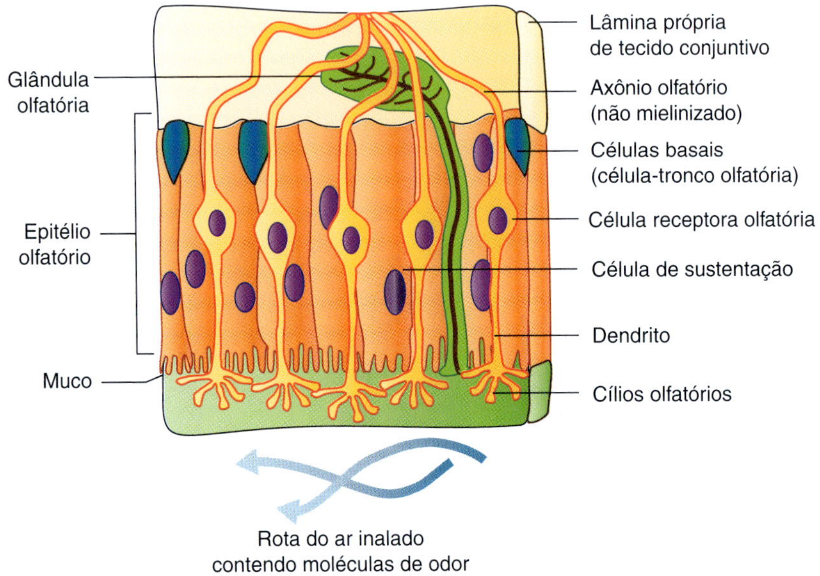

FIGURA 3 Imagem representativa do epitélio olfatório mostrando a disposição das estruturas responsáveis pela captação dos estímulos olfatórios e as estruturas de sustentação.

Projetando-se para o interior da cavidade nasal as conchas nasais ganham destaque. As conchas superiores e médias se projetam inferomedialmente a partir da lâmina medial dos labirintos etmoidais. Já a concha inferior é um osso separado que também se projeta. Sob o espaço formado encontram-se as aberturas dos seios paranasais e do duto lacrimonasal.

O septo nasal divide as cavidades nasais em duas partes: cartilagem do septo e uma parte óssea formada pela lâmina perpendicular do etmoide, pelo osso vômer e pelas cristas nasais da maxila e do osso palatino. Por ser formado por lâminas ósseas delgadas, traumas podem levar a fraturas e desvios de septo (Quadro 1). Os ossos na região do septo são ricamente vascularizados, o que justifica o sangramento quando ocorrem traumas ou lesões nesta região.

Funcionalmente, a cavidade nasal possui uma porção revestida por epitélio respiratório formada pelo espaço entre o septo e as conchas nasais e entre as projeções das conchas e a parede lateral. Essa passagem com acidentes leva a um aumento na turbulência do ar inspirado e aumenta a superfície de contato com o ar. Isso torna mais eficiente o processo de condicionamento para aquecimento e umidificação pela **mucosa respiratória**. Adicionalmente, a cavidade nasal também possui uma **mucosa olfatória**, especializada na detecção de odores e localizada no teto da cavidade e nas porções superiores do septo e das paredes laterais.

Quadro 1 OBSTRUÇÕES DAS CAVIDADES NASAIS E IMPLICAÇÕES ODONTOLÓGICAS

As obstruções das cavidades nasais levam a alterações nos ciclos nasais e no fluxo respiratório e são a principal causa da respiração oral. Entre os fatores que levam a essas obstruções estão os desvios de septo nasal, o crescimento da tonsila faríngea e as rinites alérgicas. Os desvios de septo podem ser causados durante o desenvolvimento e crescimento fetal, por traumas durante o parto ou ainda durante a infância. Esses desvios acabam alterando a simetria das cavidades e o espaço respiratório e, por consequência, a quantidade de ar inalada. As obstruções da nasofaringe causadas pelo crescimento do tecido linfoide da tonsila faríngea e da tonsila palatina levam a alterações na passagem de ar, sendo mais frequentes em crianças por volta dos 5 anos. Na adolescência ocorre uma involução e atrofia do tecido linfoide. As rinites alérgicas são a causa mais comum de obstrução nasal, estando associadas à hipertrofia da mucosa que recobre as conchas nasais.

Todos esses fatores podem levar a um padrão de respiração oral, que está relacionado a maxila atrésica, palato ogival, protrusão de incisivos superiores, mordidas aberta e cruzada, apinhamentos, altura facial anterior aumentada, eversão de lábio inferior, lábio superior hipodesenvolvido, narinas estreitas e hipotonia da musculatura orofacial. Identificar esses padrões e a associação com respiração oral e obstrução nasal é fundamental para o sucesso nos tratamentos ortodônticos. Nesse sentido, deve ser organizado um trabalho multidisciplinar envolvendo cirurgião-dentista, fonoaudiólogo e otorrinolaringologista, buscando o tratamento das causas e consequências dessas alterações.

Mucosa olfatória

A porção olfatória é revestida por uma mucosa olfatória encontrada na parte posterossuperior da cavidade nasal, recobrindo o teto da cavidade e a porção superior da parede lateral e do septo nasal, totalizando uma área aproximada de 10 cm^2. Essa mucosa apresenta uma cor marrom-amarelada quando observada macroscopicamente. É formada por tecido epitelial de revestimento pseudoestratificado contendo quatro tipos de células: receptoras olfatórias, de sustentação, basais e em escova. A lâmina própria da mucosa se encontra sobre o periósteo e contém glândulas olfatórias subepiteliais, nervos olfatórios não mielinizados, nervos mielinizados, vasos sanguíneos e vasos linfáticos.

As células receptoras olfatórias são neurônios bipolares cujos núcleos se encontram na zona média do epitélio pseudoestratificado e possuem apenas um dendrito, que se projeta na superfície epitelial formando as vesículas olfatórias (Figura 3). De cada vesícula se projetam em torno de 20 cílios longos e finos de forma paralela à superfície epitelial. Diferentemente das células ciliadas da mucosa respiratória, estes cílios são constituídos de microtúbulos no padrão típico

9+2, porém sem braços de dineína, o que confere limitação na mobilidade ciliar. A principal função destes cílios é aumentar a superfície para a detecção de moléculas odoríferas (Quadro 2). Da porção basal desta célula parte um axônio não mielinizado, e o conjunto de axônios de diferentes células forma feixes que atravessam a lâmina crivosa do osso etmoide, passam pelas meninges e chegam ao bulbo olfatório, formando o nervo olfatório. As células receptoras olfatórias possuem um ciclo de vida de aproximadamente 1 mês e são continuamente substituídas na vida adulta.

As células de sustentação são as mais numerosas da mucosa olfatória. São células cilíndricas que formam uma bainha parcial em torno das células receptoras olfatórias, proporcionando suporte físico e metabólico. Seus núcleos encontram-se em uma posição mais apical, e a membrana celular possui microvilosidades longas e irregulares que se projetam no muco que recobre a superfície do epitélio. Essas células possuem vida longa e acumulam grânulos com lipofuscina de coloração marrom-amarelada, que é responsável pela coloração mais intensa em pessoas de mais idade. Essas células também secretam proteínas que se ligam às moléculas odoríficas (OBP, do inglês *odorant-binding protein*).

Quadro 2 DETECÇÃO DE ODORES

O odor pode ser descrito como moléculas químicas que se desprendem no ar, chegam até os receptores encontrados no epitélio olfatório, interagem com um receptor e são interpretadas no cérebro. Enquanto o paladar identifica salgado, doce, amargo, azedo e umami, através do olfato conseguimos identificar uma gama muito maior de odores formados por moléculas isoladas ou combinadas. Estudos mostram que o ser humano é capaz de identificar mais de 1 trilhão de cheiros. As moléculas odoríferas são solubilizadas no muco olfatório e posteriormente se ligam a proteínas que se ligam a odorantes (OBP). Essas proteínas são produzidas pelas células de sustentação e atuam como transportadores levando as moléculas até os receptores olfatórios que se localizam na membrana plasmática dos cílios.

Esses receptores pertencem à família de receptores acoplados à proteína G (Golf). Existem em torno de 400 tipos diferentes de receptores, e cada neurônio produz milhares de cópias de receptores de um mesmo tipo. Recentemente descobriu-se que a proteína Ric-8 interage com subunidades da Golf, permitindo uma identificação sutil de mudanças de aromas. Como um odor é formado por várias moléculas, vários receptores são ativados em conjunto. Esses receptores promovem uma cascata de eventos que resultam em um potencial de ação que vai das células receptoras olfatórias até o bulbo olfatório, que é uma das partes do rinencéfalo onde essas informações são decodificadas. A memória odorífera se desenvolve ao longo da vida e pode estar associada a emoções ou momentos vividos.

(continua)

Quadro 2	**DETECÇÃO DE ODORES** (*Continuação*)
	Doenças que levam a inflamação da mucosa nasal ou sua obstrução por muco, como as rinites alérgicas e infecções virais, podem levar a uma perda transitória de olfato e, por consequência, diminuição do paladar. Em pessoas idosas ocorre um declínio da capacidade olfativa que pode ser um resultado da menor capacidade regenerativa das células receptoras ou de alterações no sistema nervoso central responsável pela interpretação das informações olfativas.

As células em escova estão em uma posição superficial do epitélio. Na sua extremidade apical se projetam inúmeras microvilosidades em direção à camada de muco. Essas células fazem um contato sináptico com fibras nervosas que irão ao nervo trigêmeo, o que sugere que estejam envolvidas na detecção de estímulos sensoriais da mucosa.

As células basais, que estão localizadas próximo à lâmina basal, são células-tronco que se diferenciam em células de sustentação. Adicionalmente, apresentam prolongamentos que se projetam ao redor da porção inicial dos axônios das células receptoras.

Na lâmina própria observa-se a presença das glândulas olfatórias ou glândulas de Bowman. São classificadas como tecido epitelial glandular seroso do tipo túbulo alveolar ramificado, cujos dutos contêm células cúbicas que se abrem na superfície do epitélio. Contêm grânulos de lipofuscina, o que contribui para a coloração característica do tecido. Sua secreção serosa atua como solvente para substâncias odoríficas.

Mucosa respiratória

A porção respiratória é revestida por uma mucosa respiratória composta por um epitélio de revestimento pseudoestratificado cilíndrico ciliado com células caliciformes. Além das células caliciformes e ciliadas, é composto por mais três tipos celulares: células em escova, células granulares pequenas e células basais (Figura 4).

As células ciliadas possuem cílios curtos que se projetam na sua porção apical. Esses cílios são constituídos por microtúbulos e possuem capacidade de realizar movimentação semelhante a um chicote. Este movimento coordenado é responsável pelo movimento mucociliar a uma taxa de 6 mm por minuto, resultando na constante remoção de partículas e microrganismos que são aprisionados e direcionados à faringe para posterior deglutição.

As células caliciformes são células epiteliais glandulares encontradas entre as células ciliadas. Por possuírem em seu interior grânulos de mucinogênio de

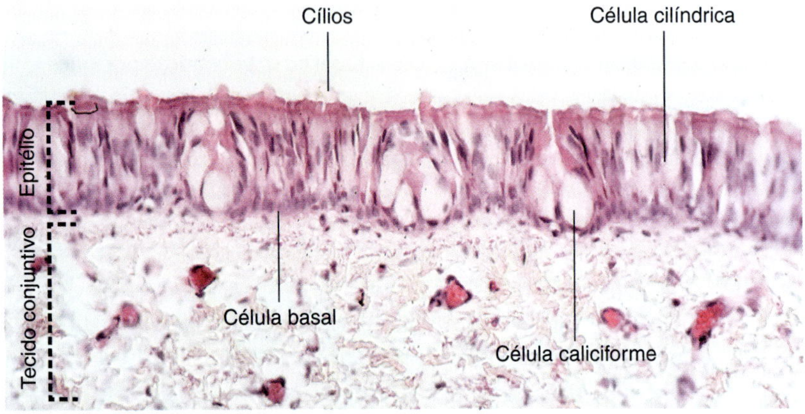

FIGURA 4 Preparo histológico em hematoxilina-eosina do epitélio respiratório do tipo pseudoestratificado cilíndrico ciliado com células caliciformes. Observam-se as estruturas componentes deste epitélio, com destaque para os cílios envolvidos no movimento mucociliar e as células caliciformes. Aumento de 10x.

baixa afinidade por corantes de rotina (hematoxilina-eosina), são observadas ao microscópio de luz como células com grande quantidade de vesículas claras e um núcleo deslocado para a lâmina basal.

As células em escova são células cilíndricas com microvilosidades rombas. Essas células são quimiossensoriais, visto que sua porção basal está em contato sináptico com uma célula nervosa aferente. Estão envolvidas no estímulo ao espirro e estudos em animais as têm relacionado à produção de fatores inflamatórios, como os cistenil leucotrienos pró-inflamatórios LTC4, LTD4 e LTE4. Estes fatores estariam relacionados à resposta da mucosa diante de processos alérgicos desencadeados por pólen e ácaros, por exemplo.

As células basais são células cúbicas pequenas que mantêm sua capacidade de divisão e atuam na renovação do tecido.

As células granulares pequenas são células enteroendócrinas semelhantes às células basais e só podem ser distinguidas por métodos especiais de coloração, como a coloração em prata que cora suas vesículas secretoras. Essas vesículas contêm hormônios peptídicos como catecolaminas, serotonina, calcitonina e hormônio liberador da gastrina. Sua função parece estar relacionada aos reflexos respiratórios e a alterações do calibre vascular.

A mucosa da cavidade nasal é mais espessa sobre as conchas nasais e nas partes posterior e anterior do septo nasal. Essa mucosa possui uma lâmina própria constituída por um tecido conjuntivo ricamente vascularizado com capilares arranjados em alças, o que fornece um eficiente mecanismo de troca de calor, aquecendo o ar inspirado. Os vasos sanguíneos têm característica cavernosa, o que faz com que se tornem ingurgitados em decorrência de reações alérgicas ou infecções virais. Durante esse processo, ocorre o extravasamento de líquido no tecido conjuntivo, fazendo com que a mucosa se torne tumeficada, dificultando a passagem do ar (Quadro 3). Abaixo da lâmina própria encontram-se glândulas mucosas constituídas por um tecido epitelial glandular do tipo túbulo mucoso que secreta muco em direção à cavidade nasal. Esse muco que recobrirá o epitélio respiratório contém substâncias bactericidas como lisozima, betadefensina, lactoferrina e imunoglobulina A (IgA), além de atuar na retenção de partículas e microrganismos e umidificar o ar.

Quadro 3 INFECÇÕES VIRAIS DA CAVIDADE NASAL

As cavidades nasais são portas de entrada e contato com diversos microrganismos que se encontram no ar, bactérias que levam a infecções da faringe e vírus como o da gripe comum, H1N1 e o vírus SARS.CoV-2. O muco atua como uma barreira de proteção, bem como as tonsilas. A gravidade da doença se correlaciona amplamente com as cargas virais do trato respiratório que, ao infectar o epitélio respiratório, levam a uma resposta inflamatória do hospedeiro com a liberação de citocinas pró-inflamatórias e quimiocinas, que se relacionam aos sintomas observados: a obstrução nasal resulta principalmente do aumento do fluxo sanguíneo nasal e a ingurgitação dos vasos que faz com que a mucosa se torne mais espessa; o aumento da secreção nasal e a coriza é um resultado do aumento da permeabilidade vascular e da passagem de líquido plasmático nas secreções nasais e, por fim, do aumento da produção de muco. Para infectar as células da cavidade nasal, os vírus causadores da influenza devem possuir um tropismo a determinado tipo de células que devem conter receptores para o vírus. No caso do SARS.CoV-2, vírus responsável pela Covid-19, estudos mostram que as células caliciformes e células ciliadas possuem altos níveis das proteínas ACE2 e TMPRS2, que são receptores do vírus.

Seios paranasais

Os seios da face são estruturas ocas, recobertas por epitélio respiratório e repletas de ar que se encontram nos ossos da face e do crânio. São quatro os seios paranasais: seio frontal, etmoidal – também denominado células etmoidais – o seio esfenoidal e o seio maxilar (Figura 5). Possuem papel estrutural, pois reduzem o peso do crânio, protegem a órbita e o crânio de traumas, participam do crescimento facial e atuam como caixas de ressonância para o som. Adicionalmente, têm um papel funcional participando do aquecimento e umidificação do ar e contribuem para a secreção de muco.

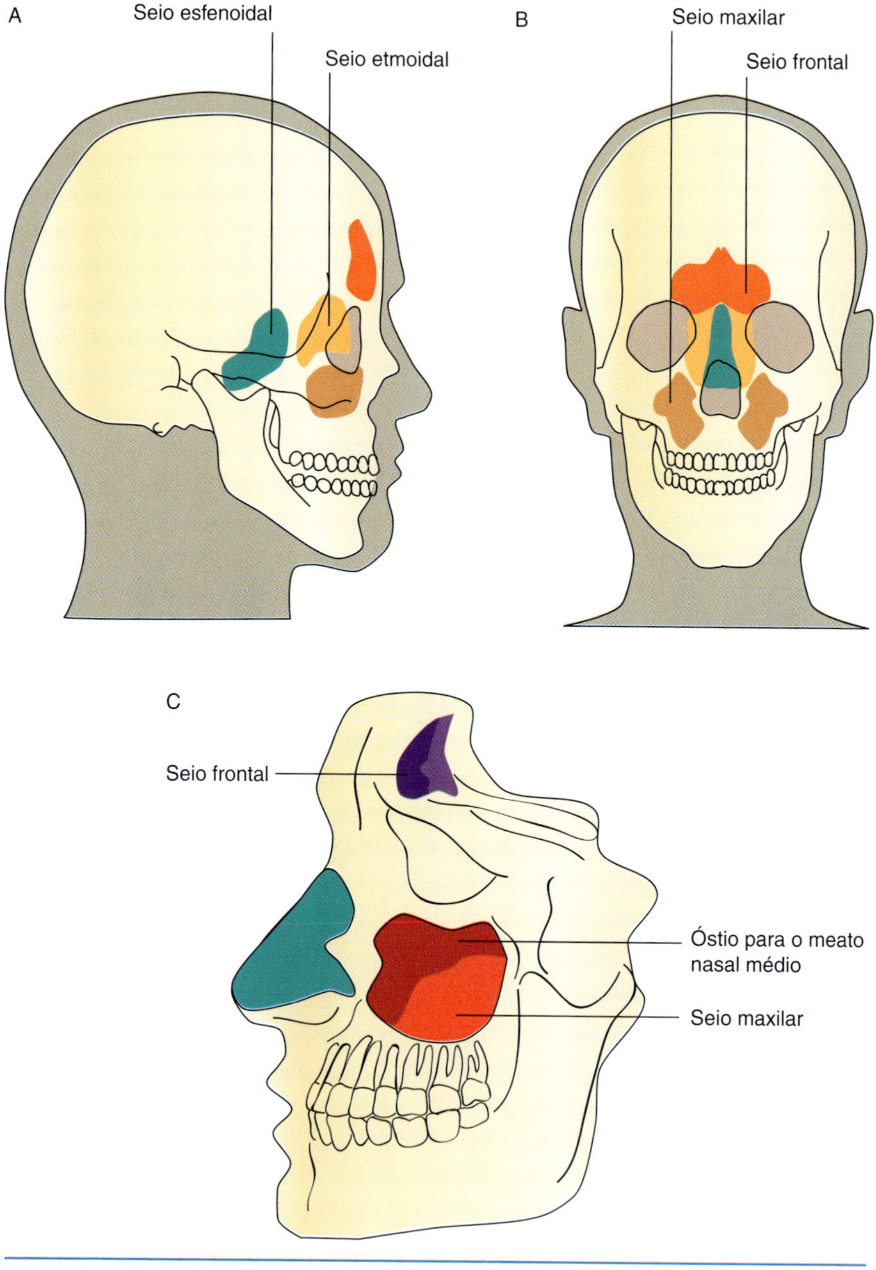

FIGURA 5 (**A**) Vista lateral do crânio e (**B**) vista frontal do crânio, mostrando a localização dos seios paranasais. Em (**C**), observa-se a proximidade do assoalho do seio maxilar com as raízes dos dentes posteriores, o que traz implicações para alguns procedimentos odontológicos.

Os seios da face se comunicam com a cavidade nasal por meio de aberturas encontradas nas paredes laterais, no recesso esfenoetmoidal e sob as conchas nasais. O epitélio respiratório que reveste a cavidade nasal reveste também essas aberturas e se estende para o interior dos seios. A túnica mucosa é mais delgada, menos vascularizada e o epitélio contém células caliciformes. O muco produzido é continuamente eliminado pelo movimento mucociliar para o interior da cavidade nasal. Por essa continuidade com o epitélio respiratório da cavidade nasal, os seios são sujeitos a infecções durante processos infecciosos da cavidade nasal (p. ex.: gripes, resfriados).

O seio maxilar é o maior dos seios da face, ocupa parte da maxila e sua abertura encontra-se no meato da concha média. Por possuir uma abertura acima de seu assoalho, é comum a infecção deste seio e o acúmulo de muco em seu interior, o que leva ao desenvolvimento da sinusite (inflamação do seio). Este seio tem muita importância para a odontologia por sua proximidade com os alvéolos dentários dos molares e pré-molares (Quadro 4).

Quadro 4 **RELAÇÕES DO SEIO MAXILAR COM A ODONTOLOGIA**

O seio maxilar é o maior dos seios paranasais. A relação de seu assoalho com as raízes dos pré-molares e molares superiores, que produzem abaulamentos no assoalho, faz com que este seio adquira uma grande importância para várias áreas da odontologia. A sinusite, que é um processo infeccioso inflamatório do seio, causa dor que pode ser refletida nos dentes superiores. Quando crônica, a sinusite pode ser sentida como uma dor ao mastigar e confundida com dor de origem dentária.

Abcessos dentários agudos e crônicos com presença de coleção de pus podem romper o osso do alvéolo dentário e a mucosa que reveste o seio, extravasando para seu interior e levando à sinusite de origem dentária. Procedimentos exodônticos e cirurgias paraendodônticas em molares e pré-molares superiores com raízes longas podem levar à ruptura da cortical óssea do assoalho e a uma comunicação bucosinusal. Se não devidamente identificada no momento da cirurgia e fechada com técnicas próprias de sutura, pode levar à formação de um canal de comunicação recoberto por mucosa e a casos de sinusite por comunicação bucossinusal. Em exodontias de terceiros molares inclusos, pode ocorrer a comunicação bucossinusal e a introdução acidental do elemento no interior do seio.

Outra relação importante entre o seio maxilar e a odontologia ocorre na área da implantodontia, em que a proximidade do seio com a osso alveolar deve ser levada em conta no planejamento de implantes. Em alguns casos, a reabsorção do alvéolo e sua diminuição em altura impedem a colocação de implantes, sendo por vezes necessário o emprego de técnicas de levantamento de seio maxilar com ou sem a colocação de enxertos ósseos.

Faringe

A faringe é um tubo musculomembranoso com aproximadamente 12 cm de comprimento que se estende da base do crânio até o nível da sexta vértebra cervical. Ela serve de trajeto que umidifica e aquece o ar, passagem do alimento, atua como caixa de ressonância da fala, faz comunicação com a orelha média pela tuba auditiva e abriga tecidos linfoides difusos conhecidos por tonsilas palatina e faríngea (amígdala e adenoide, respectivamente). Ela se comunica com a cavidade nasal pelas coanas, com a cavidade oral pelo istmo das fauces e com a laringe pelo ádito da laringe, e termina no esôfago. Anatomicamente pode ser dividida em nasofaringe, orofaringe e laringofaringe (Figura 6).

A nasofaringe é a primeira porção da faringe. É contínua a cavidade nasal e possui duas estruturas importantes: o óstio faríngeo da tuba auditiva e a tonsila faríngea. O óstio é a abertura da tuba auditiva que faz comunicação com a orelha média. Desta forma, infecções na nasofaringe podem atingir a orelha média levando a quadros inflamatórios (otite da orelha média). A tonsila faríngea, ou popularmente chamada de adenoide, abriga um agregado de tecido linfoide associado à mucosa, o qual se situa no teto e na parte posterior da nasofaringe.

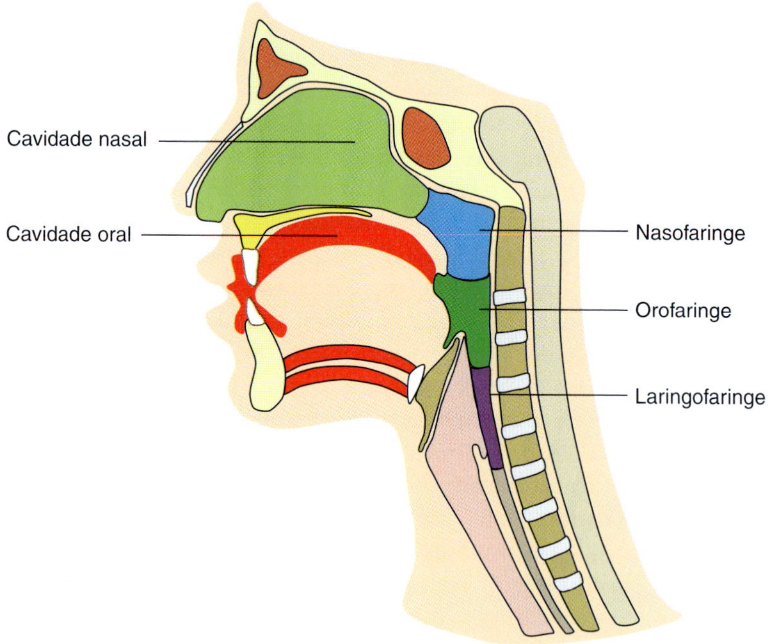

FIGURA 6 Imagem representativa de uma cabeça em secção sagital, mostrando as porções da faringe: nasofaringe, orofaringe e laringofaringe.

A tonsila faríngea atinge o tamanho máximo durante a infância. Em alguns casos pode aumentar e causar obstruções respiratórias em crianças. Quando essas alterações resultam em implicações no desenvolvimento orofacial, torna-se necessária sua remoção (Quadro 1).

A tonsila faríngea é recoberta por epitélio respiratório com algumas áreas pequenas de epitélio estratificado não queratinizado. O epitélio reveste uma série de pregas mucosas. Internamente ela é dividida por septos de tecido conjuntivo em 4 a 6 lobos. Neste tecido conjuntivo encontram-se glândulas seromucosas cujos dutos se abrem na superfície. Os lobos possuem uma estrutura fibrosa formada por colágeno do tipo III que forma uma malha reticular que sustenta um parênquima linfoide e se ancora no tecido conjuntivo.

A orofaringe faz comunicação com a cavidade oral e serve de passagem de alimentos e ar. Nas paredes laterais encontram-se massas de tecido linfoide associado à mucosa, conhecidas por tonsilas palatinas ou amígdalas.

A laringofaringe está situada posteriormente à laringe e se estende da margem superior da epiglote até a margem inferior da cartilagem cricoideia onde continua com o esôfago. Se comunica com a laringe pelo ádito da laringe, que é fechado durante a deglutição pela cartilagem epiglote da laringe.

Histologicamente, a mucosa da nasofaringe é revestida pelo epitélio respiratório, ou seja, um epitélio pseudoestratificado cilíndrico ciliado com células caliciformes. Já a orofaringe e a laringofaringe, por sofrerem abrasão dos alimentos durante a deglutição, são revestidas por tecido epitelial estratificado não queratinizado. Abaixo do epitélio encontra-se um tecido conjuntivo denso com células mucosas que se abrem na superfície.

Tonsilas

As tonsilas são formadas por vários conjuntos de linfócitos, que se mantêm agregados constituindo nódulos linfáticos. Estes nódulos estão imersos em um tecido linfoide difuso, e estão situados abaixo das mucosas da orofaringe e respiratória. São parcialmente encapsuladas e delas partem vasos linfáticos eferentes que as drenam, sendo sua função primordial a formação de linfócitos para defesa contra infecções bacterianas e virais inaladas ou deglutidas, por meio da produção de imunoglobulinas.

As tonsilas são compostas por duas **tonsilas palatinas** bilaterais, situadas posteriormente aos molares, na parede da orofaringe, uma **tonsila faríngea ou adenoide** (descrita previamente no item "Faringe"), situada na parte posterior da nasofaringe, e duas **tonsilas linguais**, a menor situada na base da língua (Figura 7A). Juntas, estas três tonsilas rodeiam a orofaringe, formando um anel interrompido de tecido linfoide, chamado de anel linfático de Waldeyer. O epitélio das tonsilas palatinas e lingual é estratificado pavimentoso não queratinizado, enquanto o epitélio que recobre a tonsila faríngea é do tipo respiratório, ou seja, pseudoestratificado ciliado com células caliciformes. Principalmente as tonsilas palatinas e linguais apresentam centros germinativos, que são regiões onde se formam os linfócitos.

Tonsilas palatinas

O epitélio que a recobre se aprofunda e forma invaginações profundas, as **criptas tonsilares**, que as divide em lóbulos O epitélio da mucosa é infiltrado por linfócitos e na lâmina própria situam-se os nódulos linfáticos. Em algumas regiões a membrana basal é descontínua, facilitando a penetração dos linfócitos.

Nos centros germinativos encontram-se os linfócitos B em proliferação e diferenciação, e no restante do nódulo, mais corados, linfócitos B não ativados. Os linfócitos T situam-se fora dos nódulos, entre eles. Encontram-se também nos nódulos muitos macrófagos, que aumentam de número quando na presença de antígeno. Separando as tonsilas do tecido subjacente, há um tecido conjuntivo denso não modelado, que envia trabéculas ou septos para o interior da tonsila, dividindo-a em lóbulos (Figura 7B).

Tonsilas linguais

As papilas linguais situadas na base da língua no seu terço posterior são bilaterais, divididas na linha média como a formação da língua. Apresenta largas e curtas criptas não ramificadas e vários nódulos linfáticos e septos de tecido conjuntivo que as penetram. Esses septos são provenientes de uma cápsula de tecido conjuntivo denso que circunda parcialmente as tonsilas.

Abaixo do tecido conjuntivo encontram-se glândulas mucosas, cujos dutos se abrem nas criptas, lavando-as constantemente com saliva, o que faz com que essas tonsilas raramente inflamem. As glândulas estão entremeadas a músculos e tecido adiposo da língua (Quadro 5).

Quadro 5	ALTERAÇÕES FREQUENTES NAS TONSILAS
As tonsilas apresentam crescimento rápido na infância e atingem o tamanho máximo na puberdade, período após o qual ocorre uma involução, restando pouco tecido linfoide em idades mais avançadas. Infecções levam à tonsilite aguda, que pode ser recorrente, hipertrofiando as tonsilas. Em casos de recorrência frequente, pode ser necessária sua remoção.	

(continua)

Quadro 5 **ALTERAÇÕES FREQUENTES NAS TONSILAS** (*Continuação*)

As tonsilas palatinas tornam-se infectadas com facilidade, em decorrência de sua estrutura. Bactérias orais podem alojar-se nas suas profundas criptas, onde podem acumular-se debris exógenos, ou tornar-se preenchidas por restos alimentares e células descamadas formando uma espécie de bolina amarelada com mau cheiro, que recebe o nome de *caseum*. Por fora da cápsula de tecido conjuntivo encontram-se glândulas seromucosas, cujo dutos não se abrem nas criptas, mas sim na superfície da tonsila. Essa falta de "lavagem" das criptas é a responsável por essas infecções, que causam inflamação do tecido.

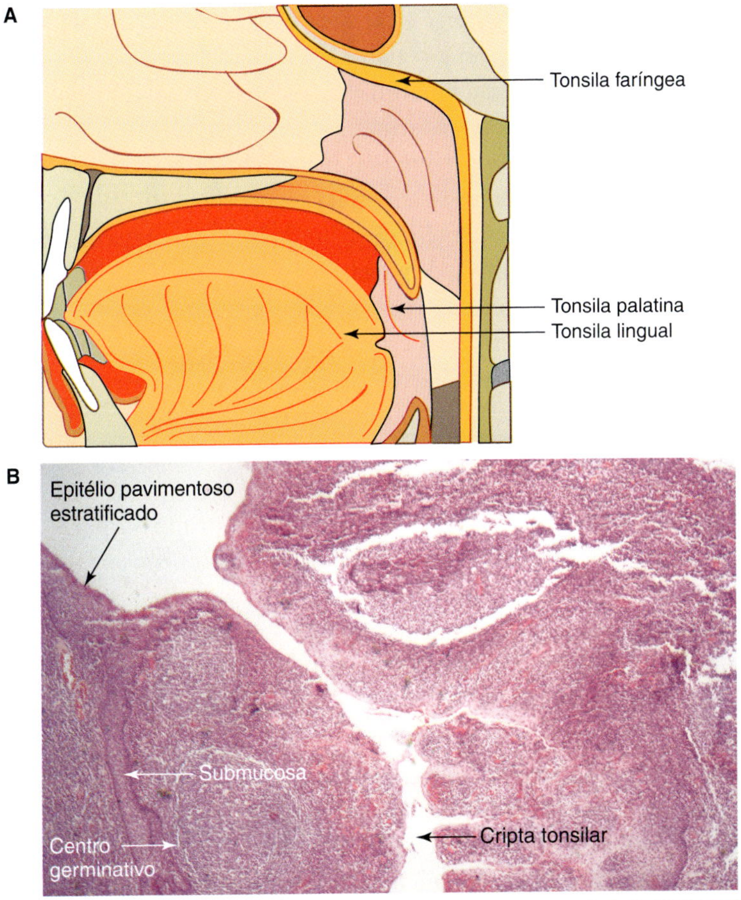

FIGURA 7. (**A**) Imagem representativa de um corte sagital mostrando a localização das tonsilas faríngea, palatina e lingual. (**B**) Preparo histológico em hematoxilina-eosina da tonsila palatina destacando as estruturas associadas. Aumento de 10x.

Laringe

A laringe é uma estrutura formada por cartilagens unidas por ligamentos, membranas fibrosas e músculos, que se estende da 3ª a 6ª vértebra cervical. Superiormente comunica-se com a laringofaringe e inferiormente com a traqueia. Serve de passagem do ar, como um esfíncter que impede a passagem de alimentos ou corpos estranhos para a traqueia, e ainda como órgão de produção da voz.

A cartilagem corniculada epiglote e o ápice das cartilagens aritenoideias são formados por fibrocartilagem elástica. Já as cartilagens tireoideia, cricoideia e a maior parte das cartilagens aritenoideias são formadas por cartilagem hialina e podem sofrer calcificação em idade avançada (Figura 8).

A mucosa que reveste a laringe é caracterizada por dois tipos de tecido epitelial, que varia de acordo com a região. O tecido epitelial pseudoestratificado cilíndrico ciliado recobre a maior parte da laringe e neste o movimento mucociliar que remove o muco em direção à faringe. O tecido conjuntivo apresenta tecido epitelial glandular com unidades secretoras túbulo-mucosas e ácino-serosas, cujos dutos de epitélio simples cúbico se abrem na superfície.

Duas pregas são formadas em direção à luz da laringe – prega superior e inferior. A prega superior é chamada de prega ventricular e a prega inferior é a prega vocal, também chamada de corda vocal. Estas pregas sofrem ação de músculos estriados esqueléticos, que fecham e abrem a luz da laringe, chamada de rima glótica. O espaço entre as duas pregas recebe o nome de ventrículo.

Pregas vocais

As pregas vocais são pregas de mucosa que se projetam para o interior da laringe. Estas pregas contêm um ligamento vocal que se insere do ângulo da cartilagem tireoideia até os processos vocais da cartilagem aritenoideia, os quais são responsáveis pela tensão das pregas e abertura e fechamento da glote (Figura 9). Cada prega é formada pelas seguintes camadas: a mucosa, a lâmina própria e o músculo vocal.

A mucosa sobre o ligamento vocal é fina e inserida na lâmina própria. Como está situada sobre o ligamento, *in vivo* aparece com uma coloração branco-perolada. A superfície das pregas vocais, que formam a abertura da glote, é revestida por epitélio pavimentoso estratificado que protege a mucosa contra a abrasão causada pelo ar. A lâmina própria é formada por três camadas: a mais superficial é formada por colágeno frouxo e fibras elásticas e está frouxamente inserida ao ligamento vocal; a camada intermediária é formada por fibras elásticas; e a camada profunda, por fibras colágenas. A camada intermediária e a profunda

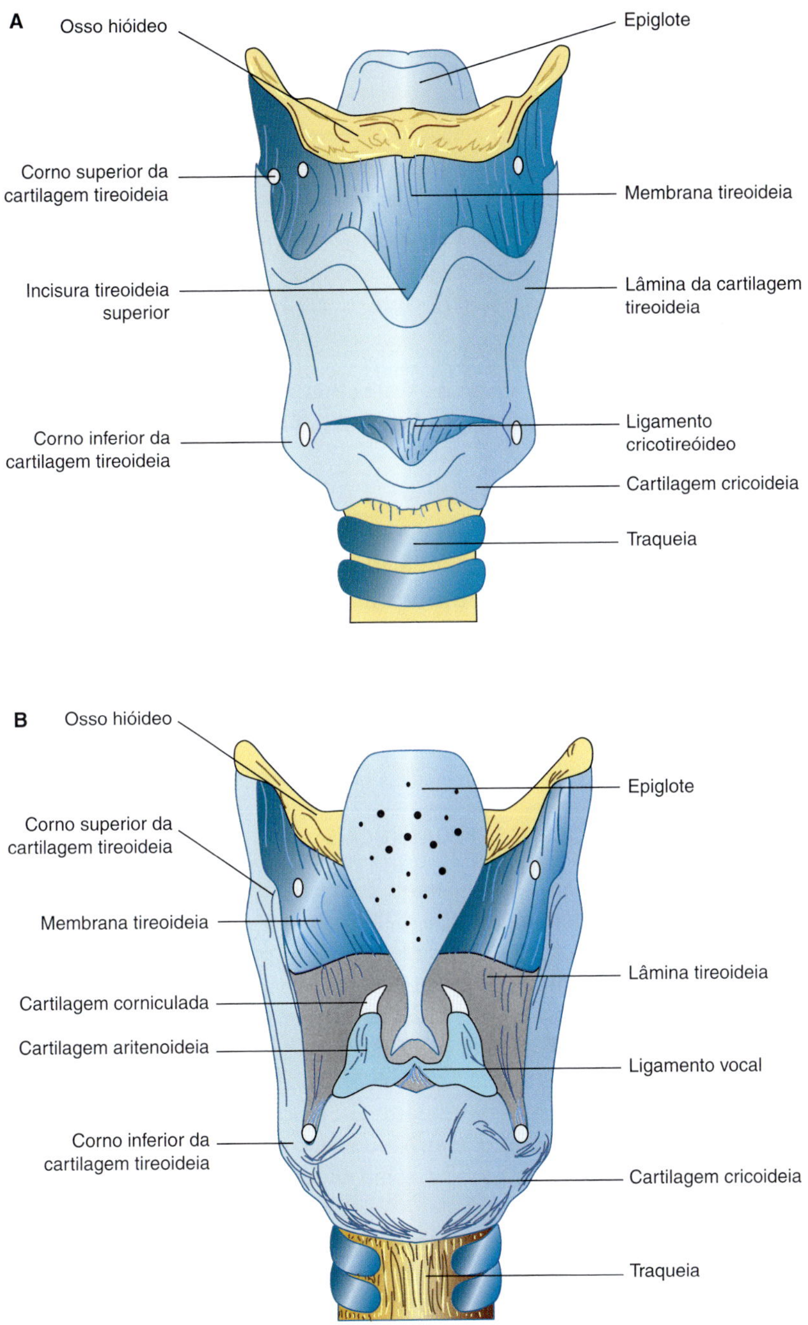

FIGURA 8 Cartilagens e ligamentos componentes da traqueia em vistas anterior (**A**) e posterior (**B**).

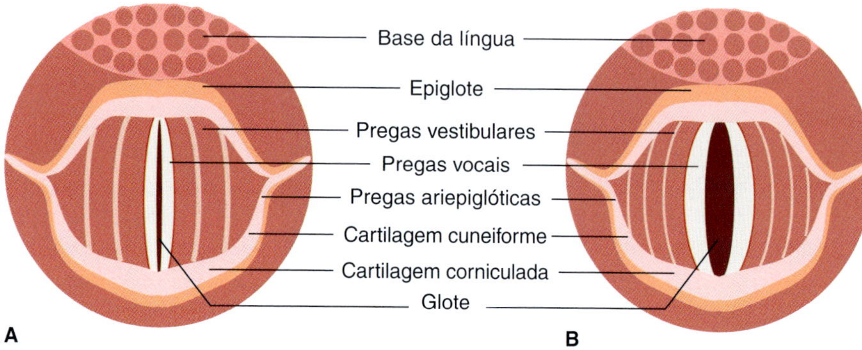

FIGURA 9 Região glótica e pregas vocais e vestibulares. (**A**) As pregas vocais encontram-se próximas como o que ocorre no processo de fonação. (**B**) Abertura das pregas no processo de respiração.

formam, juntas, o ligamento vocal. Abaixo do ligamento vocal, observa-se um músculo estriado esquelético. Como a primeira camada superficial da lâmina própria está frouxamente inserida, forma um espaço potencial que se estende ao longo do ligamento e um pouco sobre a superfície superior da prega. Este espaço é denominado espaço de Reinke. Em infecções agudas da laringe, edemas podem se formar neste espaço, comprometendo as vias aéreas (Quadro 6).

Quadro 6	ALTERAÇÕES NAS PREGAS VOCAIS

As pregas vocais estão em constante atrito com o ar. Cantores, professores e outros que utilizam a voz como ferramenta de trabalho colocam um esforço extra sobre elas. Como já mencionado, as pregas vocais são revestidas por um epitélio estratificado não queratinizado, desta forma são suscetíveis ao ressecamento, sendo lubrificadas pela secreção das glândulas encontradas no sáculo da laringe. Em algumas situações de uso excessivo da voz, as glândulas não conseguem suprir a demanda de muco e as pregas se tornam ressecadas e irritadas, resultando no sintoma clínico de rouquidão. Esta irritação também pode ser desencadeada por processos inflamatórios da laringe, sintoma que desaparece em poucos dias. A rouquidão prolongada deve ser investigada, pois pode estar associada a doenças, como nódulos nas pregas vocais e tumores de laringe.

Com o envelhecimento também ocorrem alterações na qualidade da voz, e sintomas como rouquidão, soprosidade, afonia, fadiga vocal, esforço para projetar a voz, redução de extensão vocal, dor escapular e sensação de queimação na região, e ardor na laringe, podem aparecer em pessoas idosas. Estes decorrem de alterações na

(*continua*)

Quadro 6	ALTERAÇÕES NAS PREGAS VOCAIS (*Continuação*)

laringe como ptose laríngea, incompetência glótica e atrofia e redução da espessura das pregas, arqueamento e irregularidade na vibração das pregas vocais, calcificação das cartilagens hialinas, hemorragias submucosas, redução e atrofia das glândulas do sáculo. Também podem ser causados por alterações neurológicas em nível do sistema nervoso central ou de nervos periféricos como nervo laríngeo superior ou inferior, causando paralisia uni ou bilateral da laringe, levando a alterações de fala, respiração e deglutição. O envelhecimento também causa alterações pulmonares e das estruturas de suporte (músculos e caixa torácica), o que resulta em diminuição do suporte aéreo para a produção da voz. Cabe ao fonoaudiólogo a identificação das alterações nos padrões vocais e a administração de tratamentos.

Pregas ventriculares

As pregas ventriculares são encontradas acima das pregas vocais e são também denominadas pregas vocais falsas. Por não possuírem um músculo estriado esquelético associado, não possuem função na produção do som, mas auxiliam em sua ressonância. Adicionalmente, protegem as pregas vocais obstruindo a rima da glote quando algum corpo estranho passa para a laringe. Entretanto, essas obstruções podem levar à morte por asfixia. As pregas ventriculares são ricamente vascularizadas e em reações alérgicas podem se tornar edemaciadas, levando ao fechamento da glote (Quadro 7).

Quadro 7	OBSTRUÇÃO DA LARINGE

A glote é uma das porções da laringe formada pelas pregas ventriculares e pregas vocais, e o espaço entre ela, denominado rima glótica, serve como passagem de ar para os pulmões e também atua na produção da voz. A obstrução da glote pode levar à morte se não tratada rapidamente. Entre as possíveis causas de obstrução estão a presença de alimentos ou corpos estranhos e o edema de glote.

Corpos estranhos que porventura entrem na laringe podem ficar retidos na glote, levando à sua obstrução, o que pode causar um reflexo de tosse na tentativa de propelir o corpo estranho para fora da laringe. Caso ocorra uma obstrução completa, ocorre um quadro de asfixia, situação que configura uma emergência médica, pois pode levar à morte em poucos minutos. Técnicas como a percussão torácica e a compressão abdominal (manobra de Heimlich) se fazem necessárias. A aspiração de corpos estranhos é mais frequente em crianças ou em pacientes como distúrbio neuromuscular, acidente vascular cerebral ou idade avançada e ainda em pessoas com incapacidade de mastigar os alimentos adequadamente em decorrência de má dentição.

(*continua*)

Quadro 7 **OBSTRUÇÃO DA LARINGE (*Continuação*)**

Reações de anafilaxia decorrentes de contato com alérgenos também podem causar obstrução. Entre os desencadeadores das reações encontram-se alimentos (frutos do mar, peixes etc.), medicamentos (como penicilina e seus derivados), o látex e picada de insetos. Os sintomas incluem coceira, edema de olhos, lábios e língua e, em casos mais graves, edema da porção superior da glote (pregas ventriculares), levando a dificuldades respiratórias e ao fechamento completo da passagem de ar causando asfixia, necessitando de atendimento médico de urgência. Ao cirurgião-dentista cabe realizar uma correta anamnese para identificar alergias a medicamentos.

O ventrículo é um espaço entre as pregas vestibular e vocal que se abre em um recesso de cada lado da laringe e se estende para cima abrindo-se no sáculo. O sáculo possui de 60 a 70 glândulas mucosas, localizadas na camada submucosa, e que se abrem na superfície. Estas glândulas produzem muco que lubrifica as pregas vocais, impedindo seu ressecamento (Figura 10).

A parte abaixo das pregas recebe o nome de cavidade infraglótica e se estende até a cartilagem cricoideia, abaixo da qual se encontra a traqueia, que já faz parte da via aérea inferior.

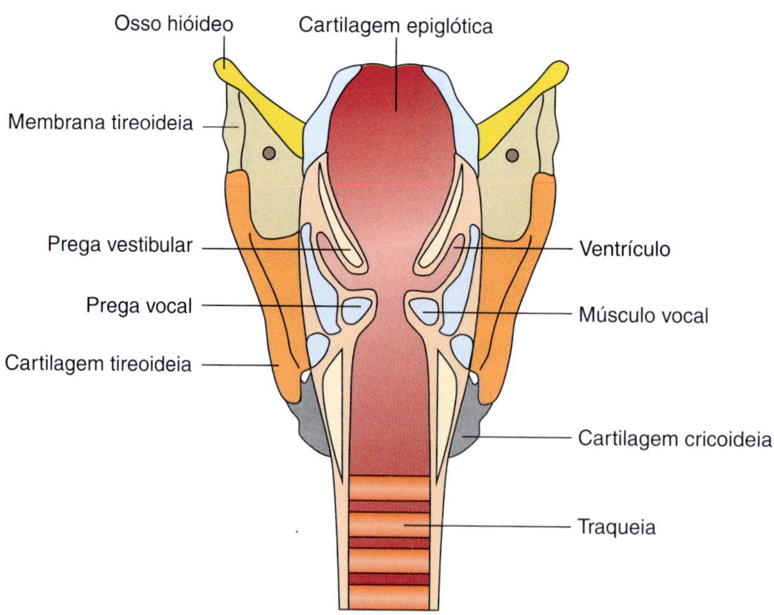

FIGURA 10 Posição das pregas vocais em vista posterior da laringe e traqueia.

REFERÊNCIAS

Cielo CA, Pascotini FS, Ribeiro VV, Gomes AM, Haeffner LSB. Fonoterapia vocal e fisioterapia respiratória com idosos saudáveis: revisão de literatura. Revista CEFAC. 2016;18:533-43.

Gois ACB, Pernambuco LA, Lima KC. Factors associated with voice disorders among the elderly: a systematic review. Braz J Otorhinolaryngol. 2018;84(4):506-513. doi:10.1016/j.bjorl.2017.11.002

Law CS, Christensen JR, Fields H. 27 - Oral habits. In: Nowak AJ, Christensen JR, Mabry TR, Townsend JA, Wells MH, editors. Pediatric dentistry. 6th ed. Philadelphia: Elsevier; 2019. p.386-93.e2.

Lee SJ, Liong K, Lee HP. Deformation of nasal septum during nasal trauma. Laryngoscope. 2010;120(10):1931-9. doi:10.1002/lary.21072

Li E, Knight JM, Wu Y, Luong A, Rodriguez A, Kheradmand F, et al. Airway mycosis in allergic airway disease. In: Alt F, editor. Advances in immunology. New York: Academic Press; 2019. p.85-140.

Malamed SF, Orr DL. Allergy. In: Malamed SF, Orr DL, editors. Medical Emergencies in the dental office. 7th ed. St. Louis (MO): Mosby; 2015. p.384-415.

Mangilli LD, Amoroso MRM, Nishimoto IN, Barros APB, Carrara-de-Angelis E. Voz, deglutição e qualidade de vida de pacientes com alteração de mobilidade de prega vocal unilateral pré e pós-fonoterapia. Rev Soc Bras Fonoaudiol. 2008;13:103-12.

Moore KL, Dalley AF. Clinically oriented anatomy. Baltimore: Lippincott Williams and Wilkins. 2017.

Proença-Módena JL, Acrani GO, Snider CB, Arruda E. Respiratory viral infections. In: Guerrant RL, Walker DH, Weller PF, editors. Tropical infectious diseases: principles, pathogens and practice. 3rd ed. Edinburgh: W.B. Saunders; 2011. p. 378-91.

Ross MH, Pawlina W. Histology: a text and atlas, with correlated cell and molecular biology. 6th ed. Philadelphia: Lippincott Williams & Wilkins; 2011.

Standring S. Gray's Anatomy e-book: the anatomical basis of clinical practice. Elsevier Health Sciences; 2015.

Sungnak W, Huang N, Bécavin C, Berg M, Queen R, Litvinukova M, et al. SARS-CoV-2 entry factors are highly expressed in nasal epithelial cells together with innate immune genes. Nat Med. 2020;26(5):681-7. doi:10.1038/s41591-020-0868-6

Ualiyeva S, Hallen N, Kanaoka Y, Ledderose C, Matsumoto I, Junger WG, et al. Airway brush cells generate cysteinyl leukotrienes through the ATP sensor P2Y2. Sci Immunol. 2020;5(43):eaax7224. doi:10.1126/sciimmunol.aax7224

CAPÍTULO

4

Sistema digestório

José Antônio Poli de Figueiredo

INTRODUÇÃO

O sistema digestório é um tubo oco condutor de alimentos, cuja principal função é retirar, dos alimentos digeridos, os metabólicos necessários para o desenvolvimento e a manutenção do organismo. O processo se inicia na cavidade bucal e na faringe, porém estas estruturas serão abordadas em outros capítulos. Além dos supracitados, esôfago, estômago, intestino e reto compõem o tubo digestório. As glândulas salivares, que também serão abordadas em separado, o fígado, a vesícula biliar e o pâncreas, embora estejam fora da parede do tubo, estão conectados ao tubo digestório por meio de dutos, participando ativamente da digestão (Figura 1).

O sistema digestório promove a propulsão do conteúdo alimentar, nele secretando substâncias que permitem a absorção de nutrientes pelo organismo, bem como a excreção de resíduos não aproveitáveis da digestão. Nesse processo, existe uma proteção imunológica contra patógenos adquiridos pela via digestória e a produção de diversos hormônios.

Esse complexo sistema pode ser dividido em porções superior e inferior do trato digestório. A porção superior inclui a cavidade bucal, a faringe e o esôfago. A porção inferior inclui o estômago, os intestinos delgado e grosso e o canal anal.

A partir do esôfago, quatro túnicas são observadas ao longo de todo o tubo digestório. As modificações nas diferentes túnicas caracterizam os diferentes órgãos. As túnicas são (Figura 2):

- **Túnica mucosa**: constituída por uma camada epitelial de revestimento; uma lâmina própria ou córion (tecido conjuntivo frouxo); vasos sanguíneos e linfáticos, podendo apresentar glândulas e tecido linfoides); e camada muscular da mucosa (camada delgada de tecido muscular liso).

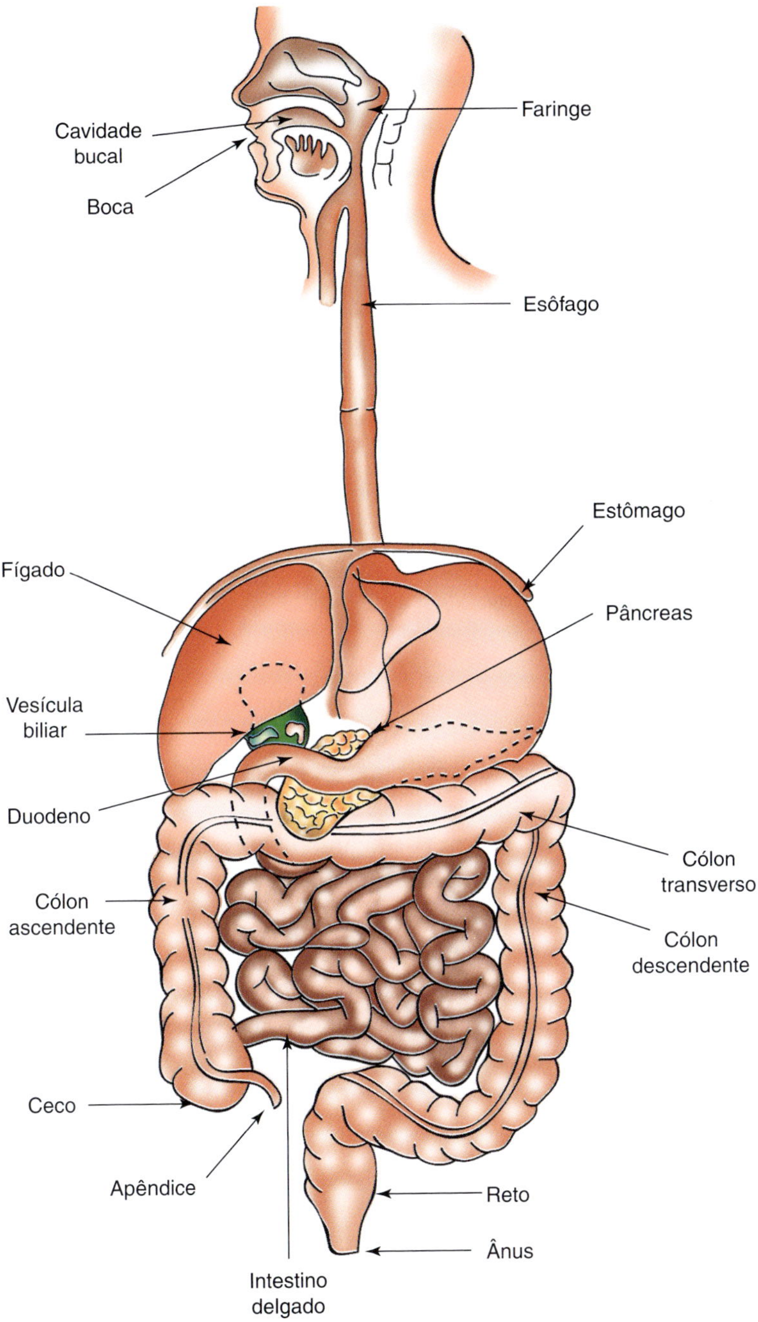

FIGURA 1 Estrutura geral do sistema digestório, com seus principais componentes.

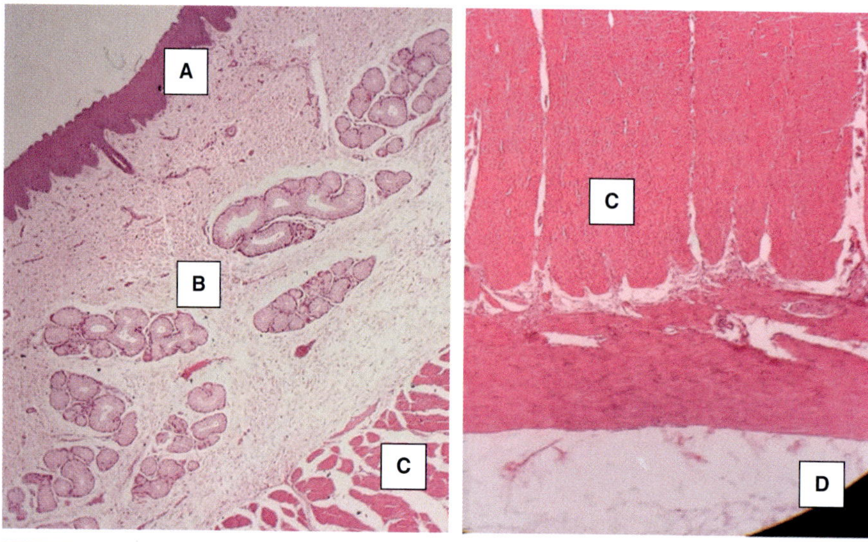

FIGURA 2 Túnicas do sistema digestório. (**A**) túnica mucosa; (**B**) túnica submucosa; (**C**) túnica muscular; (**D**)túnica serosa.

- **Túnica submucosa**: constituída por tecido conjuntivo moderadamente frouxo, rico em vasos sanguíneos e linfáticos; pode conter plexo nervoso submucoso (ou de Meissner); pode apresentar glândulas e tecido linfoide.
- **Túnica muscular**: contém duas camadas de fibras musculares lisas, orientadas em hélice (circular interna) e longitudinal (externa); entre as camadas, está o plexo mioentérico (ou de Auerbach).
- **Túnica serosa**: constituída por tecido conjuntivo frouxo com grande quantidade de nervos, vasos sanguíneos e linfáticos, e células adiposas; o revestimento externo é um epitélio simples pavimentoso (mesotélio). Em locais de contato com outras estruturas, não há presença do epitélio, e nestes casos a túnica é chamada de adventícia.

ESÔFAGO

O esôfago é um tubo oco que segue verticalmente através do mediastino e conecta a faringe ao estômago. Propulsiona o alimento mastigado através de movimentos peristálticos (movimentos alternados de contração e relaxamento, que fazem com que o bolo alimentar seja levado lentamente em direção ao estômago). Diferentemente de outros segmentos do trato digestório, sua túnica muscular externa consiste em dois tipos de tecidos musculares.

O terço superior do esôfago possui fibras musculares estriadas esqueléticas; o terço médio, uma mistura de tecido muscular estriado esquelético e tecido muscular liso; e o terço inferior, apenas tecido muscular liso. Na sua extremidade distal existe um esfíncter que previne o refluxo do conteúdo gástrico. Em repouso, o lúmen esofágico se encontra colapsado e com pregas longitudinais temporárias. Durante a passagem de um bolo alimentar, a parede esofágica distensível permite que as pregas se achatem em razão de seu alto contingente de fibras elásticas.

A mucosa esofágica é constituída por epitélio estratificado pavimentoso não queratinizado, lâmina própria subjacente e a camada muscular da mucosa. O epitélio é espesso e serve para suportar atritos, abrasões e injúrias, contendo as camadas basal, intermediária e superficial. A lâmina própria é formada por tecido conjuntivo frouxo ricamente dotado de capilares, feixes nervosos e pequenos vasos linfáticos. Suas papilas conjuntivas se projetam em direção ao epitélio em intervalos irregulares e, em geral, penetram em até dois terços da espessura do epitélio. A camada muscular da mucosa possui duas camadas mal definidas de células musculares lisas, organizadas de formas helicoidal e longitudinal, que se contraem para permitir movimentos localizados e o pregueamento da mucosa (Figura 3).

O muco altamente viscoso que lubrifica a superfície do lúmen do esôfago é produzido por glândulas tubulosas mucosas. As glândulas produzem uma

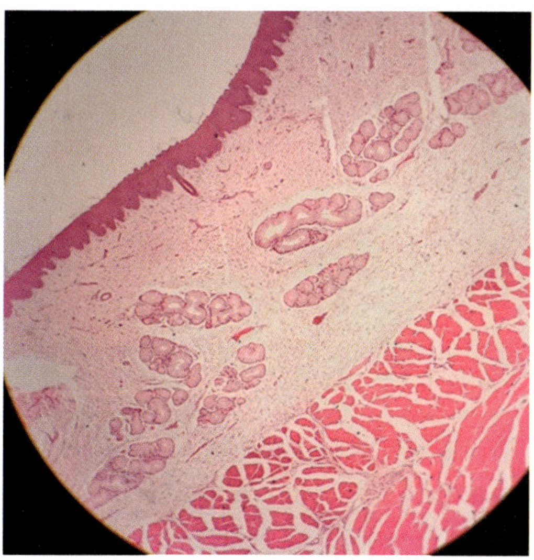

FIGURA 3 Esôfago (hematoxilina-eosina).

mucina ácida e são drenadas por dutos inicialmente formados por um epitélio simples cúbico que, em seguida, se torna um epitélio estratificado cúbico com uma dupla camada de células. Esses dutos perfuram a camada muscular da mucosa para se fundir com o epitélio de sua superfície e se abrem no lúmen esofágico (Figura 4).

A túnica muscular externa do esôfago é formada por uma camada circular interna e uma camada longitudinal externa. A camada longitudinal externa é ligeiramente mais espessa. No terço superior do esôfago, ambas as camadas da túnica muscular possuem apenas fibras musculares estriadas esqueléticas. Entretanto, essas fibras musculares são exclusivas porque sua contração é involuntária. No terço inferior, as camadas interna e externa são formadas exclusivamente por tecido muscular liso. Gânglios do plexo mioentérico (ou plexo de Auerbach) do sistema nervoso autônomo são encontrados entre as camadas interna e externa da túnica muscular com musculatura lisa. A túnica adventícia ancora o esôfago a estruturas adjacentes no mediastino (Figura 5).

Ocorre uma transição abrupta no epitélio de revestimento na junção esofagogástrica. Chamado de linha Z, o epitélio estratificado pavimentoso não queratinizado do esôfago é substituído por epitélio de revestimento simples cilíndrico do estômago, e apenas células basais do epitélio esofágico continuam como o epitélio simples do estômago (Figura 6).

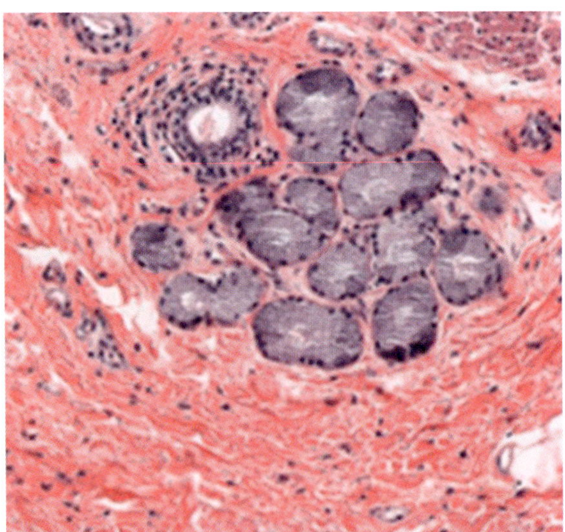

FIGURA 4 Glândulas tubulosas mucosas da submucosa (esôfago – hematoxilina-eosina).

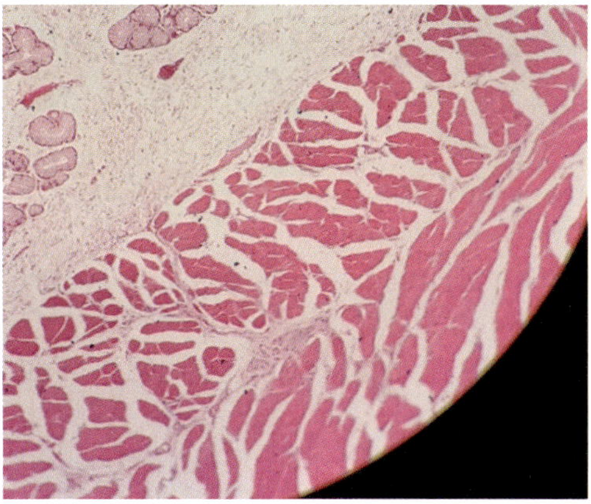

FIGURA 5 Túnica muscular do terço superior do esôfago, com circular interna e longitudinal externa com fibras musculares esqueléticas (hematoxilina-eosina).

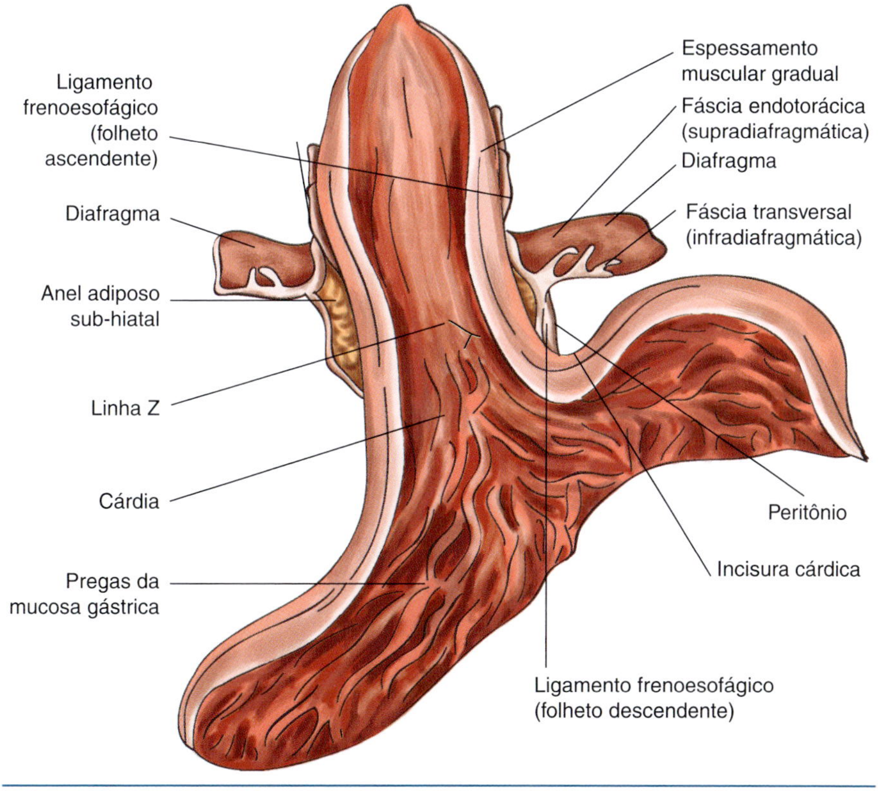

FIGURA 6 Representação da linha Z.

ESTÔMAGO

O estômago é a porção mais dilatada do tubo digestório. Consiste em um saco fibromuscular expansível que conecta o esôfago ao intestino delgado. Armazena e mistura os alimentos e os reduz a uma massa semissólida, conhecida como quimo. A mucosa gástrica é constituída por um epitélio simples colunar mucossecretor, uma lâmina própria subjacente e uma camada muscular da mucosa, mais profunda. As células mucossecretoras da superfície revestem a superfície da luz do estômago e as criptas gástricas (também denominadas fossetas gástricas).

As glândulas ocupam toda a espessura da mucosa e se estendem pela lâmina própria até a camada muscular da mucosa. A região cárdica, o fundo e o corpo, e o antro pilórico são os principais sítios anatômicos do estômago (Figura 7).

A cárdia é uma banda circular estreita entre o esôfago e o estômago. A mucosa contém glândulas tubulares simples ou ramificadas (glândulas cárdicas). As porções terminais dessas glândulas são frequentemente enoveladas, com lúmen amplo. Muitas das células secretoras produzem muco e lisozima (uma enzima que destrói a parede de bactérias), mas algumas poucas células parietais produtoras de hidrogênio e cloro (que formarão o ácido clorídrico no lúmen) também estão presentes (Figura 8).

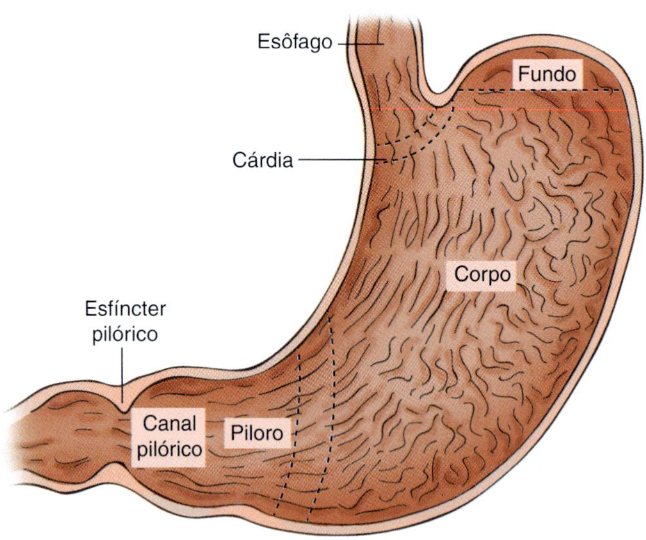

FIGURA 7 Regiões do estômago.

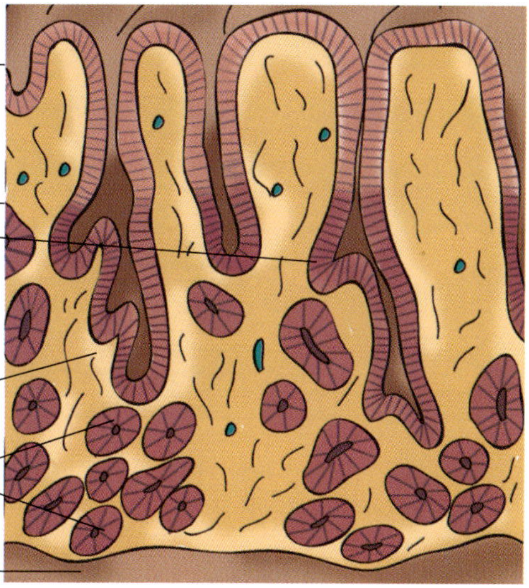

FIGURA 8 Região cárdica do estômago.

A mucosa nas regiões do fundo e corpo está preenchida por glândulas tubulares, das quais três a sete abrem-se em cada fosseta gástrica. As glândulas contêm três regiões distintas: istmo, colo e base. A distribuição dos diferentes tipos celulares epiteliais nas glândulas gástricas não é uniforme. O istmo tem células mucosas em diferenciação que substituirão as células da fosseta e as superficiais, células-tronco e células parietais (oxínticas). O colo contém células-tronco, mucosas do colo (diferentes das mucosas do istmo e da superfície) e parietais; a base das glândulas contém principalmente células parietais e zimogênicas (principais). Células enteroendócrinas estão distribuídas pelo colo e pela base das glândulas (Figura 9).

A mucosa do piloro contém fossetas gástricas profundas, nas quais as glândulas pilóricas tubulosas simples ou ramificadas se abrem. Comparada à região cárdica, a região pilórica apresenta fossetas mais longas e glândulas mais curtas. Estas glândulas secretam muco e lisozima. A região pilórica contém muitas células G (enteroendócrinas), intercaladas com células mucosas. Estímulo parassimpático, presença de aminoácidos e aminas no lúmen, bem como distensão da parede do estômago, estimulam diretamente a atividade das células G, que liberam gastrina, responsável por ativar a produção de ácido (principalmente o clorídrico) pelas células parietais (Figura 9).

O muco é constituído por glicoproteínas ricas em carboidratos e íons bicarbonato, secretados pelas células mucossecretoras do epitélio de revestimento

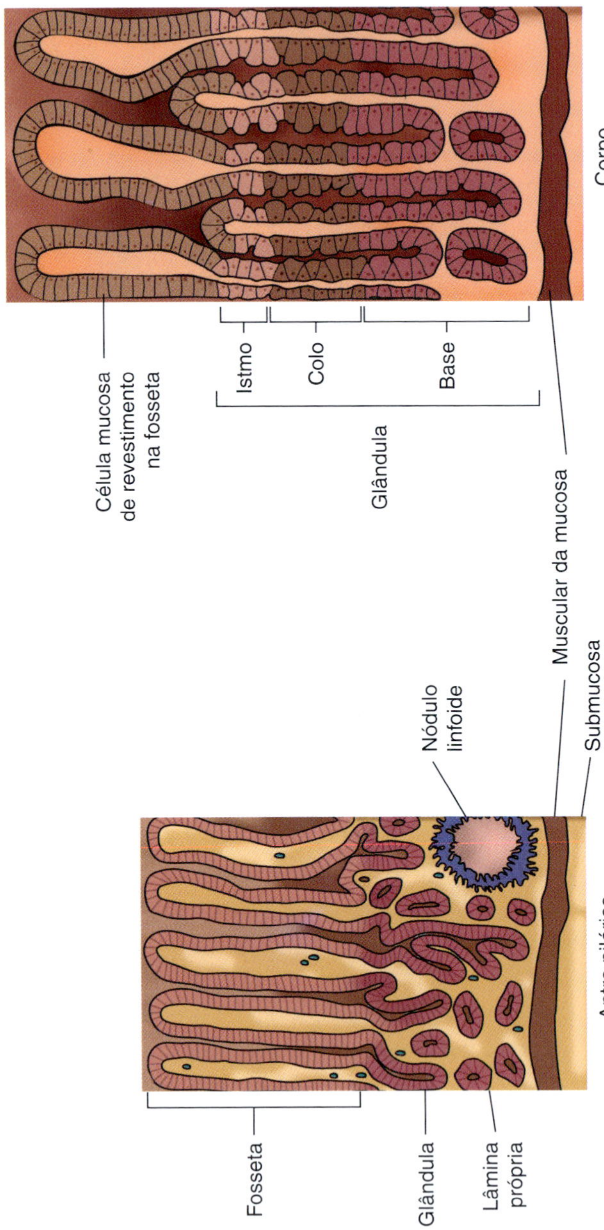

FIGURA 9 Região pilórica e do corpo do estômago.

superficial e das glândulas cárdicas e pilóricas e pelas células mucosas do colo das glândulas fúndicas. Forma uma barreira altamente viscosa que protege a superfície do estômago. As células mucossecretoras são colunares altas, com núcleo voltado à camada basal. Formam uma camada contínua que reveste toda a mucosa gástrica e, por consequência, todo o lúmen do estômago. O citoplasma apical das células é preenchido com grânulos de mucina. Estas células contêm muitas mitocôndrias para o fornecimento de energia para a transferência de bicarbonato ao lúmen. As células mucosas do colo se estendem para dentro das fossetas gástricas, até as glândulas tubulosas ramificadas densamente compactadas. As células mucosas do colo das glândulas fúndicas são menores e mais cuboides que as células da superfície nas criptas gástricas e na superfície luminal. As células mucosas do colo possuem um núcleo basal achatado e grânulos de mucina no citoplasma apical. As células mucosas do colo elaboram um muco mais ácido ou neutro, representado principalmente por sialomucina.

Células-tronco são encontradas em pequena quantidade na região do istmo e do colo. São colunares baixas, com núcleos ovais próximos da base das células. Estas células apresentam uma elevada taxa de mitoses. Algumas células já são comprometidas com a linhagem de células superficiais (Figura 10).

As células parietais são mais numerosas no corpo das glândulas, mas também se encontram misturadas às células mucosas do colo, ou com células principais em áreas basais das glândulas. Elas são grandes células de formato poligonal ou arredondado, com um núcleo central. Seu citoplasma é intensamente acidófilo (róseo escuro em hematoxilina-eosina). Possuem grande quantidade de microvilosidades densamente compactadas, aumentando de forma considerável sua área de superfície. Secretam altas concentrações de prótons e ânions que irão compor o ácido clorídrico extracelularmente, a um pH que varia de 0,8 a 2,0, nos lumens das glândulas fúndicas.

As células principais (zimogênicas) possuem formato cuboide a colunar, situadas principalmente nas porções basais das glândulas. Com um núcleo basal arredondado, seu citoplasma basal é basófilo e o citoplasma apical é mais granular (pela presença de grânulos de zimogênio) à microscopia de luz. Descarregam seu conteúdo por exocitose, quando fundem a membrana granular à membrana plasmática do domínio apical, com microvilosidades curtas abauladas que amplificam a área de superfície para secreção. Produzem enzimas proteolíticas (pepsinogênios I e II) que, quando liberadas, são convertidas à pepsina, a forma ativa da enzima. As células principais também produzem uma lipase, outra enzima digestória.

As células enteroendócrinas são pequenas células piramidais, menos numerosas e espalhadas em meio às outras células. Produzem diversos hormônios gastrointestinais, como gastrina, motilina, colecistoquinina, somatostatina, secretina e

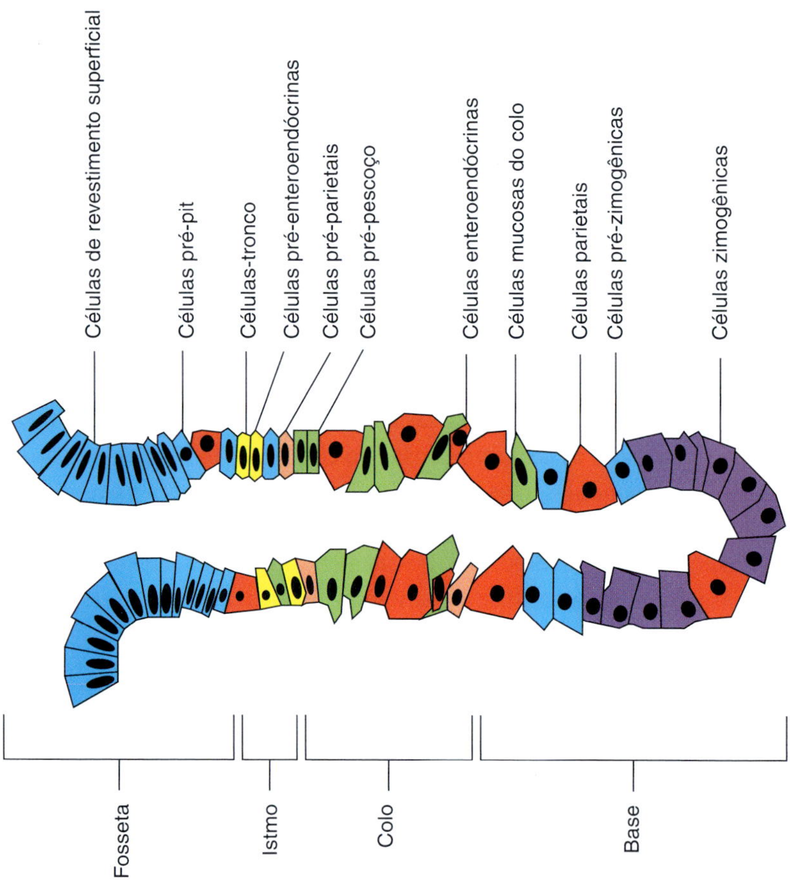

FIGURA 10 Células do estômago.

polipeptídeo intestinal vasoativo, bem como substâncias de ação parácrina, como peptídeos e aminas biogênicas. São difíceis de visualizar em preparações de rotina, sendo necessários métodos especiais de imuno-histoquímica ou microscopia eletrônica para identificá-las.

A submucosa do estômago é composta por tecido conjuntivo moderadamente denso, contendo vasos sanguíneos e linfáticos, bem como células do tecido conjuntivo. Está infiltrada por células linfoides e macrófagos.

A túnica muscular é formada por três camadas de tecido muscular liso: uma camada oblíqua interna, uma camada circular média e uma camada longitudinal externa. Destas três camadas, a circular é a mais contínua e a mais bem definida. No piloro, a camada média encontra-se muito mais espessa para formar o esfíncter pilórico. Entre as duas camadas mais externas da túnica muscular, estão situados os gânglios do plexo mioentérico (ou de Auerbach), interligados por uma rede de feixes nervosos.

O estômago é revestido por uma túnica serosa delgada, contendo uma fina camada de tecido conjuntivo frouxo e mesotélio. Uma membrana úmida e escorregadia, o peritônio, recobre a cavidade peritoneal, e possui duas regiões: o peritônio parietal, que recobre as paredes abdominal e pélvica e a superfície inferior do diafragma, e o peritônio visceral, que recobre os segmentos do trato digestório, vísceras intraperitoneais e as pregas suspensórias, como mesentérios e omento (região que liga a pequena curvatura do estômago e a parte proximal do duodeno ao hilo hepático).

JUNÇÃO GASTRODUODENAL

A junção gastroduodenal apresenta uma transição gradual da mucosa gástrica da região pilórica para o epitélio típico do revestimento das vilosidades da mucosa duodenal. A junção é recortada com projeções da mucosa gástrica que frequentemente se estendem até 6 mm para dentro do duodeno, o que leva à presença de ilhotas de mucosa gástrica no lado duodenal e pequenas áreas de mucosa duodenal no lado gástrico.

Glândulas tubulosas mucosas na lâmina própria da mucosa da região pilórica são caracterizadas como glândulas pilóricas. Na túnica submucosa duodenal, são verificadas abundantes glândulas tubulosas mucosas, caracterizadas como glândulas de Brünner (glândulas duodenais). O epitélio da mucosa gástrica contém células mucossecretoras do revestimento superficial e forma criptas mais profundas em comparação às de outras áreas da mucosa gástrica, onde desembocam as glândulas pilóricas; no entanto, o epitélio de revestimento da mucosa duodenal possui dois tipos celulares: os enterócitos (que são células colunares absortivas) e as células caliciformes. A camada média de tecido muscular liso da túnica muscular externa da região pilórica do estômago fica mais espessa para formar o esfíncter pilórico. A mucosa e a submucosa são elevadas para formar um espessamento circular da parede gástrica.

Contrações peristálticas da musculatura controlam a quantidade do alimento parcialmente digerido que se move do estômago para o duodeno. A mucosa da primeira parte do duodeno é lisa e achatada. Partes mais distais possuem pregas circulares (ou valvas de Kerckring), com projeções da submucosa acompanhadas da mucosa, típicas do restante do intestino delgado. A lâmina própria e a submucosa da região pilórica e do duodeno contêm tecido linfoide representado por números variáveis de nódulos linfoides, frequentemente com centros germinativos.

Quadro 1 ESTÔMAGO: CORRELAÇÕES CLÍNICAS

Erosão dentária pode ser resultante do contato do ácido gástrico que atinge a cavidade oral, proveniente de vômitos frequentes, regurgitação ou refluxo, com a superfície dos dentes. As desordens associadas à regurgitação crônica incluem as metabólicas ou endócrinas, psicossomáticas, como anorexia ou bulimia nervosa, e gastrointestinais, como disfunção gástrica, obstipação crônica, hérnia de hiato, úlcera duodenal e péptica e refluxo gastroesofágico. O padrão de erosão envolvendo a superfície palatina dos dentes anteriores, resultante do ácido gástrico regurgitado, combinado com a ação mecânica da língua, é denominado perimólise.

A gastrite pode ser influenciada, ou até mesmo se manifestar, por saúde bucal deficiente, em razão da grande quantidade de microrganismos associados à placa dentária, gengivite e periodontite e à saburra lingual. Como exemplo, foi detectada associação entre periodontite crônica e a presença da bactéria *Helicobacter pylori*, relacionada à ocorrência de gastrite e a maior risco de câncer de estômago.

Intestino delgado

No intestino delgado ocorrem os processos finais da digestão dos alimentos e é onde seus produtos são absorvidos. Conduz o quimo advindo do estômago para o intestino grosso e está envolvido no processamento e fragmentação de nutrientes ingeridos através da ação de enzimas produzidas por células intramurais e por células de glândulas acessórias extramurais (fígado e pâncreas). O intestino delgado realiza a absorção dos produtos da digestão, os quais se movem através das células absortivas do epitélio intestinal para dentro de capilares e vasos linfáticos em fundo cego (quilíferos).

O intestino delgado estende-se do piloro até a valva ileocecal, na junção com o intestino grosso. Ele se encontra na cavidade abdominal, suspenso por mesentérios que o fixam à parede do corpo. O intestino delgado contém três segmentos: o primeiro segmento, o duodeno, possui forma em ferradura e é o mais curto; o segmento intermediário denomina-se jejuno e se continua com o íleo, que é o segmento terminal. A transição entre os segmentos é gradual, mas todos eles apresentam o mesmo plano histológico, com variações menores.

A mucosa do intestino delgado apresenta especializações que aumentam de modo notável sua área de superfície. Visíveis a olho nu, existem pregas circulares, denominadas valvas de Kerckring, constituídas por um eixo de submucosa acompanhado pela mucosa. Exclusivas deste órgão, as vilosidades são projeções alongadas da lâmina própria, recobertas pelo epitélio intestinal, que dão a mucosa um aspecto aveludado. Possuem projeções digitiformes da mucosa voltadas para o lúmen intestinal. As vilosidades duodenais são usualmente mais largas e em formato de folha. O jejuno, entretanto, possui vilosidades mais altas e digitiformes; por sua vez, o íleo possui vilosidades mais abauladas (Figura 11).

Nas superfícies apicais dos enterócitos (que são células epiteliais colunares absortivas) que revestem a mucosa intestinal, ocorrem microvilosidades que formam uma superfície estriada, o que aumenta significativamente a área apical de absorção destas células.

O epitélio simples colunar que reveste a mucosa do intestino delgado é constituído por enterócitos e células caliciformes. Estas células se apoiam em uma delgada membrana basal, a qual se encontra na interface com a lâmina própria. Os enterócitos são colunares e possuem um núcleo oval no citoplasma basal. Suas superfícies livres apresentam uma proeminente superfície estriada. Os enterócitos sintetizam enzimas, como dissacaridases, peptidases, enteroquinase e lipases, as quais são proteínas integrais transmembrana da membrana plasmática apical, cujos sítios ativos se encontram em meio ao glicocálice. Junções intercelulares que ancoram células adjacentes unem seus domínios laterais e proporcionam uma barreira de permeabilidade a macromoléculas. O aparelho de Golgi e o retículo endoplasmático liso desempenham um papel fundamental no processamento de lipídios durante a absorção de gorduras.

As células caliciformes possuem um formato que lembra um cálice de espumante e exibem um citoplasma apical palidamente corado e um núcleo elíptico localizado no citoplasma basal. O formato em cálice deve-se ao citoplasma apical distendido com grandes grânulos de secreção, altamente compactados, contendo mucinas. Elas sintetizam, armazenam e descarregam o muco por meio de exocitose composta, fazendo com que a fusão aleatória de grânulos separados ocorra

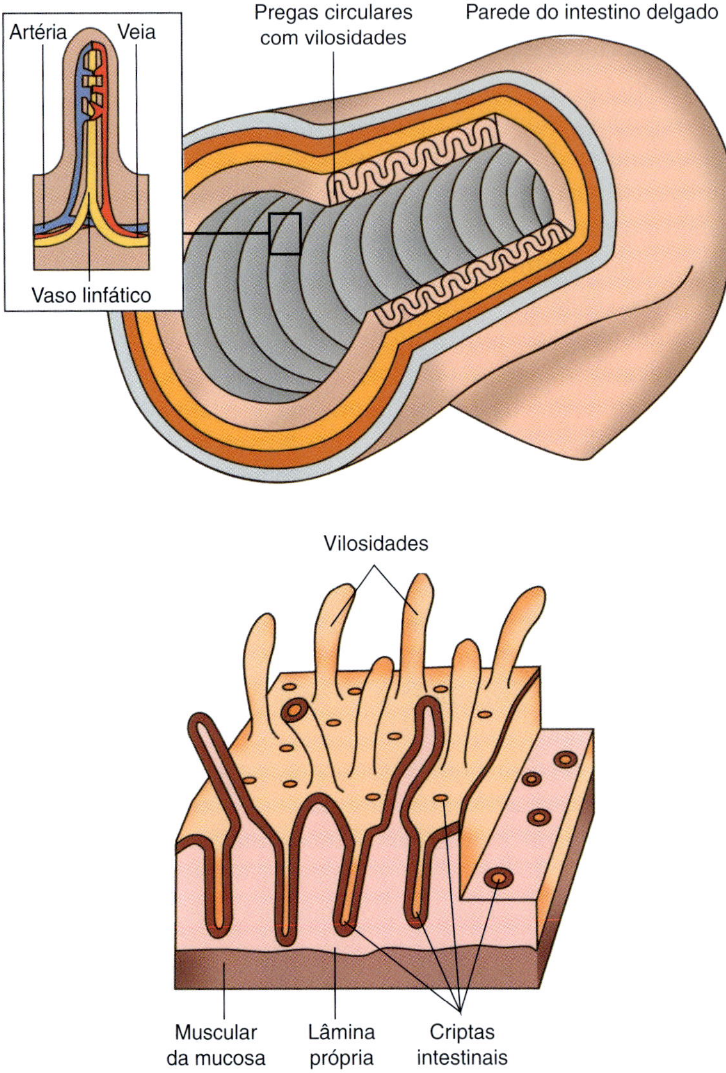

FIGURA 11 Pregas do intestino delgado.

antes da liberação da secreção. A estimulação colinérgica, além de exposição a bactérias e à endotoxina, causa uma massiva liberação de mucinas pelas células caliciformes.

Os três segmentos do intestino delgado podem ser distinguidos pela proporção relativa entre enterócitos e células caliciformes. Os enterócitos são mais numerosos nos segmentos superiores, com seu número diminuindo lentamente em direção à extremidade inferior do trato. Em contraste, o número de células caliciformes aumenta do duodeno em direção ao íleo (Figura 12).

O tempo de vida dos enterócitos corresponde a cerca de 5-6 dias; as células caliciformes são substituídas a cada 2-4 dias. Ambos os tipos celulares são continuamente descamados e perdidos nas extremidades das vilosidades. Para sua substituição, células-tronco mitóticas, de formato colunar, se dividem, se diferenciam e migram em direção às vilosidades, finalmente se tornando maduras. Outras células do epitélio intestinal (células de Paneth, células enteroendócrinas) também derivam desta população de células-tronco.

As células de Paneth estão situadas nas bases das glândulas de Lieberkühn do intestino delgado. Quando expostas a bactérias ou a antígenos bacterianos produzem lisozima, a qual regula o microambiente bacteriano local. Elas também contêm zinco, um ativador e estabilizador da lisozima. As células de Paneth fagocitam bactérias e imunoglobulinas. São também células apresentadoras de antígenos a linfócitos T. As células de Paneth são piramidais com um núcleo basal e citoplasma apical preenchido com grandes grânulos de secreção elétron-densos. O conteúdo granular é descarregado por exocitose nos lumens das glândulas de Lieberkühn através da fusão da membrana limitante do grânulo com a membrana plasmática do domínio apical da célula (Figura 13).

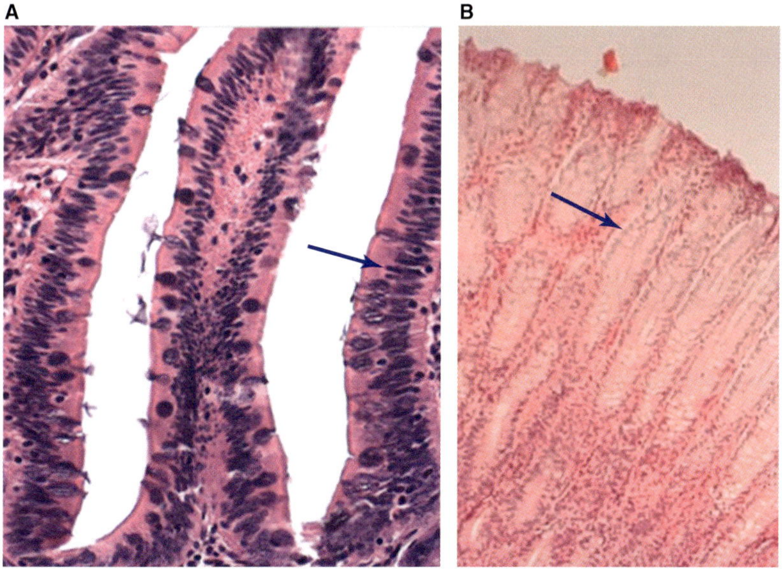

FIGURA 12. (**A**) Enterócitos. (**B**) Células caliciformes (intestino delgado – hematoxilina-eosina).

Duodeno

As vilosidades e as criptas intestinais caracterizam a mucosa de todo o intestino delgado. Um epitélio simples colunar, constituído por enterócitos e células caliciformes, reveste as vilosidades. A quantidade de células caliciformes vai aumentando à medida que se aproxima das regiões mais distais do intestino delgado. Entre as vilosidades, o epitélio se invagina e forma glândulas tubulosas simples, denominadas glândulas intestinais (de Lieberkühn), que se projetam até a camada muscular da mucosa.

Pela proximidade ao estômago, o duodeno apresenta glândulas tubulosas mucosas em sua submucosa, denominadas glândulas de Brünner. Possuem aspecto similar às glândulas pilóricas da lâmina própria da mucosa da região pilórica do estômago. Seus túbulos mucosos consistem em células cuboides altas com núcleos basais achatados e citoplasma palidamente corado. Os túbulos formam pequenos lóbulos na submucosa e podem atravessar a camada muscular da mucosa duodenal, conectando-se com a base das glândulas (criptas) de Lieberkühn na mucosa, para onde drenam suas secreções (Figura 14).

O muco é uma secreção alcalina (pH 8,1-9,3), com alta concentração de íons bicarbonato, sendo um tampão protetor da mucosa contra lesões provocadas pelo ácido gástrico ou por enzimas digestivas do pâncreas. As glândulas de Brünner também produzem a urogastrona, um hormônio peptídico que inibe a secreção de ácido clorídrico. Células enteroendócrinas espalhadas por entre as células epiteliais dos túbulos secretores produzem a urogastrona.

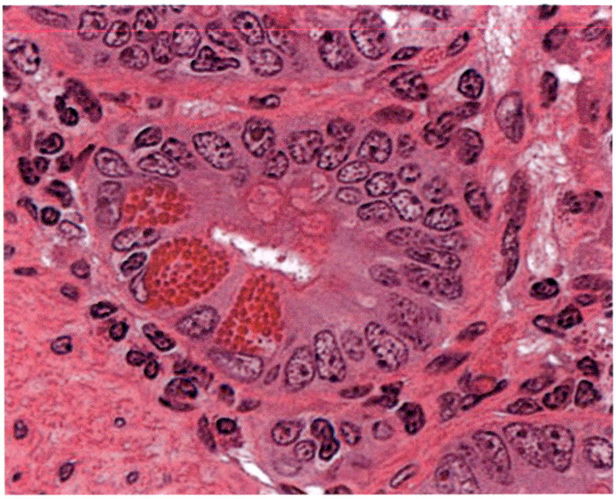

FIGURA 13 Células de Paneth.

Jejuno

O jejuno e o íleo são estruturas suspensas por mesentérios. Em comparação aos outros segmentos do intestino delgado, o jejuno possui a maior área de superfície para secreção e absorção. A parede do jejuno é mais espessa, e o lúmen, mais amplo, se comparado ao íleo. Além disso, o mesentério do jejuno é mais ricamente vascularizado e contém menos tecido adiposo que o do íleo.

A mucosa do jejuno consiste em vilosidades delicadas e altas, e criptas. São revestidas por um epitélio simples colunar, contendo enterócitos e células caliciformes. Os enterócitos contêm núcleos basais ovoides e um conjunto de microvilosidades na superfície apical que formam a superfície estriada. As células caliciformes, secretoras de glicoproteínas que formam um muco, estão misturadas aos enterócitos e possuem seu citoplasma apical pouco ou mal corado em decorrência da remoção de grande parte do conteúdo dos grânulos de mucina aí presentes durante o processamento histológico.

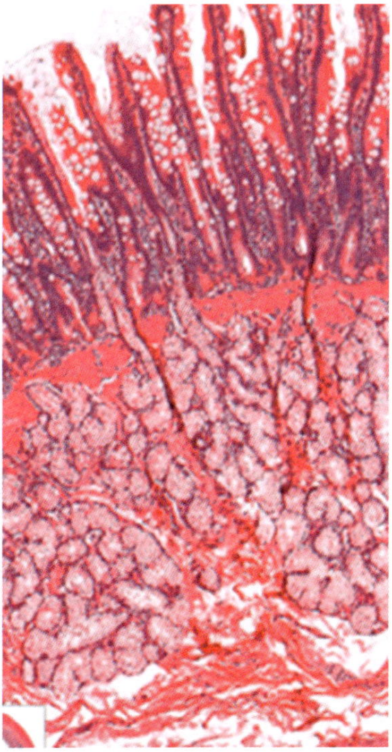

FIGURA 14 Glândulas de Lieberkühn (acima) e de Brünner (abaixo) (duodeno, hematoxilina-eosina).

O eixo de cada vilosidade intestinal contém uma projeção do tecido conjuntivo frouxo da lâmina própria, ricamente vascularizada e altamente celularizada. As vilosidades também possuem pequenos capilares fenestrados sistêmicos e um capilar linfático, denominado quilífero central, geralmente com luz mais ampla. Células musculares lisas que se originam da camada muscular da mucosa se estendem para o eixo de cada vilosidade. Alguns agregados linfoides são encontrados em meio à mucosa e, às vezes, penetram na submucosa.

As camadas circular interna e longitudinal externa de tecido muscular liso constituem a túnica muscular externa. Uma serosa recobre o jejuno externamente.

Íleo

O íleo compartilha muitas características com outros segmentos do intestino delgado. A túnica mucosa contém vilosidades e criptas. As vilosidades contêm um eixo de tecido conjuntivo frouxo recoberto por um epitélio simples colunar com superfície estriada e células caliciformes. Estão presentes capilares e células musculares lisas isoladas no eixo das vilosidades, acompanhados de um quilífero central em fundo cego. A proporção de células caliciformes em relação aos enterócitos é maior no íleo.

Uma característica distinta do íleo é a presença de grandes quantidades de tecido linfoide associado ao trato digestório. Além de muitos linfócitos na lâmina própria, agregados linfoides, que constituem as denominadas placas de Peyer, são mais numerosos na porção distal do íleo, sendo visíveis a olho nu. Cada placa de Peyer contém 10-250 nódulos linfoides em meio à submucosa, frequentemente invadindo a mucosa no lado oposto à inserção do mesentério. Eles atuam nas respostas imunológicas e servem como uma fonte de plasmócitos (Figura 15).

As células M (de *microfold*, microprega em inglês) ou células microfenestradas são enterócitos modificados localizados no tecido linfoide associado à mucosa e nas placas de Peyer no íleo.

As células de Paneth, que são células secretoras, estão presentes na base das glândulas de Lieberkühn de todo o intestino delgado, sendo mais numerosas no íleo. As glândulas de Lieberkühn também abrigam células-tronco, que repõem as células epiteliais eliminadas nas extremidades das vilosidades. Desse modo, a proteção das células-tronco é essencial para a manutenção do epitélio. A localização das células de Paneth próximo às células-tronco sugere um papel no auxílio à renovação das células epiteliais por meio da secreção de agentes antimicrobianos (como a lisozima) para o interior das criptas.

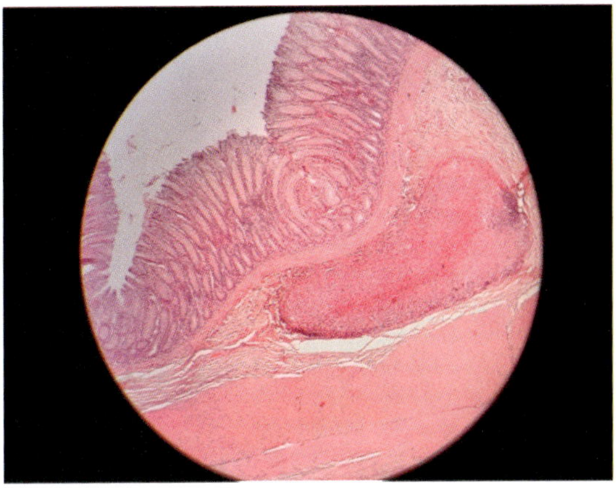

FIGURA 15 Íleo com placa de Peyer (hematoxilina-eosina).

INTESTINO GROSSO

O intestino grosso é um tubo em forma de saco que se inicia na junção ileocecal e termina na junção anorretal. Está adaptado para suas funções, que incluem absorção de água, fermentação, formação da massa fecal e produção de muco. A absorção de água é passiva, seguindo o transporte ativo de sódio pela superfície basal das células epiteliais. O muco serve para a proteção e a lubrificação da mucosa intestinal. A fermentação é um processo que envolve a digestão bacteriana dos alimentos. O intestino grosso é constituído por: ceco, cólon ascendente, cólon transverso, cólon descendente, cólon sigmoide, reto e ânus.

O intestino grosso possui as quatro túnicas concêntricas dos outros segmentos do trato digestório, com algumas alterações. A mucosa do intestino grosso é relativamente plana, sem vilosidades. As glândulas de Lieberkühn são retilíneas e profundas, duas a três vezes mais longas que as do intestino delgado. A superfície e as glândulas de Lieberkühn são compostas por um epitélio simples colunar, contendo muito mais células caliciformes comparadas aos enterócitos (Figura 16).

A lâmina própria é ricamente celularizada, com muitos agregados linfoides que podem ultrapassar a camada muscular da mucosa e atingir a submucosa. As células de Paneth são vistas no ceco e no apêndice vermiforme, mas normalmente estão ausentes nas glândulas de Lieberkühn do restante do intestino grosso. As glândulas de Lieberkühn contêm células-tronco e células enteroendócrinas entre os enterócitos e as células caliciformes.

A submucosa possui os componentes teciduais usuais, incluindo grandes quantidades de tecido adiposo. A camada muscular é constituída pelas camadas

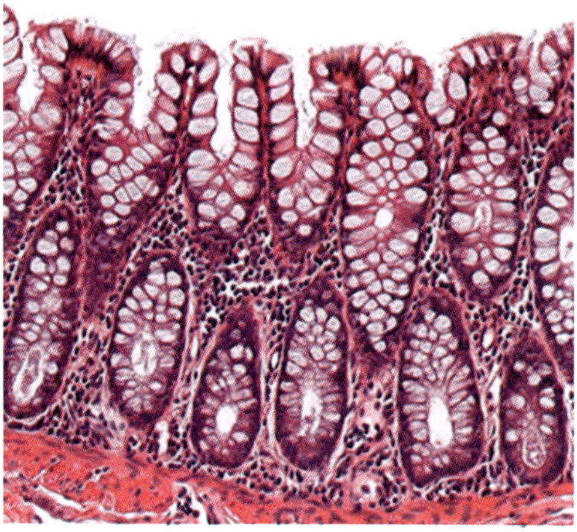

FIGURA 16 Glândulas de Lieberkühn, ricas em células caliciformes (intestino grosso – hematoxilina-eosina).

circular e longitudinal. Fibras da camada longitudinal externa se unem para formar três bandas longitudinais espessas, denominadas tênias do cólon.

Os colos ascendente e descendente do intestino grosso são segmentos retroperitoneais, recobertos posteriormente por uma adventícia. Outros segmentos do intestino grosso, entretanto, são recobertos por uma serosa incompleta e suspensos por mesentérios. Nas porções livres do colo, a camada serosa é caracterizada por protuberâncias pequenas pedunculadas formadas por tecido adiposo – os apêndices epiploicos (Figura 17).

Apêndice

O apêndice é um delicado tubo alongado, que se projeta a partir da extremidade cega do ceco a cerca de 2 cm além da junção ileocecal. Contém um curto mesentério que se fixa ao mesentério da porção terminal do íleo. Ele serve com uma via de condução para vasos sanguíneos, nervos autônomos e vasos linfáticos que suprem a parede apendicular.

Possui características histológicas similares às do intestino grosso. O apêndice não apresenta vilosidades em sua mucosa. As glândulas de Lieberkühn possuem pequenas invaginações do epitélio superficial, sendo rasas, tubulosas e retilíneas, com células enteroendócrinas e células-tronco. Seu epitélio é cilíndrico simples, contendo enterócitos misturados a células caliciformes. Células M também estão presentes no epitélio, por sobre os agregados linfoides na

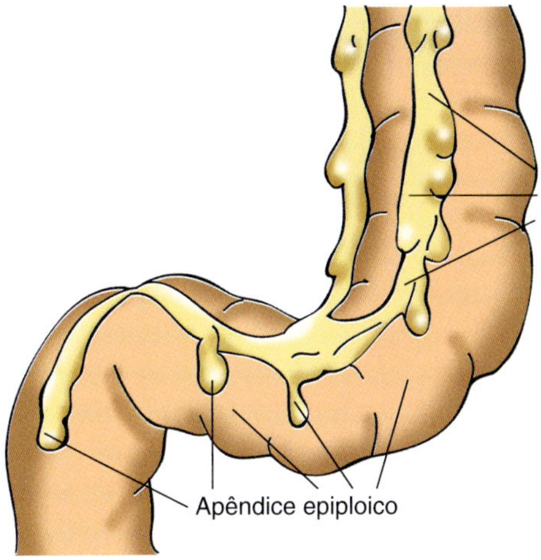

FIGURA 17 Apêndices epiploicos.

lâmina própria. Possuem corpo celular achatado, com prolongamentos ligados aos domínios laterais dos enterócitos do epitélio de revestimento superficial. As células M transferem antígenos da superfície para o tecido linfoide da lâmina própria, por transcitose.

A principal diferença do apêndice em relação ao restante do intestino grosso está na presença de múltiplos agregados linfoides componentes dos agregados linfoides associados ao trato digestório (GALT, do inglês *gut-associated lymphoid tissue*). Na lâmina própria, os GALT se projetam para o lúmen, conferindo um aspecto estrelado. Na mucosa, perfuram a camada muscular da mucosa para ocupar a submucosa. Apesar de o apêndice ser considerado um órgão vestigial, seu abundante tecido linfoide com produção de linfócitos B nos centros germinativos indicam importante função imunológica. Gânglios do plexo submucoso estão presentes na submucosa.

A túnica muscular externa não apresenta tênias como no restante do intestino grosso. Contém as camadas circular interna e longitudinal externa de tecido muscular liso. Entre essas camadas, gânglios do plexo mioentérico (de Auerbach) estão presentes.

Junção anorretal

O reto é a porção distal do intestino grosso, e se estende da 3ª vértebra sacral (S3) até o diafragma pélvico e se continua até o canal anal. Não possui mesentério, e a adventícia substitui a serosa. A mucosa retal é revestida por um epitélio simples cilíndrico com células caliciformes e borda estriada. Não apresenta vilosidades. Sua superfície é lisa, com glândulas de Lieberkühn longas e constituídas por inúmeras células caliciformes. Com três pregas transversais da mucosa em formato semilunar, que se projetam para o interior do lúmen retal, sustentam as fezes antes da defecação. Nódulos linfoides solitários se encontram na lâmina própria.

O canal anal termina no ânus, onde seu revestimento epitelial se encerra junto à epiderme. Sua mucosa possui pregas longitudinais, reunidas em suas bases por pregas em formato de cúpula, chamadas de valvas anais. Esta área da mucosa tem aspecto serrilhado e é denominada linha pectinada, por se assemelhar a um pente. A linha pectinada marca o limite entre o reto e o canal anal. Nessa área, o epitélio cilíndrico simples, com a presença de enterócitos e células caliciformes, muda para uma zona de transição interveniente revestida por um epitélio estratificado cilíndrico, tornando-se em seguida um epitélio estratificado pavimentoso não queratinizado.

Na submucosa, na base de cada coluna anal, estão situados ramos terminais da artéria e veia hemorroidárias superiores, formando um plexo venoso hemorroidário, o qual pode desenvolver varicosidades e levar à formação de hemorroidas internas.

A camada circular interna de tecido muscular liso na túnica muscular externa é espessada, formando o esfíncter interno do ânus, de controle involuntário. Por sobre esse esfíncter, fibras musculares estriadas esqueléticas do músculo levantador do ânus constituem o esfíncter externo do ânus, de contração voluntária. Na extremidade inferior do canal anal, o epitélio se torna queratinizado e é contínuo externamente com a epiderme. Grandes glândulas sudoríparas apócrinas, as glândulas circum-anais, se encontram na derme desta região.

FÍGADO

O fígado é o maior órgão interno e a mais volumosa de todas as vísceras. Está situado imediatamente abaixo do diafragma, no quadrante superior direito da cavidade abdominal. É o mais vascularizado dos órgãos. É uma glândula acessória, com função endócrina e exócrina. Tem cor arroxeada, superfície lisa e recoberta por uma cápsula própria de tecido conjuntivo.

As células hepáticas (hepatócitos) ajudam o sangue a assimilar as substâncias nutritivas e a excretar os materiais residuais e as toxinas, bem como esteroides, estrógenos e outros hormônios. O fígado é um órgão muito versátil. Armazena glicogênio, ferro, cobre e vitaminas. Produz carboidratos a partir de lipídios ou de proteínas, e lipídios a partir de carboidratos ou de proteínas. Sintetiza também o colesterol, a bile, e purifica muitos fármacos e outras substâncias.

O fígado possui dois lobos principais (direito e esquerdo), de tamanhos quase iguais, separados por um ligamento falciforme e um ligamento redondo. Também contém dois lobos menores (caudado e quadrado) na superfície inferior (visceral).

O fígado é constituído principalmente por células hepáticas ou hepatócitos. Os hepatócitos são as principais células do fígado. Possuem formato poliédrico e se agrupam em placas que se anastomosam entre si formando unidades morfológicas chamadas lóbulos hepáticos.

Cada lóbulo hepático clássico possui o formato tridimensional de um prisma hexagonal (Figura 18). Cerca de 80% do tecido hepático no adulto é formado pelo parênquima hepático, contendo hepatócitos organizados em disposição radial a partir da veia centrolobular, como um labirinto de placas celulares. O restante corresponde ao estroma, constituído por tecido conjuntivo que forma a cápsula fibrosa perivascular (cápsula de Glisson), envolvendo os lobos, com poucos componentes intersticiais.

Na porta do fígado, a cápsula de Glisson é contínua com a arborização de tecido conjuntivo que acompanha o padrão de ramificação da artéria hepática própria e da veia porta – as quais estão entrando no fígado por este local – e dos dutos hepáticos direito e esquerdo, que estão saindo. As tríades portais circundadas por pequenas quantidades de tecido conjuntivo interlobular se encontram nos vértices de cada lóbulo em áreas denominadas espaços porta, onde estão as placas limitantes de hepatócitos. Os espaços porta também marcam o encontro periférico de placas de lóbulos adjacentes. Cada espaço porta contém uma tríade portal, que consiste em um duto biliar, um ramo da veia porta e um ramo da

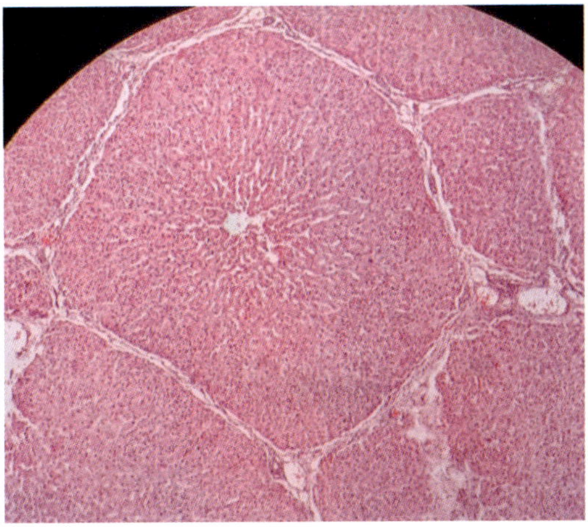

FIGURA 18 Lóbulo hepático (fígado – hematoxilina-eosina).

artéria hepática; os vasos dão origem a ramos menores. Pequenos vasos linfáticos frequentemente os acompanham (Figura 19).

Em corte transversal, cada lóbulo consiste em placas de hepatócitos, com uma a duas células de espessura, as quais são separadas por sinusoides hepáticos e parecem se irradiar a partir de uma pequena veia localizada centralmente no lóbulo (Figura 20). A organização dos hepatócitos se assemelha à de uma esponja, com os sinusoides representados pelos espaços. Os hepatócitos possuem organelas e inclusões que variam dependendo de seu estado funcional. Além de mitocôndrias, retículo endoplasmático rugoso e aparelhos de Golgi, o retículo endoplasmático liso é volumoso, contém glóbulos de lipoproteínas e abriga enzimas para detoxificação de drogas, conversão de glicogênio a glicose e síntese de colesterol. Glicogênio é armazenado no citoplasma, sob a forma de inclusões granulares e gotículas lipídicas de tamanho variável e lisossomas preenchidos com enzimas digestivas são abundantes, e peroxissomas se encontram próximos ao aparelho de Golgi.

Os dutos biliares maiores são revestidos por um epitélio cilíndrico simples, enquanto os menores são revestidos por um epitélio simples cúbico e drenam a secreção exócrina dos hepatócitos a partir do fígado.

As veias centrolobulares são vênulas de paredes muito delgadas, formadas por endotélio bastante atenuado. Elas normalmente não possuem uma parede formada pelas túnicas típicas dos demais vasos sanguíneos, sendo, em geral, sustentadas pelo estroma intralobular de fibras reticulares e algumas fibras colágenas. Cada veia centrolobular apresenta numerosas aberturas, permitindo, assim, que vários sinusoides hepáticos drenem para seu interior.

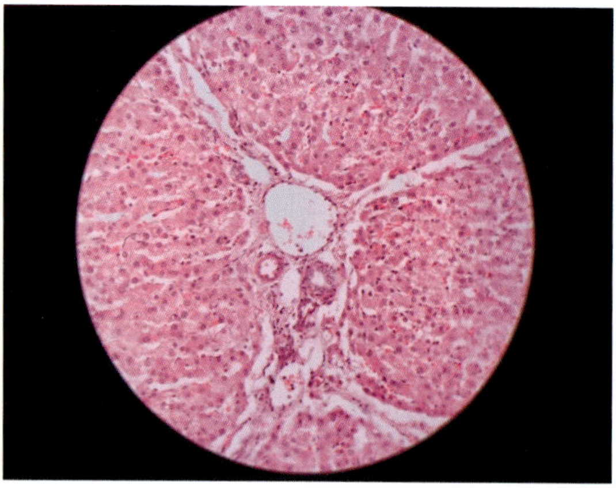

FIGURA 19 Espaço porta (fígado – hematoxilina-eosina).

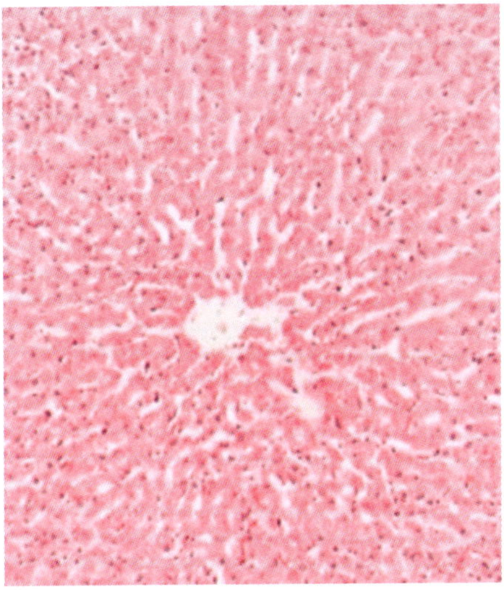

FIGURA 20 Veia centrolobular e hepatócitos irradiando a partir dela; entre eles, os sinusoides (fígado – hematoxilina-eosina).

O parênquima hepático consiste em uma rede anastomosada de placas interconectadas, contendo hepatócitos dispostos radialmente e, entre eles, os sinusoides hepáticos. Espaços perivasculares contendo líquido (espaços de Disse) separam o revestimento endotelial dos sinusoides das superfícies dos hepatócitos, onde o plasma flui por entre seus lumens. Isso favorece a troca de substâncias não celulares solúveis entre o sangue e o parênquima.

As paredes dos sinusoides contêm células endoteliais achatadas entremeadas com células de Kupffer (do sistema fagocitário mononuclear, com funções similares aos macrófagos) (Figura 21). As células endoteliais possuem fenestras que não contêm diafragmas, aumentando a permeabilidade dos sinusoides. As células de Kupffer exibem núcleos arredondados e palidamente corados. À microscopia eletrônica, as células de Kupffer são ricas em lisossomas e vesículas de endocitose. Removem bactérias, vírus, células tumorais e parasitas. Além dos abundantes lisossomas, seu citoplasma pode conter fragmentos de eritrócitos e de materiais particulados fagocitados. Os sinusoides são altamente permeáveis pela necessidade de intensas trocas metabólicas. Os espaços entre as células endoteliais e as fenestras endoteliais permitem a passagem de proteínas plasmáticas, mas excluem células sanguíneas ou plaquetas.

As células de Ito, que armazenam gotículas lipídicas e vitamina A exógena, são encontradas nos espaços de Disse. Essas células usualmente secretam fatores de crescimento, citocinas e proteínas da matriz extracelular.

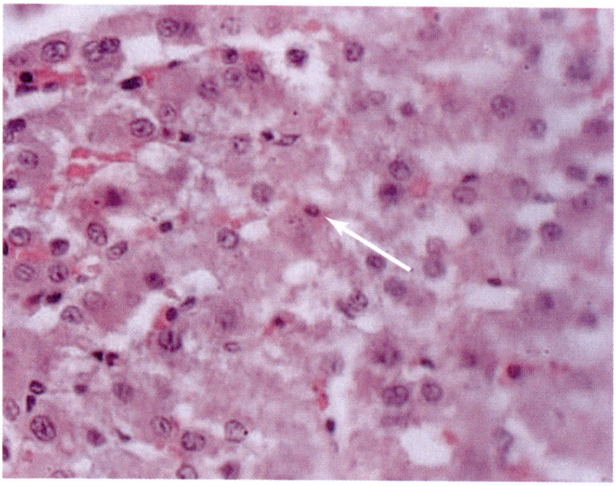

FIGURA 21 Célula de Kupffer (seta).

VESÍCULA BILIAR

A vesícula biliar é um órgão oco em forma de pera, disposto em uma fossa rasa na superfície inferior do fígado. Possui uma extremidade cega (fundo), uma parte principal (corpo) e um colo, unido ao duto cístico. Armazena a bile e a concentra através da absorção de água e eletrólitos. Conecta-se ao fígado e ao duodeno através dos dutos biliares.

A parede da vesícula biliar contém três túnicas: mucosa, fibromuscular e serosa. A túnica mucosa é a mais delgada, contendo pregas que se distendem. O epitélio de revestimento é simples colunar e possui muitos microvilos. A lâmina própria é constituída por um tecido conjuntivo frouxo altamente celularizado.

A túnica fibromuscular é composta por feixes de fibras musculares lisas em trajeto circular, longitudinal e oblíquo, entremeadas a tecido conjuntivo frouxo rico em vasos sanguíneos.

A túnica serosa é uma camada espessa de tecido conjuntivo denso, contendo nervos, vasos sanguíneos e um rico plexo linfático. Na face da vesícula biliar voltada para a cavidade peritoneal, esse tecido conjuntivo é recoberto externamente pelo mesotélio peritoneal.

A vesícula biliar armazena bile, que é liberada por contração reflexa do tecido muscular liso em sua parede em resposta ao hormônio colecistoquinina. O esfíncter de Oddi e seus quatro feixes musculares ao redor dos dutos colédoco e pancreático principal relaxam e permitem que a bile acesse o duodeno.

PÂNCREAS

O pâncreas é uma glândula digestória acessória, situada na parede posterior da cavidade abdominal. Como outras glândulas parenquimatosas, é coberto por uma delgada cápsula de tecido conjuntivo denso e septos de tecido conjuntivo frouxo que subdividem a glândula parcialmente em lóbulos.

O pâncreas possui um parênquima exócrino e um parênquima endócrino (Figura 22). O parênquima exócrino consiste em 99% do peso da glândula e é formado por ácinos serosos e seus dutos associados. Estes produzem o suco pancreático, contendo enzimas digestivas que acessam o duodeno através do sistema de dutos excretores pancreáticos.

O parênquima endócrino do pâncreas consiste nas ilhotas de Langerhans. Produzem vários hormônios que afetam o metabolismo de carboidratos, principalmente insulina e glucagon. Existe cerca de um milhão de ilhotas de Langerhans em um pâncreas humano normal. As células das ilhotas formam agregados cordonais compactos e, em cortes corados em hematoxilina-eosina, aparecem como células poligonais palidamente coradas e densamente compactadas. Distintos tipos celulares são encontrados nas ilhotas. As células alfa produzem glucagon, que eleva a glicemia, e as células beta produzem insulina, que reduz os níveis de glicose no sangue. As células delta são responsáveis pela produção de somatostatina, que inibe a secreção de glucagon e de insulina. As células PP (também denominadas F) produzem polipeptídeo pancreático que inibe a secreção de somatostatina. Células épsilon produzem grelina que estimula o apetite. As células beta estão frequentemente na região central; os outros tipos celulares são comumente vistos por toda a ilhota.

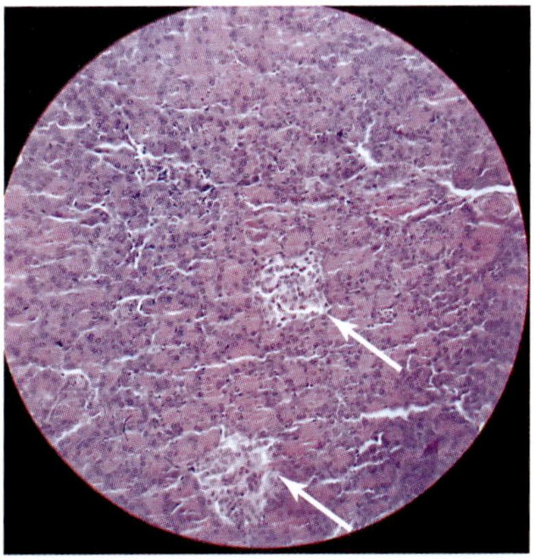

FIGURA 22 Pâncreas. Nas setas, ilhota de Langerhans.

REFERÊNCIAS

Candido MSM, Fernandes MILP. Erosão dental decorrente de refluxo gastroesofágico – Caso clínico. Jor Bras Dent. 2002;1: 64-71.

Junqueira LC, Carneiro J. Histologia básica. 13. ed. Rio de Janeiro: Guanabara Koogan; 2017.

Netter F. Bases da histologia. Rio de Janeiro: Elsevier; 2008.

Wei X, Zhao HQ, Ma C, Zhang AB, Feng H, Zhang D, et al. The association between chronic periodontitis and oral Helicobacter pylori: a meta-analysis. PLoS One. 2019;14(12):e0225247. doi:10.1371/journal.pone.0225247

Gabella G. Innervation of the gastrointestinal tract. Int Rev Cytol. 1979;59:129-193. doi:10.1016/s0074-7696(08)61662-9

Grube D. The endocrine cells of the digestive system: amines, peptides, and modes of action. Anat Embryol (Berl). 1986;175(2):151-162. doi:10.1007/BF00389591

Madara JL, Trier JS. The functional morphology of the mucosa of the small intestine. In: Jacobson E, Christensen J. Physiology of the gastrointestinal tract. 4th ed. Vol 2. New York: Raven Press; 1994.

Owen DA. Normal histology of the stomach. Am J Surg Pathol. 1986;10(1):48-61. doi:10.1097/00000478-198601000-00006

CAPÍTULO 5

Pele e mucosa oral – Constituição e função

Bibiana Franzen Matte
Marcelo Lazzaron Lamers

INTRODUÇÃO

A pele é o maior órgão do corpo humano (15 a 20% da massa total) e recobre toda a sua superfície externa. Em virtude da localização e extensão da pele, é importante entender as funções que ela exerce:

- Barreira biológica, física e química: proteção dos órgãos internos do meio externo pela estrutura da epiderme contendo estratos de células firmemente aderidas e presença de queratina.
- Homeostase: prevenção de perda de água e regulação da temperatura corporal.
- Atividade sensorial: recepção de informações do ambiente.
- Defesa imunológica: presença de células inflamatórias.
- Endócrina: produção de vitamina D.
- Exócrina: secreção de fluidos pelos anexos da pele.

A pele é constituída pela epiderme, que é um tecido epitelial de revestimento de origem ectodérmica, e pela derme, um tecido conjuntivo de origem mesodérmica. Na derme podem ser observados folículos pilosos, glândulas sebáceas e glândulas sudoríparas, os quais são denominados anexos da pele. Na profundidade da derme, está localizada a hipoderme, um tecido conjuntivo frouxo com a presença de células adiposas que, apesar de não fazer parte propriamente da pele, tem importante função de união da pele com os órgãos adjacentes. As características e os componentes da epiderme e da derme variam de acordo com as funções desempenhadas e a localização anatômica (Quadro 1).

De acordo com a espessura da epiderme, a pele pode ser classificada como fina ou grossa (Figura 1). Uma maior espessura da epiderme, principalmente relacionada ao estrato de queratina, caracteriza a pele grossa que está presente

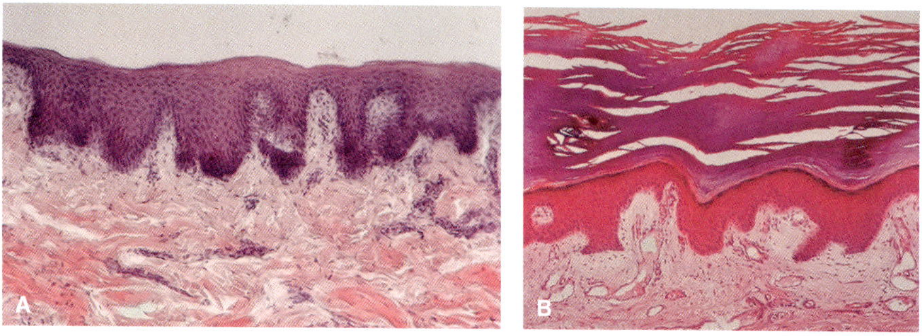

FIGURA 1 (**A**) Preparo histológico em hematoxilina-eosina (HE) da pele fina. (**B**) Preparo histológico em HE da pele grossa. Observe a diferença em espessura do estrato de queratina entre pele fina e pele grossa. A maior espessura do estrato de queratina é uma das diferenças entre os dois tipos de pele.

na palma das mãos e dos pés. Adicionalmente, a pele grossa não apresenta folículos pilosos. Já a pele fina, presente nas demais regiões corpóreas, tem menor espessura e apresenta folículo piloso na maioria das regiões.

Quadro 1 DIFERENÇAS NA PELE ENTRE AS REGIÕES DO CORPO

Conforme a região do corpo e sua principal função, a pele pode ter diferentes espessuras e quantidades de seus anexos presentes. A pele do rosto, por exemplo, é fina. Por isso, está mais sujeita às agressões que sofremos diariamente, como exposição à luz UV e o próprio envelhecimento. A pele do rosto demonstra a saúde geral e é um fator importante para a autoestima. No rosto, também se observa diferença na espessura cutânea de diferentes regiões. A região dos olhos tem uma pele ainda mais fina, o que está associado a maior facilidade de formação de linhas de expressão e rugas com o passar do tempo.

EPIDERME

Células da epiderme

A epiderme é constituída por tecido epitelial de revestimento estratificado pavimentoso queratinizado. As células mais abundantes na epiderme são os queratinócitos, mas também estão presentes melanócitos, células de Merkel e de Langerhans e células tronco..

Os queratinócitos se organizam como células firmemente aderidas umas às outras através de junções, e formam diversos estratos. A partir da lâmina basal, que divide epiderme e derme, em direção à superfície, os estratos são subdivididos em: basal, espinhoso, granuloso, lúcido e córneo (Figura 2).

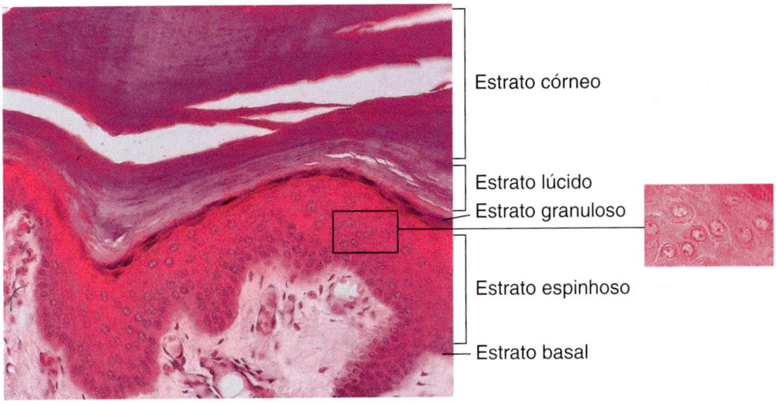

FIGURA 2 Preparo histológico em hematoxilina-eosina da pele grossa para evidenciação dos estratos da epiderme. O estrato basal é o estrato em que se encontram as células progenitoras e repousam sobre a lâmina basal. No estrato espinhoso, os queratinócitos têm um formato poliédrico. No detalhe, evidenciam-se os espaços gerados durante a preparação histológica que lembram espinhos. O estrato granuloso evidencia os grânulos de querato-hialina no interior das células, enquanto no estrato lúcido e no estrato córneo tem-se a presença de queratina.

O estrato basal ou germinativo é formado por queratinócitos que estão em contato com a lâmina basal que repousa sobre a derme. Além de queratinócitos, este estrato possui células-tronco responsáveis pela renovação dos queratinócitos. A partir de novas mitoses, as células ascendem e se diferenciam ao longo dos estratos até descamarem na superfície. Estima-se que a epiderme leva de 15 a 30 dias para completar a renovação – tempo que pode variar de acordo com localização e idade. Os queratinócitos do estrato basal têm formato cuboide a colunar baixo e apresentam filamentos de queratina. Essas células mantêm a união com a lâmina basal através de hemidesmossomos e a junção entre os queratinócitos é realizada principalmente por desmossomos (Quadro 2).

Quadro 2 **JUNÇÕES DO EPITÉLIO**

Junções são especializações presentes entre as células epiteliais que fornecem vedação ao epitélio e comunicação entre as células. Encontradas em grande quantidade nas células epiteliais, podem ser classificadas como junções ocludentes, junções de adesão, desmossomos, hemidesmossomos (célula-membrana basal) e junções comunicantes. As junções ocludentes são formadas principalmente pelas proteínas transmembrana ocludina e claudina, que se dispõem ao redor da célula epitelial com a forma de um cinto vedando os espaços intercelulares. As junções de adesão são mediadas pelas caderinas, proteínas transmembrana dependentes de Ca^{++}, que se

(*continua*)

Quadro 2 JUNÇÕES DO EPITÉLIO (*Continuação*)

conectam ao citoesqueleto de actina. Os desmossomos são mediados pelas proteínas transmembrana desmogleína e desmoplaquina, que se conectam ao citoesqueleto de filamentos intermediários. Os hemidesmossomos ligam a célula a proteínas da membrana basal através das proteínas transmembrana integrina e do citoesqueleto de actina. Modificações nesses componentes terão importante impacto clínico.

Por exemplo, doenças autoimunes levam à produção exacerbada de anticorpos contra proteínas das células. Na condição do pênfigo vulgar, ocorre a produção de anticorpos contra a desmogleína 3, que é um componente dos desmossomos. Essa interação leva à redução da adesão entre os queratinócitos e, clinicamente, observam-se descamação do epitélio e formação de bolhas. Semelhantemente, no pênfigo bolhoso, os anticorpos são direcionados aos hemidesmossomos, também levando à redução da adesão epitélio-conjuntivo e à formação de bolhas e úlceras.

As junções comunicantes (ou junções tipo *gap*) estão presentes nas membranas laterais das células e permitem que ocorra a passagem de moléculas pequenas, com peso molecular de até 1.500 Da (ilustrado em C).

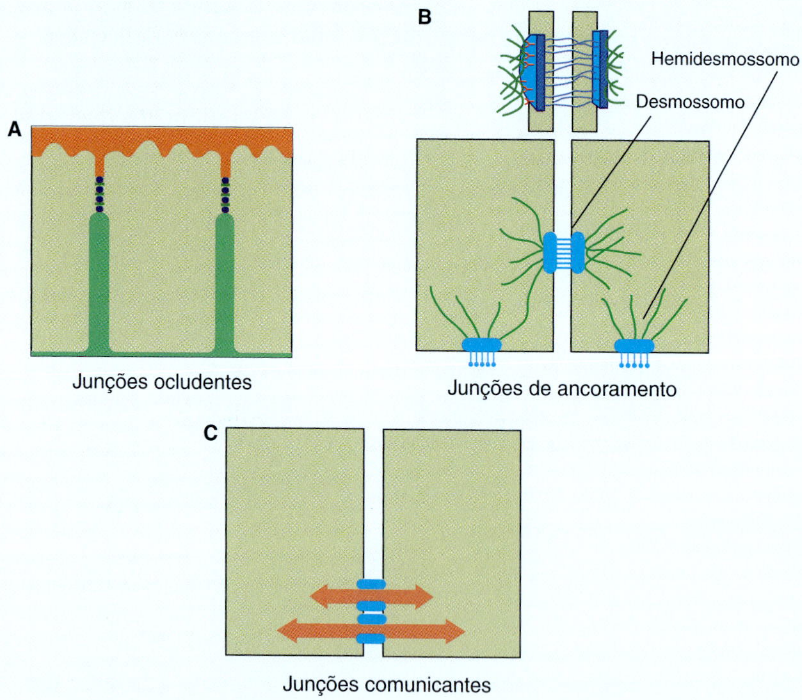

FIGURA 3 Desenho esquemático das junções presentes entre as células epiteliais do epitélio. (**A**) Junções ocludentes. (**B**) Junções de ancoramento com detalhe para a denominação de desmossomo quando essas junções estão entre as células e de hemidesmossomo quando a junção ocorre entre a célula e a membrana basal. (**C**) Junção comunicante.

O estrato espinhoso está sobre o estrato basal e possui entre 3 e 8 camadas de queratinócitos. Suas células possuem formato poliédrico e maior quantidade de tonofilamentos de queratina e de desmossomos entre as células quando comparado ao estrato basal. Em virtude da contração das células durante o processamento histológico, as junções entre os queratinócitos ficam evidentes e se assemelham a pequenos espinhos, originando o nome estrato espinhoso.

Conforme os queratinócitos amadurecem e se deslocam para a superfície, ocorre a formação do estrato granuloso. Neste estrato, os queratinócitos tornam-se mais alongados e achatados com seu maior eixo paralelo à superfície. A denominação estrato granuloso é decorrente ao aumento da quantidade de grânulos de querato-hialina no interior dos queratinócitos. A presença de profilagrina, proteína precursora da filagrina, nesses grânulos, é importante para o processo seguinte de compactar os tonofilamentos de queratina para a formação do estrato córneo. Adicionalmente, esses grânulos têm afinidade basófila, o que permite sua identificação nos queratinócitos desse estrato na coloração de hematoxilina-eosina (HE).

Após o estrato granuloso, os queratinócitos passam a ter seu citoplasma totalmente preenchido por queratina e perdem seu núcleo e demais organelas. Assim, o conjunto de células mortas forma estruturas normalmente chamadas de escamas. O primeiro estrato com essa característica é denominado estrato lúcido, pelo fato de ser translúcido ao microscópio e mais evidente na pele grossa. Em seguida, há o estrato córneo, formado por diversas fileiras dessas escamas queratinizadas e confere a importante função de barreira física e hídrica. A espessura do estrato córneo depende do tipo de pele, de sua localização e dos tipos de estímulos mecânicos a que estão submetidos.

Além dos queratinócitos, encontrados em todos os estratos, também estão presentes na epiderme os melanócitos, as células de Langerhans, as células de Merkel e as células-tronco (Figura 4).

Os melanócitos têm origem da crista neural e localizam-se no estrato basal do epitélio. Sua principal função é sintetizar a melanina, pigmento de cor marrom-escura, que confere proteção à radiação UV para evitar danos ao material genético das células do estrato espinhoso e basal. A melanina é produzida por diversos processos envolvendo a enzima tirosinase no interior do melanócito. Posteriormente, os grânulos contendo melanina são transferidos para os queratinócitos em razão dos prolongamentos dos melanócitos (Quadro 3).

As células de Langerhans participam da defesa imunológica da pele, pois têm função de apresentação de antígenos. Localizam-se em toda a epiderme entre os queratinócitos. Após o processamento do antígeno, a célula de Langerhans migra para o linfonodo regional e realiza apresentação aos linfócitos T. Adicionalmente, também tem sido estudado o papel dessas células em mediar inflamação em doenças.

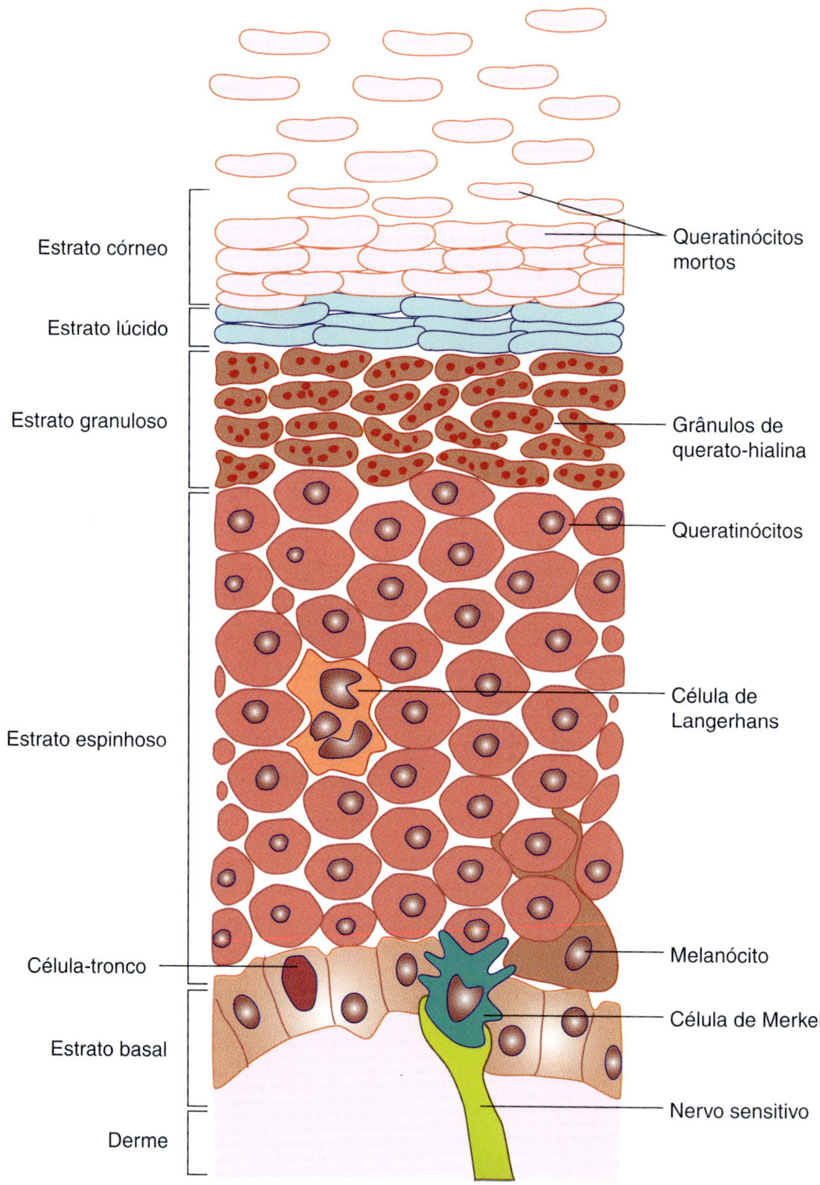

FIGURA 4 Desenho esquemático dos estratos da pele com a indicação das células que compõem a epiderme. Em maior quantidade, estão os queratinócitos. No estrato basal, com função progenitora, estão algumas células-tronco assim, como as células de Merkel, que têm função sensorial. Os melanócitos produzem os grânulos de melanina e transferem estes grânulos para os queratinócitos. As células de Langerhans atuam na defesa imunológica da pele.

Quadro 3 DIFERENÇAS NAS TONALIDADES DA PELE

A pigmentação da pele depende de diversos fatores, como genéticos, ambientais e endócrinos. O número de melanócitos, entre as etnias, é muito semelhante. Assim, a quantidade de melanina produzida, o tipo de melanina e o tamanho dos grânulos de melanina são fatores que contribuem para a cor da pele. Existem dois tipos de pigmento de melanina: a eumelanina, que tem coloração preto-acastanhada, e a feumelanina, que tem coloração amarelo-avermelhada. A quantidade produzida de cada tipo é determinada geneticamente e também tem influência sobre a coloração dos cabelos e dos olhos.

A exposição à radiação ultravioleta, principalmente pela luz solar, leva ao escurecimento da melanina presente, aceleração da produção da melanina e transferência para os queratinócitos.

Leitura complementar: Del Bino S, Duval C, Bernerd F. Clinical and Biological Characterization of Skin Pigmentation Diversity and Its Consequences on UV Impact. Int J Mol Sci. 2018;19(9):2668. doi:10.3390/ijms19092668

As células de Merkel são células dendríticas presentes no estrato basal que possuem função sensorial. Por isso, estão presentes em maior quantidade na palma das mãos e dos pés e ponta dos dedos, locais em que a sensibilidade tátil é maior.

As células-tronco presentes na epiderme são extremamente importantes para manutenção da homeostase e da constante renovação celular. Essas células estão presentes no estrato basal e, ao realizar a divisão celular, podem se manter como células-tronco indiferenciadas ou então se diferenciarem em queratinócitos para a manutenção celular dos estratos.

Membrana basal

A membrana basal realiza a interface entre a epiderme e derme e é formada por glicoproteínas e proteoglicanas. Tem a importante função de controlar a troca de macromoléculas entre o tecido epitelial e o tecido conjuntivo, bem como determinar a polaridade das células epiteliais e, assim, a organização e maturação da epiderme. Por fim, permite a firme conexão entre os dois tecidos para fornecer resistência mecânica à pele. Como forma de aumentar essa resistência, o tecido epitelial lança projeções em direção à derme formando as cristas epidérmicas e estas se complementam pelas papilas dérmicas (Figura 5). Assim, em locais com maior estresse mecânico, as cristas epidérmicas são mais profundas.

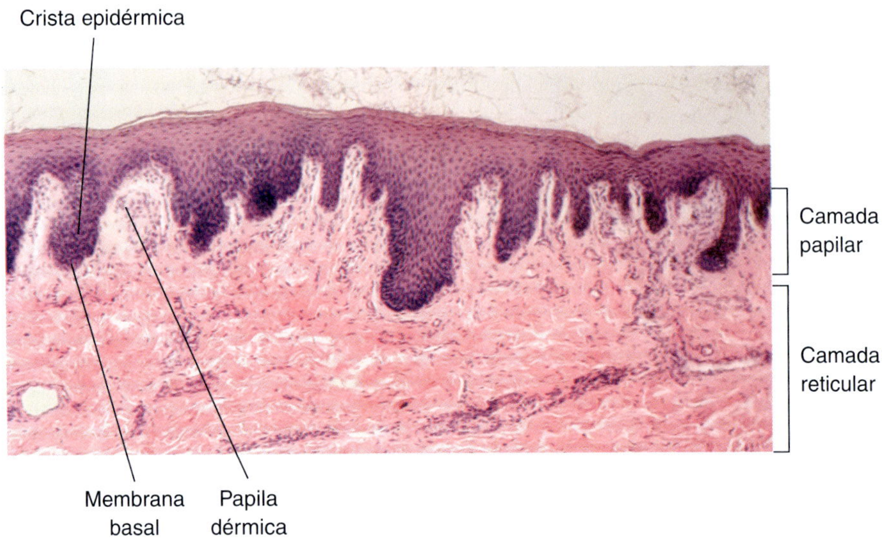

FIGURA 5 Preparo histológico em HE da pele fina para evidenciar componentes histológicos da epiderme e da derme. As projeções epiteliais em direção ao tecido conjuntivo são denominadas cristas epidérmicas. A camada papilar é composta por um tecido conjuntivo frouxo entre as cristas epidérmicas e as papilas dérmicas. A camada reticular é mais espessa e composta por tecido conjuntivo denso não modelado com feixes espessos de colágeno e fibras elásticas.

DERME

Camadas da derme

O tecido conjuntivo adjacente à epiderme realiza o suporte mecânico da pele permitindo sua integridade e elasticidade. Também realiza o suporte de suprimento sanguíneo, visto que a epiderme não é vascularizada. Na derme, também estão presentes os anexos da pele.

Histologicamente, a derme é dividida em duas camadas: a camada papilar e a camada reticular (Figura 5). A **camada papilar** tem menor espessura e compreende as cristas epidérmicas e papilas dérmicas. É constituída por tecido conjuntivo frouxo com predomínio de fibras de colágeno tipo I, tipo III e fibras elásticas. A **camada reticular** é mais espessa e constituída por tecido conjuntivo denso não modelado. Assim, em sua composição são observados feixes espessos e desorganizados de colágeno e fibras elásticas. A composição da matriz extracelular que permeia esses feixes por toda a derme apresenta glicosaminoglicanas, como ácido hialurônico, proteoglicanas e glicoproteínas.

A proporção dos elementos que constituem a matriz extracelular está diretamente relacionada às propriedades físicas desempenhadas pela região da pele (Quadro 4).

Quadro 4 **ELASTICIDADE E FIRMEZA DA PELE**

As expressões faciais são possibilitadas pela elasticidade da nossa pele, que se dobra em determinados pontos como consequência da contração dos músculos da mímica facial. Com o passar do tempo, essas dobras podem ficar aprofundadas, levando à formação de sulcos bem demarcados, chamados de linhas de expressão ou rugas. Para reduzir esses sulcos, pode-se utilizar a toxina botulínica, visto que ela age impedindo a liberação da acetilcolina, o neurotransmissor responsável por desencadear a contração muscular. Na presença da toxina, o músculo não se contrai e, assim, reduz-se a profundidade das linhas de expressão formadas durante o movimento facial.

Com a idade e em decorrência de agressões que a pele sofre, ocorre redução da presença de proteínas da matriz extracelular na derme da pele, bem como alteração do colágeno produzido. Observam-se, como consequência, redução da firmeza da pele e aumento da flacidez, acentuando a presença de linhas de expressão e rugas. Com o objetivo de preencher e diminuir essas profundidades, podem ser utilizadas injeções de ácido hialurônico. O ácido hialurônico auxilia preenchendo o espaço, dando volume e atraindo água para a região, o que também traz volume e sensação de uma pele mais firme.

Células da derme

As células na derme são classificadas, de acordo com a sua função, como residentes ou transitórias. As células residentes são os fibroblastos, macrófagos e mastócitos, enquanto as transitórias são células sanguíneas, como linfócitos, neutrófilos e plasmócitos.

Os fibroblastos realizam a síntese de colágeno, fibras elásticas e da matriz extracelular presente no tecido conjuntivo, além de fatores de crescimento que fazem a manutenção desse tecido. É uma célula fusiforme, com citoplasma proeminente, e alongada, identificada histologicamente por entre os feixes de fibras do tecido conjuntivo. Quando essas células possuem menor atividade de síntese, passam a ter um estado relativamente inativo e são denominadas fibrócitos. Os fibrócitos são menores e mais alongados e, portanto, possuem menor atividade de síntese de matriz extracelular. No entanto, os fibrócitos podem retornar à sua atividade de fibroblastos (Quadro 5).

Quadro 5 FUNÇÃO DOS FIBROBLASTOS E CICATRIZAÇÃO

O processo de cicatrização de feridas pode ser dividido em três etapas que se sobrepõem: inflamação, proliferação e remodelamento. Em um primeiro momento, logo após a ocorrência da ferida, inicia-se a formação do coágulo sanguíneo que induz a chegada de células inflamatórias e a liberação de citocinas que estimulam a migração de fibroblastos para o local. Esses fibroblastos têm alta capacidade de contratilidade e, portanto, são denominados miofibroblastos. Os miofibroblastos irão proliferar e se contrair em conjunto com a formação de novos vasos sanguíneos e a reepitelização para fechar a ferida. Na etapa de remodelamento, a ferida já está superficialmente fechada e ocorre a substituição dos remanescentes do coágulo de fibrina em novas fibras e componentes da matriz extracelular pelos miofibroblastos.

Esse processo deve acontecer em equilíbrio, visto que a produção exacerbada de componentes da matriz extracelular leva à formação de queloides e distúrbios na cicatrização não permitem o completo fechamento das feridas, que podem se tornar crônicas. Condições como diabetes, idade e vasculopatias são fatores de risco para a formação de feridas crônicas. Estas condições estão relacionadas com aumento da inflamação no local, que não permitiria a formação de miofibroblastos e, assim, não ocorrem contração da ferida, produção de colágeno e remodelamento da matriz extracelular necessária.

Os macrófagos são células apresentadoras de antígenos. Realizam fagocitose de partículas estranhas e liberam citocinas, participando de reações imunológicas. Têm origem principalmente nos monócitos que circulam na corrente sanguínea e realizam migração para os tecidos, diferenciando-se em macrófagos. Em cortes histológicos do tecido conjuntivo, o macrófago é caracterizado como uma célula de citoplasma abundante com núcleo oval centralizado.

Os mastócitos participam de reações inflamatórias, sendo mais reconhecida sua participação em reações alérgicas, pois apresentam grânulos de heparina e histamina no citoplasma. São células globosas com núcleo esférico central e possuem na sua superfície receptores para IgE. A exposição a uma substância alergênica resulta na produção e liberação de IgE, que se ligará ao mastócito e desencadeará a liberação dos grânulos de heparina e histamina, provocando efeitos de reação alérgica como vasodilatação, edema, eritema e irritação.

Adicionalmente, células transitórias da circulação sanguínea, como neutrófilos, linfócitos, eosinófilos e plasmócitos, também podem estar presentes de acordo com a localização e a presença de doenças.

Suprimento sanguíneo e nervoso da pele

O suprimento sanguíneo da pele consiste em dois plexos arteriais e três plexos venosos. Os plexos arteriais estão localizados entre a camada papilar e a camada reticular da derme e entre a derme e a hipoderme. Os plexos venosos estão nesses mesmos locais e percorrem o meio da derme. O sistema de vasos linfáticos percorre os mesmos locais do plexo arterial: um plexo entre as camadas papilar e reticular e outro entre a derme e a hipoderme.

As terminações nervosas realizam a percepção de estímulos do ambiente externo, sendo receptores táteis e de variações de temperatura. Podem ser classificados entre terminações nervosas livres e receptores encapsulados e não encapsulados. As terminações nervosas livres estão presentes na epiderme e nos anexos da pele. Na derme, estão presentes terminações nervosas encapsuladas com tecido conjuntivo. Esses receptores encapsulados são os corpúsculos de Ruffini, Vater-Pacini, Meissner e Krause, que também contribuem para detecção de pressão e sensibilidade tátil da pele (Quadro 6).

Quadro 6 TERMINAÇÕES NERVOSAS E SENSIBILIDADE DA PELE

A alta capacidade da sensibilidade na pele está relacionada com o número de terminações nervosas e seus tipos. As terminações nervosas livres estão em maior quantidade na epiderme e terminam no estrato granuloso. São caracterizadas como livres por não terem revestimento de tecido conjuntivo ou com células de Schwann. Atuam na função sensorial de tato fino, calor, frio e dor. Também estão presentes ao redor do folículo piloso, em que atuam como mecanorreceptores.

As terminações nervosas que possuem cápsula de tecido conjuntivo ao redor possuem funções mais específicas relacionadas a sua estrutura. Os corpúsculos de Pacini são estruturas grandes com a presença do axônio sendo recoberto por séries de lamelas que contêm células de Schwann presentes na derme mais profunda e hipoderme. Realizam a detecção de mudanças de pressão e vibrações. Os corpúsculos de Meissner são receptores de tato com formato de cilindro estreito presentes nas papilas dérmicas. Estão presentes, principalmente, na pele desprovida de pelo, como nos lábios e palmas das mãos e dos pés. Os corpúsculos de Ruffini são estruturas menores em forma de bulbo, presentes nas camadas mais profundas da derme e respondem ao estiramento e à torção mecânica da pele. Os corpúsculos de Krause têm cápsula em forma de botão presentes na derme e recebem informações de frio.

(continua)

Quadro 6	TERMINAÇÕES NERVOSAS E SENSIBILIDADE DA PELE (*Continuação*)

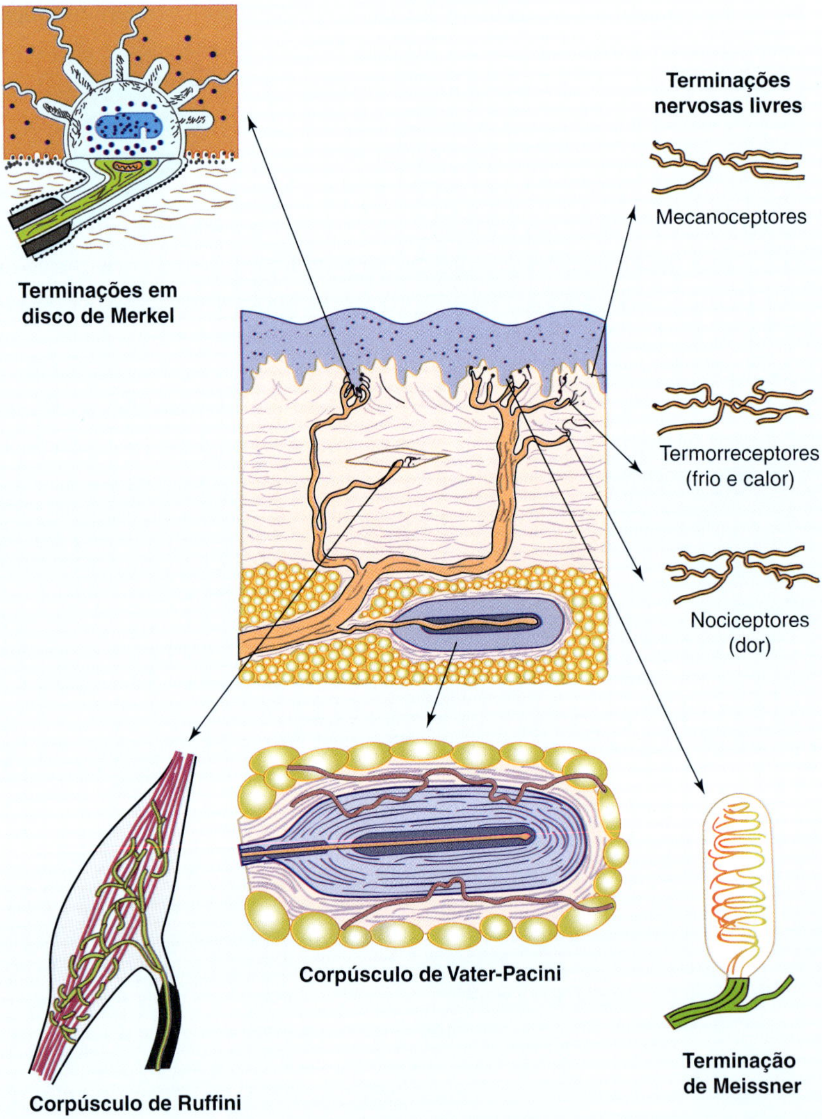

FIGURA 6 Desenho esquemático das terminações nervosas presentes na pele. Na epiderme, estão presentes as células de Merkel e terminações nervosas livres. Adicionalmente, podem ser encapsuladas terminações nervosas, como acontece nas estruturas ilustradas e denominadas corpúsculos de Ruffini, Vater-Pacini, Meissner e Krause.

ANEXOS DA PELE

Os anexos da pele são derivados da invaginação do epitélio epidérmico. São eles: os folículos pilosos e as glândulas sebáceas e sudoríparas. Os pelos produzidos pelos folículos pilosos e a secreção das glândulas sudoríparas são responsáveis pela homeostase da temperatura corporal. A secreção das glândulas sebáceas tem função protetora.

Folículo piloso

O folículo piloso é uma invaginação da epiderme em cujo centro ocorre a formação do pelo. A região do bulbo piloso está presente na derme e, conforme ocorre a formação do pelo, este atravessa para a região externa. Ao redor do bulbo, está presente a papila dérmica, formada por tecido conjuntivo bem vascularizado. O bulbo piloso, na fase de crescimento, apresenta-se dilatado e ocorre a multiplicação das células e sua diferenciação em tipos celulares variados para a composição do pelo. No bulbo, estão presentes células indiferenciadas e melanócitos que conferem a pigmentação do pelo. De maneira didática, divide-se a haste do pelo em três regiões (Figura 7):

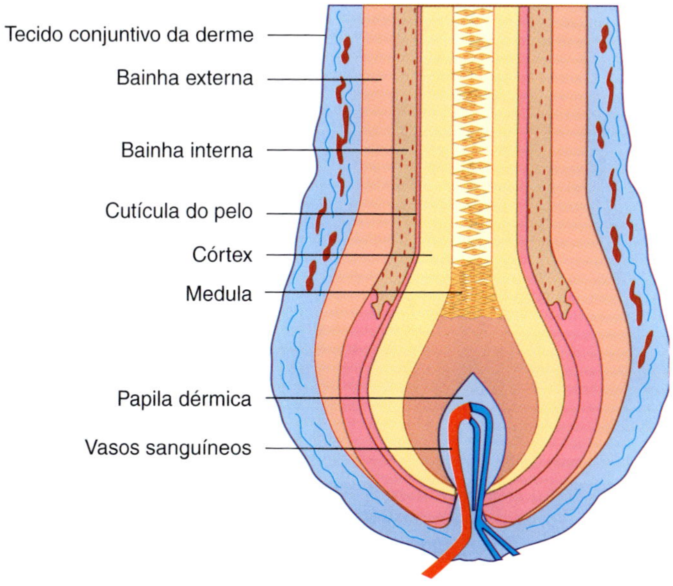

FIGURA 7 Desenho esquemático do bulbo piloso. A papila dérmica é ricamente vascularizada. Na região mais interna, observa-se a presença das bainhas externa e interna que conduzem o pelo ao ambiente externo. Para a haste do pelo propriamente dito, este é categorizado em cutícula, medula e córtex.

a medula, o córtex e a cutícula do pelo. A medula do pelo é a região central interna, que contém células fracamente queratinizadas. Ao redor delas, no córtex do pelo, as células são mais queratinizadas e estão compactadas. Na região externa, ocorre a formação da cutícula do pelo, que apresenta células com maior nível de queratinização e dispostas em escamas. Para a condução do pelo ao ambiente externo, estão presentes duas bainhas epiteliais: interna e externa. A bainha epitelial interna envolve o pelo na sua porção inicial e termina na região onde as glândulas sebáceas estão presentes. A bainha epitelial externa tem continuidade com o epitélio da epiderme (Figura 8). Associados ao folículo piloso, encontram-se glândulas sebáceas, que secretarão o sebo no folículo, e músculos eretores do pelo.

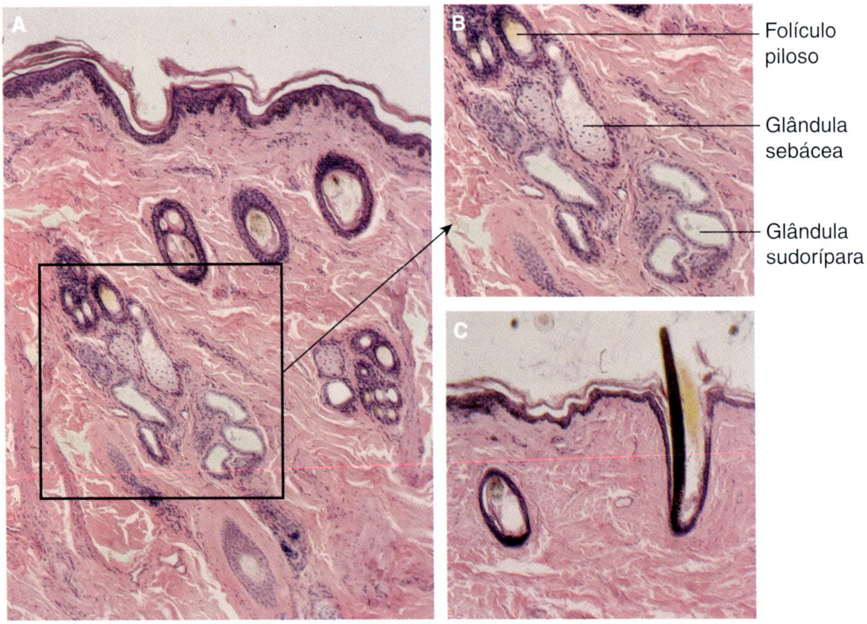

FIGURA 8 (**A**) Preparo histológico em hematoxilina-eosina (HE) da pele fina em que se observam a epiderme queratinizada e a derme com folículo piloso, glândula sebácea e glândula sudorípara em menor aumento. (**B**) Detalhe em maior aumento com demarcação de folículo piloso, glândula sebácea e glândula sudorípara. Note a presença de tecido epitelial ao redor dos cortes transversais do folículo piloso. A presença de conteúdo lipídico (sebo) produzido pela glândula sebácea apresenta coloração clara e granulosa, enquanto a glândula sudorípara é evidenciada pela presença de células claras e menores. (**C**) Preparo histológico em HE de pele fina em que se observam a continuidade do tecido epitelial e a condução do pelo para ambiente externo. Observe a saída da haste do pelo para a região externa.

Unha

As unhas são placas de células queratinizadas presentes nos dedos das mãos e dos pés, formadas por escamas córneas compactadas. Elas crescem continuamente como placas ungueais sobre os leitos ungueais a partir da proliferação e diferenciação das células na raiz da unha.

Glândula sebácea

As glândulas sebáceas são acinosas, com dutos curtos, que geralmente secretam nos folículos pilosos. Os ácinos são formados por uma camada de células epiteliais na membrana basal presentes na derme. À medida que essas células proliferam e se diferenciam, seu citoplasma fica preenchido pela secreção. Esta secreção é constituída por diversos lipídios, como triglicerídeos e ácidos graxos livres, o que confere uma aparência clara e granulosa dessas células ao microscópio (Figura 8). Por ter secreção holócrina, as células mais centrais do ácino morrem e se rompem, levando à secreção do sebo.

Glândulas sudoríparas

As glândulas sudoríparas são do tipo tubulosas simples, enoveladas com dutos que se abrem na superfície da pele. A porção secretora é constituída por três células principais: células escuras, células claras e células mioepiteliais. As células escuras apresentam grânulos de secreção no interior, enquanto as células claras não possuem grânulos e estão associadas à produção da parte aquosa do suor. Adicionalmente, as células mioepiteliais que se localizam entre as demais auxiliam na secreção dos produtos das células. Histologicamente, observa-se citoplasma claro na coloração por HE e não é possível diferenciar entre células claras e escuras. Os dutos da glândula sudorípara são formados por epitélio cúbico estratificado (Figura 8).

A secreção do suor é diluída, contendo pouca quantidade de proteínas e íons como sódio, potássio e cloreto. Com função de manter a temperatura corporal em equilíbrio, o suor, ao chegar na pele e evaporar, reduz a temperatura corporal. A secreção do suor também pode ser estimulada por fatores de estresse emocional.

Em algumas regiões do corpo, como axila, regiões perianal, pubiana e aréola mamária, estão presentes glândulas sudoríparas de maior tamanho, que apresentam secreção ligeiramente viscosa, denominadas glândulas sudoríparas apócrinas, nas quais são eliminados pequenos fragmentos do citoplasma. Contudo, existem estudos que mostram que essas glândulas podem ser semelhantes às demais glândulas sudoríparas e realizar secreção merócrina, ou seja, sem perda de citoplasma.

MUCOSA ORAL

A mucosa oral reveste a cavidade oral e exerce características específicas da região. Semelhante à pele, a mucosa é composta por tecido epitelial estratificado pavimentoso e com tecido conjuntivo adjacente. No entanto, denomina-se mucosa quando esses tecidos revestem cavidades úmidas do corpo, como boca, intestino e bexiga.

As funções da mucosa oral se assemelham às da pele, sendo, principalmente, de revestimento, proteção e função de barreira contra agentes infecciosos. Nesse sentido, a proteção realizada durante apreensão e mastigação de alimentos é importante. A mucosa oral tem função sensorial bem desenvolvida e inclusive estruturas específicas para o paladar. Algumas regiões, por exemplo, apresentam glândulas salivares no tecido conjuntivo que realizam secreção de saliva para lubrificar a mucosa e auxiliar na digestão.

Apesar de apresentar organização semelhante à pele, a mucosa oral apresenta mudanças na dinâmica celular, bem como na nomenclatura. Neste particular, enquanto na pele as camadas são classificadas em epiderme e derme, na mucosa as camadas são denominadas mucosa e submucosa. Nesta organização, a **camada mucosa** se refere ao tecido epitelial pavimentoso estratificado, e à lâmina própria de tecido conjuntivo frouxo subjacente. Já a **camada submucosa** está relacionada à região mais profunda do tecido conjuntivo, podendo conter glândulas salivares menores e tecido adiposo. A submucosa pode ou não estar presente, de acordo com a região da boca.

Em relação ao epitélio da mucosa, este também é formado por uma grande quantidade de queratinócitos e uma menor proporção de melanócitos, células-tronco, células de Langerhans e células de Merkel (Quadro 7). Os queratinócitos estão fortemente aderidos uns aos outros, com pouca quantidade de matriz extracelular e sem a presença de vasos sanguíneos (avascular).

Uma diferença marcante é que, de acordo com a região da cavidade oral, há epitélio queratinizado ou epitélio não queratinizado na superfície. Nestes dois tipos acontecem proliferação e diferenciação em estratos dos queratinócitos em direção à superfície. O epitélio queratinizado da mucosa oral apresenta os mesmos estratos apresentados na pele fina: basal, espinhoso, granuloso e córneo (Figura 9A). Já no epitélio não queratinizado, por não ter a superfície recoberta por queratinócitos repletos de queratina, observam-se os seguintes estratos: basal, espinhoso, intermediário e superficial (Figura 9B).

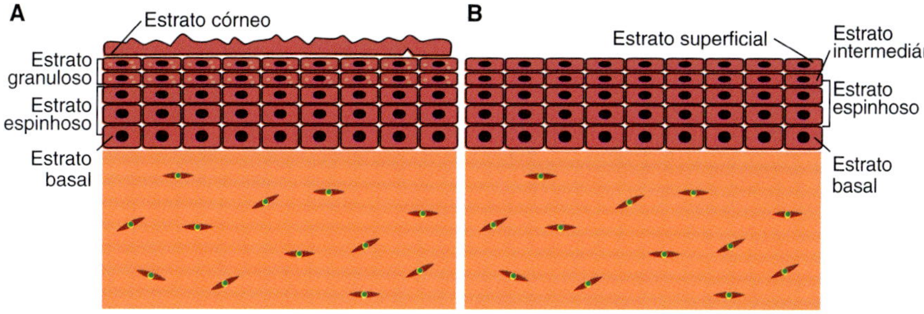

FIGURA 9 Desenho esquemático dos dois principais tipos de mucosa presentes na cavidade oral. (**A**) Epitélio queratinizado da mucosa com os estratos basal, espinhoso, granuloso e córneo. (**B**) Epitélio não queratinizado da mucosa com os estratos basal, espinhoso, intermediário e superficial. O tipo de epitélio depende da região e da função na cavidade oral.

No estrato basal, observam-se as células-tronco deste epitélio entremeadas aos queratinócitos. As células do estrato espinhoso também possuem menos desmossomos. No estrato intermediário, os queratinócitos tornam-se gradualmente mais achatados e possuem alguns grânulos de queratina que também serão liberados para promover impermeabilidade do epitélio. No último estrato, denominado superficial, as células são mais achatadas e alongadas (Quadro 8).

Quadro 7 **MELANINA NA MUCOSA ORAL**

A pigmentação intraoral é comumente observada pela presença de melanócitos nesse epitélio e está relacionada à etnia. Contudo, a função dos melanócitos no epitélio da cavidade oral ainda não é bem compreendida.

Além disso, existem lesões patológicas que possuem coloração escurecida e merecem atenção do cirurgião-dentista, desde lesões benignas, como nevo melanócito, até lesões malignas, como melanoma.

Quadro 8 **DESORDENS POTENCIALMENTE MALIGNAS E TUMORES DE ORIGEM EPITELIAL**

As mutações genéticas e alterações epigenéticas podem causar alterações no fenótipo das células e levar a alterações nos tecidos. No tecido epitelial oral, modificações na organização dos estratos e na morfologia dos queratinócitos estão relacionadas com desordens potencialmente malignas, ou seja, que podem ou não se tornar carcinomas. Clinicamente, podem ser observadas como manchas brancas ou avermelhadas que não estão relacionadas a agentes traumáticos. Quando realizada a biópsia e observado histologicamente, podem-se observar queratinócitos alterados, com tamanhos variados, produzindo maior quantidade de queratina e modificações na organização dos estratos.

(*continua*)

Quadro 8 **DESORDENS POTENCIALMENTE MALIGNAS E TUMORES DE ORIGEM EPITELIAL** (*Continuação*)

Quando esses queratinócitos alterados atravessam a membrana basal e invadem o tecido conjuntivo, ocorre o estabelecimento de um tumor maligno de origem epitelial (carcinoma). Na mucosa oral, o carcinoma tem origem nas células do estrato espinhoso e, por isso, é chamado de carcinoma espinocelular. Na pele, é mais comum a ocorrência de carcinoma de origem das células do estrato basal, assim chamado de carcinoma basocelular, que não é tão agressivo quando comparado ao carcinoma espinocelular.

A imagem da figura demonstra as diferenças clínicas e histopatológicas observadas em uma mucosa normal, com desordem potencialmente maligna e com carcinoma espinocelular.

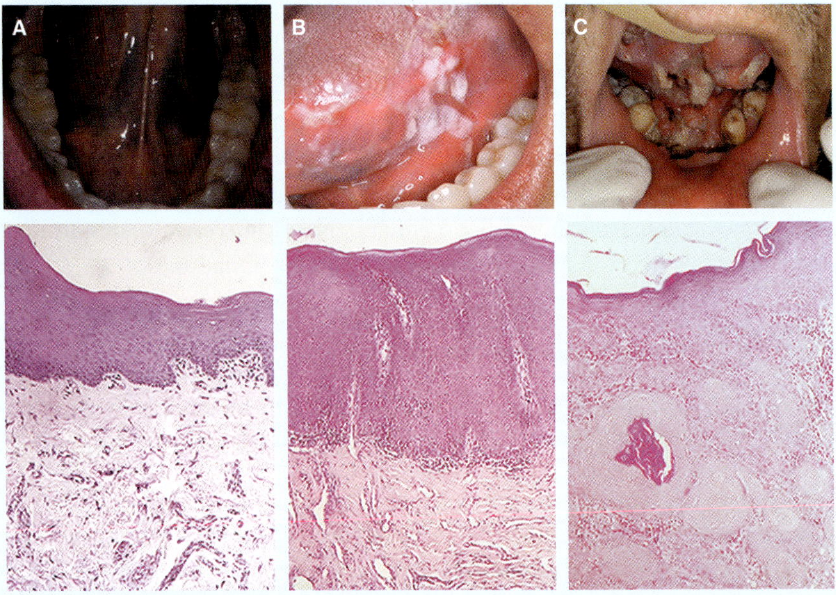

FIGURA 10 (**A**) Imagens clínicas e de preparos histológicos em hematoxilina-eosina (HE) de mucosa normal. Observe que a mucosa normal apresenta tecido epitelial com estratos organizados e bem-definidos com nítida separação para a derme. (**B**) Imagens clínicas e de preparos histológicos em HE de desordem potencialmente maligna. A imagem clínica apresenta placas esbranquiçadas. No preparo histológico, estão presentes alterações em tecido epitelial, como aumento no número de estratos e morfologia alterada dos queratinócitos. Essas alterações estão contidas apenas no tecido epitelial. (**C**) Imagens clínicas e de preparos histológicos em HE de carcinoma espinocelular oral. A imagem clínica demonstra uma úlcera de margens não definidas. Observa-se histologicamente que células de origem epitelial invadem o tecido conjuntivo e apresentam modificações morfológicas.

Fonte: imagens clínicas gentilmente cedidas pela Profa. Dra. Fernanda Visioli.

Em relação ao tecido conjuntivo da lâmina própria e da camada submucosa, observam-se células residentes (fibroblastos, macrófagos e mastócitos) e células transitórias (linfócitos, neutrófilos, plasmócitos, entre outras) realizando as mesmas funções observadas na derme. Esse tecido conjuntivo possui grande quantidade de matriz extracelular contendo fibras colágenas, fibras elásticas e glicosaminoglicanas, e seus constituintes variam de acordo com a região da cavidade oral (Quadro 9). Os anexos, no entanto, diferem entre a pele e a mucosa oral. Enquanto na pele observam-se folículos pilosos, glândulas sebáceas e sudoríparas, na mucosa observam-se glândulas sebáceas e ainda glândulas salivares menores.

Quadro 9 TATUAGEM POR AMÁLGAMA

Materiais metálicos, como restaurações de amálgama, podem ser incorporadas aos tecidos da mucosa oral e exibir pigmentação. Essas manchas estão associadas à presença desse tipo de material na cavidade. Quando observado histologicamente, observa-se a presença de material escuro entre as fibras da matriz extracelular do tecido conjuntivo, bem como a presença de células inflamatórias contendo esses materiais.

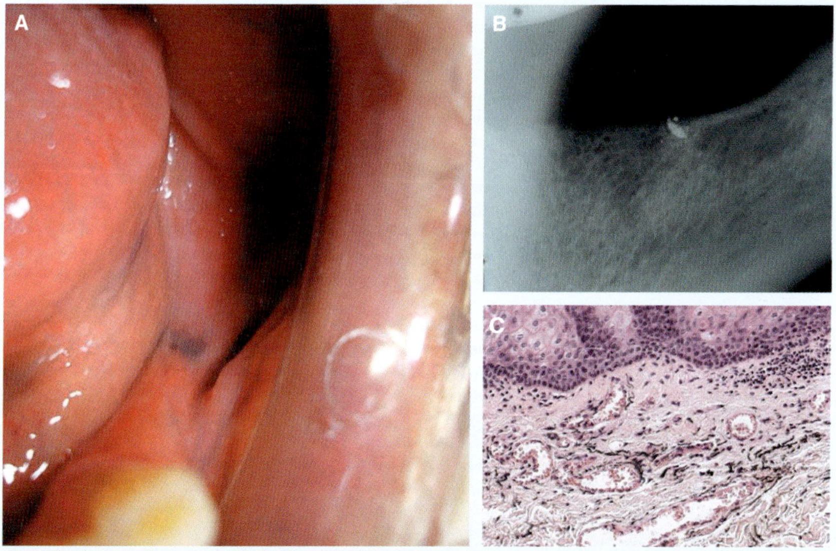

FIGURA 11 (**A**) Imagem clínica de tatuagem por amálgama. Note lesão escurecida em mucosa. (**B**) Imagem radiográfica em que se observa fragmento radiopaco com possível indicação de material de amálgama. (**C**) Preparo histológico em hematoxilina-eosina de mucosa em que são observados filamentos escurecidos entremeados no tecido conjuntivo.

Fonte: imagens clínicas gentilmente cedidas pela Profa. Dra. Fernanda Visioli.

Tipos de mucosa oral

De acordo com a região específica da cavidade oral e sua função, existem particularidades no tecido. Assim, a mucosa oral divide-se em três tipos: mucosa de revestimento, mucosa mastigatória e mucosa especializada, e cada uma está associada a uma função mais específica e presente em determinadas regiões (Figura 12). Adicionalmente, observa-se uma mucosa de transição na região do vermelhão do lábio (junção mucocutânea) e próximo às gengivas (junção mucogengival).

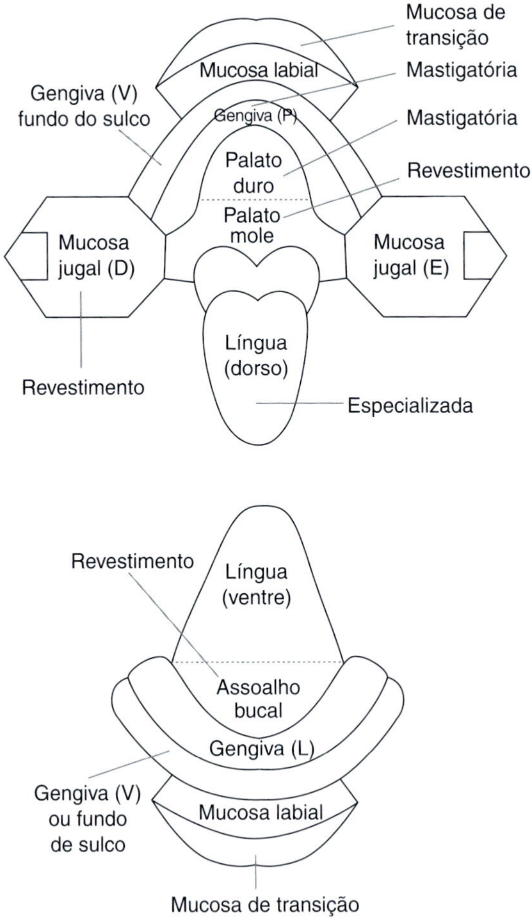

FIGURA 12 Desenho esquemático com indicação da localização da cavidade oral com o tipo de mucosa: mastigatória, de revestimento e especializada. O tipo de mucosa está relacionado à função e região presente.

Mucosa mastigatória

A mucosa mastigatória está presente na gengiva e no palato duro por serem locais diretamente expostos à pressão mecânica e a atritos dos alimentos durante a mastigação (Figuras 9A e 9B). Nesses locais, o tecido epitelial é queratinizado, podendo ter regiões de paraqueratina ou de ortoqueratina que diferem pela presença ou não de núcleos picnóticos (cromatina condensada e tamanho de núcleo menor) da queratina. O epitélio ortoqueratinizado não apresenta nenhum tipo de organela no estrato superficial de queratina, enquanto o epitélio paraqueratinizado apresenta núcleos remanescentes na queratina. Adjacente ao epitélio, está presente a lâmina própria contendo tecido conjuntivo frouxo com suprimento sanguíneo e nervoso. No palato duro, esse tecido conjuntivo tem pouca espessura em razão da proximidade com o tecido ósseo, e praticamente não apresenta camada submucosa.

Mucosa de revestimento

A mucosa de revestimento está presente nas mucosas alveolar, jugal e labial, assoalho da boca, ventre da língua, palato mole e lábios. Nestas regiões, além de revestirem a cavidade, é necessário conferir elasticidade aos tecidos. O epitélio da mucosa de revestimento é majoritariamente do tipo não queratinizado (Figura 13C), porém regiões de atrito crônico podem induzir queratinização em locais

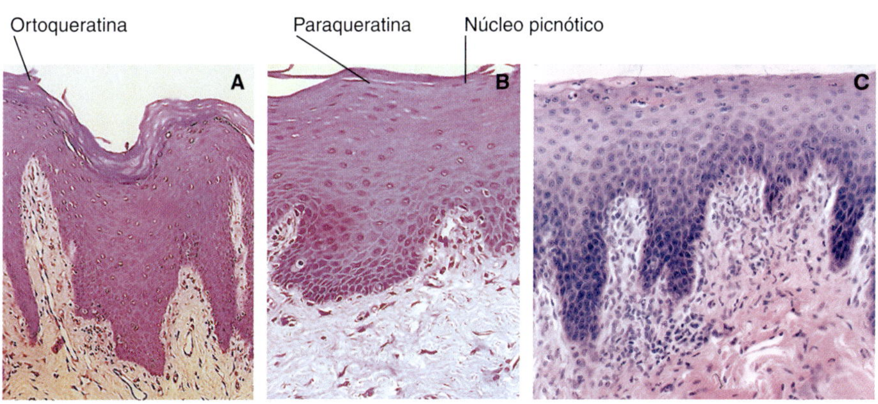

FIGURA 13 Diferenças de mucosa mastigatória e mucosa de revestimento. A mucosa mastigatória possui tecido epitelial ortoqueratinizado (**A**) ou paraqueratinizado em virtude da presença de núcleos picnóticos remanescentes (**B**), enquanto a de revestimento não possui camada de queratina (**C**).

isolados (Quadro 10). A lâmina própria e a camada submucosa são ricas em fibras elásticas. Porém, as características da submucosa variam de acordo com a região. Na **mucosa jugal da bochecha**, a submucosa é rica em glândulas salivares menores, glândulas sebáceas e em tecido adiposo (Quadro 15). No **assoalho da boca** se observa uma grande quantidade de vasos sanguíneos. No **palato mole** estão presentes glândulas salivares menores e tecido linfoide, importante para a defesa do organismo. Na **porção interna do lábio**, a submucosa apresenta glândulas salivares menores e tecido adiposo.

Quadro 10 **ACHADOS NA MUCOSA JUGAL**

A mucosa que reveste a cavidade oral é predominantemente de coloração rosada. Contudo, podem-se observar algumas alterações nessa região, como pontos amarelados ou regiões esbranquiçadas.

Regiões brancas na mucosa normalmente estão relacionadas à produção de queratina quando o epitélio é não queratinizado ou ainda a uma produção exacerbada de queratina. Este aumento da queratina está, na maioria das vezes, relacionado a um trauma sobre a mucosa. Nesse sentido, observa-se rotineiramente a presença de linha esbranquiçada na mucosa jugal, denominada linha alba. Ela é decorrente do fechamento dos arcos dentários na região, que promove esse aumento da queratina como forma de proteção da mucosa.

Contudo, é importante ressaltar que algumas regiões esbranquiçadas observadas também podem estar relacionadas com doenças e que merecem atenção do cirurgião-dentista.

Outro achado comum em mucosa jugal são pontos esbranquiçados ou amarelados. Esses pontos, clinicamente denominados grânulos de Fordyce, são glândulas sebáceas presentes nessa região da mucosa, principalmente em idosos. Além da mucosa jugal, também podem ser observados em mucosa labial e retromolar e são considerados variações anatômicas.

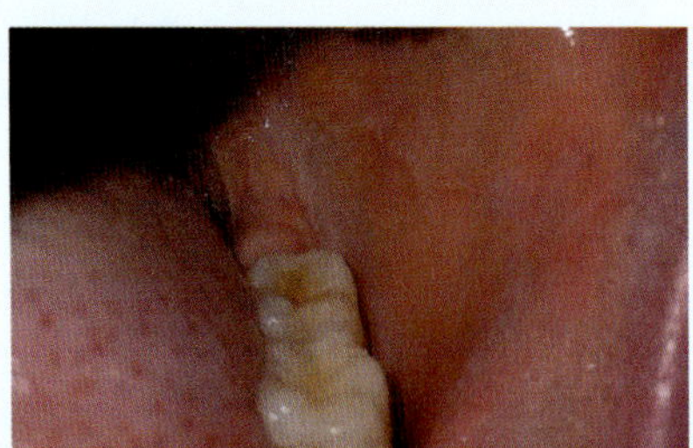

FIGURA 14 Imagem clínica de linha alba. Este é um achado clinicamente comum em mucosa jugal, decorrente da linha de mordida entre as arcadas, que promove maior produção de queratina nessa região.

Mucosa especializada

A mucosa presente no dorso da língua tem a função especializada de auxiliar na mastigação além de ser responsável pelo paladar. Assim, ela é revestida por epitélio queratinizado e possui estruturas específicas, denominadas papilas linguais. Essas papilas são classificadas em quatro tipos: papilas filiformes, fungiformes, valadas e foliadas (Figura 15). Na intersecção entre o corpo e a base da língua (também chamada de V lingual), observa-se a presença de 8 a 10 papilas valadas. A região do dorso do corpo da língua é predominantemente ocupada por papilas filiformes entremeadas por menores quantidades de papilas fungiformes. Na porção lateral da língua, estão presentes as papilas foliadas.

Papilas filiformes

São as papilas em maior quantidade na língua e, assim, responsáveis por sua textura aveludada. Essas papilas são finas e pontiagudas, com um epitélio queratinizado na superfície. São responsáveis pelo auxílio na mastigação e pela sensibilidade tátil fina da língua. Não são observados botões gustativos nessas papilas.

Papilas fungiformes

As papilas fungiformes estão localizadas esparsamente no dorso lingual. Têm formato de cogumelo, com revestimento de epitélio queratinizado, e são maiores do que as papilas filiformes. O tecido conjuntivo localizado no centro dessa papila é altamente vascularizado e, assim, são observadas macroscopicamente como pontos vermelhos na língua. Os botões gustativos estão presentes no epitélio queratinizado dessas papilas.

Papilas valadas

As papilas valadas ou circunvaladas recebem essa denominação por serem estruturas arredondadas rodeadas por um sulco circular. Estão presentes em um plano inferior da língua na região do V lingual e podem ser identificadas macroscopicamente. São revestidas por epitélio queratinizado contendo botões gustativos em suas paredes laterais (Figura 15). No tecido conjuntivo da camada submucosa, estão presentes glândulas salivares menores do tipo serosa, as quais são denominadas glândulas de von Ebner. São as únicas glândulas salivares

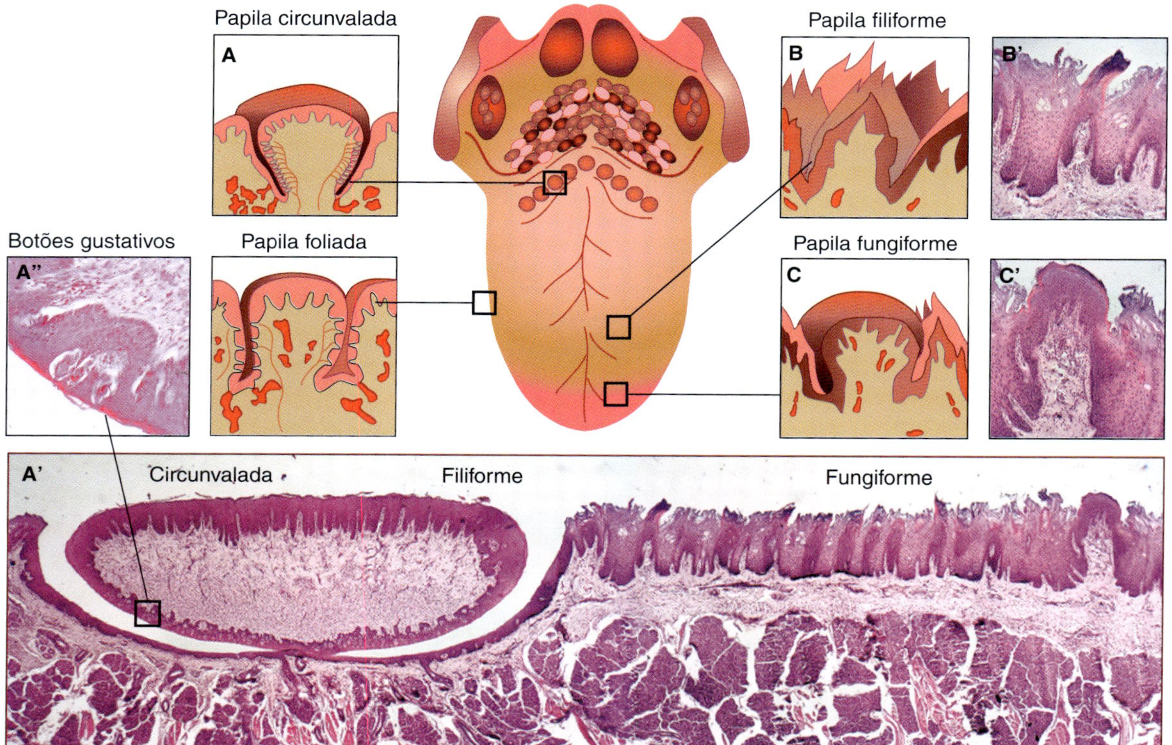

FIGURA 15 Desenho esquemático da localização e morfologia das papilas linguais presentes na superfície da língua. As papilas filiformes são as que estão em maior quantidade na língua e conferem aspecto aveludado a ela. As papilas fungiformes, valadas e foliadas são maiores, presentes em regiões específicas, e apresentam botões gustativos.

menores do tipo serosa e, assim, possuem secreção fluida que desemboca no fundo do sulco da papila valada. Dessa forma, acredita-se que essa secreção auxilia na remoção do material presente na vala e permite que novos estímulos cheguem aos botões gustativos.

Papilas foliadas

Estão presentes na borda lateral da língua e possuem fissuras paralelas entre as papilas. Na parede lateral da papila estão presentes os botões gustativos e as glândulas salivares serosas desembocam no sulco dessas papilas.

Os botões gustativos são receptores de sabor que percebem a química presente em alimentos e bebidas para componentes nutricionais, paladar e potencial toxicidade. Os botões são formados por três tipos celulares que se arranjam verticalmente de maneira semelhante a uma cabeça de alho. Estão espalhadas nas papilas linguais e podem estar presentes em outros locais da cavidade oral.

As células do tipo I são as mais numerosas dentro do botão gustativo e aparentemente exercem funções de suporte e de expressão de enzimas que eliminam neurotransmissores extracelulares. As células dos tipos II e III têm sido relatadas por serem responsáveis pela transmissão da informação e, assim, perceber os sabores (Quadro 11).

Quadro 11 **QUAIS SABORES SENTIMOS?**

Sentimos cinco sabores reconhecidos pela literatura: salgado, doce, azedo, amargo e umami. Por muito tempo se acreditou que existiam regiões específicas na língua para cada gosto. O que se entende pela literatura atual é que existem algumas regiões que sentem mais que outras, mas que todas são capazes de sentir esses cinco gostos. A sensação desses estímulos, contudo, parece estar relacionada ao tipo de célula presente no botão gustativo. Diversos mecanismos para detecção dos sabores vêm sendo demonstrados, como o envolvimento de canais iônicos ou receptores acoplados a proteínas G. Ambos os mecanismos resultam em um influxo de íons que desencadeiam a liberação de neurotransmissores para que ocorra a geração de um impulso nervoso por fibras nervosas sensitivas até o sistema nervoso central.

Leitura complementar: Roper SD, Chaudhari N. Taste buds: cells, signals and synapses. Nat Rev Neurosci. 2017;18(8):485-497. doi:10.1038/nrn.2017.68

JUNÇÕES NA MUCOSA

Em virtude dos diferentes tipos de mucosa na cavidade oral, estão presentes regiões de transição entre os tipos epiteliais. Essa transição é observada nas junções mucocutânea e mucogengival.

A junção mucocutânea acontece entre a pele, epitélio queratinizado, e a mucosa labial, epitélio não queratinizado. Nessa região estão os lábios, que possuem característica vermelhidão pela redução do estrato córneo e também por possuírem papilas dérmicas altas vascularizadas.

A junção mucogengival está presente na alteração entre o epitélio queratinizado da gengiva inserida que está próximo à coroa dentária para a região da mucosa alveolar, que é composta por tecido epitelial não queratinizado.

REFERÊNCIAS

Alaluf S, Atkins D, Barrett K, Blount M, Carter N, Heath A. Ethnic variation in melanin content and composition in photoexposed and photoprotected human skin. Pigment Cell Res. 2002;15(2):112-8. doi:10.1034/j.1600-0749.2002.1o071.x

Alberts B, Johnson A, Lewis J, Morgan D, Raff M, Roberts K, Walter P, Wilson J, Hunt T. Biologia molecular da célula. 6. ed. Porto Alegre: Artmed; 2017.

Arda O, Göksügür N, Tüzün Y. Basic histological structure and functions of facial skin. Clin Dermatol. 2014;32(1):3-13. doi:10.1016/j.clindermatol.2013.05.021.

Del Bino S, Duval C, Bernerd F. Clinical and biological characterization of skin pigmentation diversity and its consequences on UV impact. Int J Mol Sci. 2018;19(9):2668. doi:10.3390/ijms19092668

Blanpain C, Fuchs E. Epidermal stem cells of the skin. Annu Rev Cell Dev Biol. 2006;22:339-73. doi:10.1146/annurev.cellbio.22.010305.104357.

Deckers J, Hammad H, Hoste E. Langerhans cells: sensing the environment in health and disease. Front Immunol. 2018;9:93. doi:10.3389/fimmu.2018.00093

Des Jardins-Park HE, Foster DS, Longaker MT. Fibroblasts and wound healing: an update. Regen Med. 2018;13(5):491-5. doi:10.2217/rme-2018-0073

Hovav AH. Dendritic cells of the oral mucosa. Mucosal Immunol. 2014;7(1):27-37. doi:10.1038/mi.2013.42ovav

Jones KB, Klein OD. Oral epithelial stem cells in tissue maintenance and disease: the first steps in a long journey. Int J Oral Sci. 2013;5(3):121-9. doi:10.1038/ijos.2013.46

Jung HS, Akita K, Kim JY. Spacing patterns on tongue surface-gustatory papilla. Int J Dev Biol. 2004;48(2-3):157-61. doi:10.1387/ijdb.15272380

Junqueira LCU, Carneiro J. Histologia básica, texto e atlas. 13. ed. Rio de Janeiro: Guanabara Koogan; 2017.

Katchburian E, Arana V. Histologia e embriologia oral. 4. ed. Rio de Janeiro: Guanabara Koogan; 2017.

Liu J, Mao JJ, Chen L. Epithelial-mesenchymal interactions as a working concept for oral mucosa regeneration. Tissue Eng Part B Rev. 2011;17(1):25-31. doi:10.1089/ten.TEB.2010.0489

Nanci A. Ten Cate – Histologia oral. 9. ed. Rio de Janeiro: Guanabara Koogan; 2019.

Neville BW, Damm DD, Allen CM, Chi AC. Patologia oral e maxilofacial. 4. ed. Rio de Janeiro: Guanabara Koogan; 2016.

Roper SD, Chaudhari N. Taste buds: cells, signals and synapses. Nat Rev Neurosci. 2017;18(8):485-97. doi:10.1038/nrn.2017.68

Ross MH, Pawlina, W. Histologia, texto e atlas. 7. ed. Rio de Janeiro: Guanabara Koogan; 2016.

Squier CA. The permeability of oral mucosa. Crit Rev Oral Biol Med. 1991;2(1):13-32. doi:10.1177/10454411910020010301

Warnakulasuriya S, Reibel J, Bouquot J, Dabelsteen E. Oral epithelial dysplasia classification systems: predictive value, utility, weaknesses and scope for improvement. J Oral Pathol Med. 2008; 37(3):127-33.doi:10.1111/ j.1600-0714. 2007. 00584.x

Wu RQ, Zhang DF, Tu E, Chen QM, Chen W. The mucosal immune system in the oral cavity-an orchestra of T cell diversity. Int J Oral Sci. 2014;6(3):125-32. doi:10.1038/ ijos.2014.48

CAPÍTULO 6

Glândulas salivares

Anna Christina Medeiros Fossati
Marcelo Lazzaron Lamers

ASPECTOS GERAIS

A saliva contém água, proteínas, peptídeos, eletrólitos, sais orgânicos e inorgânicos, carboidratos, muco, anticorpos e fatores de crescimento. A saliva primária é secretada pelas glândulas salivares (maiores e menores), sendo modificada em seu trajeto à cavidade oral, bem como é acrescida dos fluidos do sulco gengival, transudatos da mucosa e metabólitos de microrganismos. Essa mistura complexa (saliva total) é responsável por auxiliar na mastigação, digestão, deglutição, dicção, fonação, lubrificação e proteção das mucosas, proteção/mineralização dos dentes, além de contribuir para manutenção e composição da microbiota oral.

A produção diária de saliva é cerca de 500 mL a 1 litro, sendo sua secreção muito diminuída à noite, durante o sono. A secreção de saliva pode ocorrer de forma estimulada (apresenta um fluxo superior a 0,7 mL/min), como por estímulos mecânicos e químicos decorrentes da mastigação, ou não estimulada (apresenta um fluxo de 0,1 a 0,3 mL/min). As glândulas salivares maiores representam 95% da produção da saliva, enquanto as glândulas salivares menores produzem os 5% restantes. Diferentes condições clínicas podem interferir na produção e/ou na secreção da saliva, ocasionando grandes distúrbios na homeostase oral com graves repercussões tanto para a saúde oral e geral quanto para o bem-estar e qualidade de vida das pessoas.

O ser humano apresenta três pares de glândulas salivares maiores, as quais estão situadas fora da cavidade bucal: as glândulas parótidas, submandibulares e sublinguais (Figura 1). Já as glândulas salivares menores são cerca de mil, estão situadas na submucosa de quase a totalidade da boca (exceto palato duro e gengivas), e incluem: glândulas labiais, linguais, retromolares, da mucosa jugal e do palato mole. As glândulas salivares possuem secreção exócrina; seu parênquima é constituído por unidades secretoras e seus dutos, enquanto o estroma possui matriz extracelular, células do tecido conjuntivo, vasos sanguíneos e terminações nervosas.

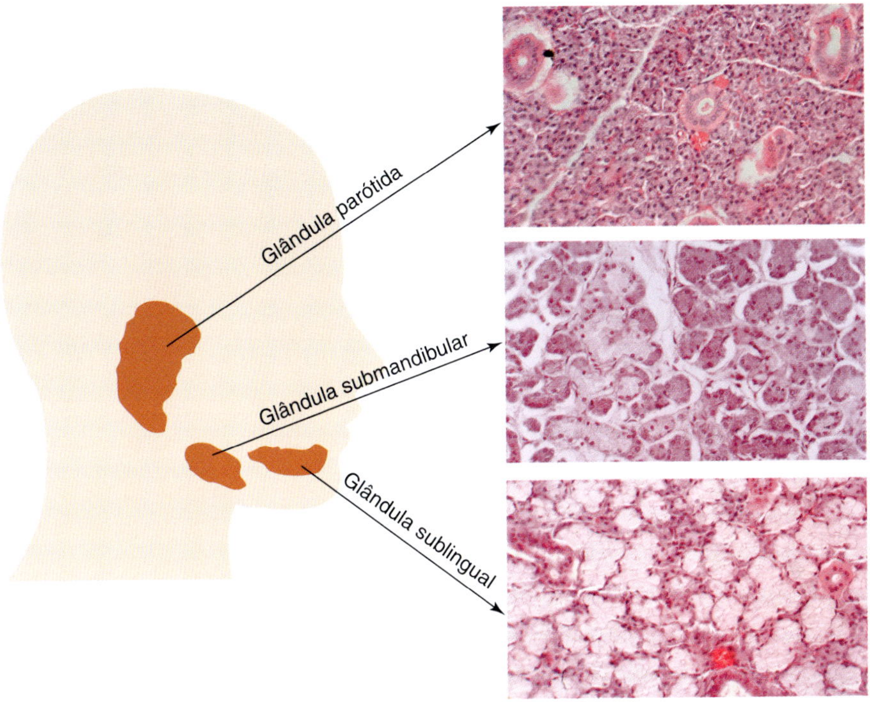

FIGURA 1 Localização e estrutura das glândulas salivares maiores.

As glândulas salivares maiores são envoltas por uma cápsula de tecido conjuntivo pouco denso, que penetra na glândula em forma de septos, tornando-se um tecido mais frouxo, dividindo-a em lobos e lóbulos (Figura 2). Finalmente, uma fina camada de tecido conjuntivo frouxo envolve as estruturas terminais, misturando-se ao conjuntivo ambiente. As glândulas salivares menores não possuem cápsula. Adicionalmente, as glândulas salivares maiores desaguam seu produto de secreção na cavidade oral por meio de um trajeto longo de dutos, enquanto as glândulas salivares menores utilizam curtas estruturas dutais para a mesma finalidade.

ORGANIZAÇÃO GERAL DAS GLÂNDULAS SALIVARES

A menor unidade funcional de uma glândula salivar é denominada adenômero (Figura 3). O adenômero é constituído por uma porção secretora (células serosas ou mucosas) e uma porção condutora (dutos intercalar, estriado e excretor), além de células mioepiteliais. No estroma adjacente aos adenômeros são encontrados vasos sanguíneos, terminações nervosas, matriz extracelular e células como linfócitos e plasmócitos.

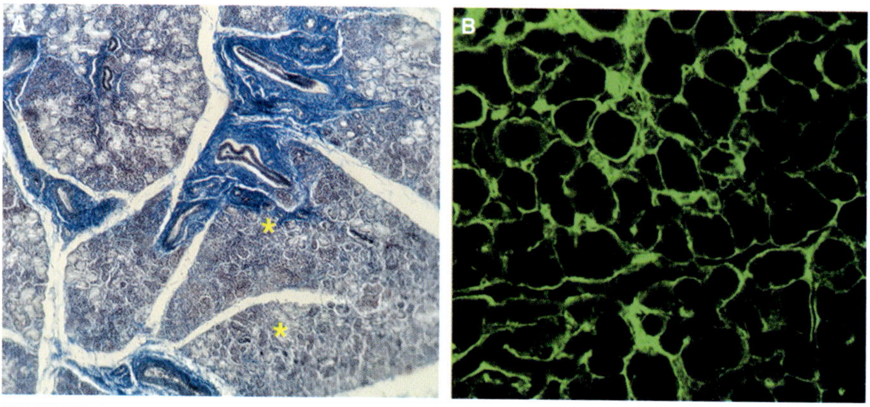

FIGURA 2 (**A**) Coloração tricrômica de Masson evidenciando fibras colágenas (coloração azul) na região de estroma interlobular. (**B**) Presença de colágeno tipo III (verde) circundando as unidades secretoras de uma glândula parótida. (*) Lóbulos.

Células serosas

As células serosas secretam uma saliva primária fluida, rica em sais minerais, glicoproteínas e proteínas com atividade enzimática, antimicrobiana e ligadoras ao cálcio. São células de formato piramidal, cujo citoplasma contém um conjunto de organelas necessárias para a síntese proteica. Os núcleos das células serosas são esféricos, localizados no polo basal, e possuem uma cromatina descondensada (eucromatina) característica de células com elevada transcrição gênica (Figura 4). Ainda no polo basal próximo ao núcleo, observa-se uma extensa rede de retículo endoplasmático rugoso. Situados lateralmente ao núcleo observam-se um extenso aparelho de Golgi, muitos ribossomos livres e muitos lisossomos.

Os componentes macromoleculares do fluido primário são empacotados em vários grânulos que se localizam no citoplasma apical, esperando o momento de sua secreção. Esses grânulos revestidos de membrana apresentam, ao microscópio eletrônico de transmissão (MET), aspectos variados de tamanho e densidade, dependendo do grau de maturação em que se encontram as proteínas sintetizadas.

Em virtude da diferença de composição dos polos basal (ribossomos e retículo endoplasmático rugoso) e apical (grânulos de secreção), uma análise minuciosa de lâminas histológicas coradas em hematoxilina-eosina (HE) indica maior coloração por hematoxilina no polo basal e predomínio de eosina no polo apical.

As células serosas estão unidas entre si por uma série de junções intercelulares em seu polo lateral. Um complexo juncional formado por uma zônula de oclusão que apresenta uma permeabilidade seletiva a íons e água, e uma zônula

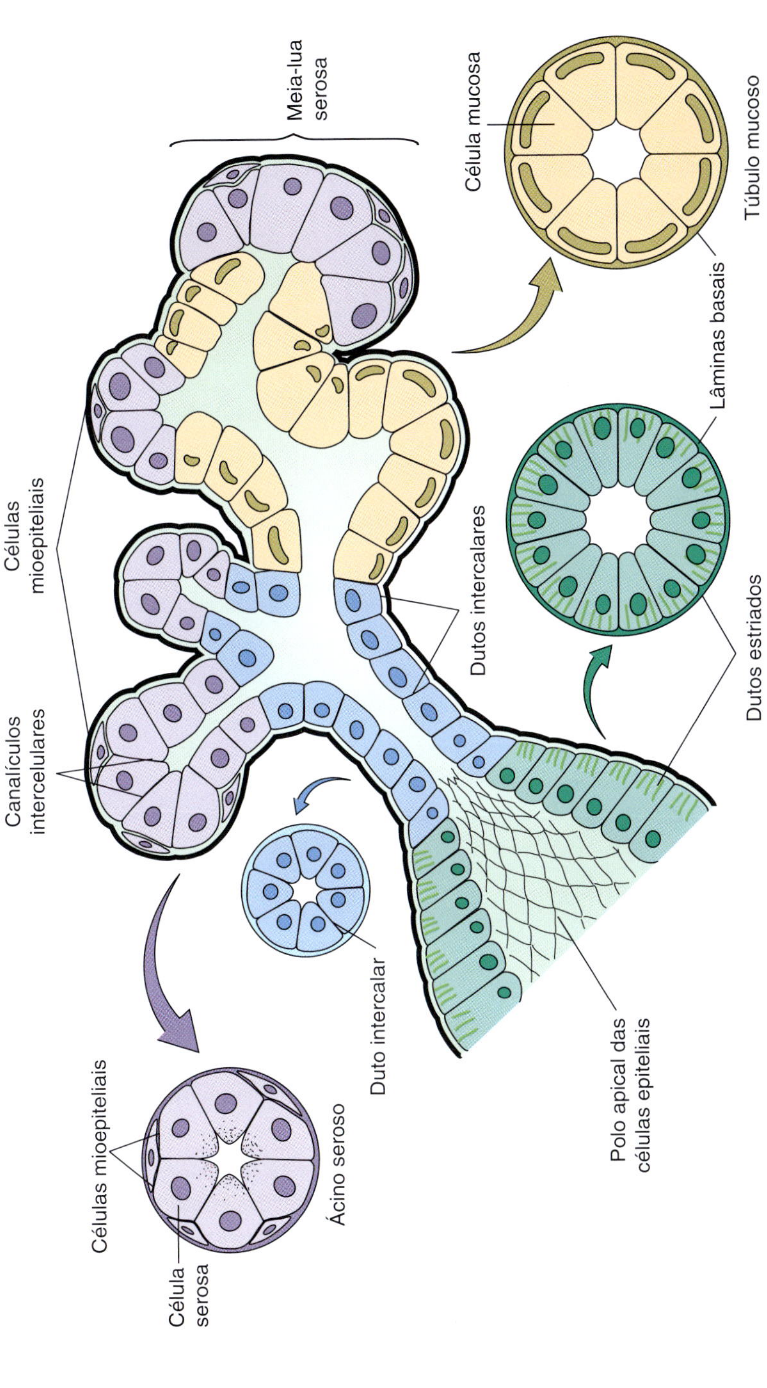

FIGURA 3 Esquema representando o adenômero.

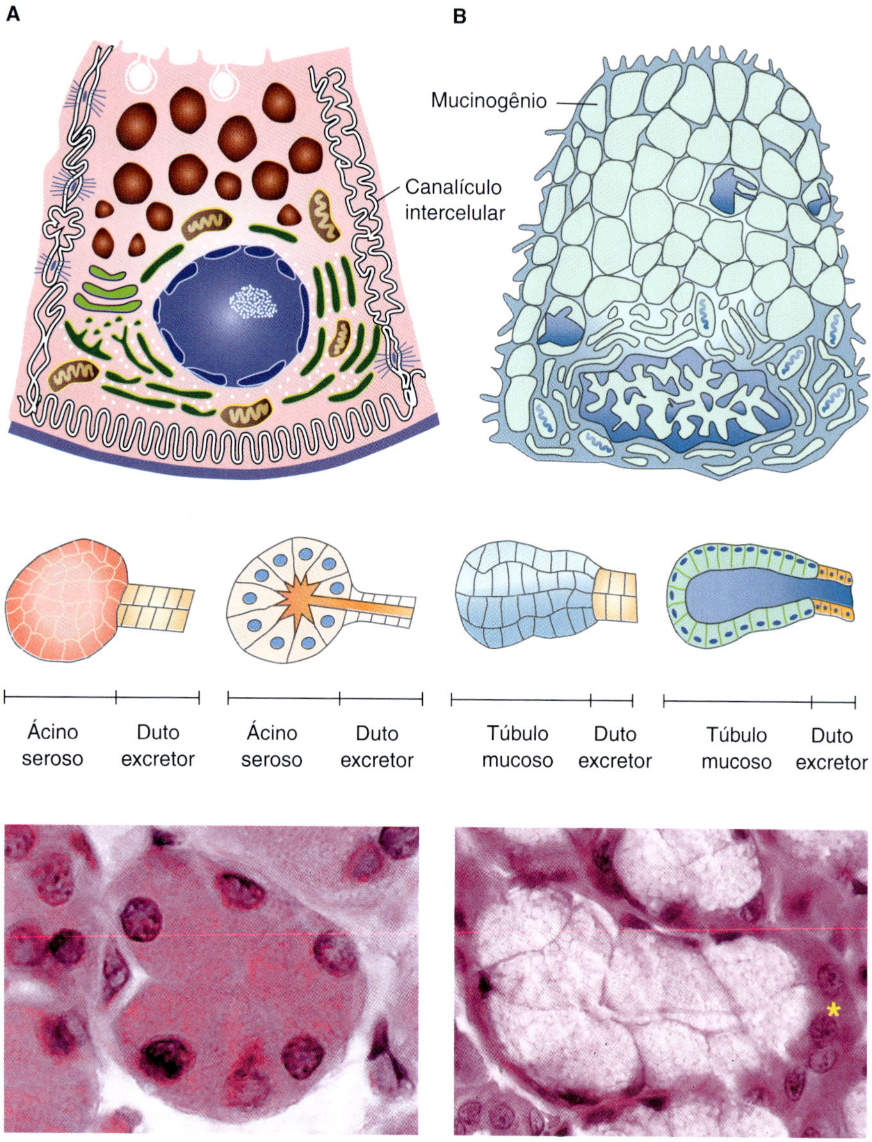

FIGURA 4 (**A**) Esquema representativo de uma célula serosa e sua organização em ácino. (**B**) Esquema representativo de uma célula mucosa e sua organização em um túbulo. Abaixo, observam-se preparos histológicos correspondentes a ambas estruturas. No asterisco amarelo, observa-se uma meia-lua serosa.

de adesão que forma um cinto em torno de toda célula e que, junto a pontuais desmossomas, mantém as células unidas. Na porção basal, relacionando-as à lâmina basal, situam-se hemidesmossomos. Por meio de sinalizações, essas junções também fornecem às células informações sobre as condições de seu ambiente no momento (Figura 4A)

As células serosas se associam para constituir uma estrutura em formato esférico, denominada **ácino**. As células são mais alargadas junto à lâmina basal e possuem uma porção apical menor, junto à luz do ácino. Em corte histológico, cada ácino possui de 8 a 12 células serosas com **canalículos intercelulares** entre células adjacentes, que apresentam invaginações da membrana plasmática e permitem a passagem de água (transporte paracelular) (Figura 4A). A superfície basal possui pregas regulares, o que aumenta a área de superfície da célula, e apresenta muitos hemidesmossomas com a lâmina basal e canais de água (aquaporinas para transporte transcelular de água – Quadro 1). A superfície apical das células tem microvilosidades delicadas e irregulares.

Quadro 1 AQUAPORINAS

Verificou-se que a semipermeabilidade conhecida da membrana citoplasmática, que permite o movimento da água para dentro e para fora da célula, não era suficiente para fornecer o teor líquido da saliva (90% de água). Com o objetivo de elucidar esse aspecto, várias pesquisas se desenvolveram, e foram encontrados canais de água nas membranas das células serosas e mucosas, chamados aquaporinas (AQP), que permitem alta permeabilidade. Na família das AQP, a AQP5 é encontrada nas glândulas salivares adultas e se expressa nas membranas plasmáticas apical-lateral e basal das células secretórias.

Atualmente existem 30 AQP conhecidas. Além da AQP5, outros tipos também se expressam nas glândulas salivares, tanto durante o período fetal (AQP3 e AQP4), como na glândula adulta. A AQP8 é observada também nas células mioepiteliais das glândulas maiores, e outros tipos, como a AQP11, estão presentes nas células embrionárias dos dutos em desenvolvimento da glândula submandibular de ratos, porém sua expressão é reduzida na glândula adulta, sugerindo algum papel para essa AQP durante o desenvolvimento da glândula. A AQP1, por sua vez, é encontrada nas células endoteliais dos capilares sanguíneos situados próximos às glândulas.

CÉLULAS MUCOSAS

As células mucosas produzem saliva primária rica em **mucina**, uma glicoproteína que confere certa viscosidade ao líquido primário. Possuem formato predominantemente piramidal, com um núcleo alongado, deslocado em direção ao polo basal e com cromatina condensada (heterocromatina), indicando baixa atividade de síntese proteica (Figura 4B). Possuem elevada quantidade de complexo de Golgi, responsável pela glicosilação de um eixo proteico principal (**apomucina**) e consequente formação de grânulos de mucinogênio. Estes grânulos se acumulam principalmente na porção apical das células mucosas e, a partir da fusão dos grânulos à membrana apical, forma-se a mucina, um conteúdo viscoso com capacidade de expansão de até 600 vezes seu volume. Essa secreção tem por principal função a lubrificação, formação de uma película de proteção à mucosa e gengivas, bem como a ligação/aglutinação de microrganismos (Quadro 2).

Quadro 2 **INFORMAÇÃO COMPLEMENTAR**

Certa atenção deve ser observada, pois essas células possuem atividade cíclica, isto é, em um dado momento o muco é sintetizado e guardado na célula como **grânulos de mucinogênio**, secretados a seguir sob estímulo hormonal ou neural. Após a descarga granular, inicia-se nova síntese de mucina. O aspecto dessa célula mucosa pós-secreção é muito similar ao aspecto da célula serosa, o que pode confundir o observador.

Os grânulos de mucinogênio apresentam baixa afinidade tintorial nos preparos de rotina em HE, deixando o citoplasma apical com aparência vazia. Esse produto secretório vai se corar intensamente ao ser utilizado o ácido periódico de Schiff (PAS, do inglês *periodic acid-reactive Schiff*) ou o *Alcian blue*. Ao MET, são visualizados o retículo rugoso, mitocôndrias e o núcleo na porção citoplasmática basal, enquanto a porção acima do núcleo encontra-se preenchida por grânulos claros de secreção mucosa. Alguns desses grânulos apresentam um conteúdo fibrilar, e muitos estão fundidos com grânulos adjacentes. O aparelho de Golgi é extenso, situado na porção basal como central da célula. Similarmente às células serosas, as mucosas também são unidas por uma série de junções intercelulares na porção apical e, ao contrário daquelas, não possuem canalículos entre as células.

As células mucosas organizam-se em estruturas alongadas denominadas túbulos (Figura 4B). Os túbulos possuem conjunto variado de células mucosas e não são observadas alterações significativas na membrana plasmática dos polos basal e apical. Entretanto, frequentemente associada à extremidade do túbulo observa-se uma estrutura denominada meia-lua serosa. A estrutura desta meia-lua serosa é semelhante à do ácino e sua função é produzir uma saliva primária fluida que auxilie no escoamento da saliva mucosa (Quadro 3).

Quadro 3 **ORIGEM DA MEIA-LUA SEROSA**

Em um preparo histológico de rotina em HE ou para microscopia eletrônica de transmissão, os métodos de fixação utilizados determinam o aparecimento de um artefato de técnica, considerado tradicionalmente como se a maioria das terminações secretórias mucosas apresentasse na sua periferia células serosas dispostas em forma de meia-lua serosa. No entanto, técnicas de congelamento rápido mostraram que na realidade são células serosas situadas ao lado de células mucosas, formando **terminações mistas**. Os materiais fixadores utilizados naquelas técnicas na realidade causam um "inchamento" dos grânulos de mucinogênio da célula mucosa, que então empurram as células acinares para a periferia, dando o aspecto de meia-lua serosa. Restos de citoplasma das serosas ficam retidos entre as células mucosas, dando o aspecto de canalículos intercelulares (Figura 5).

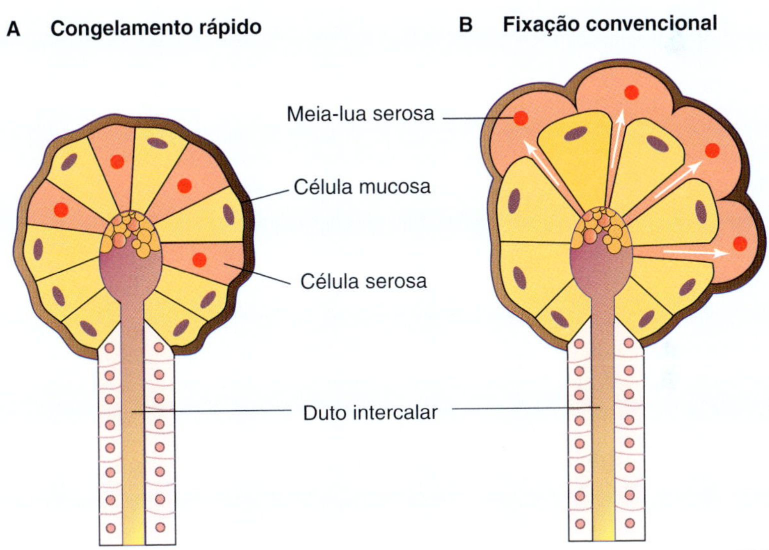

FIGURA 5 Esquema representando as diferenças microscópicas observadas quando as glândulas são processadas em congelamento rápido (**A**) ou em fixação convencional (**B**).

SISTEMA DUTAL

O sistema de dutos tem como principal função modificar a saliva primária e conduzi-la em direção à cavidade oral. Os dutos começam na continuação da luz das terminações secretoras e após um trajeto longo (glândula salivar maior) ou curto (glândula salivar menor), desembocam na cavidade bucal.

Quadro 4 SIALOLITOS

Os **sialolitos** ou cálculos salivares são corpos mineralizados que obstruem os dutos excretores das glândulas, impedindo o fluxo normal da saliva. Como consequência, determinam um processo inflamatório, chamado de sialolitíase. Afetam principalmente as glândulas salivares maiores. Entre estas, a glândula submandibular é a mais atingida, provavelmente por produzir um fluido mais viscoso, com um certo teor de mucinas, e seu duto excretor apresentar uma grande curvatura, o que facilita sua retenção. Nas glândulas salivares menores não são frequentes, mas nelas, quando presentes, os sialolitos se formam principalmente no lábio inferior. Formam-se em situações adversas, como alteração do pH salivar ou infecção orofaríngea, além de um baixo fluxo salivar. Sua porção central é orgânica, composta de restos celulares, proteínas e microrganismos, crescendo pela deposição concêntrica de conteúdo mineral, representado por fosfato de cálcio e matéria orgânica. De 60 a 90% dos sialolitos são encontrados na glândula submandibular e o restante na parótida, com a glândula sublingual raramente afetada.

Quadro 5 MUCOCELE

A **mucocele** é o extravasamento e consequente acúmulo de saliva no interior dos tecidos ao redor da glândula. É decorrente de um ato traumático na região das bochechas ou lábios, como o mordiscar frequente dessas mucosas ou o uso de aparelhos ortodônticos desajustados. As glândulas afetadas são as menores, tendo seus dutos rompidos e seu teor mucoso eliminado. O mucocele é uma bolha indolor, com uma coloração que varia do azulado à cor normal da mucosa, e que em 85% dos casos localiza-se no lábio inferior. Já foi observada também em outros locais da cavidade bucal, pois as glândulas menores encontram-se espalhadas por toda a submucosa oral.

As glândulas salivares maiores, apresentam diferentes ramificações que aumentam gradativamente de diâmetro e desempenham funções distintas. Pelo fato de as glândulas salivares maiores estarem subdivididas em lóbulos, os dutos de menor calibre (intercalares e estriados) estão localizados intralobularmente, enquanto os de maior calibre (terminais ou excretórios finais) são observados mais facilmente no estroma extralobular.

DUTOS INTERCALARES

São os menores dutos do sistema, estando em continuidade à luz da unidade secretória. São mais proeminentes na terminação acinar e de visualização mais difícil na extremidade tubular. Formados por um tecido epitelial de revestimento simples, suas células são cúbicas, com o núcleo centralizado e pouco citoplasma que se cora intensamente em HE (Figura 6). Têm a função básica de condução

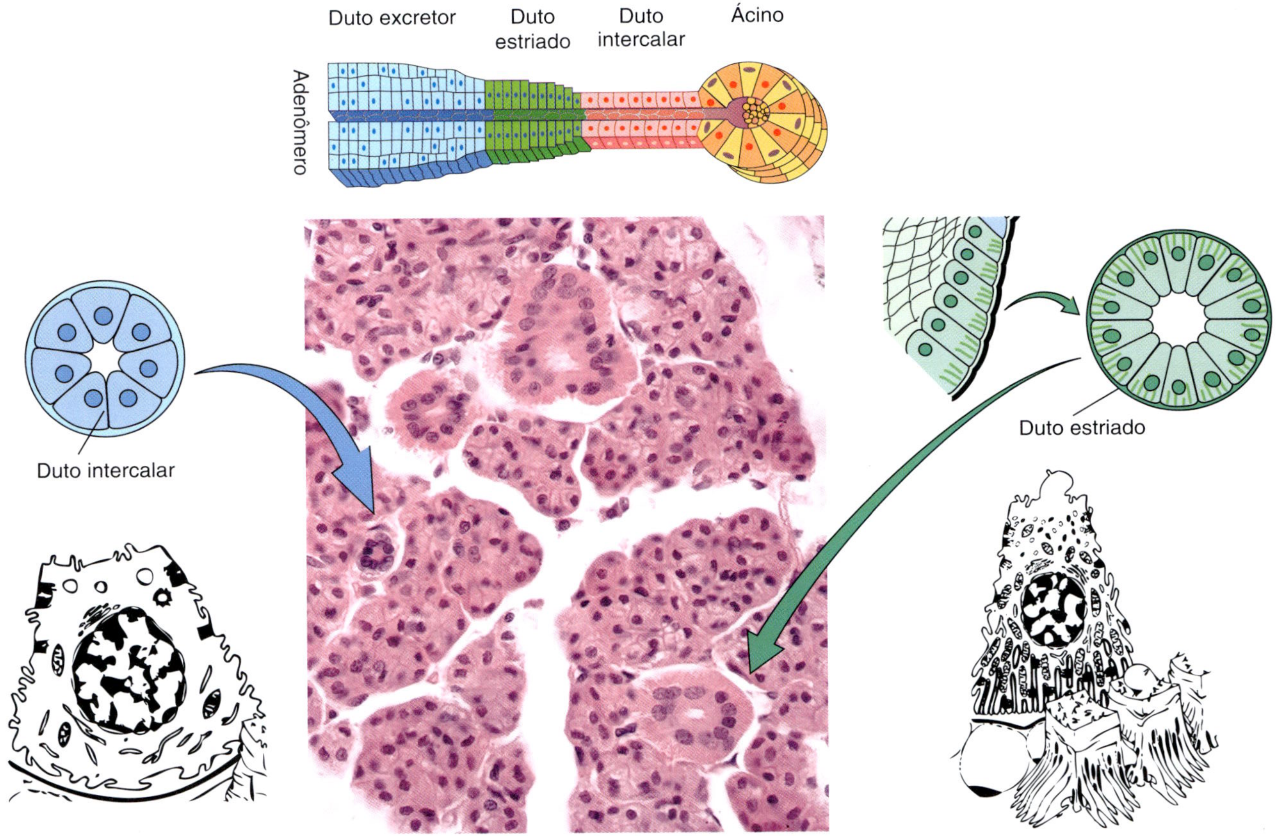

FIGURA 6 Imagem histológica e esquema representativo de dutos intercalares e dutos estriados.

do fluido primário, mas as células mais próximas à unidade secretora apresentam poucos e esparsos grânulos de secreção (contendo lactoferrina) em seu citoplasma, o que pode explicar sua contribuição ao fluido primário. Também se encontram em sua composição células que se mostram positivas para o CD133, um marcador de superfície de células-tronco, evidenciando assim a capacidade de essas células se diferenciarem em outros tecidos. Sugere-se que sejam responsáveis pela reposição fisiológica das células ductais e, em pequena taxa, das próprias células glandulares, sendo elas provavelmente encarregadas da regeneração da glândula danificada (Figura 6 e Quadro 6).

Quadro 6 **RENOVAÇÃO DO TECIDO GLANDULAR**

Quanto à renovação natural do tecido glandular, durante muito tempo pensou-se que fosse dependente da atuação de células-tronco, situadas principalmente no duto intercalar. Atualmente, por meio de marcadores genéticos e gene repórter específico, constatou-se que a célula glandular totalmente diferenciada é passível de continuada proliferação e expansão clonal. Assim, foi observado que a homeostase da glândula salivar é mantida pela autoduplicação das células glandulares.

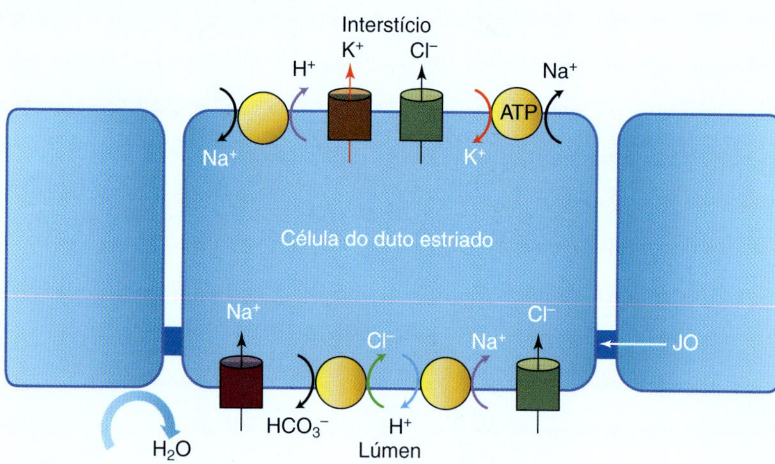

FIGURA 7 Esquema representando os eventos relacionados à modificação da saliva pelas células do duto estriado. Na porção luminal (local de passagem da saliva), existem canais de Na^+, Cl^- e transportadores antiporte HCO_3^-/Cl^- e H^+/Na^+, responsáveis por retirar Na^+ e Cl^- da saliva recém-formada. Estes sais são liberados no interstício em virtude da grande presença de canais de Cl^- e K^+, transportadores antiporte de H^+/Na^+ e da bomba Na^+, K^+ ATPase existentes no polo basolateral das células dutais. Note a presença de junções de oclusão (JO) localizadas no limite apical no espaço intercelular, que impedem a passagem de água.

DUTO ESTRIADO

As células do duto estriado, além de conduzirem os fluidos, são responsáveis pela mudança no teor de eletrólitos do fluido salivar primário sintetizado pelas glândulas. Esse segmento de dutos situa-se em continuidade ao intercalar. É revestido por um tecido epitelial simples com células colunares, cujas junções oclusivas mantêm as células dos dutos fortemente unidas, mantendo o duto estriado impermeável à água. No polo basal, são observados vários prolongamentos ou dobras digitiformes, cujo aspecto de estriações ao microscópio determina o nome desse duto. Nessas pregas, situam-se grande quantidade de mitocôndrias, o que faz o núcleo se localizar mais centralmente. No citoplasma acidófilo, observa-se pouco retículo endoplasmático rugoso e complexo de Golgi. O polo apical apresenta poucas projeções de membrana. Ao MET, observam-se alguns grânulos nesse local, que secretam principalmente calicreína, e vesículas que sugerem endocitose pelas células. Seu lúmen é maior do que o do duto intercalar e da terminação secretória. No tecido conjuntivo adjacente, encontram-se numerosos capilares (Figura 6).

O fluido primário produzido pela unidade secretora da glândula salivar é rico em Na^+ e Cl^- e possui baixa concentração de K^+, o que o torna isotônico em relação ao plasma sanguíneo. As células do duto estriado reabsorvem Na^+ e Cl^-, principalmente por meio de canais localizados na membrana plasmática voltada para o lúmen. O Na^+ sai pela superfície basolateral, auxiliado pela enzima Na^+/K^+ ATPase, e o Cl^-, através de um canal aí situado. Enquanto isso, o K^+ é levado em sentido inverso, por meio de transporte ativo em canais situados na membrana basolateral da célula. Esta troca iônica torna o fluido salivar hipotônico em relação ao plasma (Figura 7).

DUTO EXCRETOR

Os dutos excretores se formam pela confluência de vários dutos estriados. Iniciam-se no estroma intralobular e continuam extralobularmente em direção à cavidade oral. Em virtude dessa transição, bem como do crescente aumento de calibre, esses dutos apresentam um tecido epitelial de revestimento pseudoestratificado com algumas células basais na saída do lóbulo, tornando-se estratificado em seu transcurso até a boca. As células basais ficam mais proeminentes e também se observa a presença de células caliciformes, que também contribuem com sua secreção mucosa ao fluido salivar (Figura 8).

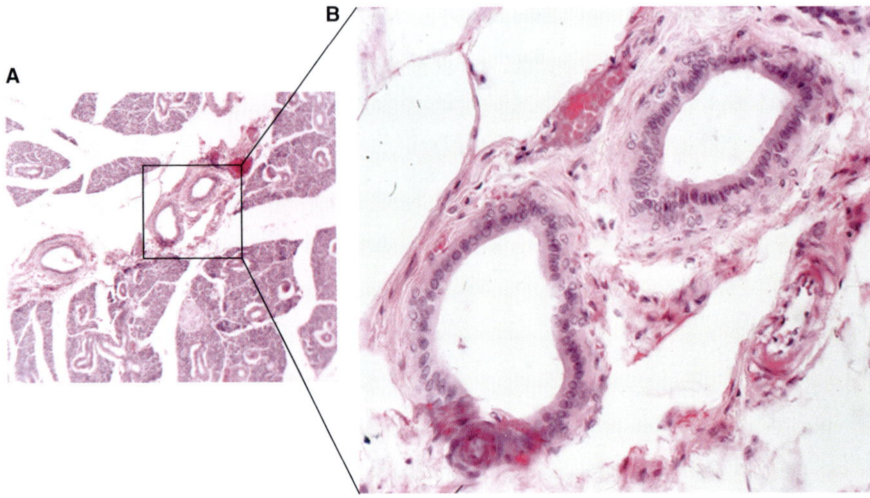

FIGURA 8 Imagem de duto excretor.

CÉLULAS MIOEPITELIAIS

As células mioepiteliais são responsáveis por auxiliar na liberação do fluido salivar primário do interior da célula serosa ou mucosa em direção à luz da estrutura e na condução no segmento inicial do sistema de dutos. Encontram-se principalmente ao redor de túbulos e ácinos (auxílio na liberação dos grânulos), mas também são observados ao redor de dutos intercalares (auxílio na propagação do fluido primário). São células com grande quantidade de ramificações que enlaçam as células secretoras ou estão dispostas paralelamente sobre as células ductais. Essas ramificações são ricas em filamentos contráteis de actina e miosina. No momento do estímulo da secreção, esse aparato de actomiosina se contrai e, como resultado, as unidades secretoras são "espremidas" e os dutos intercalares são encurtados, auxiliando respectivamente na liberação e na condução da saliva primária. Estão localizadas entre a lâmina basal e as células secretoras ou ductais, sendo unidas às células por desmossomos (Figura 9).

ESTROMA GLANDULAR

O estroma glandular tem um importante papel na produção e secreção da saliva. A matriz extracelular intralobular, além de suporte mecânico, funciona como elemento filtrante de moléculas que serão incorporadas à saliva. Dentre as células presentes, destacam-se os linfócitos e os plasmócitos. Os plasmócitos são importantes por produzirem grande quantidade de anticorpos (IgA) que serão incorporados à saliva.

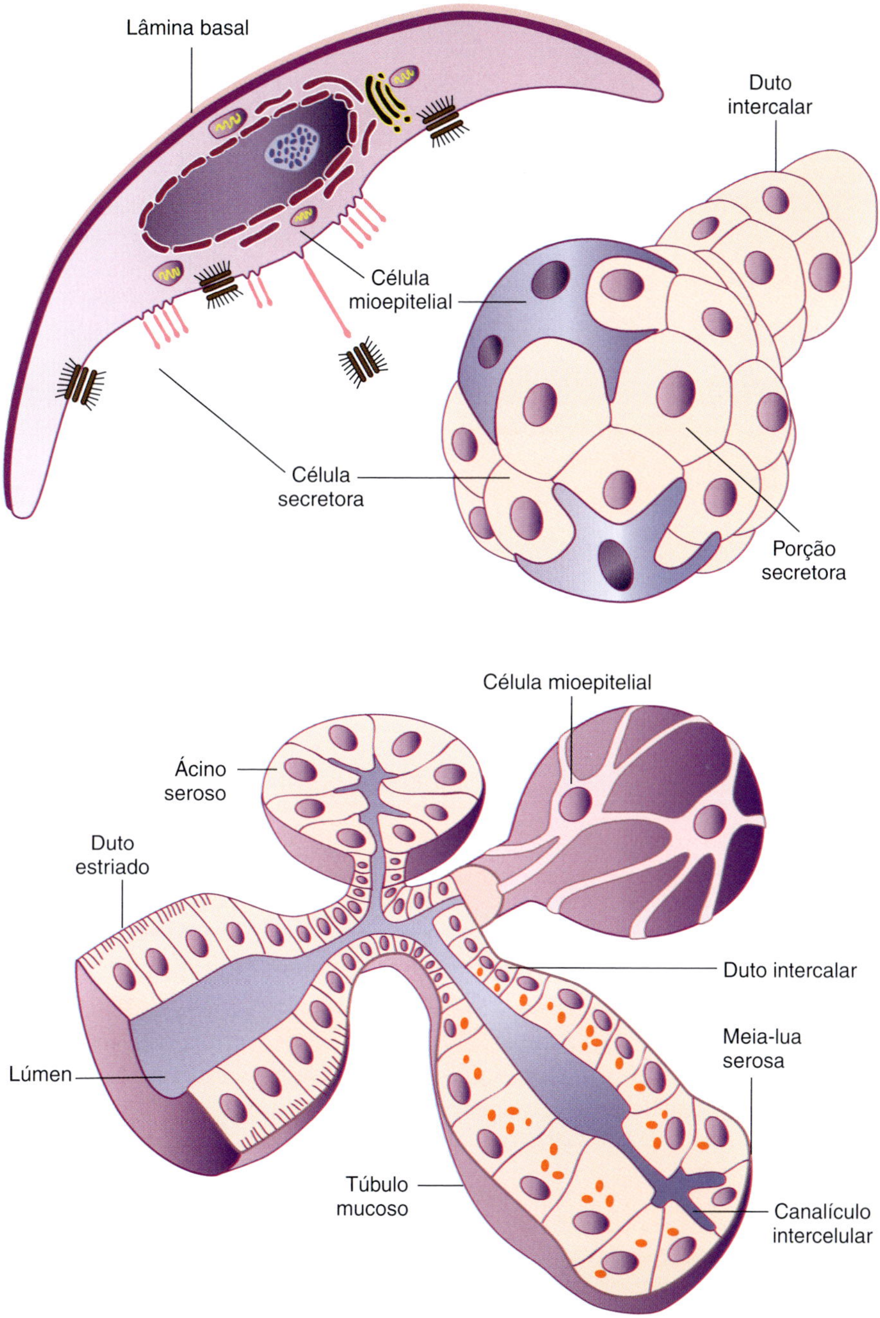

FIGURA 9 Esquema representando as células mioepiteliais ao redor de unidades secretoras.

Quadro 7 **EFEITO DO DIABETES NAS GLÂNDULAS SALIVARES**

O **diabetes** é uma doença endocrinológica crônica e que se caracteriza por um excesso glicêmico, decorrente de um defeito na produção ou síntese ou secreção da insulina. Esta é um hormônio produzido pelas células beta do pâncreas, e sua secreção ocorre em resposta a um aumento na taxa de glicose sanguínea. Seu papel é de regulação do metabolismo energético, e a falta desse hormônio determina várias alterações no metabolismo, como hiperglicemia, glicosúria e reduzida tolerância à glicose.

Na odontologia, os pacientes diabéticos queixam-se de xerostomia, com a ocorrência ou não de hipossalivação. São muito acometidos pela doença cárie e com muita frequência apresentam doença periodontal. Em ratos, verificou-se que a diabetes causa uma diminuição no ácido siálico, importante componente da mucina. Isso determina uma saliva com menor viscosidade, podendo ocasionar diminuição do fluxo salivar, sendo a produção de saliva afetada tanto na quantidade como na qualidade, o que explicaria os quadros clínicos relatados.

O suprimento sanguíneo tem papel fundamental no funcionamento das glândulas salivares, visto que são os provedores de água e demais componentes da saliva. Uma ou duas artérias penetram na glândula e diminuem seu calibre à medida que se aprofundam no órgão, tornando-se arteríolas e finalmente capilares em torno das terminações secretórias e dutos. Um grande plexo capilar situa-se em torno dos dutos estriados e excretores, e o endotélio dos capilares e vênulas pós-capilares são fenestrados. O retorno venoso geralmente acompanha o caminho arterial e é visto em algumas glândulas anastomoses arteriovenosas. A profusão de vasos sanguíneos é importante para permitir a produção rápida de saliva em eventos como a mastigação.

Quadro 8 **USO DE TOXINA BOTULÍNICA**

A aplicação de **toxina botulínica** atualmente tem sido utilizada principalmente em pacientes acometidos por certas doenças neurológicas (p. ex., pacientes com esclerose lateral amiotrófica) que apresentam um quadro de excessiva salivação – sialorreia, em razão de sua dificuldade em deglutir a saliva. Além da disfunção neuromuscular, essa alteração também pode ser causada por um excesso de secreção da saliva ou por alguma alteração na anatomia da glândula. São vários os métodos de aplicação sugeridos, ficando a critério de cirurgião-dentista juntamente com o médico responsável.

Os estímulos para a secreção das glândulas salivares são provenientes da sinalização da inervação simpática e parassimpática do sistema nervoso autônomo.

São axônios amielínicos que chegam às terminações secretórias, espalhando-se entre elas depois de penetrar a membrana basal. A norepinefrina, o neurotransmissor da divisão simpática, liga-se aos receptores beta-adrenérgicos da superfície celular, e a cascata de sinalizações que se deflagra geralmente é um estímulo efetivo para a exocitose. Neste processo, a membrana dos grânulos se funde com a membrana plasmática e, após a eliminação do conteúdo, a membrana é internalizada para ser reciclada ou destruída. É descrita uma ação do sistema nervoso parassimpático nos níveis de canais de água (AQP5) nas células secretórias da glândula submandibular e ação sobre os receptores beta-adrenérgicos da parótida.

Quadro 9 **REFLEXO DE SECREÇÃO SALIVAR**

O ligamento periodontal apresenta mecanorreceptores que, juntamente com quimiorreceptores dos botões gustativos ativados durante a mastigação, medeiam o reflexo da secreção salivar e vão determinar um aumento no fluxo salivar. Hormônios como estrógeno e glicocorticoides também exercem ação sobre o fluxo salivar, e estudos recentes sugerem um possível papel secretório para hormônios gastrointestinais. Experimentos realizados na glândula parótida de ratos mostraram que gastrina, colecistoquinina e melatonina induzem a secreção de proteína, além de estimular em cultura de tecido glandular, a síntese proteica.

GLÂNDULAS SALIVARES MAIORES

Em humanos, as glândulas salivares maiores são a parótida, a submandibular e a sublingual (Figura 1). As parótidas são as maiores glândulas salivares e se situam a cada lado da face subcutaneamente, à frente da orelha externa, na sua porção mais superficial, e na sua porção mais profunda, atrás do ramo da mandíbula. Sua secreção é eliminada por um longo duto, o duto de Stenon (ou Stensen), que se abre em uma papila na mucosa da bochecha frente ao 2º molar superior. As glândulas submandibulares situam-se sob ambas as hemiarcadas inferiores na porção posterior do assoalho da boca. Exteriorizam seu produto por meio do duto de Wharton que se abre abaixo da língua nas carúnculas sublinguais, a cada lado do freio lingual. A menor das três glândulas salivares maiores é a sublingual, situada bilateralmente à frente da submandibular, também no assoalho da boca. Sua secreção chega à cavidade bucal por meio de pequenos dutos (de Rivinus), que confluem a um maior, duto de Bartholin, nas carúnculas sublinguais.

Glândula parótida

A glândula parótida possui sua **secreção serosa**, proteica/enzimática, formada quase exclusivamente por ácinos. Foi considerada por muito tempo como sendo exclusivamente de secreção serosa. No entanto, foi observada imunorreatividade do complexo sialomucina em algumas células serosas.

Como relatado anteriormente, os ácinos são esféricos, formados por células piramidais que confluem para um lúmen pouco evidente na microscopia de luz. Os dutos intercalares são muito numerosos e longos, e a glândula apresenta vários nódulos linfáticos.

Glândula submandibular

A glândula submandibular possui uma secreção mista, com predomínio seroso. Na sua grande maioria, as terminações secretórias são ácinos com algumas terminações tubulares, que em sua quase totalidade são acompanhadas por uma meia-lua serosa. Essas terminações desaguam seu produto seroso no lúmen do túbulo, por meio de finos canalículos, e aí se misturam ao produto mucoso. Os ácinos possuem abundantes grânulos de secreção serosa, e sua estrutura é semelhante aos da parótida. Os dutos intercalares da glândula submandibular são mais curtos e, por isso, menos evidentes que na parótida, enquanto os estriados, por serem mais longos, são mais facilmente detectados.

Glândula sublingual

A glândula sublingual também é uma glândula mista, porém com predomínio mucoso. Suas terminações secretórias são na grande maioria túbulos, quase todos com meia-lua serosa pouco desenvolvida. Raramente encontram-se ácinos entre os túbulos, possivelmente sendo os responsáveis pelas meias-luas serosas. Os dutos estriados estão em menor número do que nas outras glândulas salivares maiores, e os intercalares são mais curtos. Ambos os dutos são mais difíceis de visualizar ao microscópio de luz.

GLÂNDULAS SALIVARES MENORES

As glândulas salivares menores contribuem de maneira considerável para os mecanismos de defesa da cavidade bucal. Possuem curtos dutos que levam suas secreções à cavidade bucal, e não apresentam cápsula conjuntiva em torno. Encontram-se no tecido conjuntivo da submucosa bucal ou entre as fibras musculares da língua. A maioria é constituída de terminações secretórias mucosas, algumas com meia-lua serosa, e são responsáveis pela produção de até dois terços do muco que lubrifica e protege a mucosa bucal e os dentes. A única glândula salivar menor exclusivamente acinar encontra-se na língua. É a glândula de von Ebner, com terminações secretórias serosas, localizada abaixo das papilas circunvaladas, e que elimina sua secreção nos valos que circundam essas papilas, e nas papilas foliadas localizadas na lateral da língua, provavelmente lavando os corpúsculos gustativos aí existentes em grande número.

As glândulas salivares menores são incumbidas da produção de proteínas de defesa como lactoferrina, lisozima, peroxidase, betadefensina e estaterina. Como secretam continuamente, essas proteínas protetoras estão constantemente na cavidade bucal, que é mantida igualmente úmida, principalmente porque à noite as glândulas salivares maiores são praticamente inativas. Também se encontram células mioepiteliais, que estão localizadas sobre as terminações secretórias.

COMPOSIÇÃO DA SALIVA

O produto das glândulas salivares constitui a saliva primária. Esta, com um pH levemente ácido, é um líquido incolor, com certa viscosidade, que mantém a cavidade bucal úmida por se depositar sobre a mucosa, e também sobre os dentes, protegendo-os. O fluido salivar encontrado na cavidade oral, chamado **saliva mista ou total**, não é o mesmo produzido pelas glândulas salivares maiores e menores. É produzido inicialmente um fluido salivar primário que se modifica no trajeto dos dutos, e que, ao chegar na cavidade oral, recebe a contribuição de exsudatos provenientes da mucosa e do sulco gengival, bem como de células descamadas, microrganismos e seus produtos e restos alimentares. Encontram-se também IgA secretória, íons, enzimas como a lisozima e fatores de crescimento.

O líquido salivar produzido pelas glândulas salivares maiores apresenta uma composição característica e contribui diferentemente para a formação do fluido salivar bucal. A parótida produz um líquido mais enzimático, rico em amilase, com proteínas ricas em prolina e poucas glicoproteínas. Do total dos 95% do líquido salivar fornecido pelas glândulas salivares maiores, 25% provém das parótidas. A glândula submandibular contribui com 65% e contém proteínas altamente glicosiladas chamadas mucinas, mas também proteínas enzimáticas, o que lhe confere uma secreção mista. A glândula sublingual, responsável por somente 5% do fluido, bem como a maioria das glândulas menores, apresenta uma secreção viscosa, também rica em mucinas.

A **IgA**, que atribui a **função imunológica** à saliva, é sintetizada pelos plasmócitos localizados no tecido conjuntivo em torno das terminações secretórias da glândula. Esta pode ser monomérica ou dimérica e a célula glandular apresenta, inserida na porção basal de sua membrana plasmática, uma glicoproteína que será um receptor para a IgA dimérica. Com a união receptor/ligante, forma-se o complexo **IgA secretor**, que é internalizado e transportado através da célula até a membrana plasmática apical, onde é liberada na luz da estrutura como IgA secretória.

Uma das funções desempenhada pela saliva mista ou total é a de **tamponamento**. Diante de desafios cariogênicos de baixa magnitude e/ou frequência, a saliva pode atuar na normalização dos níveis críticos de pH em razão da presença de íons bicarbonato, auxiliados por íons fosfato e algumas proteínas metabolizadas por bactérias. Dessa forma, os dentes são protegidos da desmineralização.

A saliva total atua determinantemente na **remineralização** dentária em processos cariosos iniciais e no processo de **maturação pós-eruptiva** do esmalte dentário. Isso ocorre por sua supersaturação em íons cálcio e fosfato.

Apresenta **atividade antibacteriana** combatendo agentes infecciosos, por meio de enzimas como lisozima, lactoferrina e peroxidase, e **acentua a gustação** por solubilizar os alimentos, tornando-os mais receptivos pelos corpúsculos gustativos.

Provavelmente a saliva também é responsável por auxiliar na **reparação tecidual** da mucosa bucal, pela presença de fatores de crescimento como fator de crescimento epidermal (EGF), fator de crescimento de fibroblasto (FGF) e fator de crescimento neural (NGF), entre outros.

DESENVOLVIMENTO DAS GLÂNDULAS SALIVARES

Durante seu desenvolvimento embriológico, as glândulas salivares se formam por meio de processos complexos e dinâmicos, que determinam a arquitetura ramificada organizada das glândulas adultas. Esses processos compreendem interações célula a célula, célula-matriz extracelular e migração celular. Numerosos fatores de crescimento, vias de sinalização reguladas por genes e forças mecânicas contribuem para a morfogênese do órgão.

Como todas as estruturas derivadas do ectoderma, as glândulas salivares e os dentes apresentam a mesma característica ao início do desenvolvimento. O desenvolvimento das glândulas salivares maiores em humanos tem início entre a 6ª e a 8ª semana de vida intrauterina (SVIU) e ocorre de maneira gradual (Figura 10). Ocorrem proliferações pontuais de células epiteliais da mucosa bucal, formando uma coluna maciça de células que se aprofunda no ectomesênquima da região.

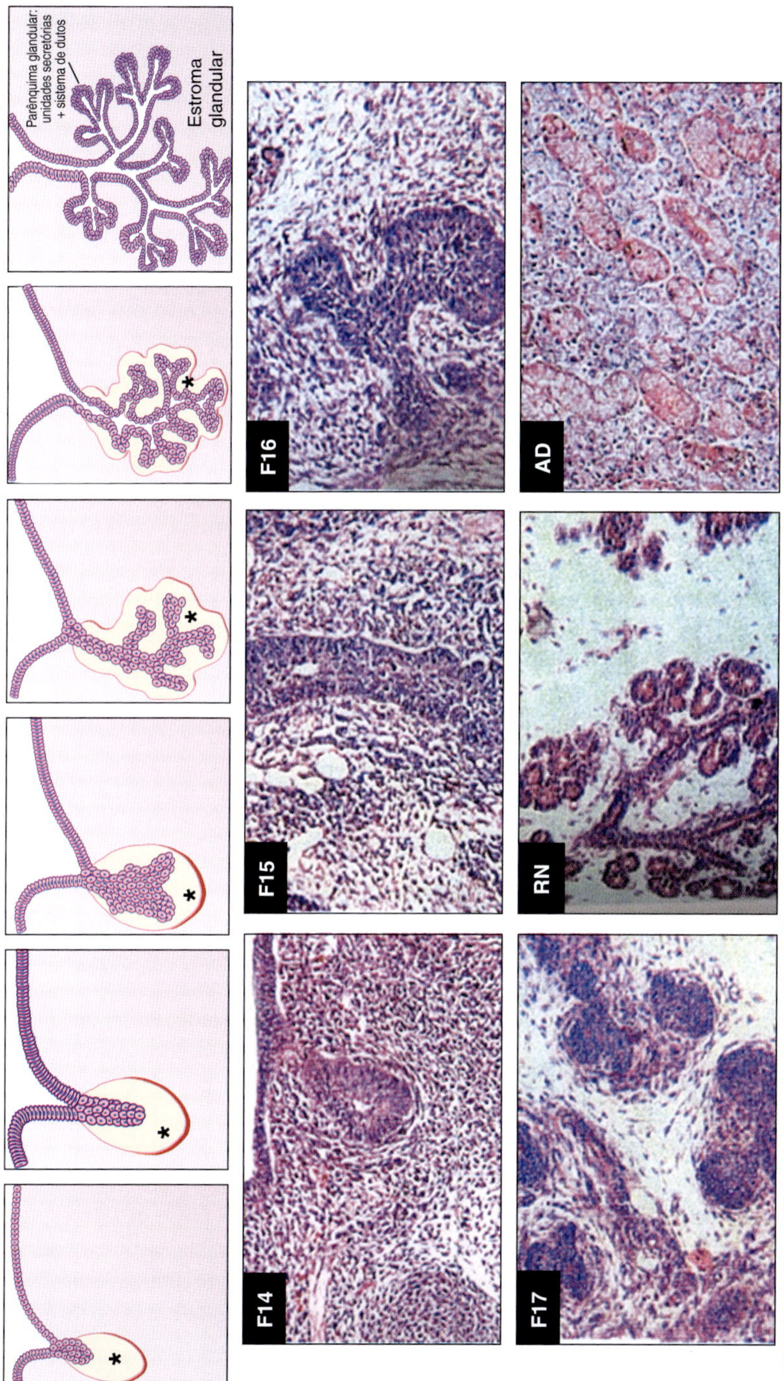

FIGURA 10 Esquema representando o processo de formação de glândulas salivares durante a embriogênese. F14: aos 14 dias de desenvolvimento; * ectomesênquima condensado. F15: aos 15 dias de desenvolvimento; F16: aos 16 dias de desenvolvimento; F17: aos 17 dias de desenvolvimento; RN: recém-nascido; AD: rato adulto.

A porção parenquimatosa funcional da glândula tem sua origem embriológica no ectoderma da cavidade oral, enquanto o ectomesênquima, com sua origem na crista neural, constitui o estroma glandular. Os filamentos de actina e miosina presentes nas células epiteliais parecem ser os responsáveis pela formação dessa coluna de célula em forma de um tubo maciço e que se desloca em profundidade. É a chamada **fase pré-botão**.

Esse processo de aprofundamento é seguido pelo crescimento de brotos epiteliais sólidos em direção ao ectomesênquima (**fase de broto**). Ocorre uma interação entre as células epiteliais e ectomesenquimais, surgindo inicialmente uma ou mais indentações na superfície do botão, que dão origem a profundas fendas. As células epiteliais dentro da estrutura estão envolvidas em movimentos migratórios extensos, em um processo altamente dinâmico.

Observa-se uma remodelação tecidual, com ciclos de formação de fendas na superfície da estrutura e crescimento do botão, levando a uma grande ramificação (futuros dutos) com um número aumentado de botões terminais – a **fase de ramificação.** A motilidade das células no botão terminal é muito mais intensa que nos dutos, e isso parece dar a plasticidade necessária para o órgão embrionário sofrer rápida remodelação. As células na base das fendas em formação separam-se temporariamente uma das outras e permitem, assim, o aprofundamento da fenda. Nas células de sua base, a membrana plasmática se dobra e parece manter contato com a matriz extracelular, interagindo dessa forma.

Quadro 10 INFORMAÇÃO COMPLEMENTAR

Os filamentos de actina/miosina situados nas extremidades basais e apicais das células contraem-se, promovendo o acúmulo de fibronectina (FN) na membrana basal e a progressão das fendas. A presença dessa proteína da matriz extracelular (MEC) é essencial para a formação das fendas durante o início da morfogênese ramificada e regula a formação de fibrilas de colágeno III e seu acúmulo observado nas fendas.

A contratilidade promovida pela miosina II faz com que a FN se ligue à molécula de adesão integrina, situada na membrana citoplasmática basal, promovendo assim o alongamento da fenda. À medida que estas fendas se aprofundam e se alargam, definem dutos secundários.

Além da expressão da FN, a presença de colágeno I, III, laminina e proteoglicanos na MEC é fundamental para que ocorra a morfologia glandular. Entre os fatores de crescimento, o fator de crescimento de fibroblastos (FGF) é essencial para formação e desenvolvimento glandular. É sugerido que ocorra uma possível sinergia entre FN e FGF7, o que promoveria um significativo aumento no número de botões e formação de dutos.

As fendas progridem e separam o botão primário em múltiplos botões e esse processo gera um órgão contendo muitas centenas de terminações secretórias, conectadas a um futuro sistema de dutos, que proporcionam um suficiente epitélio secretório.

O processo de ramificação morfológica da glândula se repete várias vezes, levando à complexidade do órgão. Em virtude da apoptose das células localizadas centralmente no cordão maciço e do aumento da pressão hidrostática interna (atividade secretora inicial), o cordão epitelial que permanece conectado à cavidade oral formará um canal, que dará origem à porção condutora das glândulas (**fase de canalização**). O duto principal começa a luminização e os botões terminais se reorganizam e formam as unidades secretórias da glândula, ácinos e túbulos. É nessa **fase de citodiferenciação** que as células mais externas do botão diferenciam-se em células mioepiteliais e as mais internas, nas unidades secretoras. Quando a luminização do duto principal é quase completa, as terminações secretórias também completam sua luz e a glândula apresenta uma rede contínua de dutos conectando as terminações à cavidade oral. Os lumens se formam primeiro no cordão principal e cordões acessórios, para depois se desenvolverem dentro das terminações secretórias. Acredita-se que essa formação luminal ocorra principalmente por apoptose celular, estando a E-caderina, das junções intercelulares, implicada nesse processo.

Recentemente, um grande número de genes, fatores de transcrição e proteínas, com expressão temporalmente diferenciada nos diversos pontos da glândula salivar em desenvolvimento, foi identificado por desempenhar importante papel na morfogênese ramificada glandular.

O sistema nervoso autônomo, principal regulador da atividade secretora, supre as glândulas salivares através de seus ramos simpático e parassimpático, e sua interação ocorre de maneira concomitante ao desenvolvimento das unidades secretoras.

Quadro 11 INFLUÊNCIAS DO MICROAMBIENTE NA FORMAÇÃO GLANDULAR

A expressão gênica nas células imediatamente adjacentes às fendas em aprofundamento foi comparada com as células periféricas dos botões terminais, e observou-se uma expressão aumentada de fibronectina e a expressão gênica de Btbd7, Snail2 e TIMP3, acompanhada pelo decréscimo na expressão da molécula de adesão célula a célula, E-caderina. Isto mostrou a regulação da motilidade celular e a progressão das fendas por proteína da MEC, promovendo a expressão de fatores de transcrição.

(*continua*)

Quadro 11 **INFLUÊNCIAS DO MICROAMBIENTE NA FORMAÇÃO GLANDULAR (*Continuação*)**

O importante papel desempenhado por fatores de crescimento como FGF10, FGF8, receptores 1 e 2 para fator de crescimento epidérmico (EGF) e FGF respectivamente e SHH (*Sonic Hedgehog*), foi constatado em glândulas submandibulares de camundongos nocauteados para essas proteínas. Observou-se nesses casos o desenvolvimento de somente um botão na glândula salivar. Os fatores de crescimento podem induzir a diferenciação das células, bem como as mudanças nas propriedades e composição das moléculas da MEC.

As glândulas parótidas surgem na 6ª semana de vida intrauterina (SVIU), com o crescimento dos brotos epiteliais em direção às futuras orelhas (entre a extremidade da cartilagem de Meckel e a vesícula ótica). Em torno da 10ª SVIU, os cordões dão origem aos dutos e, nas suas extremidades, as células se organizam de maneira arredondada e se diferenciam em ácinos, apresentando atividade secretora a partir da 18ª SVIU.

Os brotos correspondentes às futuras glândulas submandibulares surgem na 6ª SVIU com crescimento em direção lateral à língua em desenvolvimento, a porção secretora acinar se diferencia em torno da 12ª SVIU e a porção mucosa, após o nascimento.

A glândula sublingual surge a partir da 8ª SVIU, sob a forma de múltiplos brotos epiteliais. As glândulas salivares menores desenvolvem-se tardiamente, a partir da formação de pequenos brotos no epitélio da cavidade oral.

Durante o período pós-natal, ainda ocorre um processo de maturação das glândulas, induzida pela ativação de receptores de membrana relacionados ao processo secretório e ao aprofundamento das conexões com o sistema nervoso autônomo.

IMPLICAÇÕES CLÍNICAS

O volume normal da saliva na boca é importante não só por garantir uma boa mastigação, mas também por ser responsável por uma dicção aceitável e deglutição correta. Certas doenças são acompanhadas por uma diminuição drástica do fluxo salivar, ou pela ausência total de saliva, o que torna o indivíduo propenso a infecções da mucosa bucal e à presença constante da doença cárie e doença do periodonto.

- A **xerostomia**, sensação de ausência parcial ou total da saliva, predispõe a cárie dental aguda, complicações periodontais e perda subsequente dos dentes, dificultando a fala e a mastigação. Devem-se realizar estimulação do fluxo salivar e substituição de secreções salivares com estimulantes tópicos, saliva artificial e sialogogo.

- Uma consequência frequente da radiação em doenças de cabeça e pescoço é a perda de função das glândulas salivares, o que leva a uma diminuição na produção de saliva e boca seca, com situações crônicas decorrentes de infecções na cavidade oral, cáries constantes e outras alterações.
- A **síndrome de Sjögren** é outra doença que afeta as glândulas salivares e lacrimais. Estes órgãos apresentam um grande infiltrado linfoplasmocitário que determina uma perda de função dessas glândulas, resultando em xerostomia e xeroftalmia, respectivamente. É um processo inflamatório crônico sistêmico, com provável origem autoimune.
- São encontrados alguns adipócitos na glândula jovem, número que aumenta com a idade, bem como o número de linfócitos, o que pode levar a uma diminuição na produção da saliva, ou a um quadro mais grave, uma xerostomia.

CONSIDERAÇÕES FINAIS

A saliva contém proteínas, peptídeos, eletrólitos, sais orgânicos e inorgânicos secretados pelas glândulas salivares, acrescidos dos fluidos do sulco gengival e transudatos da mucosa. Sua composição, associada à sua fácil obtenção, faz com que a saliva seja considerada uma ferramenta importante tanto no diagnóstico de doenças como em situações fisiológicas normais. Além de ser alvo de estudos especialmente na doença periodontal e na doença cárie, também apresenta biomarcadores que auxiliam de maneira fundamental no diagnóstico de doenças sistêmicas, sendo essa nova abordagem chamada de "diagnóstico salivar".

O uso de biomarcadores salivares para detectar precocemente o câncer bucal é objetivo de muitas pesquisas no campo da biologia molecular, pela facilidade na obtenção do fluido e não invasividade do processo de coleta. Mais de cem biomarcadores salivares já foram identificados, entre eles citocinas como IL8, IL1b, TNF-alfa, defensina, profilina, cofilina 1, transferrina e muitos mais. São marcadores importantes para o diagnóstico precoce de lesões orais pré-malignas e cancerosas, bem como o monitoramento da atividade da doença.

Biomarcadores salivares também surgem como um meio de diagnóstico precoce de doenças neurodegenerativas, como doença de Alzheimer, Parkinson e esclerose múltipla. Quanto à origem dos biomarcadores indicativos da doença de Alzheimer, por exemplo, várias hipóteses são feitas: podem ser secretados pelos nervos para dentro das glândulas salivares, como podem originar-se após o transporte de moléculas do sangue para saliva. É aceito que biomarcadores que refletem doenças cerebrais possam ser liberados em pequenas concentrações no sangue, pois, no caso de doenças neurodegenerativas, a barreira hematoencefálica está rompida, aumentando a permeabilidade.

A análise da saliva está sendo sugerida para a detecção de infecções virais, como a doença causada pelo Sars-CoV-2 (Covid-19).

REFERÊNCIAS

Amenábar JM. Níveis de cortisol salivar, grau de estresse e de ansiedade em indivíduos com síndrome de ardência bucal [tese de doutorado]. Porto Alegre: Pontifícia Universidade Católica do Rio Grande do Sul; 2006.

Aure MH. Konieczny SF. Ovitt CE. Salivary gland homeostasis is maintained through acinar cell self-duplication. Dev Cell. 2015;33(2):231-7.

Avery JK, Chiego Jr. DJ. Oral histology and embryology: a clinical approach. 3. ed. St. Louis: Mosby-Elsevier; 2006. p.195-205.

Farahat M, Kazi GAS, Taketa H, Hara ES, Oshima M, Kuboki T, Matsumoto T. Fibronectin-induced ductal formation in salivary gland self-organization model. Dev Dyn. 2019;248(9):813-25.

Felberg S, Correa Dantas PE. Diagnóstico e tratamento da síndrome de Sjögren. Arq Bras Oftalmol. 2006;69(6):959-63.

Hakami Z, Hand AR. Developmental morphology of the palatine glands in rats: an electron microscope study. Anat Rec. 2018;301(11):1820-33.

Harunaga J, Hsu JC, Yamada KM. Dynamics of salivary gland morphogenesis. J Dent Res. 2011;90(9):1070-7.

Hosoi K. Physiological role of aquaporin 5 in salivary glands. Eur J Physiol. 2016;468: 519-39.

Junqueira LC, Carneiro J. Histologia básica – Texto e atlas. 13. ed. Rio de Janeiro: Guanabara Koogan-Gen; 2017. p.288.

Katchburian E, Arana V. Histologia e embriologia oral. 4. ed. Rio de Janeiro: Guanabara Koogan-Gen; 2017.

Lamy E, Silva FC, Tvarijonaviciute A. Research on saliva secretion and composition. Biomed Res Int. 2018;2018:7406312c.

Li P, Arango ME, Perez RE, Reis CA, Bonfante EL, Weed D, Carraway KL. Expression and localization of immunoreactive-sialomucin complex (Muc4) in salivary glands. Tissue Cell. 2001;33(1):111-8.

Nanci A. Ten Cate - Histologia oral, desenvolvimento, estrutura e função. 9. ed. Rio de Janeiro: Elsevier; 2019.

Nicolau J, Nogueira FN, Simões A. Diabetes: noções gerais para o cirurgião-dentista. Rev Assoc Paul Cir Dent. 2015;69(3).

Oliveira Filho AF, Silva GA, Almeida DM. Aplicação da toxina botulínica no tratamento da sialorreia em pacientes com esclerose lateral amiotrófica: revisão da literatura. Einstein. 2016;14(3): 431-4.

Ovalle WK, Nahirney PC. Netter bases da histologia. 2. ed. Rio de Janeiro: Elsevier; 2014. p.202-3.

Paraskevaidi M, Allsop D, Karim S, Martin FL, Crean SJ. Diagnostic biomarkers for Alzheimer's disease using non-invasive specimens. J Clin Med. 2020;9(6):1673.

Pedersen AML, Sørensen CE, Proctor GB, Carpenter GH, Ekström J. Salivary secretion in health and disease J Oral Rehabil. 2018;45:730-46.

Ross MH, Pawlina W. Histologia texto e atlas. 5. ed. Rio de Janeiro: Guanabara Koogan; 2008. p. 417, 419, 432, 433.

Sakai T, Larsen M, Yamada KM. Fibronectin requirement in branching morphogenesis. Nature. 2003;423.

Tanakaa J, Mabuchib Y, Hatac K, Yasuharaa R, Takamatsud K, Kujiraokaa S, et al. Sox9 regulates the luminal stem/progenitor cell properties of salivary glands. Exp Cell Res. 2019;382(1):111449.

Yamashina S, Tamaki H, Katsumata O. The serous demilune of rat sublingual gland is an artificial structure produced by conventional fixation. Arch Histol Cytol. 1999; 62(4):347-54.

Khurshid Z, Zafar MS, Khan RS, Najeeb S, Slowey PD, Rehman IU. Role of salivary biomarkers in oral cancer detection. Adv Clin Chem. 2018;86:23-70.

CAPÍTULO 7

Articulação temporomandibular

Marcelo Lazzaron Lamers
Paloma Santos de Campos

ATM: VISÃO GERAL

A articulação temporomandibular (ATM) em humanos é uma articulação que envolve a fossa glenoide do osso temporal e o côndilo da mandíbula (Figura 1). Estes ossos são revestidos por uma fibrocartilagem que garante resistência mecânica ao funcionamento da ATM. Entre os ossos, encontra-se um disco bicôncavo rico em colágeno denominado disco articular. Nesta região, observam-se o espaço supradiscal (entre osso temporal e disco articular) e o espaço infradiscal (entre disco articular e côndilo), os quais são repletos de líquido sinovial produzidos por uma membrana sinovial. Na região anterior da ATM, próxima à eminência articular do osso zigomático, observam-se vasos de médio calibre e a inserção do músculo pterigóideo lateral no côndilo da mandíbula e no disco articular. Na região posterior da ATM, próxima à orelha, observa-se uma zona bilaminar que se insere na porção posterior do disco articular, sendo a porção superior rica em fibras elásticas e a inferior, rica em fibras colágenas. Nessa região posterior, também são observadas terminações nervosas livres. Por fim, pode-se citar a presença de ligamentos que limitam os movimentos de deslocamento da mandíbula.

A anatomia da ATM varia entre mamíferos, dependendo dos requerimentos mastigatórios. Em carnívoros, o movimento é do tipo dobradiça, restrito pela presença de flanges anterior e posterior que envolvem o côndilo, tornando o deslocamento impossível. Já em humanos, a mastigação requer não apenas movimentos de abertura e fechamento, mas também protrusão, retrusão, movimentos laterais e a combinação de vários eixos. Para que esses movimentos sejam possíveis, o côndilo deve transladar (deslocar o côndilo em direção à eminência articular) e/ou rotacionar (girar no próprio eixo do côndilo na cavidade articular). O disco articular move-se juntamente com o côndilo e, ao

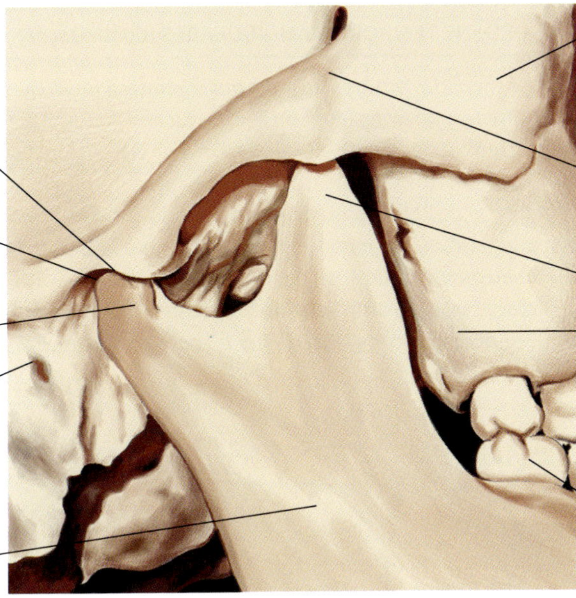

FIGURA 1 Elementos ósseos da articulação temporomandibular e suas relações próximas.

Fonte: adaptado de Katchburian E, Arana V. Histologia e embriologia oral: texto, atlas, correlações clínicas. 3. ed. Rio de Janeiro: Guanabara Koogan; 2012.

adaptar-se à forma dele, estabiliza sua posição. O movimento da ATM é um processo complexo, que exige o envolvimento de um conjunto de músculos conhecidos como músculos da mastigação (masseter, temporal, pterigóideo lateral e medial). Alterações nessas estruturas podem causar as desordens temporomandibulares (Quadro 1).

Quadro 1 DESORDENS TEMPOROMANDIBULARES

As desordens temporomandibulares (DTM) abrangem um grupo de doenças musculoesqueléticas e neuromusculares que envolvem as articulações temporomandibulares, os músculos mastigatórios e todos os tecidos associados, afetando cerca de 5 a 12% da população mundial. Foram reconhecidas pela primeira vez em 1934 por Costen, que conferiu os sintomas relatados por uma paciente a alterações na oclusão.

Atualmente, as DTM são consideradas multifatoriais e podem surgir aparentemente de forma idiopática, como parafunção ou consequência de um tratamento odontológico, afetando predominantemente mulheres em uma taxa de 2:1. Estima-se que 85 a 90% da população apresente algum grau de bruxismo; assim, juntamente com a atrição dental, causam instabilidade oclusal e estão frequentemente associadas com disfunções na ATM.

(*continua*)

Quadro 1 **DESORDENS TEMPOROMANDIBULARES (*Continuação*)**

As DTM podem ser divididas em três grupos: dor miofascial (com ou sem limitação de abertura), deslocamento de disco (com ou sem redução e/ou limitação de abertura bucal) e outras desordens (osteoartrite, artralgia). Uma dessas disfunções é conhecida como "clique", condição em que o paciente tem deslocamento de disco com redução (Figura 2A). No entanto, o deslocamento de disco pode se agravar e tornar-se um deslocamento de disco sem redução, chamado bloqueio (Figura 2B). Os tratamentos mais utilizados para DTM são os não cirúrgicos, como placas oclusais, terapia farmacológica, exercícios e terapia fotodinâmica com laser de baixa intensidade. Os tratamentos não cirúrgicos mostram evidências de melhora da dor e abertura máxima da boca sem dor.

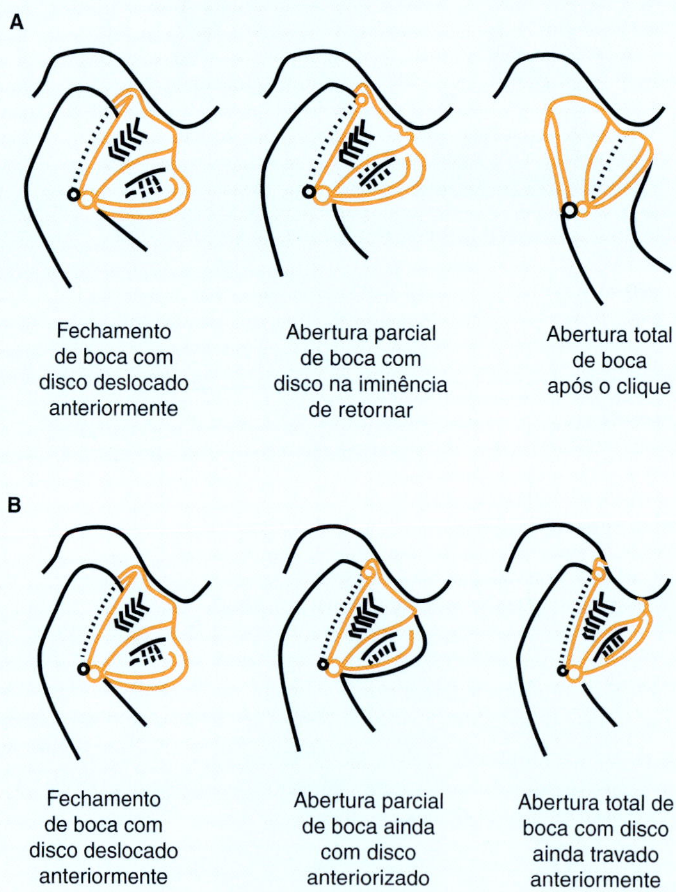

FIGURA 2 Deslocamento de disco com redução (**A**) e sem redução (**B**).

(*continua*)

Quadro 1 DESORDENS TEMPOROMANDIBULARES (*Continuação*)

Distúrbios pouco frequentes de ATM incluem condições como hiperplasia condilar, tumores e infecções nas articulações, bem como o envolvimento da ATM com doenças sistêmicas (p. ex., artrite reumatoide). Além disso, podem ser resultantes de trauma e de doenças articulares degenerativas, como osteoartrose. É fundamental que o dentista reconheça essas desordens e saiba como manejá-las, pois o não tratamento pode levar a um quadro mais complexo. Exames de imagem não são mandatórios para a maioria dos subtipos de DTM, mas se for necessário o profissional pode solicitar a tomografia de feixe cônico para avaliar tecidos duros e ressonância magnética para tecidos moles. Para executar um diagnóstico adequado, o dentista necessita realizar uma boa anamnese do paciente e, posteriormente, exame clínico completo. Além disso, manter registros de sintomas clínicos e histórico do paciente, bem como fotografias intraorais, pode ser útil para comprovação dos sinais dos tecidos moles, de perda de superfície dos dentes secundária à parafunção.

CLASSIFICAÇÃO DA ATM

Articulação é o termo utilizado para descrever o local onde dois elementos esqueléticos se unem. São classificadas de acordo com estrutura (sólida ou sinovial), grau de mobilidade (sinartrose, anfiartrose e diartrose), direção de movimento (uniaxial, biaxial, triaxial ou multiaxial), adaptações entre os ossos (concordantes ou discordantes) e formato dos ossos (planas, esferoides, trocoides, trocleartroses, condilares, em sela, meniscartroses e heteroartroses) (Figuras 3A e 3B).

A ATM é uma articulação do tipo sinovial, diartrose, multiaxial, concordante do tipo condilar.

ESTRUTURA DA ATM – OSSOS

Os componentes ósseos associados à ATM são a fossa glenoide, constituinte da porção escamosa do osso temporal, e o côndilo da mandíbula, localizado na porção superior do processo condilar. A ATM distingue-se histologicamente da maioria das articulações sinoviais por ter as porções ósseas recobertas por uma camada de fibrocartilagem.

A fossa glenoide apresenta um revestimento composto por uma camada superficial de fibrocartilagem seguido de uma camada de células indiferenciadas e por fibrocartilagem que reveste o tecido ósseo. A camada superficial varia entre uma espessura fina (100-200 μm) na fossa glenoide a uma espessura grossa (500 μm) na eminência articular.

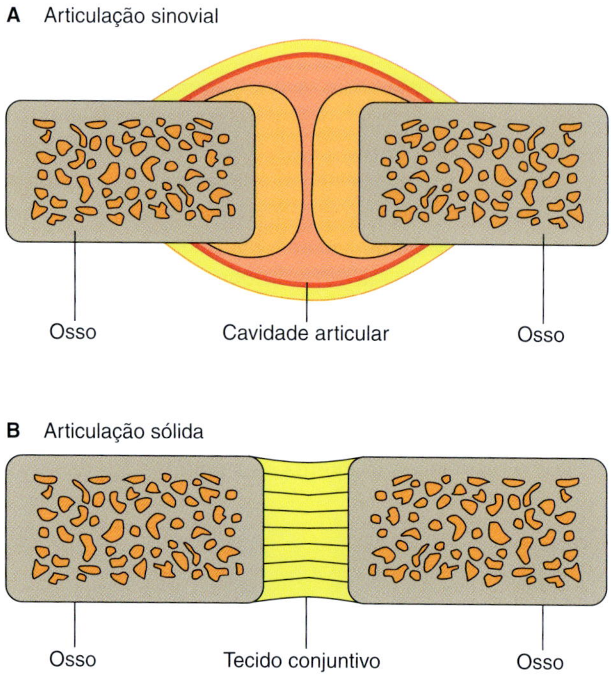

FIGURA 3 Classificação geral das articulações. (**A**) As articulações sinoviais são conexões entre componentes esqueléticos nas quais os elementos envolvidos são separados por uma estreita cavidade articular. (**B**) As articulações sólidas são conexões entre elementos esqueléticos nas quais as superfícies adjacentes são unidas por tecido conjuntivo fibroso ou por cartilagem, geralmente fibrocartilagem.

Fonte: adaptado de Drake R, Vogl W, Mitchell AWM. Gray's anatomia para estudantes. Rio de Janeiro: Elsevier; 2005. 848 p.

O côndilo possui 15 a 20 mm de comprimento do extremo medial para o lateral e 8 a 12 mm de espessura. A superfície articular do côndilo é muito convexa no sentido anteroposterior e ligeiramente convexa mesiolateralmente. Variações na forma do côndilo são frequentes. O côndilo de indivíduos adultos apresenta uma primeira **camada superficial** revestida por fibrocartilagem, avascular, com feixes de colágeno tipo I orientados em paralelo à superfície articular e com a presença de fibroblastos. O revestimento é mais espesso (cerca de 500 μm) nas partes anterior e superior do côndilo e mais delgado (100-200 μm) na parte posterior do côndilo. A segunda camada é muito fina e rica em **células indiferenciadas**. A terceira camada é constituída de **fibrocartilagem** que tem origem com o término da ossificação endocondral, e a quarta camada é a mais interna, sendo constituída por **tecido ósseo**.

Em côndilos de indivíduos jovens, cujo desenvolvimento ainda não cessou, a camada de células indiferenciadas é capaz de originar células para a camada superficial e para a terceira camada, que é constituída por cartilagem hialina que apresenta grande quantidade de proteoglicanas, glicoproteínas e fibrilas de colágeno do tipo II em sua matriz extracelular. Nesses indivíduos, a terceira camada é a região na qual ocorre ossificação endocondral para possibilitar o crescimento do ramo da mandíbula e do côndilo (Figuras 4A e 4B). Nessa região, os condrócitos em proliferação apresentam-se um pouco desordenados, em virtude das forças multidirecionais a que essa articulação multiaxial está submetida.

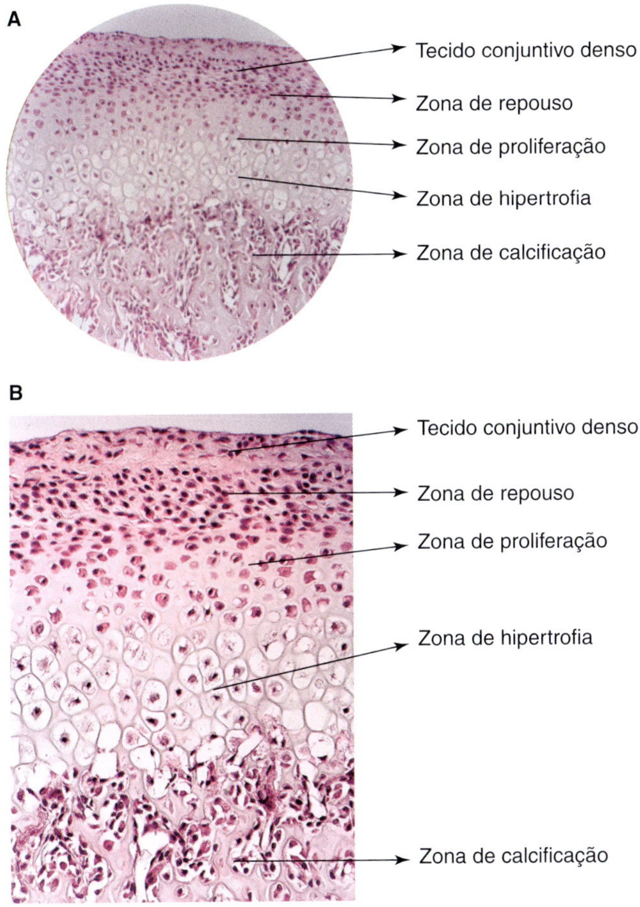

FIGURA 4 (**A**) Côndilo de indivíduo jovem em que se observam as fases da ossificação endocondral, finalizando este processo de ossificação por volta dos 20-25 anos de vida do indivíduo. (**B**) Ossificação endocondral (40x).

ESTRUTURA – DISCO ARTICULAR, CÁPSULA ARTICULAR, MEMBRANA SINOVIAL E LIGAMENTOS ASSOCIADOS

O disco articular é uma estrutura bicôncava, flexível, formada por tecido conjuntivo fibroso denso, normalmente situada entre o declive posterior da eminência articular e a superfície anterossuperior do côndilo, dividindo o espaço articular em dois compartimentos, supra e infradiscal (Figuras 5A e 5B). Em condições de normalidade, esses compartimentos não se comunicam. A porção anterior do disco possui três bandas: a posterior, mais espessa, a intermediária, mais delgada, e a banda anterior, constituídas por tecido conjuntivo denso, avascular, fibroblastos com aspecto condroide e esparsas células indiferenciadas entre as fibras colágenas (Figuras 5C e 5D). A porção posterior do disco é dividida em superfície inferior (côncava) e superior (convexa), e constituída por um tecido conjuntivo pouco denso que se continua com a zona bilaminar. Esta, por sua vez, é composta por um tecido conjuntivo frouxo, vascularizado e inervado. O disco articular funde-se com a cápsula nas suas extremidades medial e lateral e posteriormente se unem ao côndilo.

Quadro 2	CORRELAÇÃO CLÍNICA

Sons da ATM como estalido são indicativos de falta de sincronismo entre o movimento do côndilo da mandíbula e do disco articular, podendo acarretar alterações degenerativas. A progressão do deslocamento do disco leva a alterações degenerativas no próprio disco e nas superfícies articulares. Essas se apresentam como sinais radiológicos de osteoartrite. Algumas pesquisas sugerem que o deslocamento de disco sem redução está significativamente associado a alterações degenerativas ósseas e derrame articular, e também com deformidades do disco.

A cápsula articular recobre as estruturas da articulação, sendo constituída por um tecido conjuntivo denso modelado, e internamente é revestida por uma membrana, chamada de membrana sinovial. Esta, por sua vez, é uma membrana de tecido conjuntivo frouxo dividida em camada íntima e subíntima e composta de dois tipos celulares: **células tipo fibroblastos**, que sintetizam proteínas, glicoproteínas e proteoglicanos, na camada íntima, e por **células tipo macrófagos**, que realizam fagocitose, na camada subíntima (Quadro 2). As células tipo fibroblastos secretam proteínas que são adicionadas ao plasma proveniente da camada subíntima, e então esse líquido segue em direção ao espaço articular. Na sequência, esse líquido retorna, é em parte degradado pelos macrófagos e a parte restante retorna à circulação por meio de veias e vasos linfáticos. O líquido

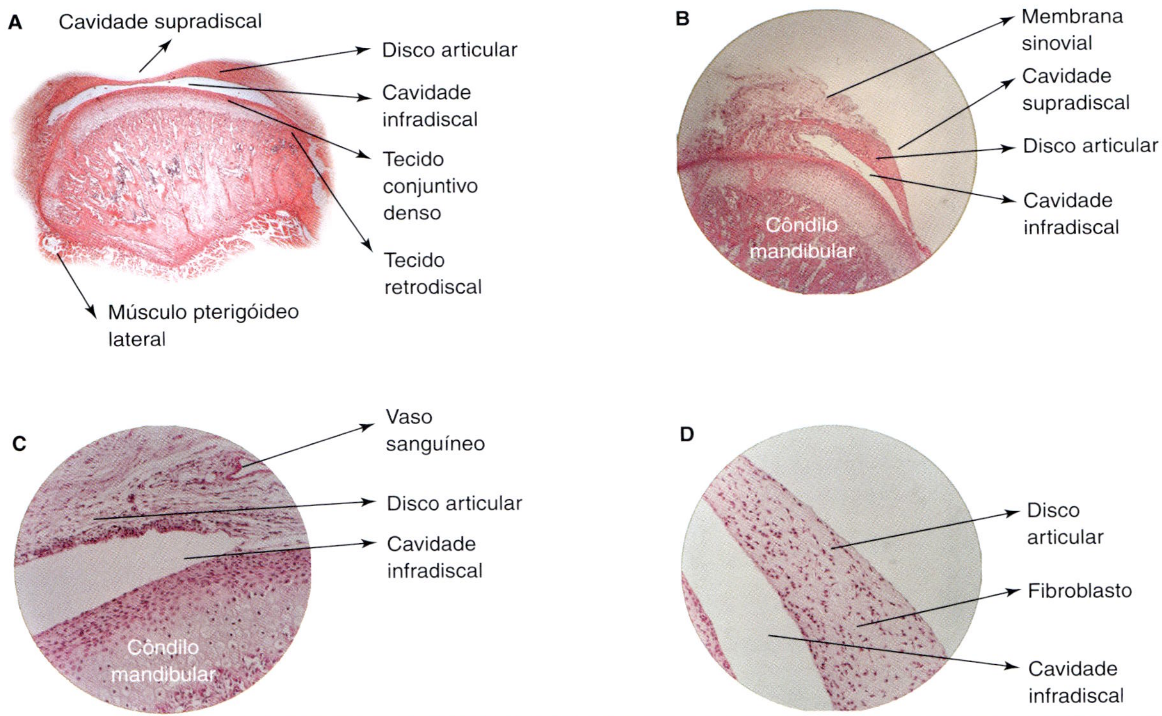

FIGURA 5 (**A**) Corte histológico da região de articulação temporomandibular corado por hematoxilina-eosina (5x). Neste aumento, é possível observar os elementos que compõem a ATM. (**B**) A imagem representa um maior aumento da ATM e pode-se observar o disco articular e a membrana sinovial. (**C**) A região mais periférica do disco articular apresenta-se mais espessa e mais vascularizada. (**D**) Disco articular formado por tecido conjuntivo denso não modelado. A porção mais central se apresenta mais delgada.

sinovial mantém a lubrificação, impedindo o desgaste dos componentes da ATM, além disso, é responsável pela nutrição dos tecidos adjacentes (Quadro 3). Abaixo das camadas íntima e subíntima, observa-se uma profusão de vasos sanguíneos e linfáticos de pequeno calibre.

Quadro 3 DEGENERAÇÃO DA ATM

A condição degenerativa mais comum observada na ATM é a osteoartrite, distúrbio articular progressivo caracterizado por degeneração da cartilagem, dor intensa e perda de função. A osteoartrite é caracterizada por alterações na cartilagem condilar, além de alteração na composição e nas propriedades da matriz extracelular. A cartilagem articular é composta por cartilagem hialina, enquanto a cartilagem condilar consiste em grande parte de fibrocartilagem, com camadas espessas de fibras colágenas. O osso subcondral fornece suporte mecânico para a cartilagem articular subjacente e forma a unidade osteocondral juntamente com a cartilagem articular. Os condrócitos da cartilagem respondem a alterações na carga mecânica, causando alterações no osso subcondral. Durante a progressão da osteoartrite há maior expressão de colágeno do tipo X na cartilagem articular, combinada com a hipertrofia de condrócitos. A degeneração da cartilagem condilar com calcificação e formação de osteófitos também foi observada nesta condição. Além disso, foi demonstrada em coelhos uma alteração na composição da matriz extracelular por meio da redução do conteúdo de proteoglicanas. O osso subcondral está sujeito a uma diminuição e, em combinação com a remodelação óssea, contribui para a degeneração da cartilagem, o que gradualmente resulta em lesões na ATM (Figura 6). Estudos em animais têm demonstrado que a superexpressão de TGF-beta no osso subcondral promove remodelação anormal e degradação da cartilagem condilar.

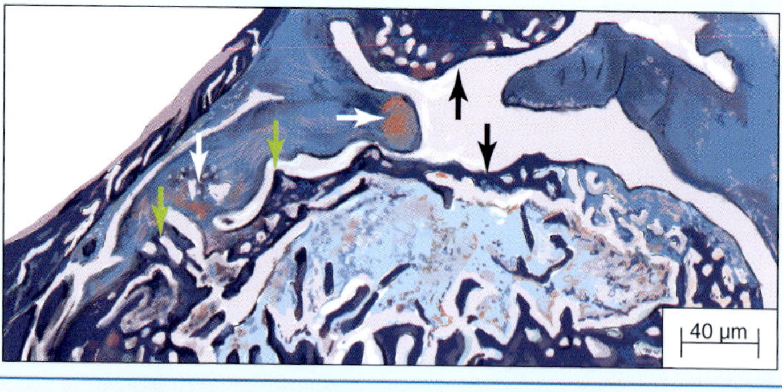

FIGURA 6 Morfologia da articulação temporomandibular com osteoartrite. Ocorrem achatamento da superfície articular, irregularidades e perda da matriz cartilaginosa (setas pretas). Perfuração do disco articular com formação heterotópica de tecido cartilaginoso e ósseo (setas brancas), e osteófitos (setas verdes).

Fonte: adaptado de Artuzi FE et al., 2016.

Quadro 4 ARTROSCOPIA E ARTROCENTESE

A primeira escolha no tratamento de disfunções de ATM são os tratamentos conservadores, mas sem a remissão dos sintomas, principalmente em relação à dor, pode-se fazer o uso de técnicas cirúrgicas. Os procedimentos cirúrgicos para o tratamento de desordens na ATM podem ser classificados em três grupos: minimamente invasivo, cirurgia aberta e cirurgia reconstrutiva (utilização de enxertos ou próteses). Em relação às técnicas cirúrgicas minimamente invasivas, a artroscopia e a artrocentese são provavelmente as mais amplamente utilizadas.

A artroscopia pode ser realizada como diagnóstico ou como técnica cirúrgica, permitindo a lise e a lavagem do espaço articular superior, com a vantagem adicional de permitir alguma instrumentação ao redor da articulação para romper as adesões e fibroses através de uma cânula de trabalho, ao mesmo tempo que mantém um fluxo contínuo de solução salina, eliminando o produto da quebra das adesões e componentes inflamatórios. Estudos em animais demonstram que a inflamação crônica pode modular as fibras colágenas, resultando na deterioração das propriedades estruturais e mecânicas do disco da ATM, o que altera a distribuição do estresse mecânico durante o movimento da mandíbula e promove o deslocamento do disco.

A artrocentese da ATM é realizada sob anestesia geral, indicada para tratamento de deslocamento anterior de disco (com ou sem redução) e limitação de abertura bucal de ordem articular. Consiste na lavagem do espaço articular superior da ATM, sem sua visão direta, por meio de inserção de agulhas e irrigação com soro fisiológico, com a finalidade primária de eliminar tecidos necrosados, resíduos de sangue e mediadores da inflamação. A artrocentese demonstrou, em muitos estudos, reduzir os mediadores de inflamação na articulação e melhorar a lubrificação natural. Do ponto de vista clínico, muitos pacientes obtêm alívio dos sintomas após essa intervenção. No entanto, essa técnica não é eficaz em pacientes com dores musculares ou miofasciais, mas sim em pacientes com deslocamento de disco com ou sem redução.

Nos últimos anos tem-se pesquisado como melhorar os resultados da artrocentese por meio de novos irrigantes. Os estudos ainda são controversos em relação ao benefício do ácido hialurônico, por exemplo, durante o procedimento. Patel e colaboradores, em 2016, mostraram que, após 6 meses de acompanhamento, pacientes que realizaram artrocentese combinada com a lavagem de ácido hialurônico demonstraram resultados superiores à artrocentese padrão. Injeções e viscossuplementação com ácido hialurônico mostraram benefícios na melhora da dor dos pacientes e nos sintomas funcionais. No entanto, outro estudo (Bergstrand et al., 2019), com acompanhamento dos pacientes por 4 anos, demonstrou que a artrocentese com ou sem o uso de ácido hialurônico resultou em melhorias significativas a longo prazo em relação a dor e função.

A zona bilaminar é composta por tecido conjuntivo frouxo altamente vascularizado (artéria temporal superficial e timpânica anterior e artérias auriculares profundas) e inervado (nervo auriculotemporal), em que o disco articular se insere posteriormente. A zona bilaminar é um tecido composto de dois feixes, um estrato superior e outro inferior, o superior contendo fibras elásticas e colágenas e o inferior contendo apenas fibras colágenas. Essa estrutura contém em seu interior vasos sanguíneos que se dilatam durante o deslocamento anterior da mandíbula, com importante função na posição do disco, pois auxilia a mantê-lo interposto entre as superfícies ósseas durante os movimentos mandibulares.

Vários ligamentos estão associados à articulação com a função de fortalecê-la e de evitar movimentos excessivos. Os ligamentos associados à ATM são constituídos por tecido conjuntivo denso modelado, sendo possível observar alguns fibroblastos entre as fibras colágenas e poucas fibras elásticas. Podem ser divididos em dois grupos: principais (ligamento temporomandibular) e acessórios (ligamentos esfenomandibular e estilomandibular). No entanto, somente o ligamento temporomandibular possui uma relação funcional com a articulação, sendo responsável pela limitação dos movimentos articulares, controlando o deslocamento lateral de um lado da articulação e o deslocamento medial de outro, e também evitando o deslocamento inferior e posterior de ambos os lados da articulação (Quadro 5).

Quadro 5 **HIPERMOBILIDADE ARTICULAR**

A hipermobilidade articular generalizada é uma característica hereditária definida pelo aumento da amplitude de movimento de múltiplas articulações. A prevalência da hipermobilidade é variável na literatura; sabe-se que sexo, etnia e idade são fatores importantes. A síndrome de Ehlers-Danlos, dos tipos VIIA e VIIB, é caracterizada por uma alta frequência de luxação e subluxação nas articulações em decorrência da hiperelasticidade. Esta condição se dá pela incapacidade de conversão das cadeias do tipo alfa-1 ou alfa-2 de procolágeno tipo I em colágeno em razão de mutações que alteram o local da clivagem do procolágeno.

A hipermobilidade tem sido associada ao desenvolvimento de sinais e sintomas de DTM. Apesar de a ATM ser uma articulação que permite alto grau de mobilidade, pode ser predisposta à subluxação. A influência da hipermobilidade nos distúrbios articulares vem sendo avaliada, principalmente na luxação do disco. Observou-se que, em decorrência da frouxidão ligamentar, a articulação pode ser sobrecarregada, resultando em alterações degenerativas que podem se manifestar em distúrbios internos e inflamação articular. Um estudo epidemiológico mostrou que indivíduos com hipermobilidade apresentam maior risco de desenvolver "clique", indicando um diagnóstico de luxação de disco e menor risco de limitação da abertura da boca associado a subtipos indolores de DTM.

(*continua*)

Quadro 5	HIPERMOBILIDADE ARTICULAR (*Continuação*)

A amplitude do movimento articular é influenciada por inúmeros fatores, incluindo alterações bioquímicas na estrutura do colágeno e elastina, como proporção inadequada de colágeno tipos I e III, causando perda de resistência à tração, flacidez e aumento da mobilidade articular. Esse defeito estrutural do colágeno resulta em frouxidão ligamentar reduzindo a regulação aferente aos receptores de alongamento muscular, a propriocepção e a estabilidade articular. Além disso, sabe-se que os componentes presentes no tecido conjuntivo, como colágeno, fibrilas, elastina e proteoglicanos, atuam em conjunto e fornecem propriedades mecânicas e proprioceptivas à cápsula articular, ligamentos e tendões.

MÚSCULOS DA MASTIGAÇÃO

Os músculos diretamente responsáveis pela mastigação são os elevadores (masseter, temporal, pterigóideo medial) e protusores (pterigóideo lateral) da mandíbula, além de outros músculos envolvidos, como pós-cervical e infra-hióideo (Figura 7). Os músculos da mastigação conectam a mandíbula ao crânio, desta forma, têm origem no crânio e inserem-se no osso mandibular. Esses músculos são responsáveis por uma série de movimentos que ocorrem simultaneamente e em combinação, estabelecendo uma complexa atividade muscular.

O músculo temporal atua como elevador e retrator mandibular. A porção anterior possui 50% de fibras do tipo IIB (rapidez, força) e a posterior possui fibras do tipo I e muitos fusos musculares (função postural).

O músculo masseter possui um feixe profundo, que atua na elevação e no deslocamento da mandíbula para a frente, juntamente com o pterigóideo medial, e um feixe superficial, que eleva a mandíbula e mantém a oclusão. Além da função de elevação da mandíbula, que é realizada pelas fibras anteriores, as fibras posteriores do músculo temporal atuam na retração da mandíbula. Ambos exibem predominância de fibras do tipo I (lentas), exceto na porção posterior, que apresenta alta concentração de fibras IIB (rápidas, sensíveis à fadiga, mas capazes de gerar grande força).

O músculo pterigóideo lateral possui uma porção superior e uma inferior que se inserem na região anterior do colo do côndilo, também envia feixes para o disco articular, os quais se fundem na região de divisão das duas lâminas anteriores com o tecido conjuntivo do disco articular, e possui predominância de fibras do tipo I. Protrai a mandíbula durante a contração bilateral, é responsável pelo movimento de lateralidade durante a contração unilateral do músculo e ainda estabiliza o disco articular. Durante o movimento de fechamento e abertura, os músculos pterigóideos lateral superior e inferior atuam antagonicamente. Na abertura, a porção inferior está ativa. Já no fechamento, a porção superior atua

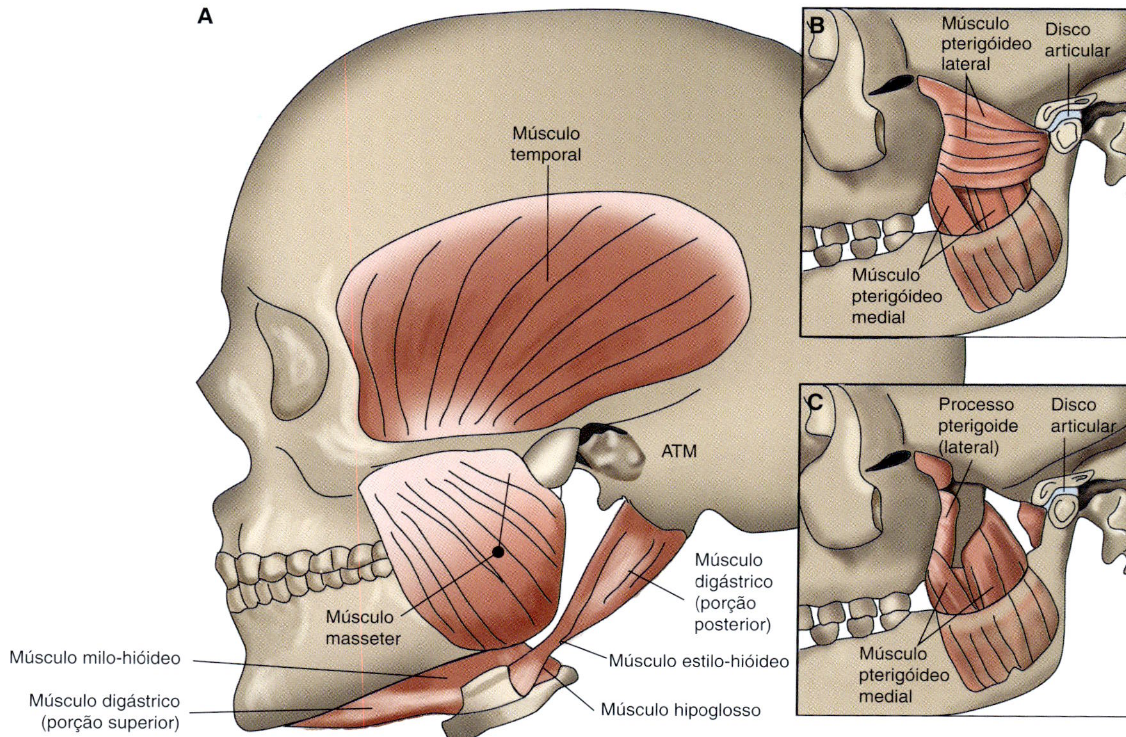

FIGURA 7 Vista lateral do crânio (**A**) mostra a posição normal da mandíbula em relação à maxila, cápsula da articulação temporomandibular e músculos associados à função da mandíbula – temporal, masseter, milo-hióideo, digástrico anterior e posterior, hioglosso e estiloglosso. Também são mostrados os músculos profundos associados à função mandibular e ao disco intra-articular da articulação temporomandibular (**B** e **C**).

para evitar que o disco articular volte subitamente para sua posição e lesione a zona bilaminar, que é densamente inervada e irrigada por vasos sanguíneos.

Proprioceptores podem estar localizados nos músculos (fusos musculares), nos tendões (órgãos tendinosos de Golgi) ou na cápsula articular (corpúsculos de Ruffini). Receptores musculares detectam alterações de tensão e posição das estruturas nas quais estão localizados. O fuso muscular é um proprioceptor encapsulado que detecta alterações no comprimento do músculo. Consiste em um saco de tecido conjuntivo com cerca de 5 mm de comprimento e 0,2 mm de diâmetro, contendo 2 a 12 fibras musculares especialmente adaptadas, as fibras intrafusais. Estas são mais estreitas que as extrafusais e assumem duas formas: fibras de bolsa nuclear (muitos núcleos acumulados na região central expandida) e fibras de cadeia nuclear (núcleos alinhados em coluna única). A fibra de bolsa nuclear recebe inervação de uma fibra nervosa que se espiraliza ao redor da bolsa (aferente primário). A fibra de cadeia nuclear recebe inervação de um terminal primário suprindo a região central (envolvido em respostas ao grau e índice de estiramento) e um terminal secundário de cada lado do primário (grau de estiramento apenas). As fibras intrafusais do fuso muscular retêm sua inervação eferente.

O órgão tendinoso de Golgi é encontrado na junção entre músculos e tendões ou aponeuroses nas quais se inserem. Possui cerca de metade do tamanho de um fuso muscular e consiste em uma cápsula que circunda um grupo de fibrilas colágenas. A fibra nervosa aferente se ramifica na cápsula, entre os feixes colágenos. Essas fibras são estimuladas pela compressão entre os feixes quando o tendão está sob compressão.

Quadro 6 INFORMAÇÕES COMPLEMENTARES

A placa miorrelaxante é o tipo de terapia mais utilizada no tratamento de bruxismo. Foi relatada uma alta taxa de sucesso clínico desta terapia na redução de sinais e sintomas de dor miofascial. Em relação ao manejo da dor, é frequente a utilização de terapia medicamentosa, como anti-inflamatórios não esteroidais, relaxantes musculares, antidepressivos tricíclicos e benzodiazepínicos para melhorar a qualidade de vida do paciente. No entanto, evidências sugerem que não existem dados suficientes sobre qual intervenção farmacológica possa estar baseada. Ainda é possível realizar fisioterapia e a literatura sugere que a atuação sobre os estágios iniciais do distúrbio reduz significativamente a duração dos sintomas. Além disso, a terapia fotodinâmica com laser de baixa intensidade (fotobiomodulação) tem sido utilizada e demonstrou efeito analgésico, anti-inflamatório e regenerativo. Estudos já demonstraram que essa terapia reduz os sintomas causados pela DTM, sendo a dor o desfecho mais relatado, e ainda demonstra melhores resultados na modulação da dor e melhora da amplitude de abertura bucal quando comparada a fármacos não esteroidais.

INERVAÇÃO DA ATM

A inervação sensorial da ATM se dá pelo nervo mandibular (V3), sendo este o terceiro e maior ramo do nervo trigêmeo (V par), carreando fibras aferentes e eferentes (Quadro 5). O nervo auriculotemporal é o primeiro ramo da divisão posterior do nervo mandibular e fornece inervação sensorial e propriocepção para grande parte da ATM. Algumas regiões anteriores recebem os ramos temporal profundo posterior, massetérico e pterigóideo lateral. Esta articulação possui os quatro tipos de terminações nervosas: corpúsculos de Ruffini (camadas superficiais da cápsula); corpúsculos de Pacini (camadas mais profundas da cápsula); órgão tendinoso de Golgi (ligamentos da articulação); terminações nervosas livres (as mais abundantes na articulação).

Quadro 7 **INFORMAÇÕES COMPLEMENTARES**

A toxina botulínica (BTX) atua como uma neurotoxina pré-sináptica que bloqueia a transmissão neuromuscular, inibindo a liberação de acetilcolina dos terminais do nervo motor e simpático, bem como mediadores inflamatórios, incluindo a substância P e o glutamato. A BTX tem sido utilizada não apenas para fins cosméticos, mas também para melhorar os sintomas associados à DTM. Em estudo realizado com pacientes mulheres, demonstrou-se que a qualidade óssea cortical dos côndilos da ATM, áreas de suporte de carga mastigatória, parece ser influenciada pela injeção de BTX no músculo temporal e masseter. Esses efeitos foram mais proeminentes nas mulheres pós-menopausa em comparação às mulheres jovens. Entretanto, outra pesquisa avaliou pacientes após 1 ano da injeção de toxina botulínica nos músculos da mastigação e revelou alterações ósseas mandibulares nas regiões condilares e alveolares e na região da fossa digástrica. Há evidência científica de suporte para o uso de BTX no tratamento de DTM e/ou bruxismo, pois uma série de estudos já demonstraram resultados promissores. Em razão das implicações financeiras e dos possíveis efeitos colaterais, é apropriado que opções conservadoras sejam utilizadas primeiro.

SUPRIMENTO SANGUÍNEO

O suprimento sanguíneo para a ATM é composto por vasos com raio de aproximadamente 3 centímetros contribuem com ramos para a cápsula articular. Os vasos sanguíneos que estão associados à ATM possuem origem, principalmente, na artéria temporal superficial (3,8 mm de diâmetro) e na artéria maxilar (3,2 mm de diâmetro).

A artéria maxilar é classificada de acordo com sua relação com o músculo pterigóideo lateral e o arco zigomático – porção superficial: aproxima-se lateralmente ao músculo pterigóideo lateral; porção profunda: medial ao pterigóideo lateral. Outros vasos que suprem a ATM são pequenos ramos da artéria carótida externa (artéria posterior auricular e artéria faríngea ascendente) e artéria facial ou palatina ascendente. Na porção retrodiscal, estão presentes os ramos da artéria maxilar (auricular posterior, timpânica anterior e artérias mediais meníngeas) e veias temporomandibulares. O conhecimento a respeito dos vasos sanguíneos relacionados à ATM auxilia em intervenções cirúrgicas.

FISIOLOGIA DA ATM

Os constituintes da ATM possuem uma atuação coordenada durante os movimentos de abertura, protrusão, lateralidade e fechamento. Durante o movimento, os músculos masseter, pterigóideo medial e as fibras anteriores do temporal combinam-se para elevar a mandíbula, enquanto pterigóideo lateral, ventre anterior do digástrico e milo-hióideo são responsáveis pelo movimento de abertura bucal. Além disso, o pterigóideo lateral e os elevadores da mandíbula realizam movimentos protrusivos, ao passo que o temporal e os músculos elevadores retraem a mandíbula. Finalmente, os movimentos de lateralidade são alcançados pela ação combinada dos músculos elevadores, posterior do temporal (retrusão no lado de trabalho) e pterigóideo lateral (protrusão no lado de balanceio). O disco da ATM não pode ser comparado ao menisco de outras articulações, pois permite uma série complexa de movimentos únicos desta articulação. Acredita-se que, no repouso, algumas fibras da porção superior do pterigóideo lateral mantenham a posição do disco opondo-se às forças de retrusão exercidas por fibras elásticas na lamela superior que conecta a parte posterior do disco à cápsula da ATM.

Em uma situação de normalidade, em posição de boca fechada, o disco articular encontra-se alinhado entre o ponto médio do contorno superior do côndilo da mandíbula e o limite distal da banda posterior do disco, porém pode haver variações mesmo em situações fisiológicas observadas quando a proeminência anterior do côndilo encontra-se à mesma altura e na vizinhança da zona intermediária do disco (Figura 8A). Já em posição de abertura máxima da boca, regularmente o disco encontra-se posicionado entre a superfície póstero-superior do côndilo e a superfície convexa do tubérculo do osso temporal (Figura 8B). Durante o fechamento, os músculos envolvidos são masseter, pterigóideo medial e temporal, e a força resultante da ação desses músculos é dirigida para cima e para a frente, assim o côndilo vai em direção à porção posterior da eminência articular no final do fechamento da boca.

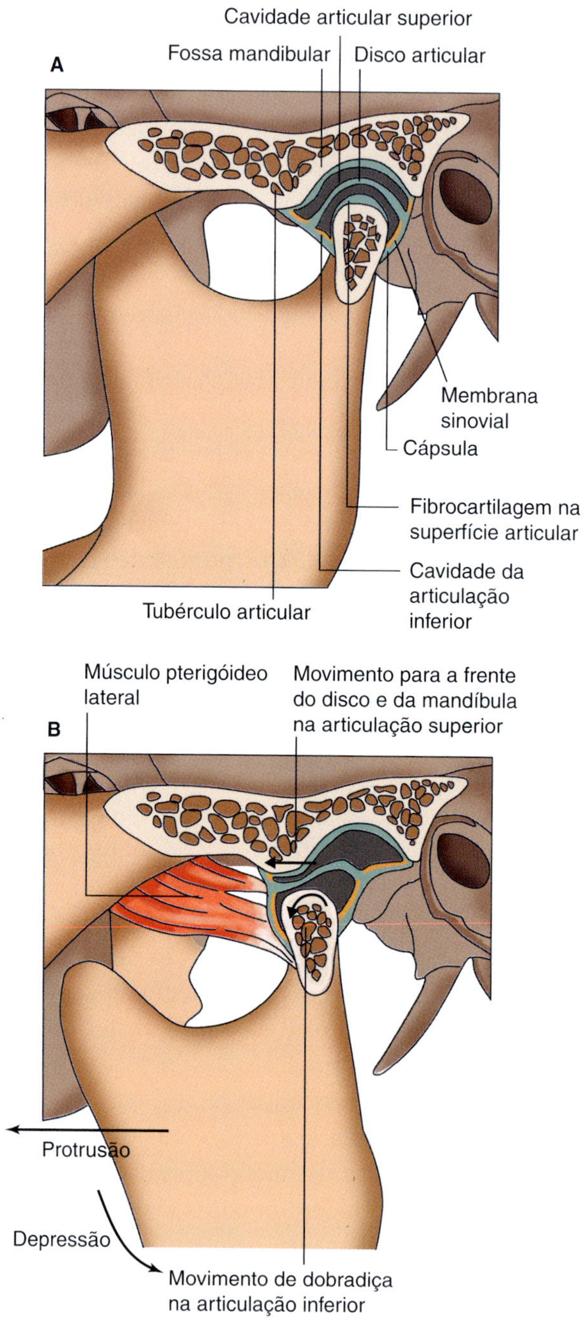

FIGURA 8 Posição da articulação temporomandibular com boca fechada (**A**) e com boca aberta (**B**).

Em movimento de protrusão e em aberturas de até 20 mm, observa-se um movimento de rotação do eixo do côndilo mandibular, impulsionada pelo músculo pterigóideo lateral. Em aberturas de maior amplitude, o côndilo e o disco articular sofrem translação. Ou seja, deslocam-se em direção à eminência articular do osso zigomático. Nessa movimentação, o músculo pterigóideo lateral traciona o côndilo e o disco articular. O disco articular fica estabilizado pelo maior influxo de sangue na região da zona bilaminar. A limitação dessa movimentação ocorre pela atuação conjunta dos ligamentos associados à ATM, bem como à atuação da camada fibrosa na região da zona bilaminar, que evita o deslocamento excessivo do disco articular.

O deslocamento lateral da mandíbula protagonizado pela contração do músculo pterigóideo lateral contralateral ao movimento é chamado de lateralidade. Em movimentos de lateralidade há o relaxamento das fibras posteriores do músculo temporal do lado oposto ao movimento, e a contração unilateral do músculo pterigóideo lateral, que acarreta o deslocamento da mandíbula para o lado oposto por meio da translação unilateral da mandíbula, facilitando a tração do côndilo. No retorno do movimento, o feixe horizontal do músculo temporal age como agonista do movimento em contração e o feixe inferior do músculo pterigóideo lateral, como controlador da contração, retruindo unilateralmente a mandíbula.

REFERÊNCIAS

Aho O-M, Finnilä M, Thevenot J, Saarakkala S, Lehenkari P. Subchondral bone histology and grading in osteoarthritis. PloS One. 2017;12(3):e0173726.

Artuzi FE, Langie R, Abreu MCd, Quevedo AS, Corsetti A, Ponzoni D, et al. Rabbit model for osteoarthrosis of the temporomandibular joint as a basis for assessment of outcomes after intervention. Br J Oral Maxillofac Surg. 2016;54(5): e33-e7.

Bader G, Lavigne G. Sleep bruxism; an overview of an oromandibular sleep movement disorder: REVIEW ARTICLE. Sleep Med Rev. 2000;4(1):27-43.

Bergstrand S, Ingstad HK, Møystad A, Bjørnland T. Long-term effectiveness of arthrocentesis with and without hyaluronic acid injection for treatment of temporomandibular joint osteoarthritis. J Oral Sci. 2019;61(1):82-8.

Buergers R, Kleinjung T, Behr M, Vielsmeier V. Is there a link between tinnitus and temporomandibular disorders? J Prosthet Dent. 2014;111(3):222-7.

Carraro JJ, Caffesse RG. Effect of occlusal splints on TMJ symptomatology. J Prosthet Dent. 1978;40(5):563-6.

Carvalho CM, de Lacerda JA, dos Santos Neto FP, Cangussu MC, Marques AM, Pinheiro AL. Wavelength effect in temporomandibular joint pain: a clinical experience. Lasers Med Sci. 2010;25(2):229-32. doi: 10.1007/s10103-009-0695-y. Epub 2009 Jun 30. PMID: 19565312.

Carvalho FR, Barros RQ, Gonçalves AS, Freitas PM. Photobiomodulation therapy on the palliative care of temporomandibular disorder and orofacial/cervical skull pain: study protocol for a randomized controlled clinical trial. Trials. 2019;20(1):200. doi:10.1186/s13063-019-3294-7

Chiodelli L, Pacheco AdB, Missau TS, Silva AMTd, Corrêa ECR. Influence of generalized joint hypermobility on temporomandibular joint and dental occlusion: a cross-sectional study. CoDAS. 2016;28(5):551-7.

Clark GT. A critical evaluation of orthopedic interocclusal appliance therapy: design, theory, and overall effectiveness. J Am Dent Assoc. 1984;108(3):359-64.

Cuccia AM, Caradonna C, Caradonna D, Anastasi G, Milardi D, Favaloro A, et al. The arterial blood supply of the temporomandibular joint: an anatomical study and clinical implications. Imaging Sci Dent. 2013;43(1):37-44.

Cui S-J, Fu Y, Liu Y, Kou X-X, Zhang J-N, Gan Y-H, et al. Chronic inflammation deteriorates structure and function of collagen fibril in rat temporomandibular joint disc. Int J Oral Sci. 2019;11(1):2.

Currie R. Temporomandibular joint arthrocentesis and lavage. Evid Based Dent. 2009;10(4):110.

Davies SJ, Gray RJ. The pattern of splint usage in the management of two common temporomandibular disorders. Part III: Long-term follow-up in an assessment of splint therapy in the management of disc displacement with reduction and pain dysfunction syndrome. Br Dent J. 1997;183(8):279-83.

Drake R, Vogl W, Mitchell AWM. Gray's anatomia clínica para estudantes. Rio de Janeiro: Elsevier; 2005. 848p.

Durham J. Oral surgery: part 3. Temporomandibular disorders. Br Dent J. 2013; 215(7):331-7.

Durham J, Aggarwal V, Davies SJ, Harrison SD, Jagger RG, Leeson R, et al. Temporomandibular disorders (TMDs): an update and management guidance for primary care from the UK Specialist Interest Group in Orofacial Pain and TMDs (USOT) [internet]. London; 2013. [Acesso em: 10 abr. 2020]. Disponível em: https://www.rcseng.ac.uk/-/media/files/rcs/fds/publications/temporomandibular-disorders-2013.pdf

Dworkin SF, LeResche L. Research diagnostic criteria for temporomandibular disorders: review, criteria, examinations and specifications, critique. J Craniomandib Disord. 1992;6(4):301-55.

Ezure H, Mori R, Ito J, Otsuka N. Case of a completely absent facial artery. Int J Anat Var. 2011;4(1):72-4.

Findlay DM, Kuliwaba JS. Bone–cartilage crosstalk: a conversation for understanding osteoarthritis. Bone Res. 2016;4(1):16028.

Florencio LL, de Oliveira AS, Carvalho GF, Dach F, Bigal ME, Fernández-de-Las-Peñas C, et al. Association between severity of temporomandibular disorders and the frequency of headache attacks in women with migraine: a cross-sectional study. J Manipulative Physiol Ther. 2017;40(4):250-4.

Gavin Clavero MA, Simon Sanz MV, Mur Til A, Blasco Palacio J. Prospective study to evaluate the influence of joint washing and the use of hyaluronic acid on 111 arthrocentesis. Oral Maxillofac Surg. 2019;23(4):415-21.

Goldring SR. Alterations in periarticular bone and cross talk between subchondral bone and articular cartilage in osteoarthritis. Ther Adv Musculoskelet Dis. 2012;4(4):249-58.

Gonçalves DA, Speciali JG, Jales LC, Camparis CM, Bigal ME. Temporomandibular symptoms, migraine, and chronic daily headaches in the population. Neurology. 2009;73(8):645-6.

Gonzalez-Garcia R, Gil-Diez Usandizaga JL, Rodriguez-Campo FJ. Arthroscopic anatomy and lysis and lavage of the temporomandibular joint. Atlas Oral Maxillofac Surg Clin North Am. 2011; 19(2):131-44.

Graff-Radford SB, Abbott JJ. Temporomandibular disorders and headache. Oral Maxillofac Surg Clin. 2016;28(3):335-49.

Gray R, Al-Ani Z. Risk management in clinical practice. Part 8. Temporomandibular disorders. Br Dent J. 2010;209(9):433-49.

Guo C, Shi Z, Revington P. Arthrocentesis and lavage for treating temporomandibular joint disorders. Cochrane Database Syst Rev. 2009(4):Cd004973.

Habib H, Hatta T, Udagawa J, Zhang L, Yoshimura Y, Otani H. Fetal jaw movement affects condylar cartilage development. J Dent Res. 2005;84(5):474-9.

Hatcher DC, Blom RJ, Baker CG. Temporomandibular joint spatial relationships: osseous and soft tissues. J Prosthet Dent. 1986;56(3):344-53.

Hong SW, Kang J-H. Decreased mandibular cortical bone quality after botulinum toxin injections in masticatory muscles in female adults. Sci Rep. 2020;10(1):3623.

Jiang YY, Wen J, Gong C, Lin S, Zhang CX, Chen S, et al. BIO alleviated compressive mechanical force-mediated mandibular cartilage pathological changes through Wnt/beta-catenin signaling activation. J Orthop Res. 2018;36(4):1228-37.

Jiao K, Zhang M, Niu L, Yu S, Zhen G, Xian L, et al. Overexpressed TGF-beta in subchondral bone leads to mandibular condyle degradation. J Dent Res. 2014;93(2):140-7.

Kahn A, Kün-Darbois J-D, Bertin H, Corre P, Chappard D. Mandibular bone effects of botulinum toxin injections in masticatory muscles in adult. Oral Surg Oral Med Oral Pathol Oral Radiol. 2020;129(2):100-8.

Katchburian E, Arana V. Histologia e embriologia oral: texto, atlas, correlações clínicas. 3. ed. Rio de Janeiro: Guanabara Koogan; 2012. 282p.

Khalighi HR, Mortazavi H, Mojahedi SM, Azari-Marhabi S, Moradi Abbasabadi F. Low level laser therapy versus pharmacotherapy in improving myofascial pain disorder syndrome. J Lasers Med Sci. 2016;7(1):45-50. doi: 10.15171/jlms.2016.10. Epub 2016 Jan 7. PMID: 27330698; PMCID: PMC4908981.

Kurita H, Kurashina K, Kotani A. Clinical effect of full coverage occlusal splint therapy for specific temporomandibular disorder conditions and symptoms. J Prosthet Dent. 1997;78(5):506-10.

Man C, Zhu S, Zhang B, Hu J. Protection of articular cartilage from degeneration by injection of transforming growth factor-beta in temporomandibular joint osteoarthritis. Oral Surg Oral Med Oral Pathol Oral Radiol Endod. 2009;108(3):335-40.

Marques MR, Hajjar D, Franchini KG, Moriscot AS, Santos MF. Mandibular appliance modulates condylar growth through integrins. J Dent Res. 2008;87(2):153-8.

Michelotti A, de Wijer A, Steenks M, Farella M. Home-exercise regimes for the management of non-specific temporomandibular disorders. J Oral Rehabil. 2005;32(11):779-85.

Millward-Sadler SJ, Salter DM. Integrin-dependent signal cascades in chondrocyte mechanotransduction. Ann Biomed Eng. 2004;32(3):435-46.

Mujakperuo HR, Watson M, Morrison R, Macfarlane TV. Pharmacological interventions for pain in patients with temporomandibular disorders. Cochrane Database Syst Rev. 2010(10).

Murakami K. Rationale of arthroscopic surgery of the temporomandibular joint. J Oral Biol Craniofac Res. 2013;3(3):126-34.

Murphy-Ryan M, Psychogios A, Lindor NM. Hereditary disorders of connective tissue: a guide to the emerging differential diagnosis. Genet Med. 2010;12(6):344-54.

Nanci A. Ten Cate – Histologia oral. 8. ed. Rio de Janeiro: Guanabara Koogan; 2013. 400p.

Nandhini J, Ramasamy S, Ramya K, Kaul RN, Felix AJW, Austin RD. Is nonsurgical management effective in temporomandibular joint disorders? – A systematic review and meta-analysis. Dent Res J (Isfahan). 2018;15(4):231-41. PMID: 30123299; PMCID: PMC6073942.

Okeson JP. Current terminology and diagnostic classification schemes. Oral Surg Oral Med Oral Pathol Oral Radiol Endod. 1997;83(1):61-4.

Omidvar S, Jafari Z, Mahmoudian S, Khabazkhoob M, Ahadi M, Yazdani N. The relationship between ultra-high frequency thresholds and transient evoked otoacoustic emissions in adults with tinnitus. Med J Islam Repub Iran. 2016;30:449.

Omidvar S, Jafari Z. Association between tinnitus and temporomandibular disorders: a systematic review and meta-analysis. Ann Otol Rhinol Laryngol. 2019;128(7):662-75.

Pasinato F, Souza JA, Corrêa ECR, Silva AMT. Temporomandibular disorder and generalized joint hypermobility: application of diagnostic criteria. Braz J Otorhinolaryngol. (Impr.) [Internet]. 2011 [Acesso em: 28 out. 2020]; 77(4):418-25. Disponível em: http://www.scielo.br/scielo.php?script=sci_arttext&pid=S1808-86942011000400003&lng=en.doi:10.1590/S1808-86942011000400003

Patel J, Cardoso JA, Mehta S. A systematic review of botulinum toxin in the management of patients with temporomandibular disorders and bruxism. Br Dent J. 2019;226(9):667-72.

Patel P, Idrees F, Newaskar V, Agrawal D. Sodium hyaluronate: an effective adjunct in temporomandibular joint arthrocentesis. Oral Maxillofac Surg. 2016;20(4):405-10.

Patnaik VV, Bala S, Singla RK. Anatomy of temporomandibular joint? A review. J Anat Soc India. 2000;49(2):191-7.

Pauly HM, Larson BE, Coatney GA, Button KD, DeCamp CE, Fajardo RS, et al. Assessment of cortical and trabecular bone changes in two models of post-traumatic osteoarthritis. J Orthop Res. 2015;33(12):1835-45.

Pirttiniemi P, Kantomaa T, Sorsa T. Effect of decreased loading on the metabolic activity of the mandibular condylar cartilage in the rat. Eur J Orthod. 2004;26(1):1-5.

Putz R, Pabst R. Sobotta, Atlas de anatomia humana. 22. ed. Rio de Janeiro: Guanabara Koogan; 2002. 1168 p.

Shintaku WH, Venturin JS, Langlais RP, Clark GT. Imaging modalities to access bony tumors and hyperplasic reactions of the temporomandibular joint. J Oral Maxillofac Surg. 2010;68(8):1911-21.

Smith RL, Carter DR, Schurman DJ. Pressure and shear differentially alter human articular chondrocyte metabolism: a review. Clin Orthop Relat Res. 2004(427 Suppl):S89-95.

Tasaki MM, Westesson PL, Isberg AM, Ren YF, Tallents RH. Classification and prevalence of temporomandibular joint disk displacement in patients and symptom-free volunteers. Am J Orthod Dentofacial Orthop. 1996;109(3):249-62.

Zhao Z, Li YA-Ohoo, Wang M, Zhao S, Fang JA-Ohoo. Mechanotransduction pathways in the regulation of cartilage chondrocyte homoeostasis. J Cell Mol Med. 2020;24:5408-19. doi:10.1111/jcmm.15204.

Zheng L, Pi C, Zhang J, Fan Y, Cui C, Zhou Y, et al. Aberrant activation of latent transforming growth factor-β initiates the onset of temporomandibular joint osteoarthritis. Bone Res. 2018;6(1):26.

CAPÍTULO 8

Orelha

Marcelo Lazzaron Lamers
Paloma Santos de Campos

INTRODUÇÃO

A orelha é um órgão sensorial complexo, responsável pela audição (sistema auditivo) e manutenção da postura e do equilíbrio (sistema vestibular). Envolve uma complexa interação entre estruturas especializadas em captar estímulos físicos (ondas sonoras e alterações posturais) e transformá-los em impulsos neurais que são lidos pelo cérebro. A orelha é dividida em três partes: externa, média e interna (Figura 1). O sistema auditivo depende da interação das três partes da orelha, enquanto o sistema vestibular está relacionado à orelha interna.

A orelha externa é composta pelo pavilhão auditivo e pelo meato auditivo externo. Sua função é receber as ondas sonoras, e a membrana timpânica separa a orelha externa da média.

A orelha média corresponde à cavidade timpânica, aos ossículos (martelo, bigorna e estribo), músculos estapédio e tensor do tímpano e à tuba auditiva. Este conjunto de elementos atua na transformação das ondas sonoras em vibrações mecânicas.

A orelha interna é constituída por um labirinto ósseo que possui um labirinto membranoso em seu interior. Podem-se observar três compartimentos na orelha interna: a cóclea (sistema auditivo), o vestíbulo e os canais semicirculares (ambos constituem o sistema vestibular). Na orelha interna é possível observar axônios de neurônios sensitivos e seus corpos celulares que formarão, respectivamente, o nervo (VIII par craniano) e o gânglio vestibulococlear.

ORELHA EXTERNA

A orelha externa auxilia na localização e canalização das ondas sonoras transmitidas pelo ar, direcionando-as para a membrana timpânica. A orelha externa

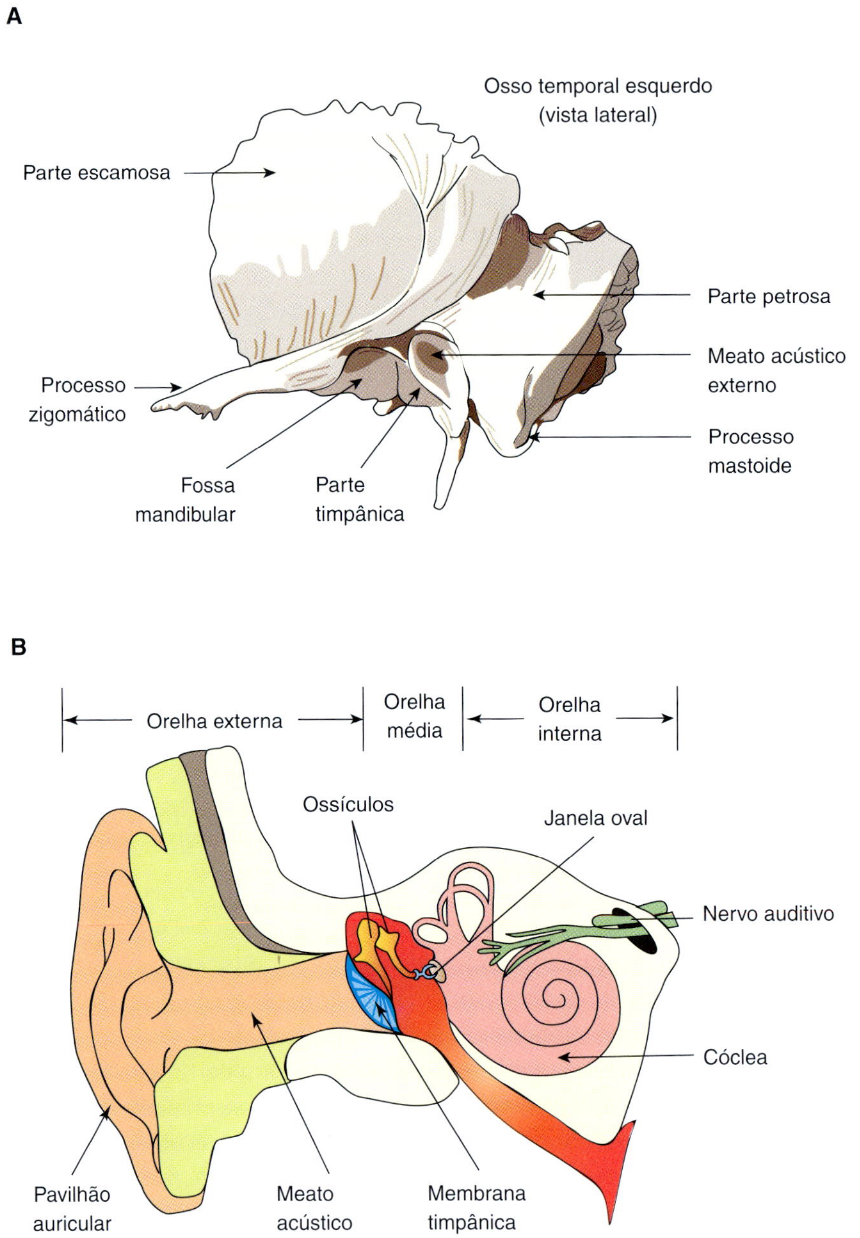

FIGURA 1 (**A**) Vista lateral do osso temporal. (**B**) Componentes da orelha externa, média e interna.

é composta pelo pavilhão auditivo e meato acústico externo, sendo o tímpano o limite em relação à orelha média.

O **pavilhão auditivo** auxilia na captação do som e direcionamento para o meato auditivo externo. Participa da reflexão do som, o que é muito importante para a localização do som e a filtragem das frequências. Essa estrutura apresenta forma irregular, graças a sua estrutura interna, que é constituída por uma placa cartilaginosa elástica (0,5-2 mm), ligada ao osso temporal por três ligamentos, sendo recoberta por uma fina camada de epitélio estratificado pavimentoso sobreposto ao tecido conjuntivo bilateralmente. Esse epitélio possui pelos, glândulas sebáceas e algumas glândulas sudoríparas.

O **meato auditivo externo** apresenta-se como um canal achatado em forma de S, com paredes rígidas que o mantêm constantemente aberto. Esse canal conduz as ondas sonoras para o interior e atua como primeira barreira de proteção para as estruturas mais internas. A porção externa do canal (8 mm de comprimento) é composta por cartilagem elástica (continuação do tecido cartilaginoso do pavilhão auditivo). A porção interna (dois terços – 16 mm de comprimento) é constituída por tecido ósseo (osso temporal). Ambos os segmentos são revestidos por tecido epitelial estratificado pavimentoso, que se adere ao pericôndrio e ao periósteo, rico em pelos, glândulas sudoríparas e ceruminosas. Essas glândulas ceruminosas (próximas à membrana timpânica) são glândulas sudoríparas modificadas com secreção apócrina e do tipo tubulares enoveladas, que produzem uma substância de cor marrom, chamada de cerume. A função do cerume e dos pelos é dificultar a penetração de objetos estranhos.

Na porção final do meato encontra-se a membrana timpânica de forma oval, que é a estrutura que transmite as ondas sonoras para os ossículos da orelha média, sendo recoberta externamente por um epitélio simples pavimentoso e internamente por um epitélio cúbico simples. Entre essas camadas epiteliais se encontram duas camadas de fibras colágenas e fibroblastos, além de uma camada delgada de fibras elásticas. Na camada externa há orientação radial das fibras, ao passo que internamente há uma orientação circular. No entanto, na porção do quadrante anteroposterior da membrana timpânica não existem fibras, o que torna a região flácida, sendo denominada membrana de Shrapnell.

ORELHA MÉDIA

A orelha média é composta pela membrana timpânica, cavidade timpânica, cadeia de ossículos (martelo, bigorna e estribo), músculos (tensor do tímpano e estapédio) e tuba auditiva (tuba de Eustáquio) (Figura 2). Localiza-se na espessura do osso temporal, como uma cavidade que separa a membrana timpânica

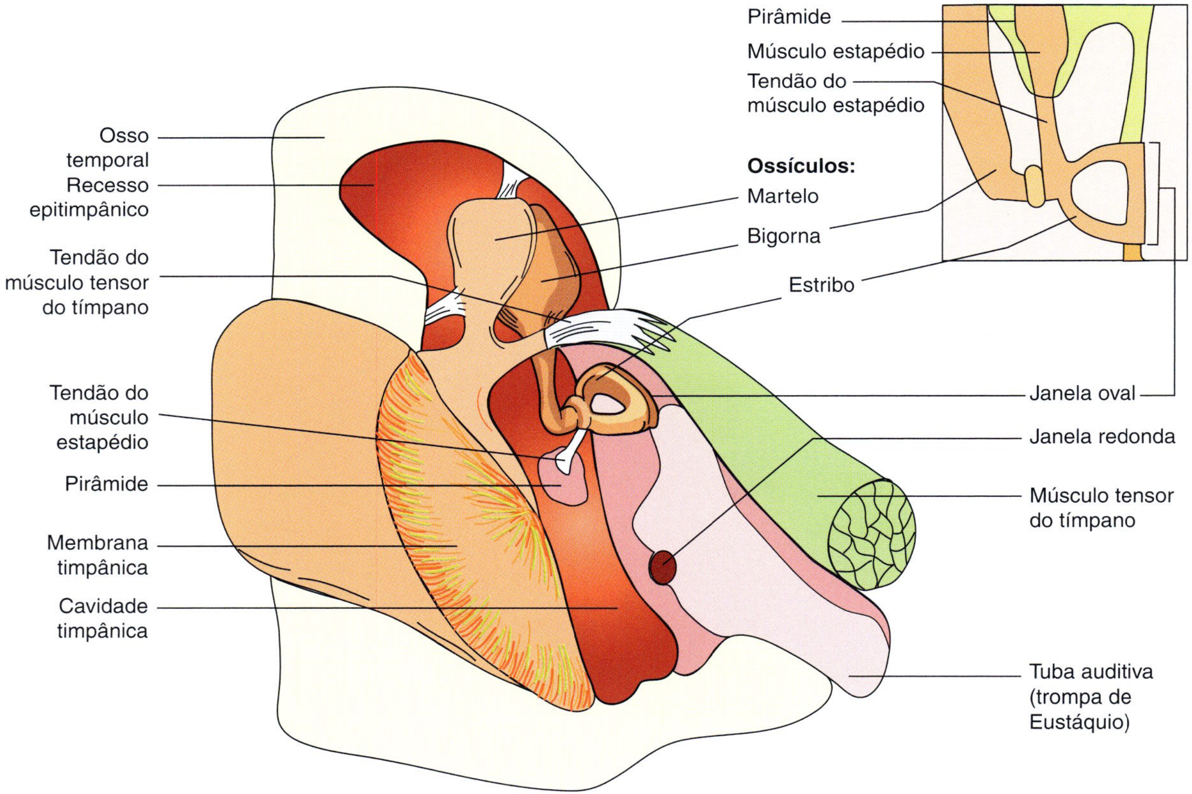

FIGURA 2 Componentes da orelha média.

da superfície óssea da orelha interna. Em virtude da grande pressão da cadeia de ossículos e sua conexão com a cóclea, a principal função da orelha média é converter as ondas sonoras do ar em ondas vibratórias.

A parte anterior da orelha média comunica-se com a nasofaringe por meio da tuba auditiva. Já a parte posterior comunica-se com as cavidades preenchidas por ar do processo mastoide (sistema de células mastóideas) do osso temporal.

Quadro 1 CORRELAÇÃO CLÍNICA: MASTOIDITE

Os espaços mastóideos cheios de ar podem se estender para a região perilabiríntica e a porção petrosa do osso temporal. Assim, essa continuidade entre as duas cavidades favorece a disseminação de infecções, quando presentes, para as células mastóideas.

A orelha média é revestida por tecido epitelial simples pavimentoso no qual a lâmina própria encontra-se aderida ao periósteo. Na proximidade com a tuba auditiva, o epitélio torna-se prismático e ciliado e na proximidade com a faringe observa-se uma mudança gradual para um epitélio pseudoestratificado e ciliado. A tuba auditiva é um canal de 3,5 cm de comprimento e encontra-se normalmente fechada, mas durante a deglutição se abre, possibilitando o equilíbrio da pressão externa com a da orelha média e, assim, a membrana timpânica fica livre para vibrar, ou seja, possibilita a entrada de ar na orelha média.

Quadro 2 CORRELAÇÃO CLÍNICA: OUVIDO TAMPADO OU ENTUPIDO

Quando estamos gripados ou em mudanças bruscas de altitude, por exemplo, a tuba auditiva encontra-se obstruída. Assim, ocorrem pressões desiguais dos lados interno e externo do tímpano e sentimos como se os ouvidos estivessem "entupidos", aliviando essa sensação quando deglutimos ou bocejamos.

A otite média é um exemplo de doença da orelha média causada pela comunicação da tuba auditiva com a cavidade oral. A partir de uma sinusite ou faringite, secreções podem ser drenadas pela tuba auditiva em direção à orelha média, resultando em acúmulo de material infeccioso e dor.

Na parede medial observam-se duas regiões sem tecido ósseo, recobertas por uma membrana conjuntivo-epitelial: a janela oval e a janela redonda. Três ossículos revestidos por epitélio pavimentoso simples unem a membrana timpânica à janela oval: martelo, bigorna e estribo. Os ossículos são ossos compactos e atípicos, não possuindo epífises. A função desses ossículos é transmitir as vibrações mecânicas geradas na membrana até a orelha interna. A membrana timpânica é responsável pela transformação das ondas sonoras em vibrações mecânicas. Quando as ondas sonoras atingem o tímpano, este vibra e movimenta a cadeia de ossículos da orelha média.

O martelo insere-se na membrana timpânica, o estribo na janela oval e a bigorna se posiciona entre os outros dois ossículos. O martelo está ligado à bigorna por ligamentos minúsculos. Sempre que o martelo se move, a bigorna também se movimenta. Há dois músculos estriados esqueléticos, tensor do tímpano e estapédio. O músculo tensor do tímpano está inserido no martelo, enquanto o estapédio liga-se ao estribo, sendo ambos inervados pelo ramo mandibular do nervo trigêmeo. A função desses músculos é regular a mobilidade/vibração desses ossículos, participando da regulação da condução do estímulo sonoro.

Quadro 3 CORRELAÇÃO CLÍNICA: REFLEXO ACÚSTICO

Ao sairmos de ambientes com sons elevados (p. ex., apresentação musical), frequentemente sente-se a sensação de zumbidos. Esta sensação deve-se à atuação dos músculos tensor do tímpano e estapédio que aumentam o seu nível de contratilidade de forma a impedir a vibração dos respectivos ossículos e, assim, impedir danos aos elementos da orelha interna.

ORELHA INTERNA

A orelha interna é formada por cavidades e canais ósseos denominados labirinto ósseo (cujo interior possui líquido rico em sódio (perilinfa), além de um conjunto de sacos e dutos revestidos por uma fina membrana de tecido conjuntivo frouxa repleta de líquido rico em potássio (endolinfa), denominado labirinto membranoso (Figura 3). Identificam-se duas regiões distintas deste labirinto ósseo: uma anterior, constituída pela cóclea (audição), e uma posterior, constituída pelo vestíbulo e canais semicirculares (equilíbrio/localização espacial).

Vestíbulo e canais semicirculares

O vestíbulo corresponde à porção ovoide e achatada do labirinto ósseo. Tem cerca de 6 mm no seu eixo de comprimento e ocupa uma posição mais anterior em relação aos canais semicirculares. A parede óssea do vestíbulo apresenta dois recessos: um maior e de forma elíptica, que aloja o utrículo, e outro menor e esférico, onde fica o sáculo (Figura 4). Nesses recessos existem perfurações que permitem a passagem de fibras nervosas. Além desses, na parede do vestíbulo

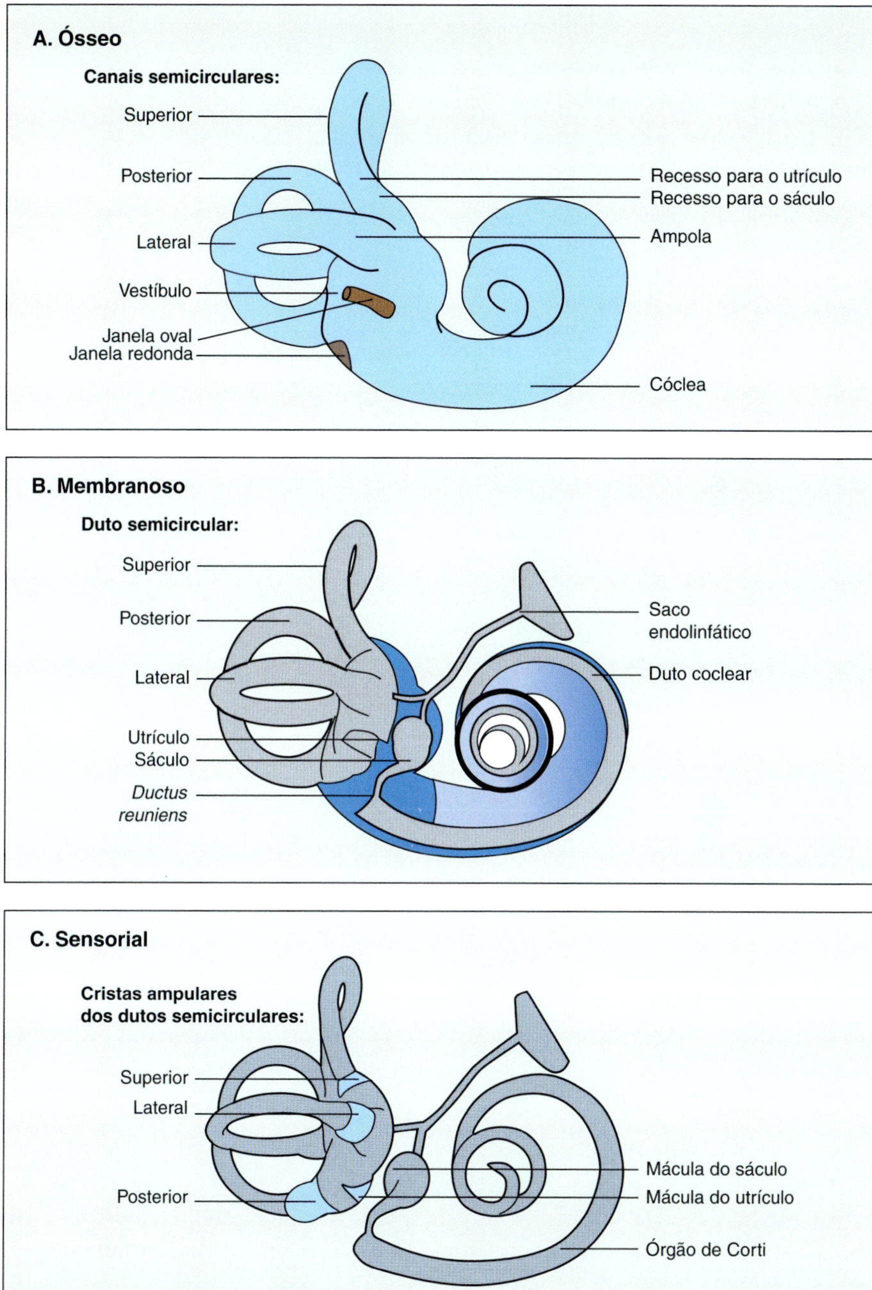

FIGURA 3 A orelha interna é um labirinto de membranas que fica no osso temporal formando a cóclea e o sistema vestibular.

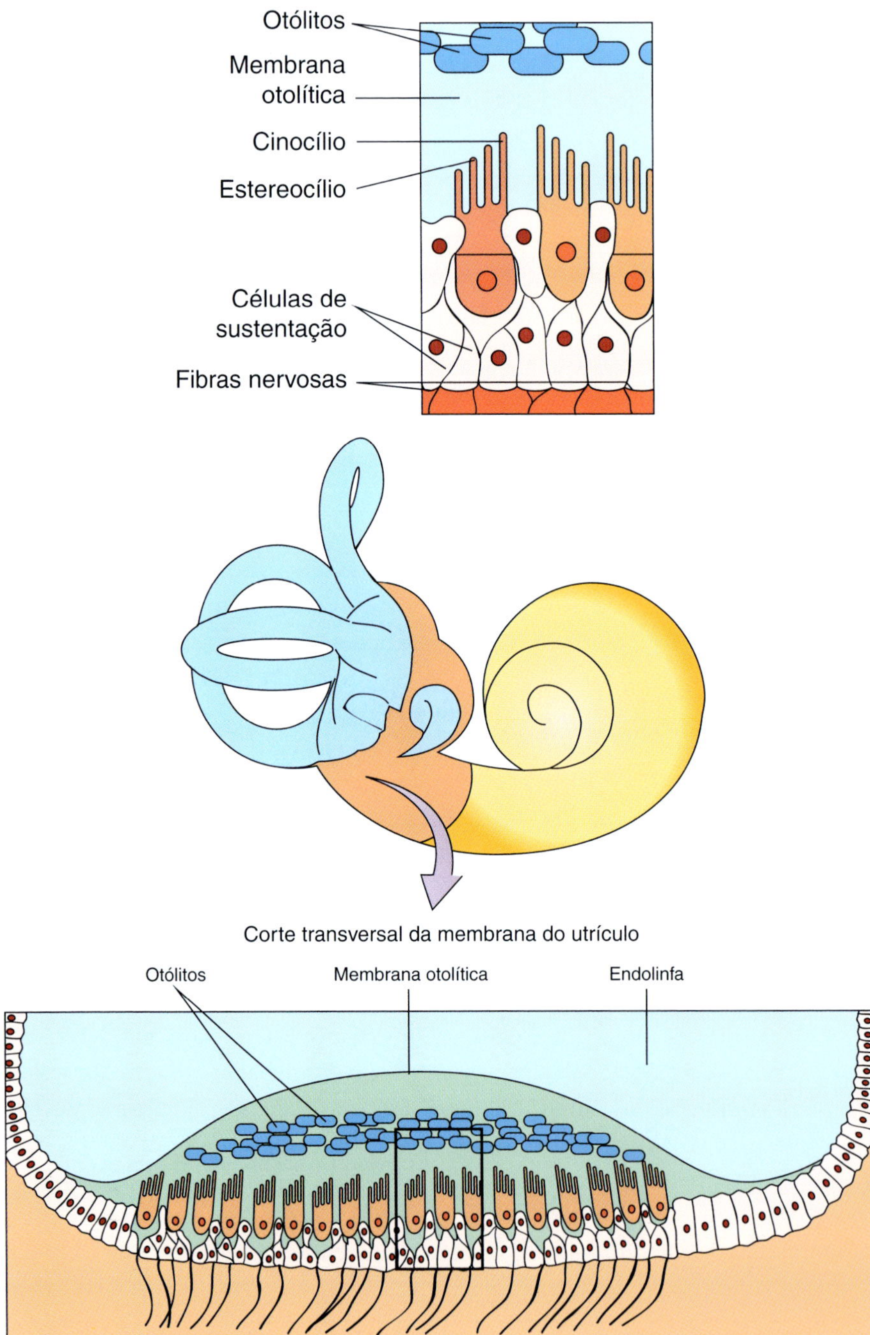

FIGURA 4 Estrutura da mácula observada no sáculo e no utrículo.

encontra-se o aqueduto vestibular, pequeno canal ósseo que abriga o ducto e o saco endolinfáticos que fazem parte do labirinto membranoso. Na parte posterior do vestíbulo, existem os orifícios que correspondem às entradas dos canais semicirculares.

O duto endolinfático é revestido por epitélio pavimentoso simples a cúbico e se abre no saco endolinfático, que se aloja em uma depressão da porção petrosa do osso temporal. O saco endolinfático se divide em três porções: **proximal**, revestida por células cilíndricas e alojada no osso; **distal**, revestida por epitélio cúbico simples e alojada na dura-máter; e **intermediária**, revestida por epitélio cilíndrico simples e alojada parte dentro do osso e parte dentro da dura-máter. Estas células epiteliais que revestem o saco endolinfático apresentam-se de duas formas: células com citoplasma de coloração mais clara e microvilosidades apicais, além de vacúolos e vesículas contendo secreção e células com citoplasma de coloração mais escura.

O sáculo e o utrículo fazem parte do sistema vestibular e são chamados de órgãos otolíticos. Estes contêm ramificações do VIII nervo craniano. O sáculo possui forma esférica e achatada, enquanto o utrículo é mais achatado; ambos possuem basicamente a mesma histologia dos demais componentes do labirinto membranoso. Assim, possuem três camadas: interna, revestida por epitélio cúbico simples alto e sobreposto à camada média, revestida por tecido conjuntivo frouxo vascularizado e, mais externamente, camada externa, revestida por conjuntivo fibroso com alguns vasos. No entanto, as áreas sensoriais possuem uma histologia diferente.

Os canais semicirculares possuem três canais ósseos (superior, anterior e posterior) que se projetam da parte posterior do vestíbulo como semicírculos. Os canais atuam em conjunto com seu par do lado oposto, cujas células ciliadas estão em posição oposta, em movimento de rotação. O canal do lado do movimento é excitado e o outro é inibido, assim a endolinfa segue o movimento (Figura 5).

A função dos órgãos otolíticos é dependente das células receptoras sensoriais que se localizam em regiões especializadas, denominadas máculas (sáculo e utrículo), ou cúpulas (ampolas dos canais semicirculares), que abrigam principalmente dois tipos celulares: as células de sustentação e as células pilosas (mecanorreceptoras). As células de sustentação estão dispostas em uma única camada e se apresentam de forma cilíndrica, altas e com microvilosidades curtas na superfície apical, e o citoplasma apresenta grânulos, extenso retículo endoplasmático e muitas mitocôndrias. Já as células pilosas (Figura 6) apresentam-se de duas formas: tipo I, com formato piriforme, com a porção basal envolta por uma fibra nervosa aferente, e as fibras eferentes se localizam lateralmente. As do tipo II, de formato cilíndrico, possuem suas bases inervadas por fibras nervosas aferentes e eferentes.

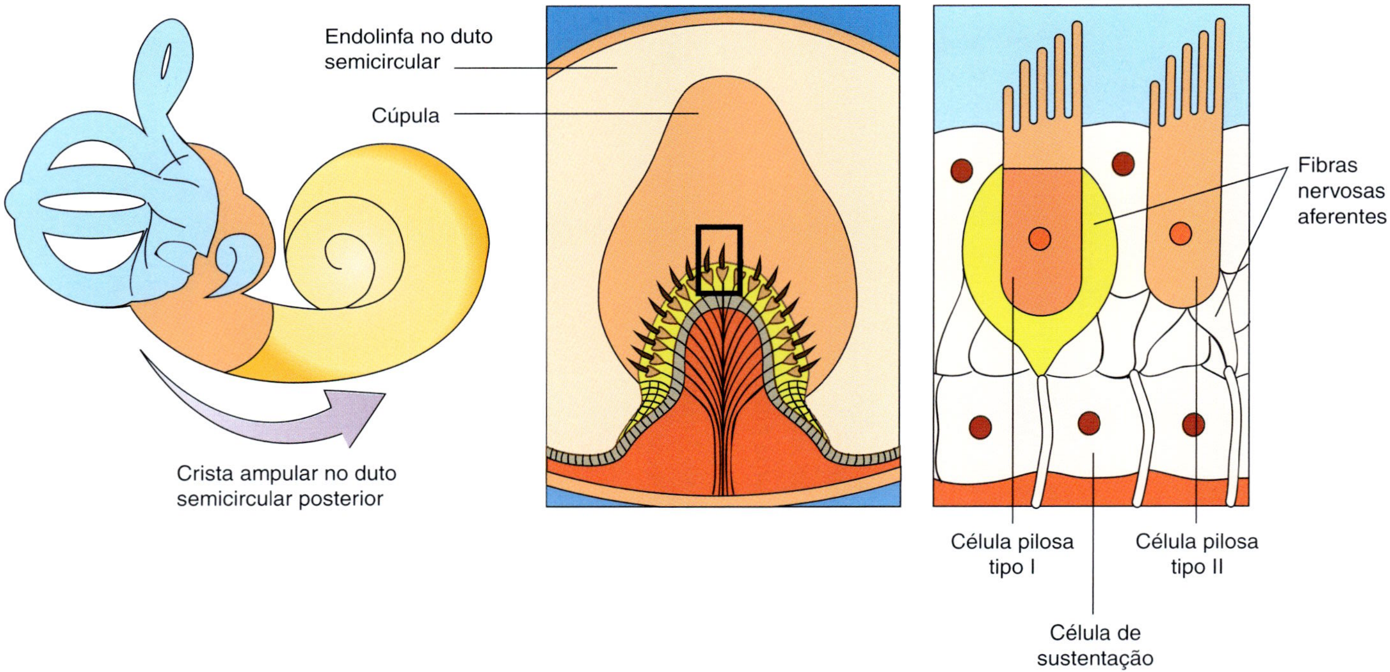

FIGURA 5 Estrutura das cristas ampulares observadas nos canais semicirculares.

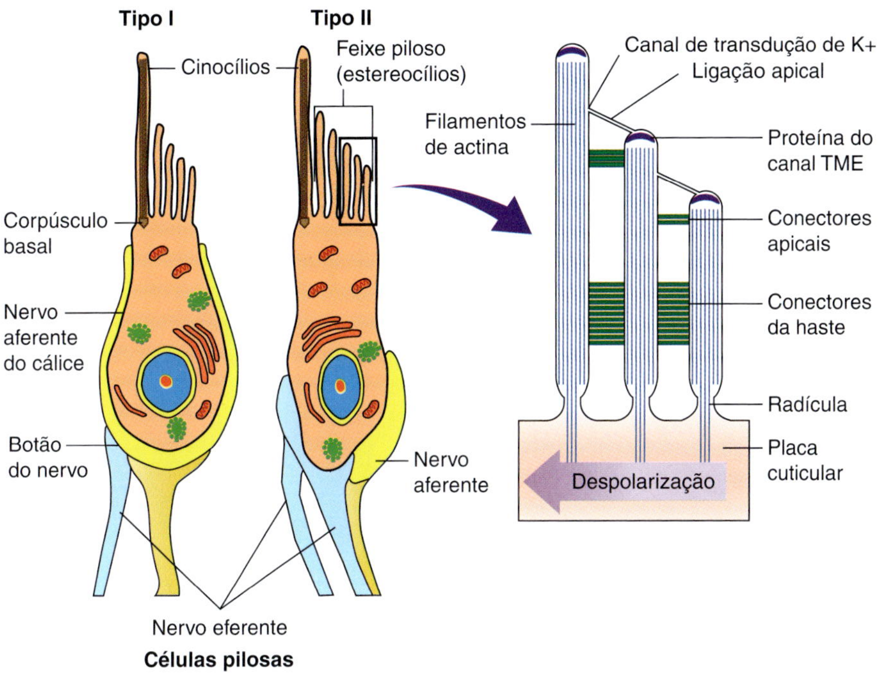

FIGURA 6 Morfologia das células pilosas.

Sobre as células ciliadas do sáculo e do utrículo, encontra-se um líquido viscoso contendo concreções de carbono e cálcio denominadas otólitos (Figura 4). Sobre as células ciliadas dos canais semicirculares há apenas a endolinfa (Figura 5). Quando ocorrem movimentos de aceleração linear no plano horizontal (utrículo), vertical (sáculo), sagital (canal semicircular superior), transversal (canal semicircular horizontal) ou coronal (canal semicircular posterior), a endolinfa e os otólitos (apenas no sáculo e utrículo) ficam para trás em decorrência da inércia e, consequentemente, movimentam os estereocílios das células ciliadas abrindo canais de K^+ e ocasionando a despolarização de membrana necessária para a transmissão nervosa (Figura 7), a qual é encaminhada ao gânglio vestibular através do nervo vestibular.

Cóclea

O labirinto ósseo constitui a cóclea, que abriga o duto colear e que integra o labirinto membranoso. A cóclea apresenta-se como um canal em espiral, semelhante à concha de um caracol, visto que o labirinto ósseo perfaz o equivalente a duas voltas mais dois terços de giro no eixo principal. A cóclea se afila ao longo

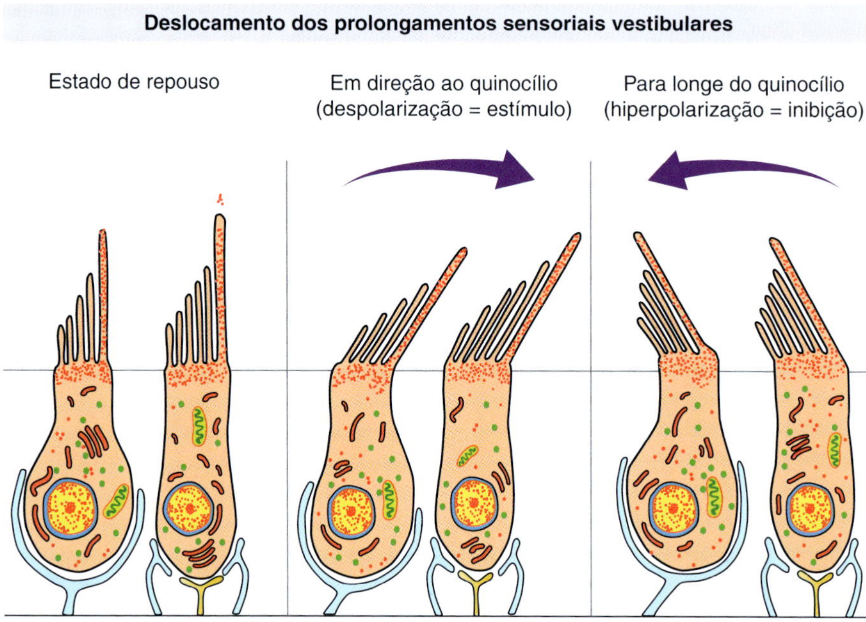

FIGURA 7 Alterações nos estereocílios das células pilosas diante de movimentações da membrana otolítica (sáculo e utrículo) ou da endolinfa (canais semicirculares), resultando em hiperpolarização ou despolarização do nervo vestibular.

de sua extensão; a porção mais larga possui pequenas perfurações que permitem a passagem do nervo coclear. O medíolo é um osso esponjoso perfurado em vários pontos que serve de passagem para as fibras do nervo vestibulococlear. Na parede externa da cóclea, observa-se a lâmina espiral óssea por onde passam os vasos sanguíneos e a porção coclear do nervo vestibulococlear.

Na porção inicial da cóclea existe a janela oval, a qual é conectada com o ossículo estribo, enquanto no final da cóclea existe a janela redonda, a qual se conecta com a tuba auditiva. Em sua porção interna, o labirinto membranoso revestido por epitélio simples pavimentoso possui três compartimentos: escala vestibular (conectada à janela oval), escala média (na região central) e escala timpânica (conectada à janela redonda).

Para fins didáticos, deve-se imaginar a cóclea como uma estrutura alongada, e não espiralada (Figura 8). Nesta estrutura alongada, as escalas vestibular e timpânica são irrigadas pela perilinfa (rica em Na^+), estão em continuidade uma à outra (região do ápex ou helicotrema) e são revestidas externamente por tecido ósseo. Já a escala média é revestida por membrana e possui endolinfa (rica em K^+), o seu teto corresponde à base da escala vestibular (membrana de Reissner

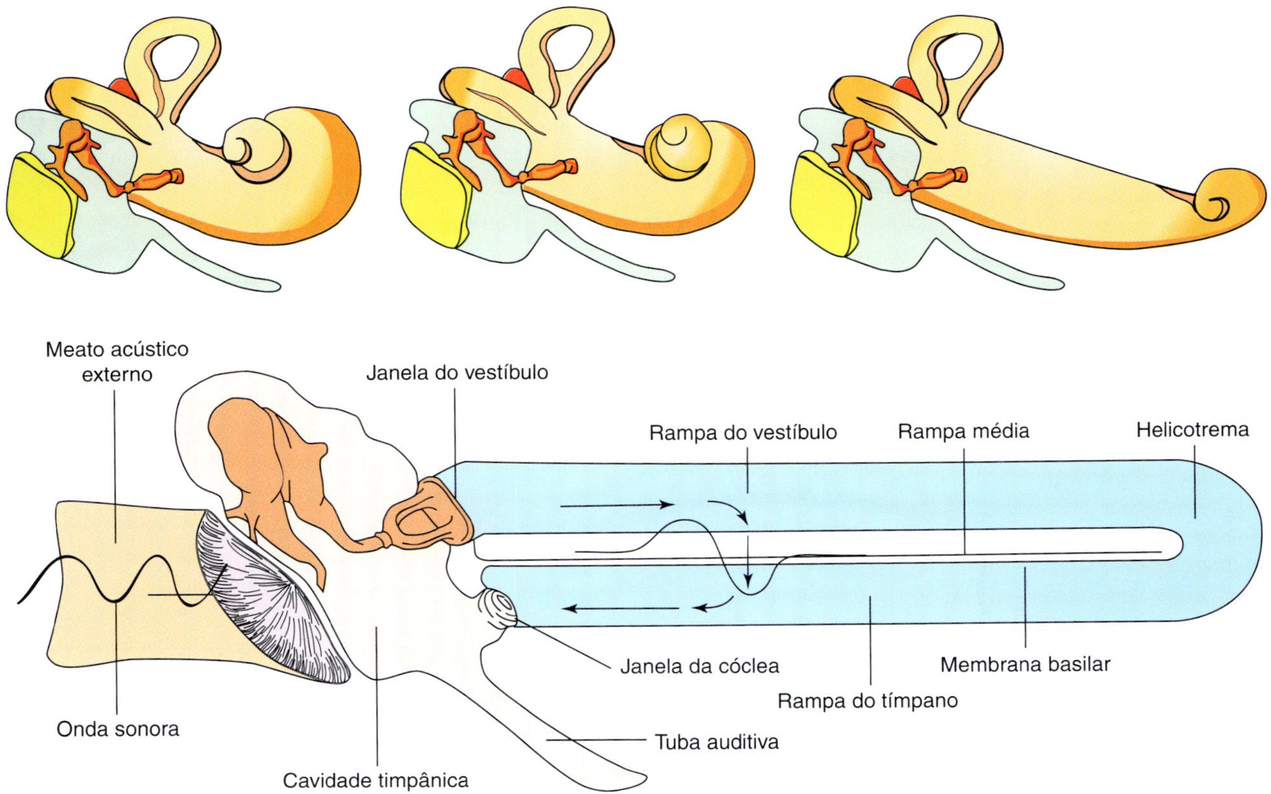

FIGURA 8 Estrutura da cóclea. A linha superior indica uma representação da cóclea desespiralizada.

ou membrana vestibular) e sua base corresponde ao teto da escala timpânica, sendo denominada membrana basilar (Figura 9).

A membrana basilar é uma estrutura flexível com propriedades viscoelásticas, constituída por tecido conjuntivo fibroso com presença de fibras colágenas e elásticas. Na porção inferior da membrana há um revestimento mesotelial, constituído por epitélio simples pavimentoso a cilíndrico baixo. Sobre a membrana basilar, na porção interna da base da escala média, encontra-se o órgão de Corti.

O órgão de Corti é constituído por células de sustentação (células pilares e células falângicas) e pelas células pilosas ou ciliadas (receptores sensoriais), as quais possuem estereocílios em sua porção apical (Figura 10). As células pilosas internas estão organizadas em fileira única, enquanto as pilosas externas organizam-se em três ou quatro fileiras. Sobre essas células encontra-se uma membrana gelatinosa, rica em colágeno, denominada membrana tectória. Abaixo dessas células, encontram-se terminações nervosas sensitivas.

Na cóclea ocorre a transmissão das vibrações mecânicas recebidas da orelha média para a endolinfa (interior da escala média). Essa transmissão começa com movimentos oscilatórios do estribo na janela oval que induzem

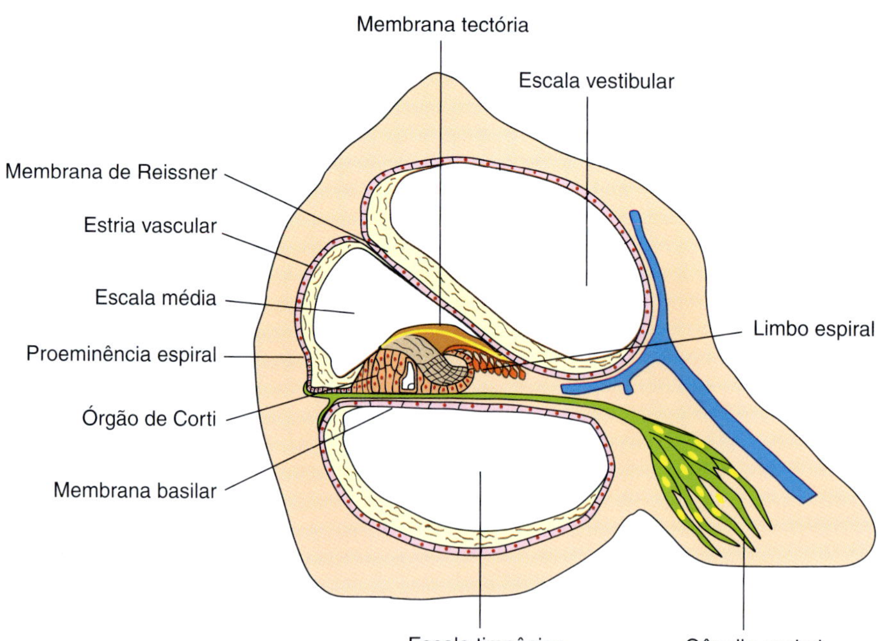

FIGURA 9 Imagem representativa de uma região da cóclea em corte transversal.

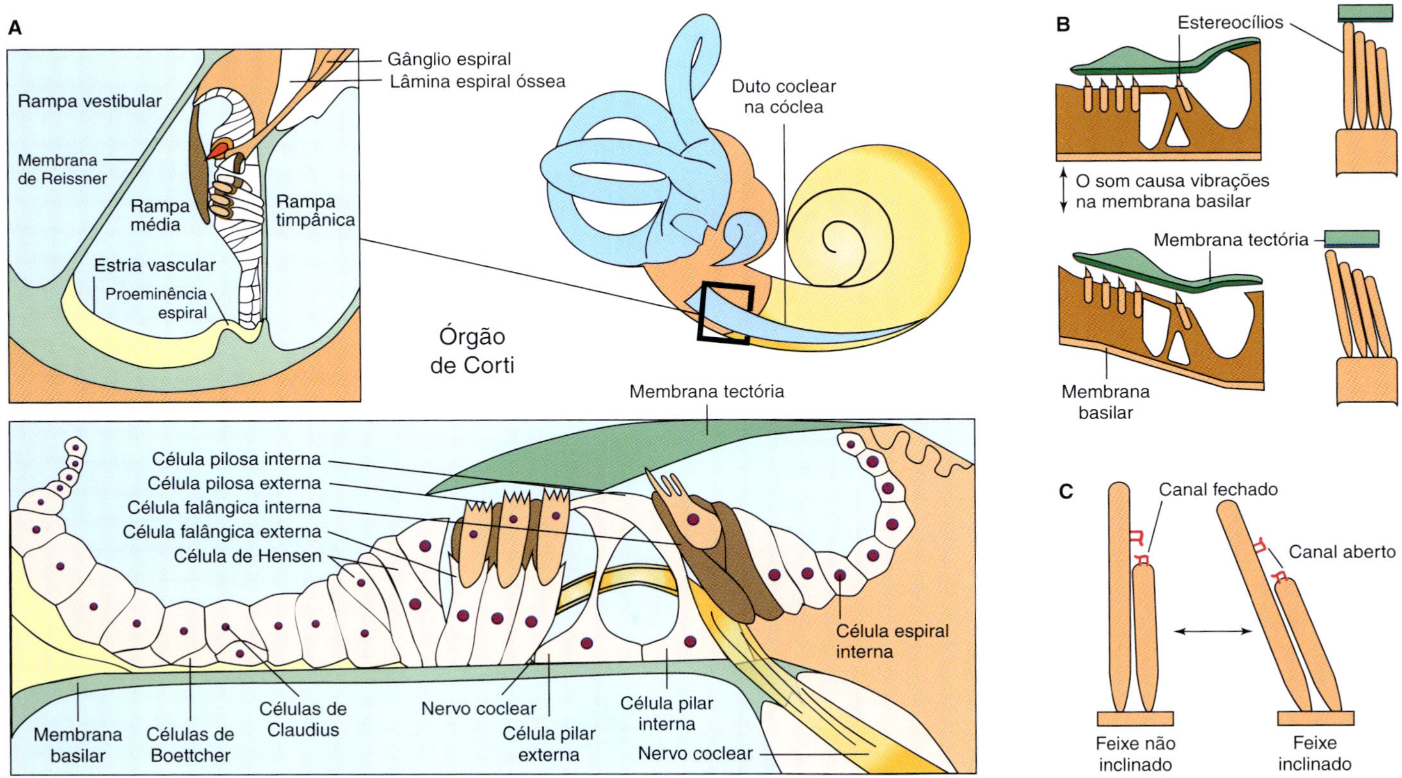

FIGURA 10 (**A**) Imagem representando a estrutura do órgão de Corti. (**B**) Células pilosas apresentam estereocílios, os quais, quando movimentados pela vibração mecânica na membrana basilar, colidem com a membrana tectória e sofrem modificações de posicionamento. (**C**) De acordo com o padrão de movimentação, ocorre a abertura de canais de potássio.

vibrações na perilinfa da escala vestibular e da escala timpânica em direção à câmara da orelha média pela janela redonda. Pelo fato das escalas vestibular e timpânica estarem revestidas por uma estrutura rígida, essas vibrações repercutem na membrana basilar, causando vibrações na endolinfa e no órgão de Corti da escala média. As células pilosas do órgão de Corti, ao oscilarem e consequentemente chocarem seus estereocílios na membrana tectória, abrem canais de potássio localizados nos estereocílios, resultando em despolarização de membrana da célula pilosa (Figura 10). Essa despolarização é propagada pelo nervo auditivo em direção ao gânglio auditivo (Figura 11). Assim, ocorre a conversão das vibrações mecânicas em impulsos elétricos que resultam na percepção sensorial da audição.

A área de projeção dos sinais auditivos para o córtex cerebral encontra-se em sua maior parte no plano supratemporal do giro temporal superior, mas também se estende à lateral do lobo temporal, e se subdivide em córtex primário e secundário. O córtex auditivo primário é excitado diretamente por projeções do corpo geniculado medial, enquanto as áreas de associação auditivas são excitadas, secundariamente, por impulsos do córtex auditivo primário, bem como por algumas projeções das áreas de associação talâmicas, adjacentes ao corpo geniculado medial.

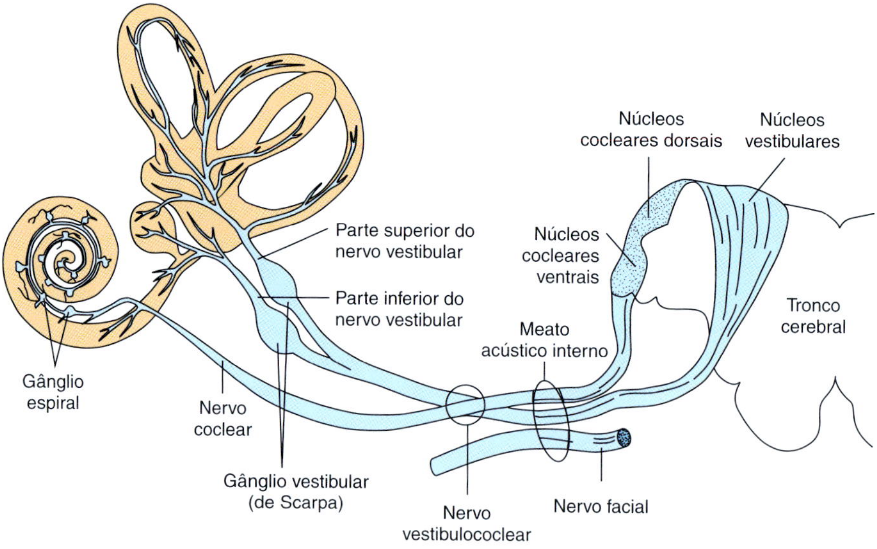

FIGURA 11 Imagem representativa dos nervos e gânglios associados à cóclea (audição) e ao sistema vestibular (manutenção da postura e do equilíbrio).

Quadro 4 TONOTOPIA

Conceito utilizado para representar as frequências que fazem a membrana basilar vibrar. A membrana basilar possui uma forma, porção basal possui menos massa e é mais rígida e ápice onde apresenta mais massa e é mais elástica e se estreita ainda mais à medida que se aproxima da porção basal da cóclea. Isso resulta em propriedades mecânicas distintas que variam ao longo do seu comprimento (teoria de von Békésy). Por essas características, a membrana basilar pode funcionar como um analisador de frequências de som, assim, quando as oscilações do estribo geram ondas de compressão nos fluidos da orelha interna, as células sensoriais oscilam de acordo com a frequência. Assim, sons graves são captados na região do ápice, enquanto sons agudos (até 20 kHz) são captados na região da base.

Quadro 5 ESTEREOCÍLIOS E SUA FUNÇÃO

A célula ciliada é envolta em sua porção apical pela endolinfa e em porção basal pela perilinfa. A membrana plasmática dessas células apresenta canais iônicos, principalmente de potássio, e em situação de repouso há poucos canais abertos. Ao movimento dos feixes de estereocílios, estes se movimentam em direção ao estereocílio maior e a força gerada por esse deslocamento é transmitida aos canais, que se abrem permitindo a entrada de potássio, despolarizando-a e levando a liberação de glutamato, assim o impulso é transmitido pelas fibras ao cérebro.

Quadro 6 ZUMBIDOS NO OUVIDO

O zumbido é a percepção do som na ausência de um estímulo acústico externo correspondente. Inclui alteração de audição e plasticidade neural. Atualmente é uma doença cada vez mais importante, afetando a vida diária de uma proporção considerável da população. Um estudo avaliou adultos por 35 anos e constatou uma prevalência de zumbido que varia de 5,1% a 42,7%, e demonstrou que há um aumento com o envelhecimento. O zumbido pode ser classificado em primário ou secundário. O zumbido primário não apresenta etiologia muito clara e pode até não estar associado à perda auditiva neurossensorial. Pesquisas sugerem que a percepção do zumbido se baseia em oscilações de baixa frequência que causam um desequilíbrio de inibição lateral entre a área auditiva normal e a área com atividades patológicas de baixa frequência, resultando em oscilações gama de alta frequência. O zumbido secundário tem como causas doenças do sistema auditivo, como perda auditiva e doença de Ménière[1] ou doenças sistêmicas, como doenças cardiovasculares e diabetes.

[1] Doença de Ménière: caracterizada pela perda de audição resultante do acúmulo e excesso de líquido no duto endolinfático.

EMBRIOLOGIA DA ORELHA

As orelhas externa e média derivam do primeiro sulco branquial e da primeira bolsa faríngea, 1º e 2º arcos faríngeos. Já a orelha interna se origina de um placoide ótico ectodérmico superficial.

O primeiro sulco faríngeo dá origem ao meato acústico externo. No 3º mês, as células epiteliais no fundo do meato proliferam e formam uma placa epitelial, que no 7º mês se dissolve e o revestimento do soalho do meato participa da formação do tímpano definitivo. Os pelos e as glândulas ceruminosas derivam do ectoderma. A aurícula se desenvolve pela proliferação do mesênquima na extremidade dorsal do 1º e 2º arcos faríngeos, envolvendo a primeira fenda faríngea. Os tubérculos auriculares posteriormente se fundem e formam a aurícula definitiva. A orelha externa encontra-se inferior ao pescoço e, com o desenvolvimento da mandíbula, essas ascendem para o lado da cabeça ao nível dos olhos (Figura 12).

A cavidade timpânica e a tuba auditiva derivam da porção dorsal da primeira bolsa faríngea, e os ossículos do ouvido se desenvolvem das cartilagens do primeiro e segundo arcos faríngeos. As extremidades superiores das cartilagens de Meckel e de Reichert dão origem à bigorna, ao martelo (Meckel) e ao estribo (Reichert). Aos seis meses de vida intrauterina, o brotamento endodérmico que forma o recesso tubotimpânico envolve os ossículos e estes são envoltos por uma cavidade neoformada, a cavidade timpânica. O tímpano se origina de três folhetos germinativos primitivos: ectoderma, mesoderma e endoderma.

No rombencéfalo, o ectoderma superficial se espessa duas vezes lateralmente, dando origem aos placoides óticos ou auditivos, primeira manifestação dos primórdios da orelha (Figura 12). No final da 4º semana os placoides óticos se invaginam (fosseta ótica) e se transformam nas vesículas auditivas (otocistos), primórdios do labirinto membranoso. Já na 5º semana, o otocisto se torna independente do ectoderma superficial. A vesícula ótica se alonga e se expande, na face interna cresce o duto endolinfático que se comunica com a porção vestibular do otocisto. Já a porção coclear é mais estreita.

Durante a 6ª semana, três divertículos em forma de disco crescem na porção vestibular do otocisto, que começa a se diferenciar em utrículo e sáculo. Neste período, a porção coclear se expande para iniciar a formação da cóclea (Figura 13).

Ao final da 7ª semana, é possível observar os três dutos semicirculares, e o ducto endolinfático se dilata em formato sacular (saco endolinfático). Há ainda melhor delimitação do utrículo e do sáculo. Na 8ª semana, a cóclea comunica-se com o sáculo pelo duto de Hensen. Ocorre o surgimento das máculas no utrículo

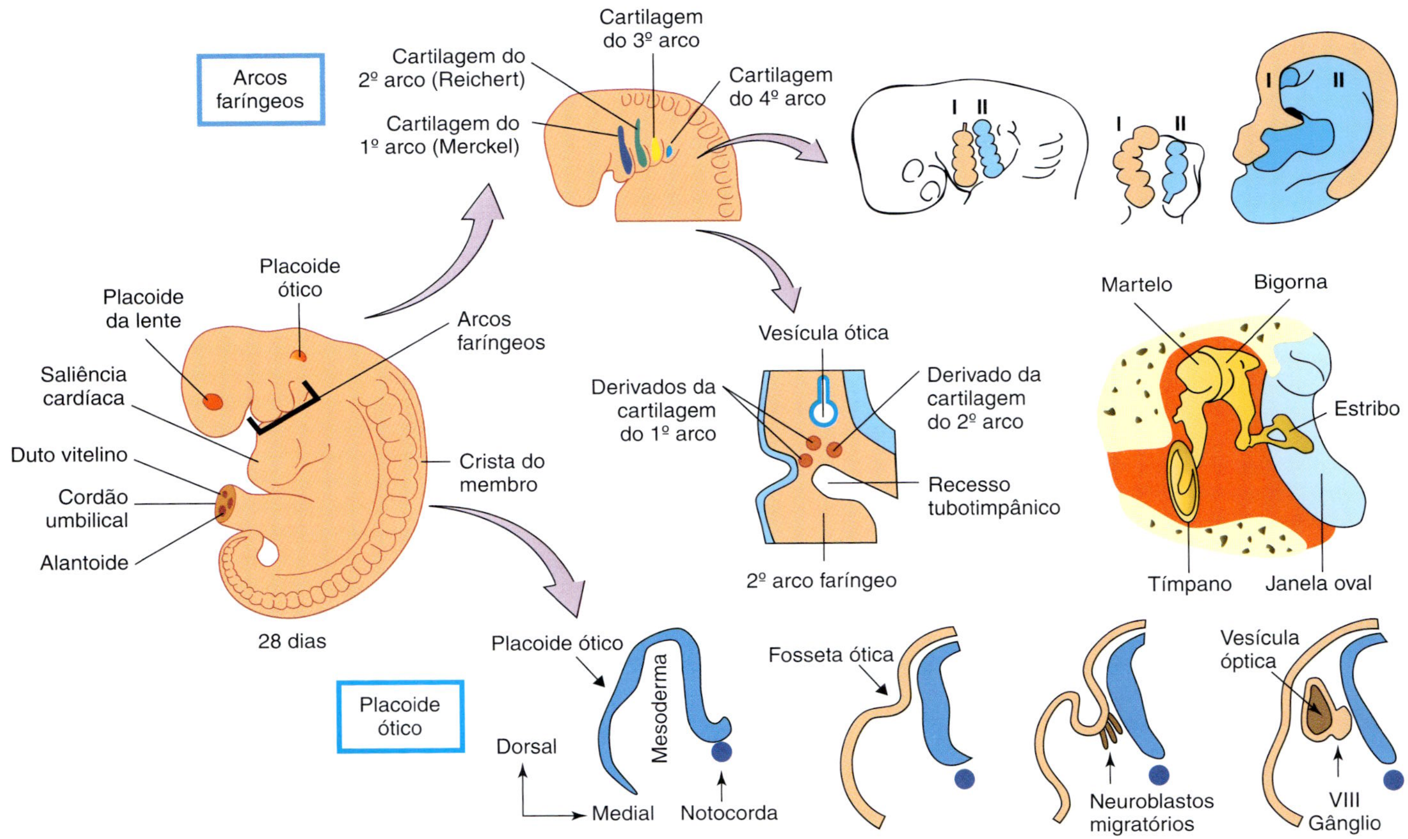

FIGURA 12 Formação de orelha externa, média e interna.

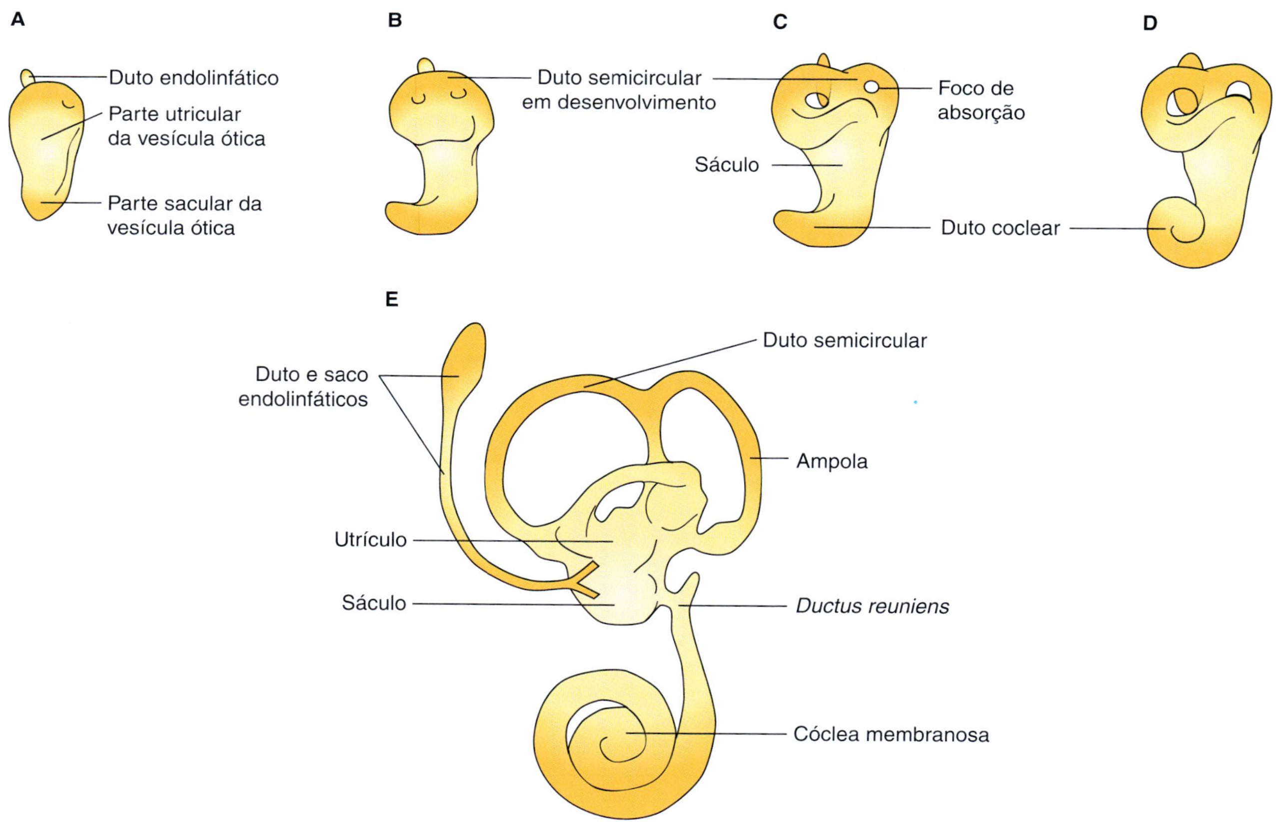

FIGURA 13 Formação de sáculo, utrículo, canais semicirculares e cóclea.

e no sáculo, e o mesênquima que circunda o labirinto membranoso se diferencia em cartilagem que irá ossificar e formar o labirinto ósseo. Por volta dos cinco meses de vida intrauterina, após a vacuolização do mesênquima, forma-se o espaço perilinfático e a cartilagem de ossificação forma o labirinto ósseo. A parede do duto coclear se espessa e dará origem ao órgão de Corti.

Quadro 7 BIOLOGIA MOLECULAR NO DESENVOLVIMENTO DA ORELHA INTERNA

O gene *PAX-2* está envolvido no desenvolvimento inicial do otocisto e, na ausência desse gene, a cóclea e o gânglio espiral não são formados.

REFERÊNCIAS

Abrahamsohn P, Freitas V. Histologia: Histologia. Histologia interativa. Histologia online. MOL – Microscopia on line. [internet]. São Paulo; 2017. [Acesso em: 27 jul. 2020]. Disponível em: http://mol.icb.usp.br/.

Correa, EM. Embriologia e histologia em fonoaudiologia. 2. ed. Rio de Janeiro: Guanabara Koogan; 2011.

Drake R, Vogl W, Mitchell AWM. Gray's anatomia para estudantes. Rio de Janeiro: Elsevier; 2005. 848p.

Gómez Dumm C. Embriologia humana: atlas e texto. Rio de Janeiro: Guanabara Koogan; 2006.

Guyton, AC, Hall, JE. Tratado de fisiologia médica. 12. ed. Rio de Janeiro: Elsevier; 2011.

Llinás RR, Ribary U, Jeanmonod D, Kronberg E, Mitra PP. Thalamocortical dysrhythmia: a neurological and neuropsychiatric syndrome characterized by magnetoencephalography. Proc Natl Acad Sci U S A. 1999;96(26):15222-7.

McCormack A, Edmondson-Jones M, Somerset S, Hall D. A systematic review of the reporting of tinnitus prevalence and severity. Hear Res. 2016;337:70-9.

Queiroz LS, Paes RA. Anatomia patológica, neuropatologia e neuroimagem [internet]. Campinas; 2020. [Acesso em: 27 jul. 2020]. Disponível em: http://anatpat.unicamp.br/bineuorelha1.html

Rheingantz MGT et al. Histologia dos sistemas: Guia prático [internet]. Pelotas; 2019. [Acesso em: 27 jul. 2020]. Disponível em: https://wp.ufpel.edu.br/histologiaguiapratico/files/2018/11/Histologia.Sistemas_peq.pdf.

Sadler TW. Langman Embriologia médica. 11. ed. Rio de Janeiro: Guanabara Koogan; 2010.

Wang K, Tang D, Ma J, Sun S. Auditory neural plasticity in tinnitus mechanisms and management. Neural Plast. 2020;2020: 7438461.

Odontogênese – Gênese dos tecidos dentários e paradentários

CAPÍTULO 9

Anna Christina Medeiros Fossati
Lisiane Bernardi

ODONTOGÊNESE

A odontogênese é o processo pelo qual ocorre o desenvolvimento dos dentes decíduos e permanentes e seus tecidos paradentários. Os tecidos dentários serão o esmalte, a dentina (coronária e radicular) e a polpa (coronária e radicular). Os tecidos paradentários, que farão a inserção da raiz dentária ao osso maxilar, serão o cemento, o ligamento periodontal e o osso alveolar de inserção (Figura 1).

O marco inicial para esse desenvolvimento, em humanos, ocorre ainda na 4ª semana de vida intrauterina (SVIU), quando, em decorrência do dobramento do embrião, é definido o estomódeo, ou seja, a cavidade bucal primitiva. A partir de então, o epitélio de duas a três camadas que recobre a superfície interna da cavidade bucal em desenvolvimento começa a sofrer modificações na expressão gênica de algumas de suas células epiteliais.

A atividade diferenciada de determinados genes homeobox (Quadro 1) estabelece o epitélio odontogênico (epitélio com a capacidade de gerar um elemento dentário) a partir da 5ª SVIU (Figura 2A).

No final da 5ª SVIU, o epitélio oral odontogênico prolifera em pontos distintos em direção ao tecido conjuntivo embrionário adjacente. Essas ilhas epiteliais, então, se fusionam, limitando um espessamento em forma de ferradura chamado lâmina oral primitiva (Figuras 2B e 3B), que define a localização dos futuros arcos dentários.

O epitélio da lâmina oral recém-estabelecido continua a proliferar, invade mais profundamente o ectomesênquima adjacente (Quadro 2) e imediatamente forma outras duas lâminas que se desenvolvem paralelamente entre si, apenas separadas por uma fenda. São elas: a lâmina vestibular e a lâmina dentária (Figuras 2C, 2D e 4). A lâmina vestibular dá origem ao vestíbulo bucal e é descontínua nos estágios iniciais da odontogênese em embriões humanos. Já a lâmina dentária tem o formato de um “U” contínuo e dará origem aos germes dentários.

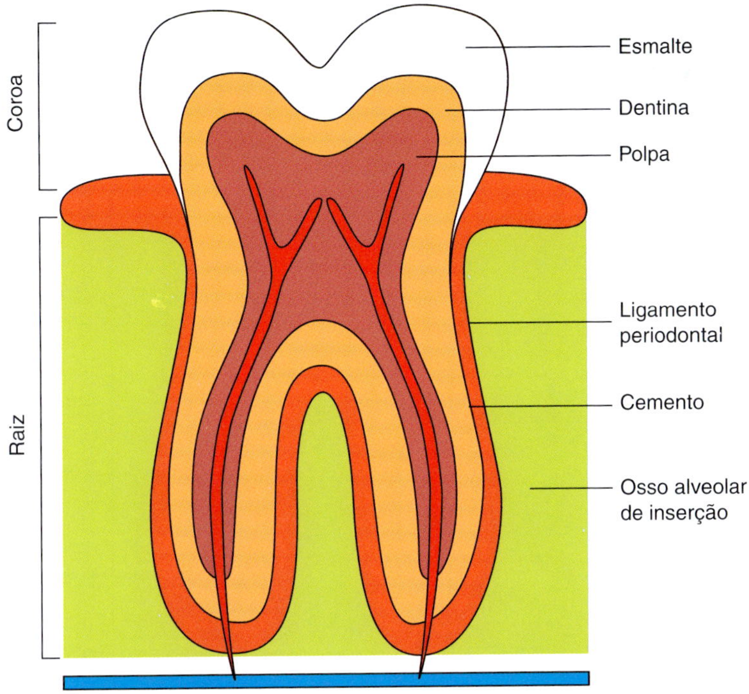

FIGURA 1 Representação gráfica da porção de coroa e raiz de um dente molar. É possível identificar os tecidos dentários (esmalte, dentina e polpa) e os tecidos paradentários (cemento, ligamento periodontal e osso alveolar de inserção).

Quadro 1 GENES E ODONTOGÊNESE

Durante a morfogênese dentária, a expressão dos genes homeobox é controlada diretamente por uma cascata de sinalizações deflagradas pela interação de fatores de crescimento com receptores de membrana das células-alvo. Inúmeros genes são atualmente descritos se expressar promovendo a gênese dentária (http://bite-it.helsinki.fi) (mais detalhes no Quadro 11). A maioria desses genes codifica ligantes, receptores, fatores de transcrição, cofatores e resulta em induções sequenciais e recíprocas que promovem a diferenciação celular que leva à formação dos diferentes grupos dentários. São denominados genes homeobox aqueles implicados no desenvolvimento das várias estruturas corpóreas. Sua expressão é de fundamental importância para a evolução das partes especializadas de muitas espécies animais, e seus diferentes modos de ação é que caracterizam cada organismo. Esses genes codificam um RNA mensageiro (RNAm) necessário para a síntese de novos fatores de transcrição. Tais fatores poderão promover expressão, inibição ou simples modulação da expressão de genes-alvo. Estes genes são encontrados agrupados em vários segmentos do genoma.

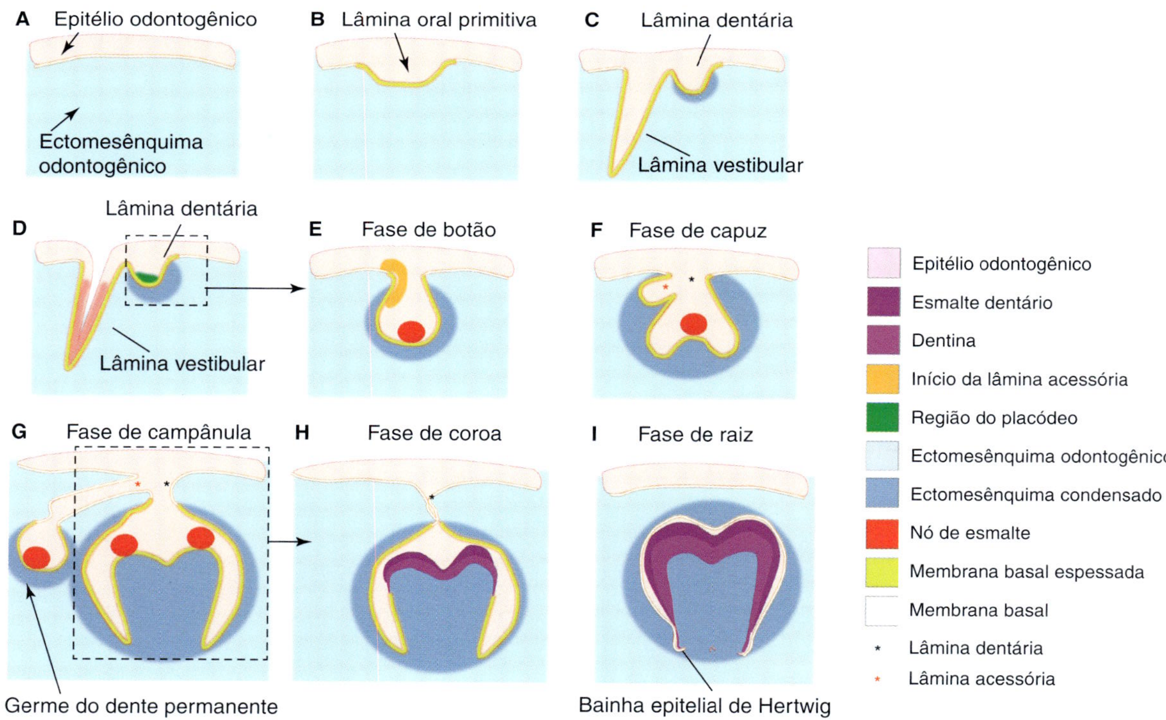

FIGURA 2 Representação gráfica das etapas sequenciais do processo de odontogênese. As diversas fases da odontogênese podem ser observadas desde a iniciação (**A-D**), evoluindo para as fases de botão (**E**), capuz (**F**) e campânula (**G**), até a fase de coroa (**H**) e coroa totalmente formada, com início da fase de raiz (**I**). Observe a codificação de cores, relacionando-as com as diferentes estruturas do painel, de modo a identificá-las no decorrer do texto. Repare que a lâmina vestibular não está mais representada a partir de (**E**), sendo apenas representada de (**E**) a (**I**), o desenvolvimento a partir da lâmina dentária. Além disso, o surgimento da lâmina acessória ou de substituição que dará origem ao germe do dente permanente é demonstrado apenas nas sequências de (**E**) a (**G**); o desenvolvimento do germe dentário do dente permanente não está representado nas imagens seguintes (**H** e **I**).

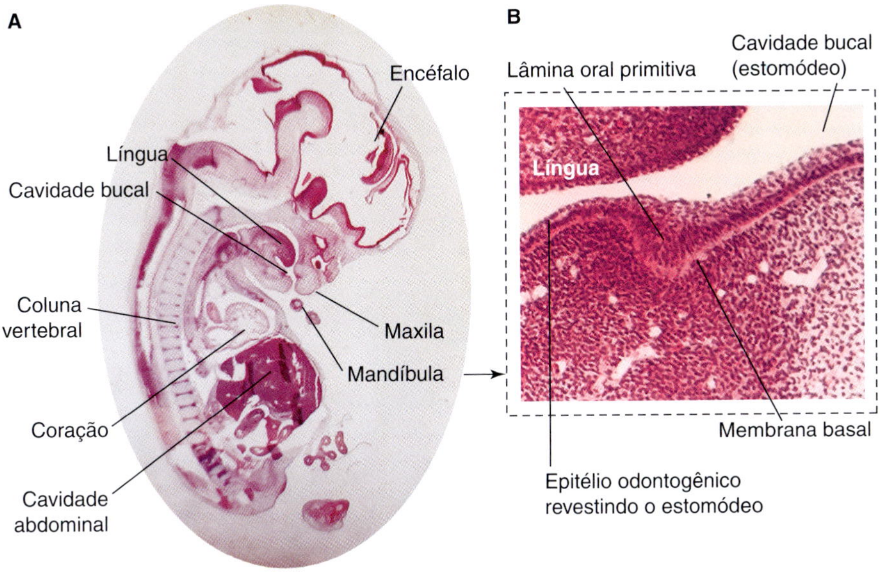

FIGURA 3 (**A**) Preparo em hematoxilina-eosina (HE) de embrião em corte sagital, evidenciando as estruturas em formação tanto na porção cefálica como caudal. Observa-se o SNC (encéfalo) em desenvolvimento, bem como as cavidades cardíaca e abdominal. No estomódeo (cavidade bucal) revestido por epitélio odontogênico, encontram-se maxila e mandíbula primitiva, separadas pela formação embrionária da língua. (**B**) Preparo histológico em HE, mostrando em maior aumento a região da cavidade bucal primitiva, com o epitélio odontogênico dando origem à lâmina oral primitiva. Observa-se a membrana basal espessada situada entre o epitélio e o ectomesênquima.

Quadro 2 ECTOMESÊNQUIMA

O mesênquima nesta etapa é chamado de ectomesênquima, uma vez que já foi invadido, assim como toda a região do embrião que constituirá a futura face, pelas células epiteliais migratórias provenientes da crista neural dos primeiros rombômeros.

O estabelecimento da lâmina dentária caracteriza a etapa de iniciação do desenvolvimento dentário. A partir de então, o processo evolutivo da odontogênese será constituído por eventos únicos, os quais ocorrem em estágios bem definidos, que apresentam aspecto morfológico e celular característicos de cada etapa. Tais etapas podem ser divididas nas fases de iniciação (lâmina dentária e placódeo), fase de botão, fase de capuz, fase de campânula, fase de coroa e fase de raiz (Figuras 2H e 2I).

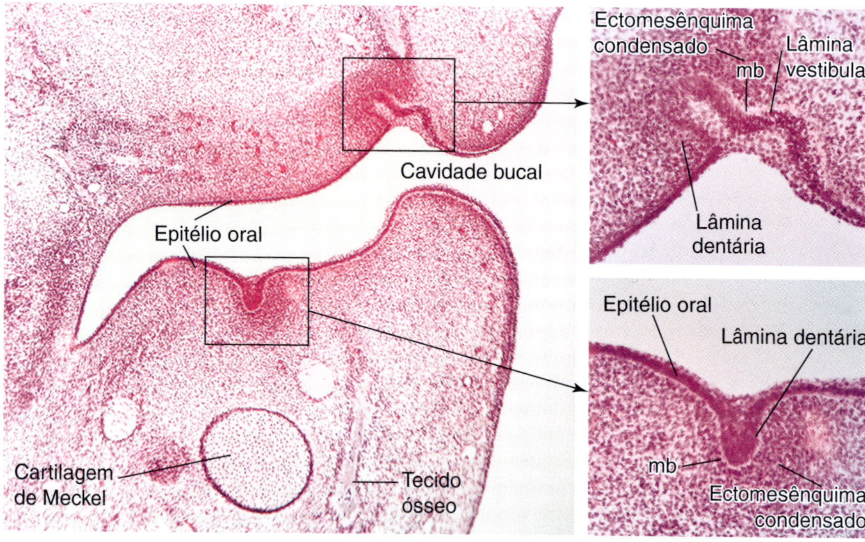

FIGURA 4 Preparo histológico em hematoxilina-eosina de corte sagital de embrião evidenciando a cavidade oral primitiva. Na região superior, futura maxila, pode-se observar o espessamento da lâmina oral primitiva superior em direção ao ectomesênquima, originando duas lâminas separadas por uma depressão, a lâmina dentária e a lâmina vestibular. O detalhe mostra uma visão aproximada de ambas as estruturas. Na futura arcada inferior, observa-se a lâmina dentária, detalhada em maior aumento. Pode-se observar a presença da membrana basal (mb) situada entre a porção epitelial e o ectomesênquima, e a condensação do ectomasênquima em torno das estruturas epiteliais.

FASES DA ODONTOGÊNESE

Fase de iniciação

Classicamente, a formação dos dentes inicia-se, na 6ª SVIU, a partir do desenvolvimento da lâmina dentária. Esta forma-se a partir da proliferação do epitélio oral odontogênico na forma de uma fita uniforme, semelhante a uma ferradura, localizada nos dois futuros arcos dentários. Nos seres humanos, todos os dentes primários (dentes decíduos) se desenvolvem a partir dessa lâmina.

A partir do estabelecimento da lâmina dentária, genes comprometidos com a odontogênese se expressam, diferencialmente, em suas células epiteliais. O subproduto dessa expressão gênica são proteínas que atuam induzindo a proliferação, resultando em modificação da arquitetura estrutural do próprio epitélio da lâmina dentária, ao mesmo tempo que influenciam o comportamento das células do ectomesênquima a ele adjacente, modulando sua proliferação e sua secreção de componentes da matriz extracelular.

A interação recíproca entre as células epiteliais e células constituintes do ectomesênquima será constante até a finalização do desenvolvimento dentário, sendo mediada por vias de sinalização, fatores de crescimento e microRNA (Quadro 3).

Quadro 3 **VIAS DE SINALIZAÇÃO E FATORES DE CRESCIMENTO NA ODONTOGÊNESE**

As proteínas morfogenéticas ósseas (BMP, do inglês *bone morphogenetic proteins*), os fatores de crescimento de fibroblasto (FGF, do inglês *fibroblast growth factor*), a proteína secretada SHH (do inglês, *sonic hedgehog*), codificada pelo gene de mesmo nome, e a via de sinalização da Wnt são todas deflagradas. Quanto ao papel desempenhado por fatores de crescimento na citodiferenciação, verificou-se a presença de FGF 4 e 9, tanto o RNA mensageiro como a proteína, nas células do epitélio interno. FGF3 e 10 foram observados no mesênquima, mas sua expressão diminuía do estágio de campânula precoce para o de campânula tardia e vice-versa. Três tipos de receptores para esses fatores de crescimento são expressos tanto nos ameloblastos como nos odontoblastos em diferenciação. Portanto, ocorre a expressão específica desses FGFs, para diferenciação dessas células. A combinação do FGF2 com o TGF-beta-1 (fator de crescimento transformante beta 1) em papila dentária *in vitro* resultou na polarização dos odontoblastos e na síntese de matriz dentinária.

O evento seguinte à formação da lâmina ocorrerá nos lugares específicos em que se deflagará a geração de cada um dos dentes decíduos. Nessas regiões da lâmina, grupos de genes passam a se expressar em ilhas de células epiteliais e constituem a etapa seguinte da iniciação da odontogênese, definida como fase de placódeo dental. Após a iniciação, o epitélio da lâmina dentária procede a estágios morfogenéticos específicos do desenvolvimento, formando estruturas semelhantes a um botão, a um capuz e a uma cúpula de sino, com o ectomesênquima condensado na sua porção central côncava.

Fase de botão

A evolução das fases iniciais até a fase de botão ocorre pelo aumento no número de camadas do epitélio da região do placódeo (decorrente do fato da divisão mitótica das células basais ser orientada verticalmente), combinado à contração local das células suprabasais. Enquanto a região de constrição do epitélio representa a região da lâmina dentária que ligará o germe ao epitélio oral, o restante do epitélio proliferativo representa a porção de desenvolvimento do germe em fase de botão (Figuras 2E e 5A).

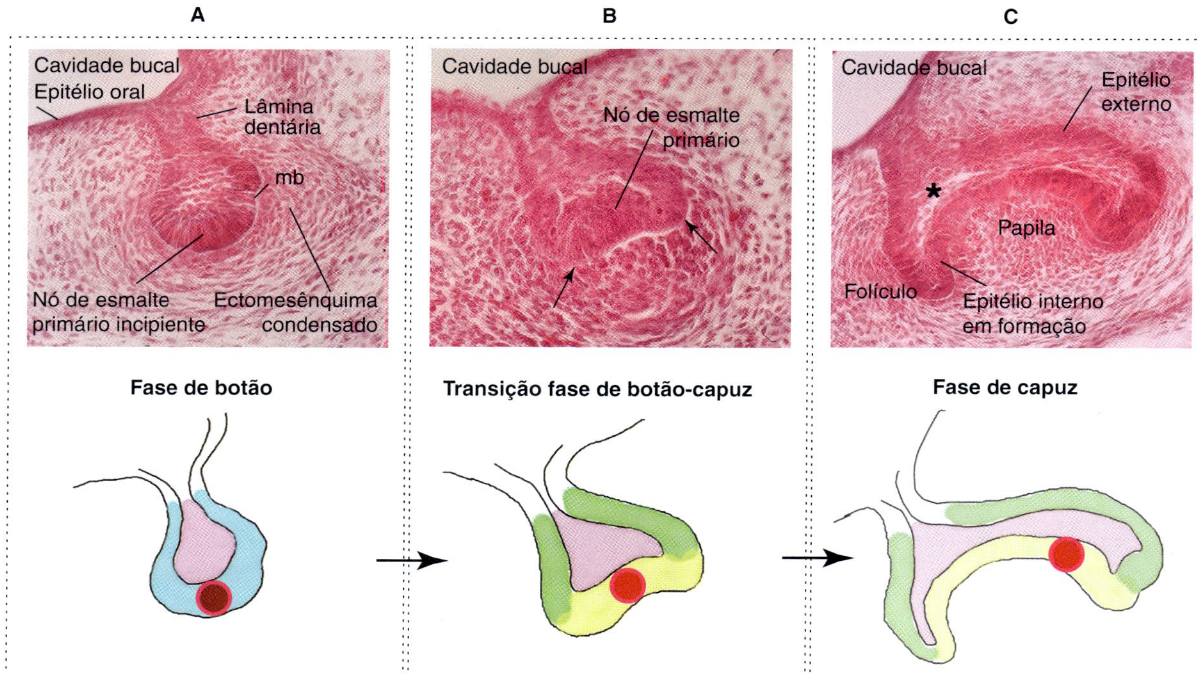

FIGURA 5 Em (**A**), (**B**) e (**C**), observam-se preparos histológicos em hematoxilina-eosina com suas respectivas representações gráficas, da transição de um germe dentário da fase em botão (**A**) às fases iniciais de capuz (**B** e **C**). Repare na presença da membrana basal (mb), localizada entre o epitélio e o ectomesênquima, este sofrendo condensação na porção côncava da estrutura epitelial formando a papila dentária, e em torno do futuro germe dentário, dando origem ao folículo dentário. A mudança na forma do botão ocorre pela proliferação e migração das células na periferia (setas em **B**). O nó de esmalte primário já é visto incipiente na extremidade do botão (correspondente no esquema à esfera em vermelho); o asterisco no HE (em **C**) sinaliza o retículo estrelado em formação.

A fase de botão é caracterizada por 20 desses pontos proliferativos, que constituem esferas maciças de células epiteliais. Individualmente, lembram o formato de um botão de flor ou um broto, por isso o nome de fase de botão.

Nesse momento, é possível observar, na lâmina dentária, as regiões que darão origem aos germes dentários decíduos e, entre elas, nos mamíferos que possuem dentição de substituição, uma região que conecta os diferentes dentes em desenvolvimento, a chamada lâmina interdental (Quadro 4). Dos 20 botões que correspondem aos 20 dentes decíduos, 10 estão localizados no maxilar superior e 10 no maxilar inferior.

A proliferação de todos os botões decíduos pode se iniciar ao mesmo tempo, no entanto, a velocidade do desenvolvimento dos germes dentários inferiores será superior à de seus homólogos superiores. As modificaçãoes ocorridas na porção epitelial do germe em formação são acompanhadas pela condensação do ectomesênquima adjacente.

Quadro 4 LÂMINA INTERDENTAL

A lâmina interdental está localizada na lingual dos germes dentários e possui capacidade proliferativa que promove seu crescimento e aprofundamento no ectomesênquima, assemelhando a sua morfologia com os botões dentários. A função da lâmina interdental permanece indefinida, no entanto, tem sido descrito que suas células reteriam a competência para a formação de germes dentários, apesar de esta propriedade permanecer inativada. Por existir apenas em animais com dentição de substituição, tem sido relacionada à possibilidade de ser o local de origem da lâmina substitutiva, estrutura que se formará a partir da fase de capuz e da qual se deflagará a gênese dos dentes permanentes sucessórios.

Até então, acredita-se que o broto epitelial é constituído por um único tipo celular. No entanto, morfologicamente, enquanto as células do centro são menores, poligonais e apresentam-se desalinhadas, as células da periferia são densamente alinhadas ao longo da membrana basal, são maiores e cilíndricas (Figura 5A). Essa coesão aumentada da região pode ser explicada pelo aumento na expressão da proteína de adesão E-caderina nas células periféricas.

Além dessas modificações, entre as células epiteliais periféricas que constituem o botão, existem as que possuem cílios móveis como especialização de membrana (Quadro 5). Os cílios estão presentes nas células envolvidas nas interações entre epitélio e ectomesênquima e serão mais frequentes com o avanço da odontogênese.

Quadro 5	CILIOPATIAS

As ciliopatias são causadas por cílios primários defeituosos e frequentemente são acompanhadas de defeitos faciais e odontogênese interrompida. Síndromes como Bardet-Biedl, Ellis-van Creveld, Curry-Hall e displasia cranioectodérmica apresentam dentes com alteração de forma e tamanho, agenesias (ausências dentárias) ou supranumerários.

No ectomesênquima o predomínio será de células ectomesenquimais indiferenciadas. Estas células respondem aos estímulos proliferativos sinalizados pelo epitélio odontogênico com um aumento em seu número celular, o que deixa o ectomesênquima estruturalmente condensado. Essas células secretam os componentes da matriz extracelular, nesse momento principalmente sindecana e tenascina. Estas glicoproteínas associadas a proteoglicanas, glicosaminoglicanas e sistema de fibras definem a dureza da matriz extracelular, a qual fornecerá uma informação do tipo mecânica para as células do epitélio em expansão. As células epiteliais interpretam esses sinais e os aplicam na remodelação espacial do epitélio, definindo, assim, a morfologia do germe nas fases seguintes da odontogênese.

Em meio às células indiferenciadas do ectomesênquima, já é possível verificar algumas células positivas para o marcador de células endoteliais CD31 isoladas ou organizadas em estruturas tubulares, formando primórdios de capilares. Também está presente, tanto no epitélio como no ectomesênquima, o fator de crescimento do endotélio vascular (VEGF, do inglês *vascular endothelial growth fator*), responsável por estimular a organização das células endoteliais na formação de vasos. Nesse momento, os primeiros axônios estão se direcionando para o ectomesênquima do germe dentário, no entanto, ainda não atingem nem os limites da região de condensação.

O término da fase de botão é definido quando a forma do epitélio do germe se modifica. A alteração morfológica do epitélio dentário envolverá a proliferação, invasão e migração de células localizadas em determinadas regiões do broto (Figura 5B). Tais células apresentam essa dinâmica específica em resposta à remodelação do citoesqueleto de actina.

Assim, as células da ponta do broto epitelial ficam aprisionadas na fase Go do ciclo celular e param de proliferar. Essas células vão se aproximando umas das outras e ficam coesas, para formar o nó de esmalte primário (Quadro 6) (Figuras 5A e 5B). As células vizinhas ao recém-estabelecido nó de esmalte são altamente proliferativas, pouco aderidas entre si e invadem rapidamente o ectomesênquima adjacente, estabelecendo uma região chamada de ápice de crescimento do germe. Tal região será o futuro local de uma estrutura chamada de alça cervical, que contorna tridimensionalmente o ectomesênquima em condensação. Em meio a esses eventos, poucas células em apoptose são verificadas, tanto na região central do broto como no mesênquima que circunda o botão.

Quadro 6	NÓ DE ESMALTE

O nó de esmalte primário é um importante centro organizador da sinalização no desenvolvimento dentário e na indução do nó de esmalte secundário, o qual será importante na formação das cúspides dentárias. Essa compacta área celular provisória expressa uma série de moléculas de sinalização como SHH, FGF, BMP, Wnt, fatores de transcrição como o Msx2 e genes como *p21* controlando o ciclo celular. Parece ser necessário para a transição do estágio de botão para o estágio de capuz.

Assim, a ausência de proliferação do epitélio no centro do broto (região do nó de esmalte) associada aos eventos proliferativos e migratórios das células da periferia do broto (região do ápice do crescimento do germe) e à restrição mecânica promovida pelo ectomesênquima originam uma estrutura epitelial em forma de capuz (Figuras 2F e 5C), que dá nome à fase seguinte da odontogênese (Quadro 7).

Quadro 7	CONTROLE GÊNICO

Pesquisas de bioengenharia dentária foram conduzidas utilizando células provenientes do botão dentário. Foi verificado que, até a fase de botão, as células de origem do ectoderma dentário armazenam as informações necessárias para desencadear a odontogênese, tanto que podem ser combinadas com células mesenquimais obtidas de tecidos não dentários adultos e iniciar o desenvolvimento de um dente *in vitro* em laboratório e também quando implantadas em camundongos.

Fase de capuz

Os eventos celulares epiteliais e ectomesenquimais que marcam o fim da fase de botão e o início da fase de capuz, descritos anteriormente, serão mantidos até o final da fase de capuz. Durante a transição, o capuz possui um contorno externo convexo, em contato com o ectomesênquima oral, e um não acentuado contorno interno côncavo, circundando o ectomesênquima dental (Figuras 2F e 5C).

A partir de então, a porção epitelial do germe dentário passa a ser chamada de órgão do esmalte, porque dela serão diferenciadas as células envolvidas na formação do esmalte dentário, os ameloblastos. O epitélio da região convexa do órgão de esmalte constituirá o epitélio externo, enquanto o epitélio que reveste a porção côncava será chamado de epitélio interno do órgão do esmalte. O epitélio externo consiste em uma camada de células cuboidais, enquanto o epitélio interno é constituído por uma única camada de células mais alongadas (Figura 6A). Entretanto, em ambos os epitélios, podem ser encontradas células apresentando cílios curtos.

O local em que as células do epitélio interno convergem com as do epitélio externo constituirá a região da alça cervical (Figura 6A), a qual contém um nicho para células-tronco epiteliais dentárias. Em virtude da manutenção da atividade proliferativa das células da alça cervical, a estrutura continua se alongando, definindo integralmente a morfologia do capuz dentário.

Ainda estarão presentes no órgão do esmalte a lâmina dentária (ligando o germe ao epitélio da cavidade bucal), um estabelecido nó de esmalte primário (Figuras 5A a 5C e 6A) e um incipiente retículo estrelado (Figura 5C,*). O retículo estrelado localiza-se entre os epitélios interno e externo, na parte interna do órgão do esmalte, onde se encontram células afastadas imersas em um grande volume de matriz extracelular rica em proteoglicanas (Figura 6C). Essas células apresentam formato de estrela em virtude dos prolongamentos de seu citoplasma que estabelecem comunicação por desmossomos. Daí o nome de retículo estrelado (Figura 6B).

As próprias células epiteliais do retículo secretam a matriz extracelular presente ao seu redor. Além da proteoglicana perlecana, já foram identificadas no retículo estrelado proteínas como fibronectina, sindecana e laminina, bem como FGF2 e as BMP2 e BMP4. Sua função parece estar ligada à proteção do órgão dentário em desenvolvimento, atuação como um transportador por difusão de nutrientes, e auxílio na erupção dentária. O retículo estrelado estará completamente estabelecido apenas na fase seguinte da odontogênese: a fase de campânula.

Dos demais constituintes do germe dentário, estará a porção de ectomesênquima, que será chamada de papila dentária e dará origem às células formadoras da polpa, entre elas os odontoblastos, que formarão a dentina. Paralelamente ao desenvolvimento do órgão do esmalte e da papila dentária, o ectomesênquima que circunda o germe dentário se modifica e constitui o folículo dentário, cujas células estarão envolvidas na gênese do cemento, o ligamento periodontal e o osso alveolar de inserção e na sinalização durante a erupção dentária (Figuras 5C, 6A e 7D).

O folículo apresenta-se como uma camada concêntrica de fibras colágenas que incluem, além de colágeno tipo I, colágeno do tipo IV, o mesmo da membrana basal. É sugerido que a organização estrutural folicular também gere pressões mecânicas que auxiliam na orientação da expansão do órgão de esmalte, localizada, justamente, entre os ectomesênquimas da papila e do folículo (Quadro 8).

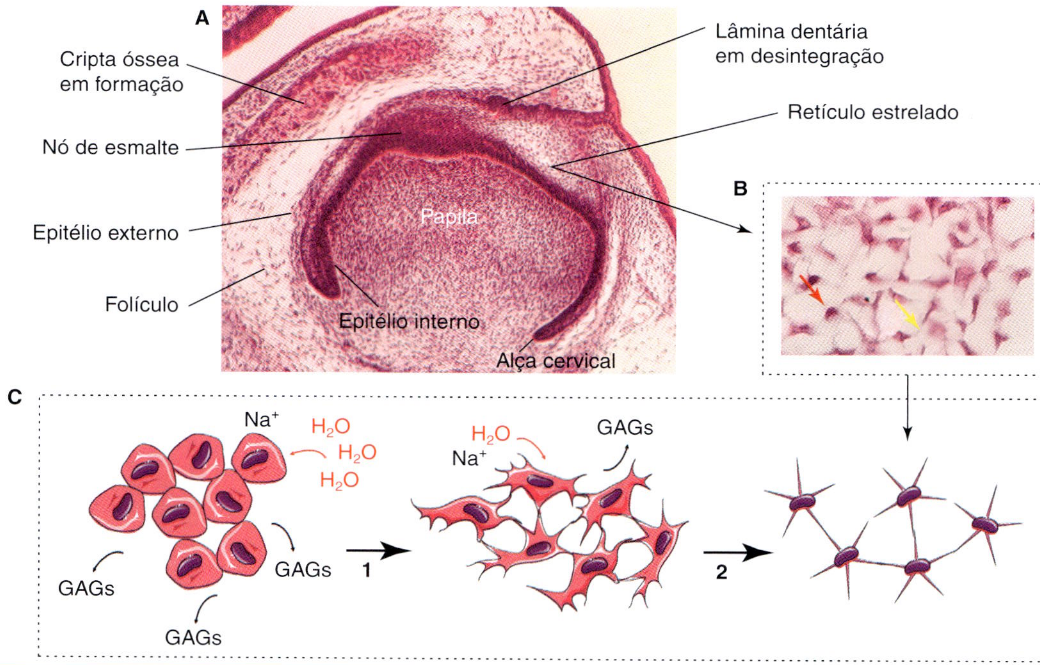

FIGURA 6 (**A**) Preparo histológico em hematoxilina-eosina de germe dentário na fase de capuz. A partir desse momento, a porção epitelial é chamada de órgão do esmalte, sendo circundada pelo epitélio externo totalmente diferenciado na porção convexa da estrutura, e um epitélio interno que reveste a concavidade que abriga a papila dental. Os epitélios interno e externo unem-se na porção cervical do germe, na chamada alça cervical. O detalhe em (**B**) mostra uma região do retículo estrelado formado e, em (**C**), a secreção de glicosamiglicanas pelas células epiteliais aglomeradas atrai o íon sódio, que, por sua vez, atrai moléculas de água. A entrada de água na região promove a separação das células, que ficam unidas por desmossomos e tomam a forma estrelada. Neste estágio, pode-se observar a cripta óssea se formando e a lâmina dentária começando a se desintegrar. Em (**B**), a seta amarela indica o citoplasma das células estreladas e a seta vermelha, o núcleo.

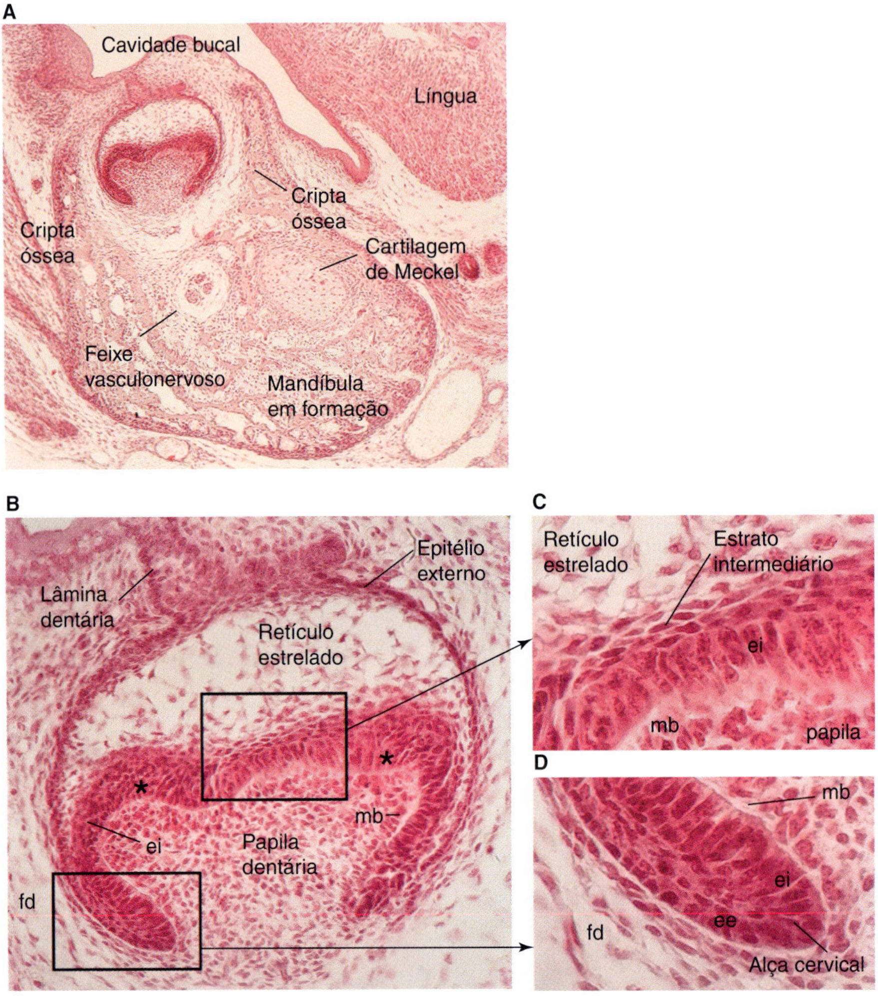

FIGURA 7 (**A**) Preparo histológico em hematoxilina-eosina de secção frontal de mandíbula embrionária, mostrando germe dentário na fase de campânula. Em aumento maior do germe (**B**), repare nos nós de esmalte secundários (nos asteriscos, *), assinalando os locais das futuras cúspides dentárias; em aumento maior, no detalhe em (**C**), observa-se o estrato intermediário com 3 ou 4 camadas de células, situado sobre as células do epitélio interno do órgão do esmalte e em (**D**), um detalhe mais aproximado da alça cervical: podem-se visualizar as células cilíndricas do epitélio interno e as de formato cuboide do epitélio externo do órgão do esmalte. ee: epitélio externo; ei: epitélio interno; mb: membrana basal.

Quadro 8	FORÇAS MECÂNICAS E MORFOLOGIA DO GERME

Associada a essas pressões mecânicas do ectomesênquima, as células do epitélio interno do órgão do esmalte adjacentes ao nó de esmalte primário apresentam alta expressão de proteínas contráteis, como a miosina, o que eleva a constrição das células dessa região, ao passo que as células laterais se aprofundam no ectomesênquima. Assim, a inibição controlada da proliferação celular não seria fundamental para inibir a morfogênese botão/capuz dentário, porém a contração física do mesênquima condensado sim, alterando a morfologia das células epiteliais. Pesquisas consideram que a proliferação celular diferencial seria dependente de todas essas mudanças autônomas de forma das células, e facilitaria assim a morfogênese normal do órgão. A ação coordenada dos filamentos de actina/miosina, na alça cervical em formação e nas células vizinhas ao nó de esmalte no epitélio interno dentário promovem uma expansão basal e contração apical na alça cervical e uma contração das células próximas ao nó de esmalte. A contração que ocorre coincide com a observação de uma maior expressão dos filamentos, enquanto o relaxamento (expansão) se relaciona a uma leve depleção. Por exemplo, a miosina foi mais presente onde os domínios celulares ficaram menores e depletada onde esses domínios se expandiram. Isto indica um ativo mecanismo celular autônomo. Outro aspecto importante nessa transição é a presença da cinase de adesão focal (FAK, do inglês *focal adhesion kinase*), importante enzima na formação das adesões focais.

Durante a fase de capuz, surge a lâmina acessória (ou sucessória ou de substituição), a partir de um prolongamento da lâmina dentária dos germes decíduos, específico por conter células epiteliais positivas para o gene *SOX2* (ao qual estaria atribuída a função de manter a pluripotencialidade do epitélio descrito (Figuras 2F e 2G). Dentes permanentes que não possuem antecessor decíduo derivam diretamente da extensão horizontal e posterior da lâmina dentária, denominada lâmina contínua. Nos animais que possuem dentição decídua e permanente, o início da formação dos dentes sucessórios coincide com a separação dos germes decíduos do epitélio oral, decorrente da ruptura da lâmina dentária que os conectava. A degradação da lâmina dentária, no entanto, não é total, restando ilhas de células epiteliais ao longo de toda a extensão da antiga conexão. Esses restos epiteliais constituirão o gubernáculo, uma estrutura que estará envolvida, posteriormente, no estabelecimento da via eruptiva.

Ainda no estágio de capuz, a rede de fibras nervosas começa a invadir a região do folículo dentário. Nesta etapa, as fibras nervosas ainda não atingem a papila dentária, ao passo que uma rede microvascular incipiente já se estabelece em sua região central e no folículo. Apesar de a maioria das células endoteliais imaturas estar na região central da papila, algumas já são observadas próximas ao epitélio interno, onde as células periféricas da papila futuramente se diferenciarão em odontoblastos.

Na transição do estágio de capuz para campânula, a maioria das células do nó de esmalte primário sofre apoptose. Os corpos apoptóticos se acumulam no centro da estrutura e uma apoptose reduzida é vista junto ao limite epitélio-ectomesênquima. O nó de esmalte secundário (Figura 2G) (Quadro 9), que se assemelha à estrutura do nó de esmalte primário, começa a aparecer no lugar correspondente a cada cúspide e completa sua formação na fase de campânula.

Quadro 9	NÓ DE ESMALTE SECUNDÁRIO

A formação do nó de esmalte secundário ainda é objeto de pesquisas, uma vez que é incerto se ocorre ou não a migração de células do nó de esmalte primário para formar o nó secundário. No entanto, apesar de não terem a mesma origem celular, isso não significa que atuem de maneira independente. Por exemplo, sinais antagônicos entre FGF e TGF no nó de esmalte primário determinam a distância entre os nós de esmalte secundários.

Fase de campânula

Durante a campânula (Figura 2G), a alça cervical alonga-se progressivamente, à custa da orientação regional da divisão celular. A fase é marcada pelo estabelecimento das cúspides e morfologia do dente e pelo surgimento do estrato intermediário. A rede vascular e os prolongamentos nervosos se ampliam em relação à fase de capuz, mas permanecem restritos às mesmas regiões. E o germe dentário encontra-se circundado por tecido ósseo em constante remodelação, a cripta óssea (Figura 7A).

O retículo estrelado torna-se distinto, à medida que suas células continuam a secretar matriz extracelular rica em proteoglicanas, atraindo cada vez mais água para o espaço extracelular. As células então ficam mais estreladas, uma vez que apresentam prolongamentos citoplasmáticos ainda mais afilados, mas permanecem unidas via desmossomos.

Concomitantemente à maturação do retículo estrelado, o nó de esmalte secundário se estabelece (Figuras 7B e 2G). O nó de esmalte secundário será a estrutura que atuará como centro organizador da formação das cúspides. Além de colaborar com uma expressão gênica diferenciada, as células do nó de esmalte secundário não são proliferativas, enquanto as demais células do epitélio interno o são. Como as células do nó de esmalte, o restante do órgão do esmalte também não acompanha a taxa de replicação das células do epitélio interno. Assim, o epitélio interno em expansão sofre dobramentos, definindo a morfologia do grupo dentário. O nó de esmalte secundário é exclusivo dos dentes pré-molares e molares, não se desenvolvendo em dentes com uma única cúspide, e sua quantidade será proporcional ao número de cúspides do dente em desenvolvimento.

A partir do estabelecimento das cúspides, o nó de esmalte começa a involuir e o estrato intermediário surge entre o retículo estrelado e as células do epitélio interno. O estrato intermediário é constituído por uma a três camadas de células cuboidais responsáveis pela sinalização que estimulará o início da diferenciação das células do epitélio interno, marcando a transição para a fase de coroa.

Fase de coroa

Neste estágio o germe dentário é maior que seu tamanho no estágio de botão e a forma do futuro dente já está se estabelecendo. No decorrer da fase de coroa, o germe dentário cresce até seu tamanho final, à medida que ocorre a secreção de esmalte e de dentina (Figuras 8A a 8E).

É no estágio de coroa que ocorre a diferenciação final das células do epitélio interno e das células periféricas da papila dentária (Figura 9). As células do epitélio interno vão diferenciar-se em pré-ameloblastos e após em ameloblastos, que produzirão o esmalte dentário. Já as células periféricas da papila se diferenciarão em pré-odontoblastos e depois em odontoblastos que formarão a dentina.

O ponto de partida para que a diferenciação ocorra parece partir das células do estrato intermediário, as quais emitiriam moléculas para que as células do epitélio interno se diferenciassem em pré-ameloblastos. Imediatamente anterior a esse estímulo, as células do estrato intermediário tornam-se cuboidais e apresentam expressão gênica diferenciada. A expressão do *SHH* se inicia nas células do estrato intermediário localizadas na região mais incisal do germe em desenvolvimento e, como uma onda, continua em direção à região da alça cervical (região apical). Isso coincide com a localização dos eventos de histodiferenciação do germe, que também se iniciam na ponta cuspídica/extremidade incisal e se deflagram até a futura região cervical, sugerindo que o gene *SHH* esteja envolvido na regulação da onda de deslizamento que ocorre na diferenciação em sentido apical.

Os pré-ameloblastos se estabelecem e estimulam a modificação das células da papila em pré-odontoblastos via sinalização através da membrana basal. Nesse momento, a membrana basal se desintegra, aumentando a interação do epitélio (pré-ameloblastos) com o ectomesênquima (pré-odontoblastos) (Figura 8C).

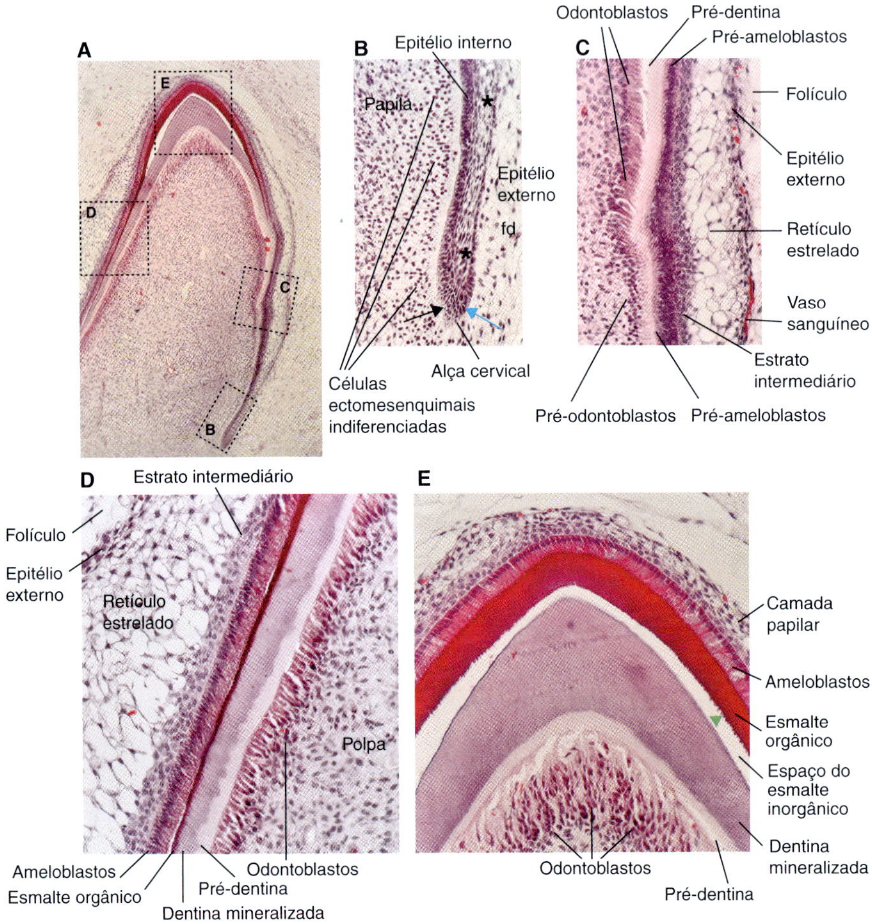

FIGURA 8 (**A**) Visão geral de preparo histológico em hematoxilina-eosina de germe dentário na fase de coroa. Observe o colapso do retículo estrelado – além de espraiar-se para os lados, algumas de suas células sofrem apoptose. (**B**) Detalhe da alça cervical – união do epitélio interno do órgão de esmalte (seta preta) com o epitélio externo do órgão do esmalte (seta azul) e o retículo estrelado interposto (asterisco, *). À direita, visão do folículo dentário (fd). (**C**) Detalhe da região média da vertente cuspídea, com seus elementos constituintes. (**D**) Observe o detalhe da região média da vertente cuspídea oposta a (**C**), onde podem-se observar os odontoblastos já totalmente diferenciados e a dentina mineralizada, que parece ser a responsável pela diferenciação final do ameloblasto, que então passa a secretar o esmalte. No detalhe em (**E**), observa-se o bordo incisal do germe, onde pode-se ressaltar: o esmalte orgânico é aquele imaturo, no qual só uma pequena porcentagem apresenta mineralização (±45%), e o esmalte inorgânico ou maturo (removido durante o processamento histológico), no qual a mineralização atinge ±97%; em algumas regiões, pode-se observar o aspecto serrilhado da superfície do esmalte recém-secretado, e os ameloblastos correspondentes com o bordo apical cônico (seta verde).

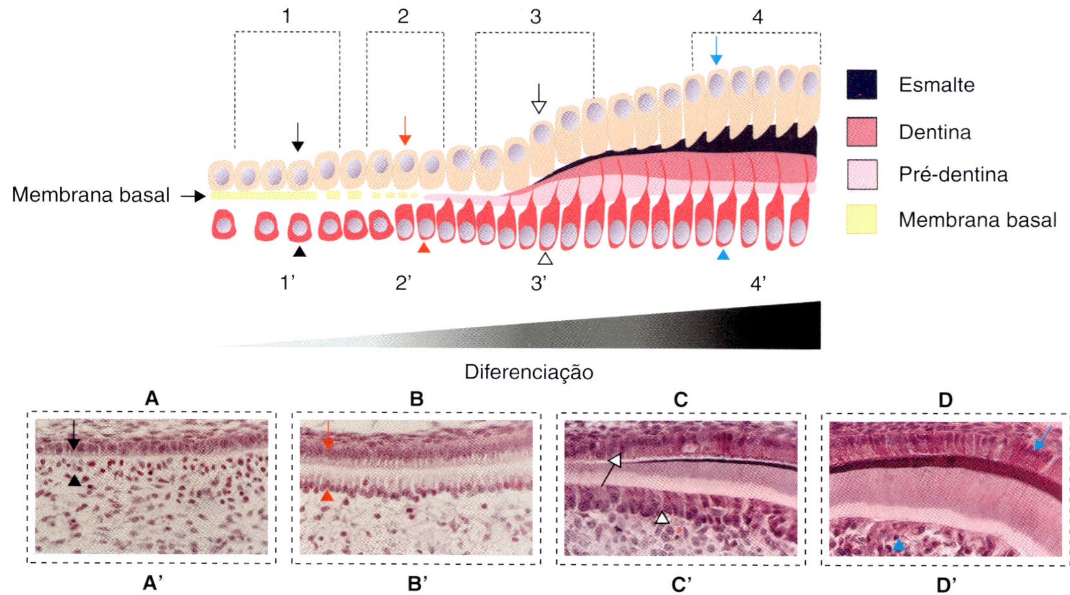

FIGURA 9 Figura esquemática da diferenciação de odontoblastos/ameloblastos em seus diferentes momentos (1-4/ 1'-4') e suas imagens histológicas correspondentes em hematoxilina-eosina (**A**, **B**, **C**, **D** e **A'**, **B'**, **C'**, **D'**). Observe em (1) células indiferenciadas do epitélio interno do órgão do esmalte (seta preta); (1') células indiferenciadas da papila dentária (cabeça de seta preta); (2) pré-ameloblasto – note a alteração gradual na morfologia celular, com mudança na polaridade nuclear (seta vermelha); (2') o pré-odontoblasto (cabeça de seta vermelha) secreta a primeira camada de pré-dentina; (3) o agora ameloblasto secretor (seta branca) totalmente diferenciado, provavelmente induzido pela mineralização da dentina, secreta a primeira camada de esmalte. Observe o bordo apical liso; (3') a pré-dentina mineralizou, e o agora odontoblasto totalmente diferenciado (cabeça de seta branca) secreta nova camada de pré-dentina; (4) ameloblasto com polo apical cônico – processo de Tomes (seta azul); (4') odontoblastos (cabeça de seta azul). Nas indicações, esmalte recém-secretado, imaturo; dentina; pré-dentina. Diagrama em tons de cinza indica o nível da diferenciação (maior em 4 e 4'; menor em 1 e 1').

Os pré-odontoblastos então se dividem assimetricamente, adquirindo uma forma mais cilíndrica e se tornam polarizados. Durante esse processo, aumentam a quantidade de organelas de síntese sendo, então, apropriados a ser uma célula secretora, iniciando a síntese da matriz dentinária. A matriz orgânica da dentina, chamada de pré-dentina, é rica em colágeno do tipo I, o qual servirá de arcabouço para a mineralização que ocorre imediatamente a seguir. A mineralização da pré-dentina é determinante da última diferenciação do pré-ameloblasto.

Com a mineralização da primeira camada secretada de dentina (dentina do manto), o pré-ameloblasto sofre uma última divisão mitótica, sai do ciclo celular e reorganiza seus componentes celulares: o núcleo migra da região central para o polo apical (próximo ao estrato intermediário), o retículo endoplasmático rugoso torna-se proeminente e o aparelho de Golgi localiza-se centralmente, com muitos grânulos de secreção observados na sua porção distal. Assim, os pré-ameloblastos concluem sua diferenciação, tornam-se ameloblastos e iniciam a formação do esmalte (Figura 8D) auxiliados pela ação das células do estrato intermediário adjacente. As células do estrato intermediário, por possuírem alta atividade de fosfatase alcalina, trabalham sinergicamente com os ameloblastos, constituindo uma unidade funcional, responsável pela formação do esmalte.

À medida que a amelogênese se inicia, eventos de apoptose passam a ocorrer nas células do retículo estrelado próximas aos locais de diferenciação dos ameloblastos. Associada ao decréscimo no número celular, há remoção da matriz extracelular, redução dos espaços intercelulares com consequente diminuição da área antes ocupada pelo retículo e aproximação do epitélio externo das células do estrato intermediário.

Esse fenômeno de involução do retículo estrelado é acompanhado pela invasão de vasos sanguíneos que partem do folículo, cruzam o epitélio externo e retículo até sofrerem anastomose com as células do estrato intermediário. Ainda não está clara a consequência de tal evento, mas especula-se que esses vasos auxiliam no suprimento nutricional das células do órgão do esmalte, que, pela barreira mecânica gerada pela formação do esmalte e dentina, tornam-se afastadas dos vasos sanguíneos da recém-denominada polpa dentária.

Após o início da formação do esmalte, os axônios crescem em direção à polpa, apesar das fibras nervosas já terem atingido as regiões ao redor do germe dentário durante os períodos anteriores da odontogênese. À medida que os eventos da amelogênese avançam, o retículo estrelado em involução associa-se ao epitélio externo do órgão do esmalte e do estrato intermediário para formar uma camada única: a camada papilar (Figura 8E). Os vasos sanguíneos na camada papilar participam dos eventos finais da mineralização do esmalte. Ao término da formação do esmalte, o que marca a finalização da fase de coroa, os ameloblastos

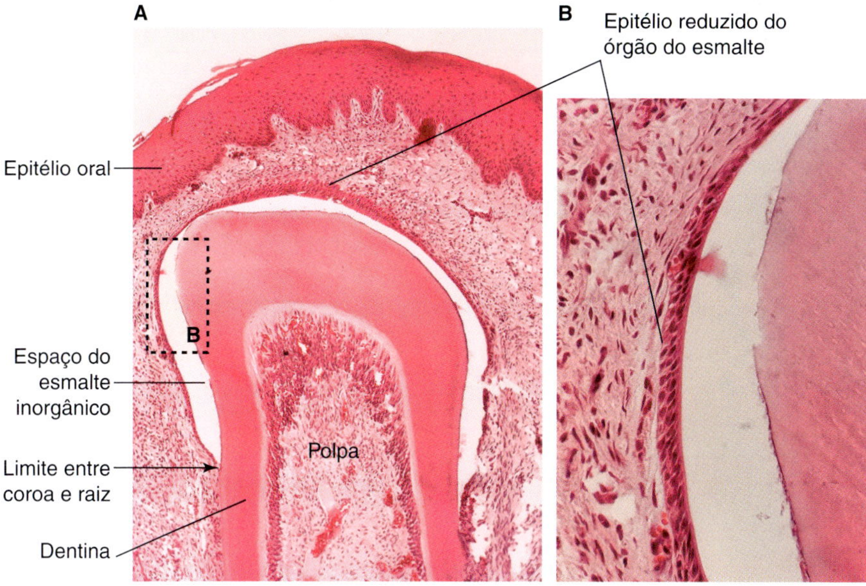

FIGURA 10 Germe dentário com coroa completa já em fase de raiz. (**A**) Preparo histológico em hematoxilina-eosina de dente unirradicular na fase eruptiva propriamente dita. O trajeto ósseo já foi vencido e o germe dentário aproxima-se do epitélio oral. O detalhe em (**B**) evidencia o epitélio reduzido do órgão do esmalte, que protege o esmalte coronário e auxilia na erupção dentária.

residuais associam-se à camada papilar para formar o epitélio reduzido do órgão do esmalte, que recobrirá a coroa do germe até sua erupção (Figura 10). Agora, a estrutura do germe apresenta organização estrutural completamente alterada daquela estabelecida na fase de capuz.

Quando os eventos de diferenciação celular e secreção/mineralização de tecidos atingem a região das células do epitélio interno e periferia da papila localizadas adjacentes à região da alça cervical, se inicia a fase de raiz.

Fase de raiz

O primeiro evento que caracteriza o início da fase de raiz ocorre quando as células do epitélio interno e externo da alça cervical proliferam-se para formar uma camada com duas fileiras de células conhecida como bainha epitelial de Hertwig (Figuras 2I e 11A). As células epiteliais da bainha mantêm a capacidade proliferativa das suas células de origem da alça cervical e, por isso, essa estrutura bilaminar continua se aprofundando no ectomesênquima apicalmente com a função de guiar e auxiliar diversos eventos da formação radicular.

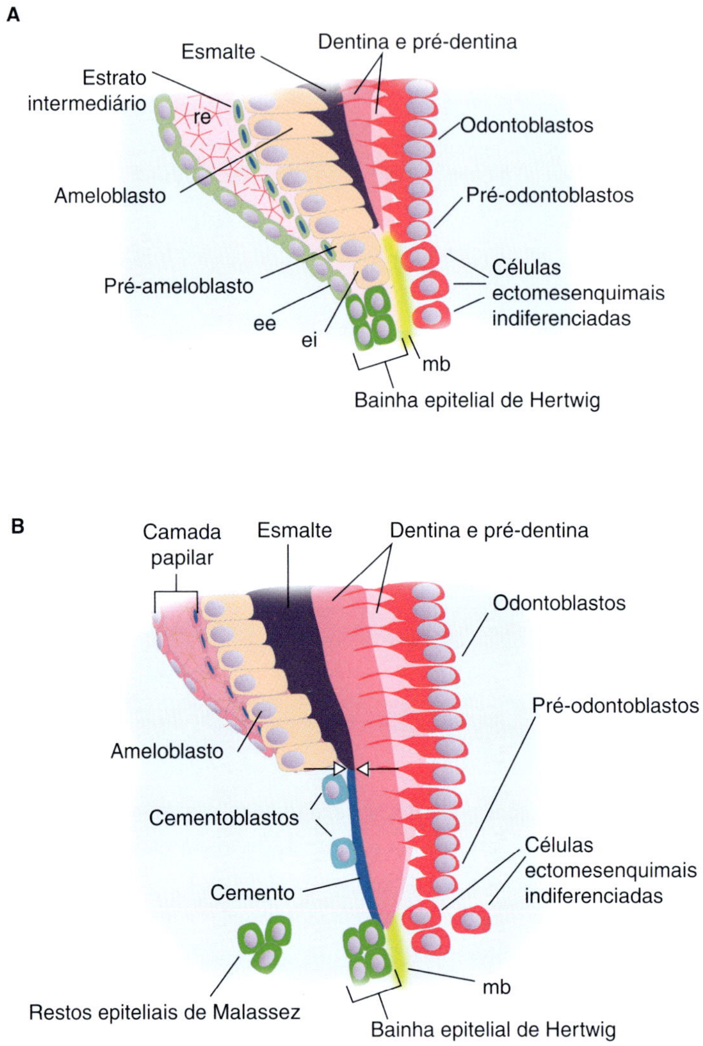

FIGURA 11 Desenho esquemático da fase de raiz do germe dentário. Em (**A**), o processo de diferenciação das células do epitélio interno em ameloblastos e das células da periferia da papila atingem a região cervical (separação da coroa da raiz) do germe em desenvolvimento, demonstrando coroa parcialmente formada e início dos eventos da fase da raiz com o aparecimento da bainha epitelial de Hertwig. Em (**B**), observa-se o germe em fase de raiz com o alongamento da dentina radicular onde se observa o cemento sendo secretado sobre sua superfície externa. Podem-se observar os cementoblastos sobre a superfície do cemento e a fragmentação da bainha epitelial de Hertwig, formando os restos epiteliais de Malassez. Setas brancas indicam, em (**B**), a junção do esmalte com o cemento, indicando a separação da coroa da raiz dentária. ee: epitélio externo; ei: epitélio interno; mb: membrana basal.

Nos dentes monorradiculares, a bainha de Hertwig se aprofunda no ectomesênquima em direção apical, e sua extremidade dobra-se horizontalmente no chamado "diafragma epitelial", que delimita o futuro forame apical. Nos dentes multirradiculares, desse diafragma partem linguetas epiteliais que se proliferam e convergem para a região central formando a região de furca, limitando o assoalho da câmara pulpar (Figura 12). Os mecanismos e genes envolvidos na bi ou trifurcação radicular ainda não foram bem esclarecidos.

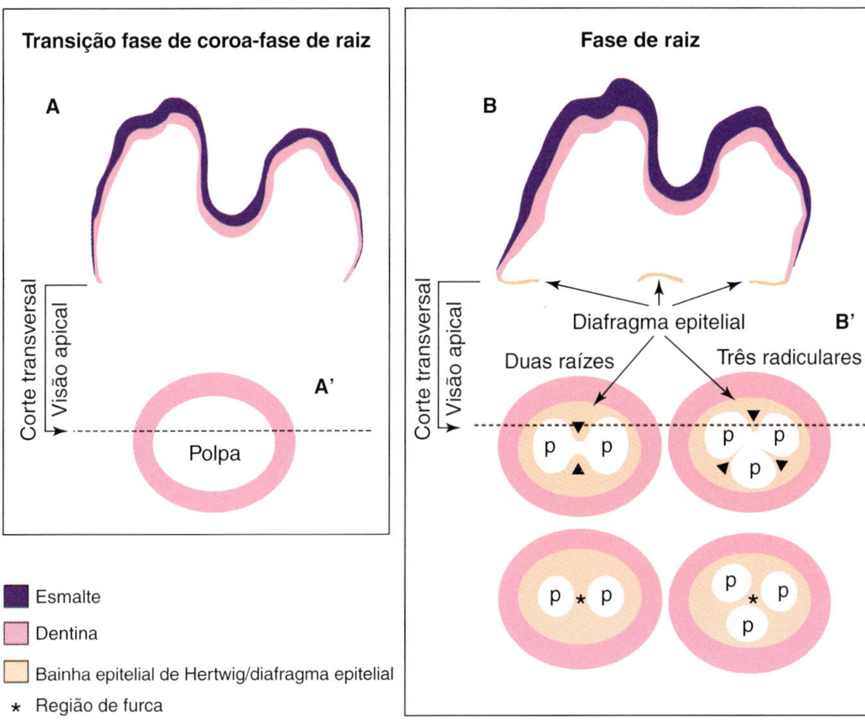

FIGURA 12 Em (**A**), desenho esquemático de germe dentário na fase de coroa, com esmalte e dentina sendo formados na porção coronária. (**A'**) Corte transversal na altura da região cervical do germe dentário (linha pontilhada) mostra o tecido dentinário formado circunscrevendo a porção cervical da polpa em formação (polpa). Em (**B**), desenho esquemático da formação radicular de um germe dentário multirradicular na fase de raiz; novamente, um corte transversal na altura da região cervical (**B'**) do germe dentário (linha pontilhada) mostra o tecido dentinário formado circunscrevendo e delimitando os canais radiculares e a polpa radicular (p) em formação. No corte transversal é possível observar o diafragma epitelial formado (em laranja-claro) proliferando e projetando as linguetas epiteliais (cabeça de seta preta). As linguetas proliferam e se fusionam para formar a furca (asterisco, *) em dentes com duas ou três raízes.

Na sequência de eventos, as células da bainha que se direcionam ao ápice radicular induzem as células adjacentes da periferia da papila dentária – agora chamada papila apical – a se diferenciarem nos odontoblastos, responsáveis por secretar a dentina radicular (Figura 11B). Quando a dentina radicular é depositada, as células da bainha epitelial de Hertwig que induziram a diferenciação dos odontoblastos ali localizadas seguem dois diferentes destinos: ou sofrem apoptose ou adquirem fenótipo de células mesenquimais e migram em direção ao folículo dentário. A consequência de ambos os processos é a exposição da superfície da dentina radicular recém-formada ao contato com as células do folículo que circunda o germe dentário. Essa interação induz a especialização das células do folículo dentário nas células que darão origem aos tecidos paradentários. Ou seja, nos cementoblastos, fibroblastos e no osso alveolar de inserção.

As células residuais da bainha que migraram ao folículo se unem em pequenos grupos em torno da raiz recém-formada e irão fazer parte do ligamento periodontal. Essas ilhas epiteliais recebem a denominação de restos epiteliais de Malassez (Figura 11B) e atuam como centros sinalizadores, evitando a anquilose dentária (Quadro 10). Pesquisas têm indicado ainda que algumas das células remanescentes da bainha que migraram para o folículo também poderiam se diferenciar em cementoblastos.

Quadro 10 — ANQUILOSE DENTÁRIA

A anquilose dentária é uma condição em que o ligamento periodontal é substituído por tecido ósseo. Sem a presença do ligamento, o cemento que recobre a superfície radicular se relaciona diretamente com o osso alveolar de inserção. Clinicamente, pode repercutir em prejuízo para a erupção/esfoliação dentária e em complicações em procedimentos de exodontia.

Paralelamente aos eventos descritos, a vascularização e inervação da polpa radicular vão sendo definidas. A morfologia da raiz estará completamente desenvolvida quando o forame apical estiver formado. Essa finalização ocorre apenas após o dente já ter atingido a cavidade bucal. A ocorrência dos primeiros movimentos eruptivos do dente em direção à cavidade bucal coincide com o início da fase de raiz. As modificações do folículo e da cripta óssea que viabilizam esse fenômeno serão explicadas no Capítulo 13 – Erupção e rizólise.

Alterações na odontogênese podem ocorrer tanto durante a formação da coroa quanto durante a formação da raiz. Esses eventos podem levar ao desenvolvimento de anomalias na dentição (Quadro 12).

Quadro 11 **SINALIZAÇÃO E EXPRESSÃO GÊNICA NA ODONTOGÊNESE**

O fator de transcrição SOX2 é essencial para o desenvolvimento humano, sendo expresso desde os primeiros estágios da fecundação, pois mantém a pluripotência das células-tronco embrionárias indiferenciadas e da população de várias células-tronco adultas. Ele reconhece e se liga a promotores de genes-alvo e, deste modo, ativa ou reprime sua expressão, inclusive atuando também como cofator nas células-tronco pluripotentes induzidas. Na formação dentária, encontram-se células SOX2 positivas em vários momentos da odontogênese. As células desse "epitélio competente" à formação dentária são também positivas para o fator de transcrição. A expressão deste marcador importante de células-tronco é encontrada tanto na lâmina dentária que dará origem aos dentes decíduos como na lâmina dentária dos dentes de substituição, mostrando a autoridade deste epitélio em formar dentes sucessores.

A formação dentária funcional é um longo e complexo processo genético e sinalizações moleculares que ocorrem entre estes dois tecidos. Segundo os autores, esta interação é mediada principalmente por vias de sinalização de SHH, FGF, Wnt e EDA. No entanto, já foram constatadas outras vias de sinalização que também desempenham papel fundamental no desenvolvimento dentário. O SHH, por exemplo, é uma proteína secretada que desempenha importantes ações na embriogênese humana. No desenvolvimento dentário, é expresso no epitélio dentário e vários estudos têm analisado o papel desempenhado pela sinalização do SHH em diferentes estágios da odontogênese, mostrando sua importância na formação de vários componentes do dente.

No entanto, há opiniões contraditórias, mostrando a complexidade do entendimento da gênese dentária. Para alguns pesquisadores, sua expressão é importante na iniciação da formação dentária decídua, já sendo observada no estágio de placódeo, ao passo que não é vista durante a iniciação dentária de substituição. Em sentido contrário, em estudo da formação dentária em furões, constatou-se a expressão de vários genes na lâmina de substituição, entre eles o *SHH*, os quais determinariam novas vias de sinalização regulando, assim, o processo de substituição dentária. Portanto, uma rede de sinalização genética complexa, mas perfeitamente coordenada em situação de normalidade clínica, direciona todos os estágios da odontogênese, fornecendo o meio ambiente molecular necessário para que o desenvolvimento ocorra.

Essas condições são alcançadas pois, após a transcrição destes genes em seus RNA mensageiros, estes são regulados por microRNA, que são partículas pequenas que não codificam nenhuma molécula e que promovem uma sintonia fina das vias de sinalização, regulando assim a morfogênese dentária. Grupos específicos de miRNA são expressos no epitélio dentário, quando comparado com o mesênquima, da mesma maneira que na região dos futuros molares quando comparados com a região dos incisivos. Os miRNAs regulam morfogênese, amelogênese, formação dentinária e erupção dentária, interagindo com moléculas de sinalização durante estes processos. Desta maneira, o tamanho, a forma, as cúspides, as fissuras, os sulcos de cada dente

(*continua*)

Quadro 11 **SINALIZAÇÃO E EXPRESSÃO GÊNICA NA ODONTOGÊNESE (*Continuação*)**

são determinados geneticamente e característicos de cada espécie. Outro importante grupo de genes é a família *Wnt*, genes que codificam fatores envolvidos também no desenvolvimento. Estes genes são associados com respostas celulares como comunicação celular, proliferação, morfogênese ramificada, destino celular e apoptose.

Outro exemplo é o gene *EDA* (ectodisplasina-A), que codifica uma proteína transmembrana que está envolvida na sinalização intercelular durante o desenvolvimento de todos os órgãos de origem ectodérmica, inclusive os dentes. O *SHH* (é outro importante gene que codifica um peptídeo cuja sinalização desempenha importante papel nos processos de desenvolvimento de vários órgãos dos vertebrados, sendo fundamental para o crescimento embrionário (ghr.nlm.nih.gov/gene/SHH).

No desenvolvimento dentário, a ação do SHH inicia-se precocemente na lâmina dentária e continua a se expressar em regiões bem definidas no epitélio do germe dentário durante a morfogênese coronária e da raiz. Todos os órgãos derivados do ectoderma, incluindo os dentes, se desenvolvem a partir de uma proliferação epitelial pontual para dentro do mesênquima subjacente, chamada de placódeo epitelial. Esta estrutura é resultante de uma constante troca de sinais entre os dois tecidos. São moléculas que se expressam e deflagram uma sinalização que será a mesma em todos tecidos que aí se originam. Assim, nessa precoce etapa de desenvolvimento, pelos, glândulas e dentes que possuem sua origem ectodérmica estão sujeitos às mesmas sinalizações.

Quadro 12 **IMPLICAÇÕES CLÍNICAS DE ALTERAÇÕES DA ODONTOGÊNESE**

Alterações que ocorram na expressão de algum desses genes, ou na sua atuação altamente coordenada, acarretarão a presença de anomalias de uma peça dentária ou de grupos de dentes. Portanto, essas alterações serão marcas permanentes de algum dano ocorrido na vida intrauterina ou na infância. Estas alterações podem se expressar individualmente, ou virem acompanhando síndromes como característica da doença. Pode ocorrer desde uma agenesia dentária completa até a interrupção em estágio precoce do desenvolvimento.

DISPLASIA CLEIDOCRANEAL

A mutação do gene *RUNX2* é muito variável, resultando em fenótipos diferentes dentro de uma mesma família. Pode-se observar desde uma anomalia dental isolada até a expressão completa da doença: ossos cranianos não unidos (fontanelas abertas), ausência das clavículas, nariz em sela, hipertelorismo, desenvolvimento alterado do terço médio da face. Nestes últimos casos, em que ocorre uma grande penetração do gene mutado, observa-se a presença de múltiplos dentes supranumerários.

(*continua*)

Quadro 12 **IMPLICAÇÕES CLÍNICAS DE ALTERAÇÕES DA ODONTOGÊNESE (*Continuação*)**

DISPLASIA ECTODÉRMICA

Doença recessiva ligada ao cromossomo X, que atinge mais as pessoas do sexo masculino. A forma mais grave da doença, ou seja, a hipoidrótica ou anidrótica, é caracterizada pela ausência ou hipoplasia de cabelos, que são finos e esparsos, microdontia ou anodontia ou hipodontia, ausência de glândulas salivares e sudoríparas e alterações em outros órgãos de origem ectodérmica. A forma mais suave é a hidrótica, em que os aspectos característicos se apresentam bastante atenuados. Muitos genes têm sido identificados nos quais uma mutação causa um tipo de displasia. Entre eles, encontra-se o gene *EDA* da família do TNF (fator de necrose tumoral), que codifica uma proteína transmembrana (ectodisplasina) importante para o desenvolvimento das estruturas epiteliais. Expressa-se em queratinócitos, nas glândulas sebáceas e sudoríparas, e no epitélio externo e interno do órgão do esmalte, estrutura fundamental na gênese dentária. A sinalização do *EDA* é necessária para formação e crescimento dos placódeos ectodérmicos (displasia ectodérmica hipo-hidrótica ou anidrótica), em razão de semelhanças no desenvolvimento inicial dos órgãos ectodérmicos, em situações de alteração deste gene, todos estes estarão afetados, pois a proteína que regula a formação e função do placódeo epitelial não se expressa. Sugere-se que talvez a estimulação da formação do placódeo em um estágio precoce de desenvolvimento seria suficiente para retomar um desenvolvimento dentário que tenha sido interrompido. A aplicação da proteína ectodisplasina em cultura de células estimularia a formação de placódeos. De fato, verificou-se que a superexpressão de *EDA* no epitélio de camundongos pode induzir a formação de dentes supranumerários.

SÍFILIS CONGÊNITA

A amelogênese é um processo geneticamente controlado, mas também é altamente afetada por alterações no meio ambiente. A sífilis é uma doença crônica, causada pela fusobactéria *Treponema pallidum*, que determina um processo inflamatório intenso em torno do germe dentário. Isso causa uma forte pressão na região, levando a danos no OE ou então destruindo ameloblastos, com consequente hipoplasia de uma única peça ou de grupos dentários, o que determina alterações na morfogênese. Um exemplo característico da doença congênita são os incisivos de Hutchinson, que podem ter várias apresentações, com variados graus de hipoplasia. Um dos aspectos mais frequentes é aquele em que o centro de crescimento vestibular médio foi afetado. Este centro atrofiado é então sobreposto pelos centros vizinhos, que se unem formando a coroa dentária alterada. Os primeiros molares apresentam hipoplasia grave de sua porção oclusal ou da base de suas cúspides e, por esse aspecto anormal, são denominados "molar em amora". Os caninos podem apresentar um defeito semelhante a um sulco em torno do topo de sua coroa e os pré-molares não são afetados. A dentição permanente é afetada, principalmente os incisivos superiores, com alguns casos observados nos inferiores.

(*continua*)

Quadro 12 **IMPLICAÇÕES CLÍNICAS DE ALTERAÇÕES DA ODONTOGÊNESE** (*Continuação*)

DENTES SUPRANUMERÁRIOS

Dá-se de o nome de dentes supranumerários aos dentes expressos a mais do que a série normal. Estes dentes podem estar presentes de maneira isolada ou associados a síndromes, com a formação de uma ou mais peças dentárias. Sua localização é variada, são mais frequentes em homens, atingindo tanto maxila como mandíbula, com maior incidência na dentição permanente. Sua etiologia ainda é motivo de intensas pesquisas, mas sabe-se que os mecanismos moleculares responsáveis pelo seu aparecimento de compreendem vias complexas envolvendo vários genes e fatores de transcrição necessários para seu desenvolvimento.

REFERÊNCIAS

Baratella L, Arana-Chavez VE, Katchburian E. Apoptosis in the early involuting stellate reticulum of rat molar tooth germs. Anat Embryol (Berl). 1999;200(1):49-54. doi: 10.1007/s004290050258. PMID: 10395005.

Cerri PS, de Faria FP, Villa RG, Katchburian E. Light microscopy and computer three-dimensional reconstruction of the blood capillaries of the enamel organ of rat molar tooth germs. J Anat. 2004;204(Pt 3):191-5. doi:10.1111/j.0021-8782.2004.00268.x

Hampl M, Cela P, Szabo-Rogers HL, et al. Role of primary cilia in odontogenesis. J Dent Res. 2017;96(9):965-74. doi:10.1177/0022034517713688

Hovorakova M, Lesot H, Peterka M, Peterkova R. Early development of the human dentition revisited. J Anat. 2018;233(2):135-45. doi:10.1111/joa.12825

Ida-Yonemochi H, Ohshiro K, Swelam W, Metwaly H, Saku T. Perlecan, a basement membrane-type heparan sulfate proteoglycan, in the enamel organ: its intraepithelial localization in the stellate reticulum. J Histochem Cytochem. 2005;53(6):763-72.doi:10.1369/jhc.4A6479.2005

Jernvall J, Thesleff I. Tooth shape formation and tooth renewal: evolving with the same signals. Development. 2012;139(19):3487-97. doi: 10.1242/dev.085084

Jussila M, Crespo Yanez X, Thesleff I. Initiation of teeth from the dental lamina in the ferret. Differentiation. 2014;87(1-2):32-43. doi: 10.1016/j.diff.2013.11.004

Juuri E, Balic A. The biology underlying abnormalities of tooth number in humans. J Dent Res. 2017;96(11):1248-56. doi: 10.1177/0022034517720158

Juuri E, Jussila M, Seidel K, Holmes S, Wu P, Richman J, et al. Sox2 marks epithelial competence to generate teeth in mammals and reptiles. Development. 2013;140(7):1424-32. doi:10.1242/dev.089599

Koyama E, Wu C, Shimo T, Iwamoto M, Ohmori T, Kurisu K, et al. Development of stratum intermedium and its role as a Sonic hedgehog-signaling structure during odontogenesis. Dev Dyn. 2001;222(2):178-91. doi:10.1002/dvdy.1186

Lacruz RS, Habelitz S, Wright JT, Paine ML. Dental enamel formation and implications for oral health and disease. Physiol

Rev. 20171;97(3):939-93. doi: 10.1152/physrev.00030.2016

Li J, Chatzeli L, Panousopoulou E, Tucker AS, Green JB. Epithelial stratification and placode invagination are separable functions in early morphogenesis of the molar tooth. Development. 2016; 143(4):670-81. doi: 10.1242/dev.130187

Li J, Parada C, Chai Y. Cellular and molecular mechanisms of tooth root development. Development. 2017;144(3):374-84. doi: 10.1242/dev.137216

Liu H, Yan X, Pandya M, Luan X, Diekwisch TG. Daughters of the enamel organ: development, fate, and function of the stratum intermedium, stellate reticulum, and outer enamel epithelium. Stem Cells Dev. 2016;25(20):1580-90. doi:10.1089/scd.2016.0267

Luukko K, Kettunen P. Integration of tooth morphogenesis and innervation by local tissue interactions, signaling networks, and semaphorin 3A. Cell Adh Migr. 2016;10(6):618-26. doi:10.1080/19336918.2016.1216746

Meguro F, Porntaveetus T, Kawasaki M, Kawasaki K, Yamada A, Kakihara Y, et al. Bmp signaling in molar cusp formation. Gene Expr Patterns. 2019;32:67-71. doi:10.1016/j.gep.2019.04.002

Morita R, Kihira M, Nakatsu Y, Nomoto Y, Ogawa M, Ohashi K, et al. Coordination of Cellular Dynamics Contributes to Tooth Epithelium Deformations. PLoS One. 2016;11(9):e0161336. Published 2016 Sep 2. doi:10.1371/journal.pone.0161336

Peterkova R, Hovorakova M, Peterka M, Lesot H. Three-dimensional analysis of the early development of the dentition. Aust Dent J. 2014;59 Suppl 1(Suppl 1): 55-80. doi:10.1111/adj.12130

Shadad O, Chaulagain R, Luukko K, Kettunen P. Establishment of tooth blood supply and innervation is developmentally regulated and takes place through differential patterning processes. J Anat. 2019;234(4):465-79. doi:10.1111/joa.12950

Suryadeva S, Khan MB. Role of homeobox genes in tooth morphogenesis: a review. J Clin Diagn Res. 2015;9(2):ZE09-ZE12. doi:10.7860/JCDR/2015/11067.5606

Yamada S, Lav R, Li J, Tucker AS, Green JBA. Molar bud-to-cap transition is proliferation independent. J Dent Res. 2019;98(11):1253-61. doi:10.1177/0022034519869307

Ye X, Attaie AB. Genetic basis of nonsyndromic and syndromic tooth agenesis. J Pediatr Genet. 2016;5(4):198-208. doi:10.1055/s-0036-1592421

Yelick PC, Sharpe PT. Tooth bioengineering and regenerative dentistry. J Dent Res. 2019;98(11):1173-82. doi:10.1177/0022034519861903

Yu M, Jiang Z, Wang Y, Xi Y, Yang G. Molecular mechanisms for short root anomaly. Oral Dis. 2021;27(2):142-50. doi:10.1111/odi.13266

CAPÍTULO 10

Esmalte dentário – Gênese e estruturas constituintes

Anna Christina Medeiros Fossati
José Antônio Poli de Figueiredo

INTRODUÇÃO

O esmalte dentário compreende a camada mais externa da peça dentária, recobrindo a dentina coronária e em contato direto com o meio salivar bucal, com quem troca íons constantemente. É um tecido com intricada organização, que provavelmente é a responsável por seu admirável desempenho nas variações do meio bucal, onde está sujeito a frequentes mudanças de pH e de temperatura, somadas aos muitos ciclos mastigatórios e grandes forças a que é submetido. É o tecido mais duro do organismo, combinando a extrema dureza e rigidez com uma resiliência excepcional. Por essas propriedades, é essencial a presença de uma dentina saudável mais resiliente abaixo, para seu suporte, pois lhe conferirá a funcionalidade necessária.

Este capítulo abordará a formação do esmalte (amelogênese), sua estrutura, componentes e função.

AMELOGÊNESE

O esmalte dentário, que recobre a porção coronária da peça dentária em contato constante com o meio salivar bucal, é o tecido mais duro do organismo. Sua formação se inicia ao final do estágio de campânula, quando as células do epitélio interno do órgão de esmalte começam a sofrer modificações e a se organizar para se tornarem ameloblastos secretores de esmalte. As células do epitélio interno do órgão do esmalte, de formato cuboidal com um núcleo centralizado, alongam-se e alteram sua polaridade, ficando seu núcleo próximo ao retículo estrelado rico em albumina, sua fonte nutricional. A partir dessa modificação, passam a ser denominados pré-ameloblastos. Seu aparelho de síntese, incluindo proeminente retículo rugoso, aparelho ou complexo de

Golgi bem desenvolvido, ribossomos livres e mitocôndrias, se torna evidente. Essas células desenvolvem junções entre si com muitos grânulos de secreção observados na sua porção distal. Nesse estágio de desenvolvimento, a membrana basal entre o órgão de esmalte e a papila dentária desintegra-se e prolongamentos celulares dos odontoblastos recém-diferenciados estabelecem conexões com os pré-ameloblastos.

Esse fenômeno se dá por interação epitélio-mesênquima, entre as células do epitélio interno do órgão do esmalte e as células ectomesenquimáticas periféricas da papila dentária, em uma influência recíproca. Ocorre a partir da expressão de moléculas pelas células do epitélio interno do órgão do esmalte em diferenciação. No entanto, há evidência da ação tanto de sinais intraepiteliais como de sinais advindos do ectomesênquima no processo (Quadro 1). Essa citodiferenciação, bem como a morfodiferenciação, inicia-se na ponta das futuras cúspides ou bordos incisais, e continua pelas vertentes cuspídicas até a futura região cervical.

Quadro 1 INFORMAÇÕES COMPLEMENTARES

Dentre essas moléculas de sinalização e fatores de crescimento, estão envolvidos os fatores de crescimento de fibroblasto (FGF, do inglês *fibroblast growth factor*) e as proteínas morfofenéticas ósseas (BMP, do inglês *bone morphogenetic proteins*). Atualmente sabe-se que as vias de sinalização do fator de transformação do crescimento beta (TGF-beta, do inglês *transforming growth factor beta*) e do Wnt desempenham papel essencial na diferenciação dos ameloblastos, sendo responsáveis por manter a polaridade da célula durante todo o processo.

CICLO VITAL DAS CÉLULAS DO EPITÉLIO INTERNO DO ÓRGÃO DO ESMALTE

As células do epitélio interno do órgão do esmalte obedecem a um ciclo vital durante todo o período de formação do esmalte, com estágios bem definidos. As diferentes fases de cada estágio apresentam aspectos distintos, relacionados diretamente com a função que a célula está exercendo no momento.

Podemos considerar três estágios funcionais bem estabelecidos (estágios pré-secretor, secretor e maturação), que abarcam todas as fases (Figura 1):

No primeiro estágio, dito **Estágio pré-secretor**, temos as fases:

1. **Fase morfogenética**, com as células cúbicas, núcleo centralizado e muitos grânulos de glicogênio em seu citoplasma.

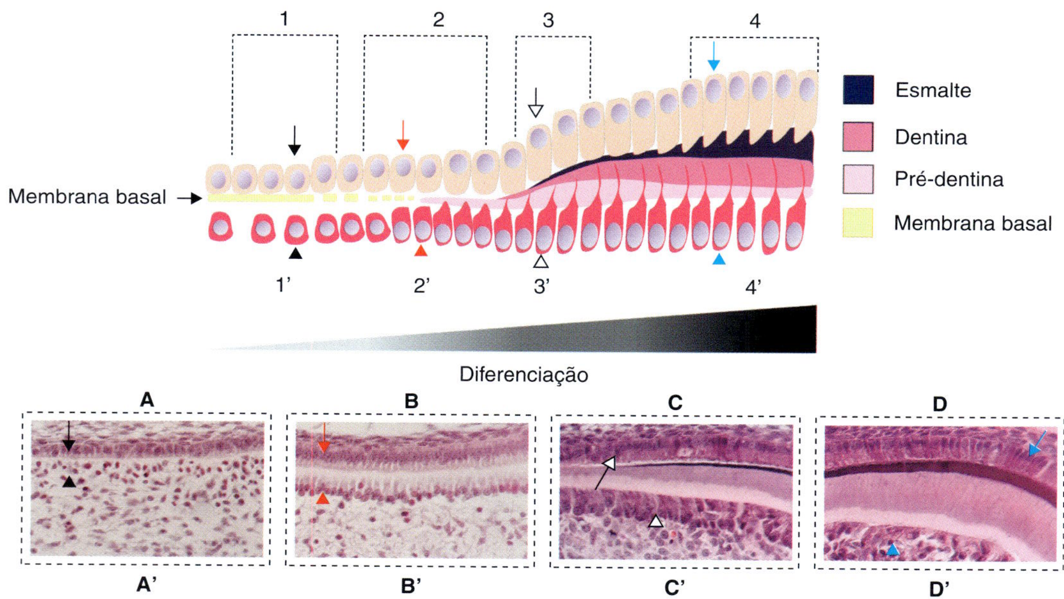

FIGURA 1 Estágios funcionais dos ameloblastos/odontoblastos. Figura esquemática da diferenciação de odontoblastos/ameloblastos em seus diferentes momentos (1-4/ 1'-4') e suas imagens histológicas correspondentes em hematoxilina-eosina (**A**, **B**, **C**, **D** e **A'**, **B'**, **C'**, **D'**). Observe em (1) células indiferenciadas do epitélio interno do órgão do esmalte (seta preta); (1') células indiferenciadas da papila dentária (cabeça de seta preta); (2) pré-ameloblasto – note a alteração gradual na morfologia celular, com mudança na polaridade nuclear (seta vermelha); (2') o pré-odontoblasto (cabeça de seta vermelha) secreta a primeira camada de pré-dentina; (3) o agora ameloblasto secretor (seta branca) totalmente diferenciado, provavelmente induzido pela mineralização da dentina, secreta a primeira camada de esmalte. Observe o bordo apical liso; (3') a pré-dentina mineralizou, e o agora odontoblasto totalmente diferenciado (cabeça de seta branca) secreta nova camada de pré-dentina; (4) ameloblasto com polo apical cônico – processo de Tomes (seta azul); (4') odontoblastos (cabeça de seta azul). Nas indicações, esmalte recém-secretado, imaturo; dentina; pré-dentina. Diagrama em tons de cinza indica o nível da diferenciação (maior em 4 e 4'; menor em 1 e 1').

2. **Fase de histodiferenciação**, em que as células alteram seu fenótipo, tornam-se alongadas, cilíndricas, e seu núcleo inverte a polaridade, localizando-se agora no atual polo proximal da célula, próximo ao reticulo estrelado. Ao mesmo tempo, surge na região logo acima dos pré-ameloblastos uma camada de duas ou três células baixas, chamadas de estrato intermediário. Microtúbulos preenchem o citoplasma em um arranjo paralelo ao longo eixo celular. O aparelho de síntese torna-se mais proeminente e nesse estágio a célula é chamada de pré-ameloblasto (Quadro 2).

Quadro 2	INFORMAÇÕES COMPLEMENTARES

Como foi visto na odontogênese, o epitélio interno do órgão do esmalte une-se na região cervical do germe dentário com o epitélio externo do órgão de esmalte na estrutura chamada alça cervical, que, segundo alguns pesquisadores, é um nicho de células-tronco dentárias. Para outros autores, as células-tronco residiriam no retículo estrelado, que se situa entre os dois epitélios nessa região. Na verdade, teriam a mesma função – seriam as responsáveis pelo fornecimento das células formadoras do esmalte dentário, os ameloblastos, até a coroa estar completamente formada.

Os pré-ameloblastos continuam a se diferenciar, alongam-se mais, e suas organelas de síntese amadurecem. Desenvolvem complexos intercelulares formados por junções oclusivas, desmossomas e junções comunicantes nas duas extremidades celulares. As junções oclusivas, por exemplo, modificam seus componentes estruturais durante os diferentes estágios da amelogênese. A combinação de suas proteínas constituintes ou permite alguma passagem de íons intercelular, ou é firmemente unida, restringindo qualquer passagem.

As células em diferenciação começam a secretar enzimas que vão degradar a membrana basal, permitindo que numerosas extensões curtas da membrana plasmática dos pré-ameloblastos penetrem na pré-dentina recém-formada, onde se interdigitam intimamente com as fibras colágenas da estrutura. Este contato entre as células opostas e com a matriz da dentina do manto em mineralização parece deflagrar a diferenciação final das células, que começam a secretar a matriz de esmalte (Figura 1).

Estágio secretor

Os ameloblastos, agora totalmente diferenciados, formam uma monocamada de células cilíndricas longas, unidas pelos complexos juncionais onde se inserem filamentos citoplasmáticos que mantêm as células muito unidas e que são maleáveis. Iniciam a sintetizar proteínas não colágenas, que compõem a matriz extracelular de esmalte. São elas as amelogeninas e as não amelogeninas. Este segundo grupo compreende as proteínas enamelina, tuftelina e as ameloblastinas: amelina e bainhalina (Quadro 3).

As amelogeninas são as mais abundantes, constituindo 90% da matriz de esmalte e que, segundo alguns pesquisadores, é secretada antes do rompimento da membrana basal. Sugere-se que as amelogeninas se arranjam em esferas (nanosferas) entre as quais os primeiros cristais de esmalte são formados.

Quadro 3 PROTEÍNAS DO ESMALTE

Proteína	**Função na amelogênese**	**Gene que codifica**
Amelogenina	Principais proteínas estruturais do esmalte, constituindo 90% do total de proteínas da matriz no estágio secretório. Altamente hidrofóbica, interage com os cristais de hidroxiapatita. Interage com cristais extremamente finos dos estágios precoces da formação do esmalte e protege de fusões prematuras.	*AMELX*
Ameloblastina	Regula a adesão do ameloblasto à matriz do esmalte. Fundamental na liberação de fitas proteicas na porção distal do ameloblasto. Sua ausência leva à amelogênese imperfeita.	*AMBN*
Enamelina	Maior proteína da matriz do esmalte. Está limitada ao *front* de mineralização, sendo envolvida diretamente com o alongamento dos cristais de hidroxiapatita.	*ENAM*
Amelotina	Presente na membrana basal entre ameloblastos e esmalte em formação. Regula o pH e contribui para o transporte de íons durante a remoção da matriz orgânica e subsequente mineralização do esmalte.	*AMTN*

(*continua*)

Quadro 3	PROTEÍNAS DO ESMALTE (*Continuação*)	
Proteína	**Função na amelogênese**	**Gene que codifica**
Tuftelina	Associada à membrana basal. Imbricamento com dentina. Nucleação de cristais.	*Human tuftelin gene*
Amelina	*Splicing* alternativo da ameloblastina.	
Bainhalina	*Splicing* alternativo da ameloblastina.	
Enamelisina	Degradação das principais proteínas da matriz do esmalte durante o estágio de secreção.	*MMP20*
Calicreína	Cliva a amelogenina e outras proteínas da matriz do esmalte durante o início da fase de maturação. A degradação e a remoção da matriz proteica do esmalte dentário permitem um crescimento rápido dos cristais de hidroxiapatita durante esta fase.	*Kk4*
Odontogenic ameloblast-associated protein ou apina	É expressa principalmente durante o estágio de maturação do esmalte, quando interage fortemente com a amelotina, promovendo nucleação dos cristais de hidroxiapatita. Sugere-se que sua atuação na mineralização do esmalte ocorra por meio da regulação da enzima proteolítica MMP20. É observada também no epitélio gengival juncional, provavelmente envolvida na aderência ao esmalte dentário e na integridade do epitélio juncional.	*ODAM*
Queratina capilar epitelial	Sugere-se que essas queratinas epiteliais possam contribuir para a resistência do esmalte a cáries, potencialmente estabilizando os prismas de esmalte, uma vez que a periferia dos prismas é a rota preferencial para entrada de ácidos que vão causar desmineralização.	*KRT25, KRT27, KRT71, KRT75, KRT76, AKRT75*

A função desempenhada ao início desta fase secretora, pela proteína da matriz enamelina, parece ligar-se às fibras colágenas da dentina do manto, auxiliando, deste modo, a mineralização inicial do esmalte, a partir dos cristais dentinários. A falta da proteína determina modificação na integridade dos ameloblastos, com alteração na produção dos cristais de hidroxiapatita e na estrutura dos prismas.

A tuftelina foi encontrada concentrada ao início da formação do esmalte na junção amelodentinária, onde a mineralização começa, e este fato sugere que a proteína também é envolvida na mineralização inicial do esmalte, talvez por nucleação.

Entre as ameloblastinas, a proteína amelina também pode estar envolvida na mineralização, pois seu RNA mensageiro foi observado no estágio de maturação, inclusive no estágio de fusão dos epitélios oral e dental, o que sugere sua atuação na fixação do ameloblasto já reduzido ao esmalte dentário.

Quadro 4 — INFORMAÇÕES COMPLEMENTARES

Entre essas proteínas necessárias para a formação do esmalte dentário, uma das mais importantes que foi mais recentemente descoberta é a **amelotina**. Esta proteína também faz parte das proteínas ligadoras de cálcio e colabora para o "endurecimento" do esmalte. São expressas durante o estágio de maturação do esmalte e medeiam a ligação da célula à superfície mineralizada do esmalte. A expressão da proteína se inicia no estágio de transição do estágio secretório para o estágio de maturação do desenvolvimento do esmalte, e persiste até a erupção do dente, no epitélio juncional. Assim, contribui para a firme união do tecido mole ao esmalte dentário, formando um colar gengival que protege os tecidos periodontais abaixo.

Outra proteína descoberta é a **apina** (**ou ODAM**), também presente no ameloblasto no estágio de maturação, sendo considerada fundamental aos processos de mineralização final do esmalte. Assim como a amelotina, sua expressão foi observada na membrana basal situada entre o epitélio juncional e o esmalte dentário, o que sugere serem ambas fundamentais para a adesão do epitélio juncional ao esmalte dentário

É no início desta fase secretória que os precursores dos cristais de esmalte se formam nesse meio ambiente proteico, em um pH próximo à neutralidade. O pH é regulado provavelmente pela proteína da matriz de esmalte ameloblastina, pelos íons bicarbonato presentes, e troca de íons cloreto em locais específicos da membrana celular. Durante a formação do esmalte, o pH é mantido neutro na secreção, mas varia de ácido a neutro em fases mais avançadas de maturação, tornando-se mais básico no esmalte maturo.

A mineralização do esmalte se inicia concomitantemente à deposição da matriz. São cristais semelhantes à hidroxiapatita, em forma de agulhas, que crescem e se alongam como fitas, paralelas ao longo eixo do ameloblasto e perpendiculares ao futuro limite amelodentinário, no sentido do trajeto executado pela célula. Esses cristais crescem e se iniciam a partir das fibras colágenas mineralizadas da primeira camada de dentina, que constituem seu elemento nucleador. Entre as longas e paralelas fitas de cristalitos de esmalte pouco mineralizado, encontram-se grandes espaços intercristalinos, que diminuem à medida que as fitas aumentam em diâmetro.

A secreção da matriz de esmalte é de função exclusiva do ameloblasto, fato comprovado pela presença do complexo juncional, que impede o transporte intercelular de qualquer material. As junções oclusivas seletivamente regulam o acesso de íons e pequenas moléculas ao esmalte em formação. A partir do futuro limite amelodentinário, o ameloblasto descreve um trajeto centrífugo em relação à polpa dentária, em direção à superfície do germe dentário.

No agora extenso retículo rugoso, começa a síntese das proteínas da matriz de esmalte, que são condensadas em grânulos de secreção no aparelho de Golgi, nesse estágio bem desenvolvido. Esses grânulos são levados por meio dos numerosos microtúbulos ao polo distal do ameloblasto e depositados no meio extracelular. As moléculas componentes da matriz de esmalte nesse primeiro momento não formam camadas; depositam-se como fragmentos ao longo do ameloblasto e parecem fluir através da membrana basal fragmentada, nos espaços existentes na matriz de pré-dentina, onde aparecem os primeiros focos de mineralização: as vesículas da matriz. A concentração de mineralização inicial do esmalte é de cerca de 15%, atingindo a taxa de 30% imediatamente, com os cristais formados sendo engrossados por íons minerais à medida que se alongam.

Ao início dessa fase secretória, o ameloblasto tem sua extremidade distal com um bordo liso, somente com pequenas projeções de sua membrana plasmática. As células do estrato intermediário adjacente possuem uma alta atividade de fosfatase alcalina, o que pode ser relacionado com o transporte de fosfato da corrente sanguínea. As células também se nutrem por uma rede vascular que se situa no tecido conjuntivo ambiente, em relação próxima com o epitélio externo do órgão de esmalte. Alguns vasos penetram no retículo estrelado, cujas células em grande número sofrem apoptose, aproximando os ameloblastos da nutrição.

O crescimento aposicional de camadas de esmalte começa com a mineralização da dentina, e existe muito pouco tempo entre a secreção da matriz de esmalte e sua mineralização. Após alguns micrômetros de espessura (~40 μm), o ameloblasto secretor desenvolve um prolongamento citoplasmático e apresenta um polo distal cônico, chamado processo de Tomes, que se projeta para dentro da matriz recém-secretada. Seria como se o ameloblasto continuasse a descrever seu trajeto centrífugo normal, afastando-se da matriz secretada, e deixando parte de sua membrana citoplasmática aprisionada nela.

O processo de Tomes, de forma piramidal no polo distal, passa a orientar a deposição da matriz de esmalte e confere, em preparo histológico de microscopia de luz, um aspecto serrilhado na superfície da matriz secretada. Esta estrutura vai orientar a deposição de grande quantidade de proteínas através de seus dois sítios de crescimento, um distal (face plana) e outro proximal (face côncava), dando a orientação (formação) de prisma e esmalte interprismático. Na primeira camada de esmalte depositada sobre a dentina do manto, em razão da ausência do processo de Tomes, as proteínas são secretadas em forma de glóbulos com os cristalitos dispostos paralelamente, fazendo com que nessa região o esmalte seja aprismático (Figura 2).

Após a deposição da primeira camada de esmalte, aprismático, e a formação do processo de Tomes, o ameloblasto muda de direção e os cristais de esmalte se localizam em ângulo reto com a célula (Figura 3). A disposição dos cristais de hidroxiapatita confere à estrutura a forma geométrica de prisma. O arranjo dos cristalitos no interior do prisma e nas regiões de esmalte interprismático é exclusivo do processo de Tomes. A matriz pouco mineralizada é depositada de maneira não homogênea, e o caminho seguido pelo ameloblasto, que recua, determina a disposição dos prismas.

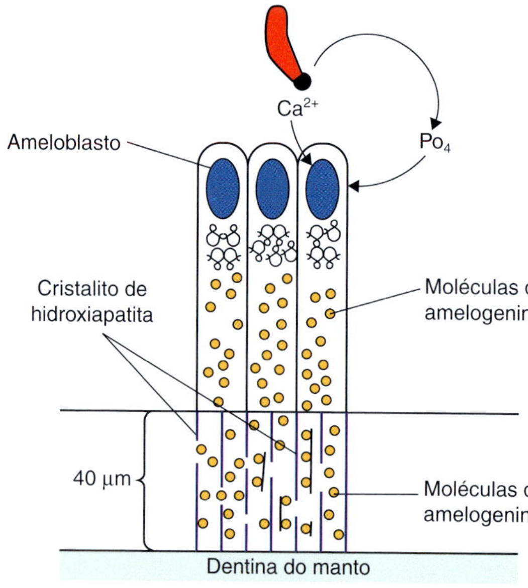

FIGURA 2 Disposição das proteínas do esmalte nos sítios de crescimento.

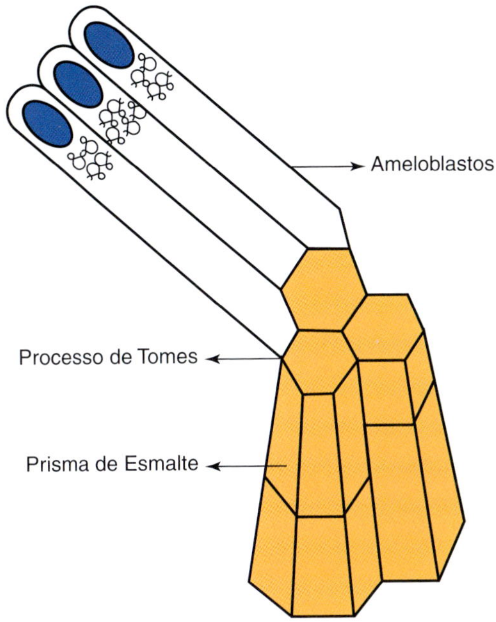

FIGURA 3 Disposição em ângulo reto do ameloblasto em relação aos prismas.

O processo de Tomes possui uma face plana secretora, pela qual elimina por exocitose os grânulos de secreção de matiz de esmalte elaborados pela célula, mais enzimas lisossômicas que vão atuar na degradação parcial de proteínas da matriz de esmalte e cujos fragmentos serão endocitados nessa mesma região do ameloblasto e levados aos lisossomas para degradação final. A outra face é côncava; não ocorre secreção, mas a intensidade do fluxo de deposição da matriz com seus cristalitos de hidroxiapatita, determinada pela face lisa, ocasiona uma diferença na orientação dos cristais do prisma, constituindo o esmalte interprismático (Figura 4).

Após uma pequena espessura de camada formada (próximo a 30 μm), ocorre uma reorganização do *front* de mineralização, as fitas em crescimento tornam-se prismas e entre eles, no espaço existente, separando-os, situa-se um material mineral idêntico, porém com orientação diferente dos cristalitos de hidroxiapatita. É a estrutura característica do esmalte dentário, formada por prismas e regiões entre os prismas (esmalte prismático e esmalte interprismático).

Depois de a matriz do esmalte ser depositada em toda sua espessura, o tecido apresenta-se parcialmente mineralizado, com uma alta concentração de proteínas em sua estrutura (~20%) e uma grande quantidade de água (~65%). Os ameloblastos iniciam a transição do estágio secretor para o de maturação, que altera a concentração de proteínas da matriz.

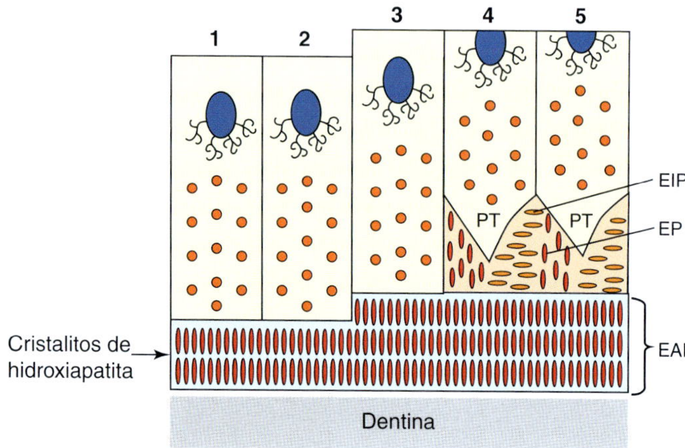

FIGURA 4 Influência do processo de Tomes na formação e estrutura dos prismas. (**1, 2, 3**) Ameloblastos com borda lisa. (**4, 5**) Ameloblastos com processo de Tomes (PT). (**EAP**) Esmalte aprismático. (**EP**) Esmalte prismático. (**EIP**) Esmalte interprismático.

Estágio de maturação

Durante esta fase, a prioridade do ameloblasto é degradar e reabsorver as proteínas da matriz, presentes em grande quantidade, e assim criar o espaço necessário para a introdução de íons cálcio e fosfato no esmalte, aumentando espessura e largura dos cristalitos dos prismas, fazendo com que o esmalte atinja sua mineralização de ~97% Como consequência desse aumento nos cristais de esmalte, ocorre a diminuição do espaço intercristalino (Figura 5).

O conteúdo proteico é reduzido para ~1% e a quantidade de água presente é removida atingindo ~2%, compondo uma camada de hidratação em torno dos

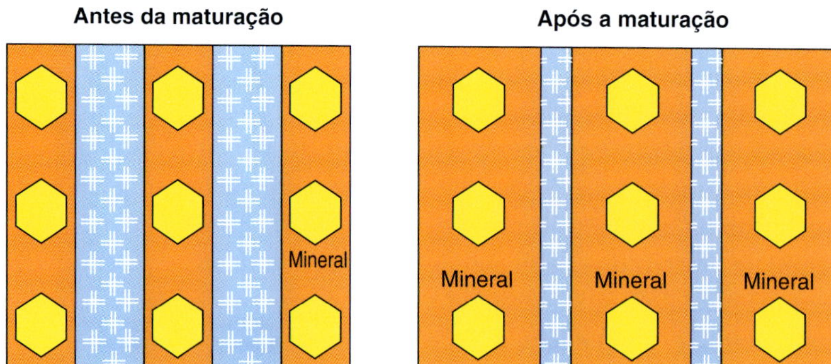

FIGURA 5 Representação da redução do espaço intercristalino.

cristalitos. A amelogenina é a principal proteína retirada, não só pela grande quantidade presente, mas também por ser a mais tixotrópica (característica de um fluido de submeter-se a uma diminuição da viscosidade). Quando os cristais aumentam de espessura, essa propriedade faz com que essa proteína seja "espremida" para a superfície, juntamente com o excesso de água, o que ocorre mais rapidamente do que com as outras proteínas.

As proteínas do esmalte são reduzidas a fragmentos e internalizadas pelo ameloblasto durante todas as fases de formação. Essas atividades endocíticas são realizadas tanto pela célula totalmente diferenciada como pelo pré-ameloblasto, na remoção tanto das proteínas da matriz como das proteínas da membrana basal, respectivamente. Inicialmente, a MMP20 (metaloproteinase de matriz 20 – enamelisina), secretada pelo ameloblasto, degrada as proteínas de matriz durante o estágio secretor, e os fragmentos que persistem são degradados pela kk4 (calicreína 4) na fase de maturação e transportados em vesículas para os lisossomas.

Durante a maturação a célula muda de aspecto: torna-se reduzida em tamanho, perdendo o processo de Tomes, e reduz sua quantidade de organelas. A camada superficial de esmalte formada agora é homogênea, com os cristais de hidroxiapatita dispostos paralelamente, sendo aprismática. É encontrada em dentes tanto decíduos como permanentes.

O ameloblasto alterna seu fenótipo de uma borda distal lisa para uma borda distal em escova, cinco a sete vezes durante a maturação. Esses dois aspectos alternam as fases de reabsorção de proteínas e água com a fase de secreção de íons. Na forma em escova surgem junções oclusivas na extremidade distal, mantendo as células bem unidas e impermeáveis, estando relacionadas com a entrada de íons cálcio e fosfato no interior do esmalte. Na forma lisa, as junções oclusivas não estão presentes, o que permite a passagem de proteínas e água por entre os ameloblastos. Estudos indicam que a regulação do pH é fundamental para modulação do ameloblasto entre estas duas formas celulares (Figura 6).

Ao mesmo tempo que ocorre a dita "modulação celular", as células do estrato intermediário, as células remanescentes do retículo estrelado e células do epitélio externo do órgão do esmalte, se juntam e se misturam com vasos sanguíneos, penetrando nessa camada celular disforme e formando a chamada camada papilar. As células da camada papilar ajudam na movimentação dos íons cálcio e fosfato, da corrente sanguínea até o ameloblasto.

A modulação dos ameloblastos na fase de maturação se refere à mudança cíclica da célula de bordo apical em escova a bordo apical liso. Esse fenômeno é acompanhado pela alteração cíclica do pH. Este é levemente ácido no esmalte, quando a célula apresenta seu bordo em escova, e próximo a neutro quando passa a bordo liso. O pH é modificado pela liberação de prótons (bombas de H^+) que

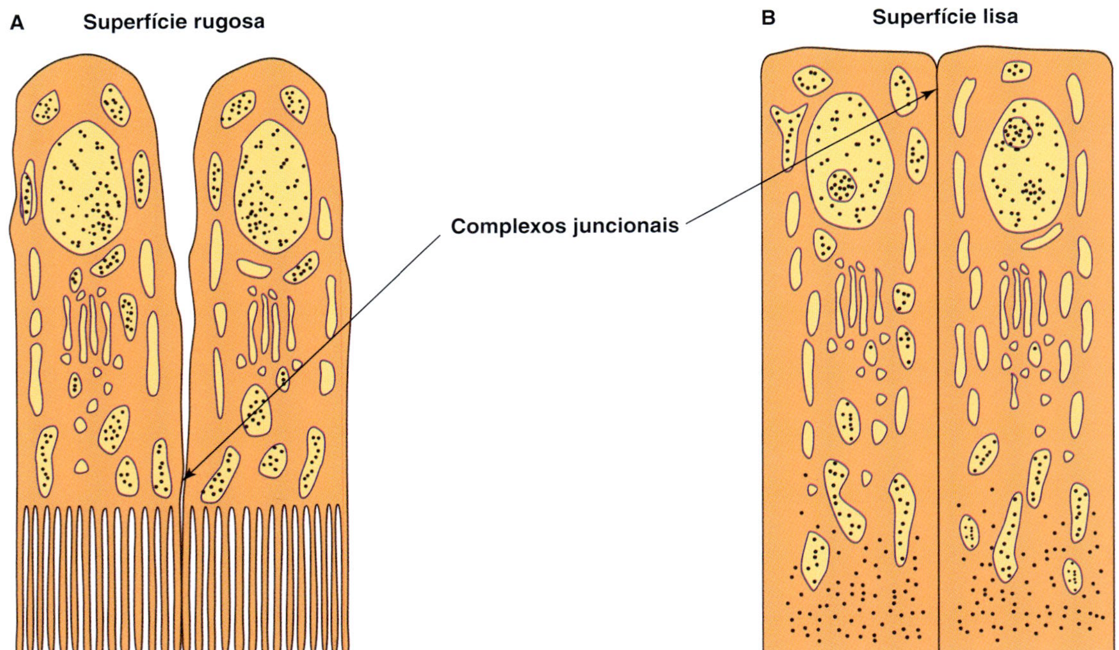

FIGURA 6 Representação da alternância de borda rugosa e borda lisa do ameloblasto. **Superfície lisa**: 1) recolhe material orgânico e água; 2) impede refluxo deste material para o esmalte; e 3) neutraliza o pH para crescer HAP. **Superfície rugosa**: 1) injeta íons minerais para o esmalte; 2) secreta enzimas; e 3) elimina matéria orgânica e água para o retículo estrelado.

ocorre no esmalte, quando os cristais de hidroxiapatita são formados, e deve ser tamponado. A acidificação controlada ativa as proteases para degradação da matriz de esmalte, e assim mantém abertos os espaços intercristalinos para uma difusão dos minerais para camadas mais profundas. A regulação do pH é crítica para essa modulação e uma perfeita maturação do esmalte. O ameloblasto expressa moléculas transportadoras, que vão transportar íons Ca para "engrossar" os cristais, e íons bicarbonato presentes no fluido do esmalte, para regular o pH. Os prótons também podem ser removidos do citoplasma por organelas, como os lisossomas. A modulação permite a remoção da amelogenina da superfície do cristal, sua degradação, e, dessa maneira, permite a adição de mineral. A modulação determina um cristal mais estável, dissolvendo os cristais pobres em íons cálcio, removendo impurezas e tornando os cristais mais resistentes ao ataque ácido.

Fase de proteção

Ao final da maturação, o ameloblasto sofre maior redução no seu tamanho, secreta um material semelhante à membrana basal que separa a camada papilar do conjuntivo ambiente, e se formam vários desmossomas entre essa camada e o esmalte maduro. Externamente aos ameloblastos reduzidos, encontra-se a camada celular papilar e as células misturam-se, constituindo o epitélio reduzido do esmalte, que, situado sobre a coroa dentária, a protegerá até a erupção da peça dentária na cavidade oral. As células desse epitélio reduzido secretam enzimas proteolíticas, que auxiliarão na erupção do germe dentário, por promover a lise do tecido conjuntivo suprajacente, e contribuirão para a formação do periodonto de proteção do dente.

É necessária a integridade desse epitélio reduzido protetor, para evitar a reabsorção do esmalte dentário por clastos, ou a deposição de tecido mineralizado sobre ele.

MATURAÇÃO PÓS-ERUPTIVA

A exposição do dente ao meio ambiente bucal ocorre como consequência de seu processo ativo de erupção e determina a ocorrência de uma maturação pós-eruptiva. Nela, íons cálcio e fosfato presentes no fluido salivar saturado que agora banha a estrutura dentária são adicionados ao esmalte. Essa adição de íons minerais vai engrossar ainda mais os cristais prismáticos de hidroxiapatita ($Ca_{10}(PO4)_6OH_2$), tornando-os mais duros e resistentes ao ataque ácido. Esse fenômeno é mais intenso nos primeiros anos após o surgimento da peça dentária na cavidade oral, mas em taxas muito reduzidas ocorre durante a vida (Quadro 5). Impurezas que ocorrem naturalmente, quando presentes, aumentam a solubilidade do esmalte e são removidas durante a maturação.

A maturação pós-eruptiva na dentição decídua é muito pouco pesquisada, mas existem relatos da mudança na concentração dos elementos constituintes, após os dentes já estarem por algum tempo em contato com o meio ambiente bucal.

Quadro 5	MATURAÇÃO PÓS- ERUPTIVA
Nos meses e anos que se sucedem à erupção dos dentes decíduos e permanentes, o esmalte dentário que recobre sua coroa sofre uma maturação pós-eruptiva, acumulando minerais e íons metálicos à sua estrutura cristalina, o que diminui sua vulnerabilidade aos ataques ácidos aumentando sua dureza como consequência da porosidade diminuída. A maturação pós-eruptiva envolve mudanças químicas e físicas das camadas superficiais do esmalte. Quimicamente, quando o flúor é disponível no meio bucal, grandes quantidades penetram na superfície de esmalte, junto com outros íons metálicos como o zinco, facilitando a incorporação do cálcio e do fosfato. Fisicamente, a superfície é remodelada, tornando-se muito mais resistente.	

COMPOSIÇÃO DO ESMALTE

O esmalte imaturo é composto de 15% de componente inorgânico, 10% água e 65% de componente orgânico. Já o esmalte maturo contém na sua composição cerca de 96-97% de mineral, sob a forma de cristais de hidroxiapatita (HA) $Ca_{10}(PO4)_6OH^2$, cerca de 2-3% de água e cerca de 1% de matriz orgânica. Cerca de 5 μm de prismas e esmalte interprismático contêm compactados diversos cristais de hidroxiapatita com aproximadamente 50 nm de comprimento no esmalte maduro (Figura 7).

A matriz orgânica localiza-se entre o esmalte prismático e a região de esmalte interprismático e desempenha importante papel na elasticidade e viscoelasticidade do esmalte, propriedades que também são responsáveis pela dureza do tecido e resiliência aos ataques químicos. Na porção do esmalte maduro, além das proteínas da matriz de esmalte já comentadas, vestígios de elementos como ferro, estrôncio, magnésio, zinco e flúor têm importância no tamanho do cristal e sua resistência à desmineralização. A água localiza-se formando uma camada de hidratação em torno dos cristais onde ocorrerão as trocas iônicas.

O prisma do esmalte tem um formato cilíndrico, circundado pelo esmalte interprismático. O conteúdo mineral é o mesmo: ambos são formados por cristais de hidroxiapatita que diferem somente na sua direção. Em cerca de três quartos da circunferência do prisma, no encontro dos cristais do prisma com os do esmalte interprismático, ocorre um espaço que é preenchido por matéria orgânica, chamado **bainha do prisma** (Figura 8).

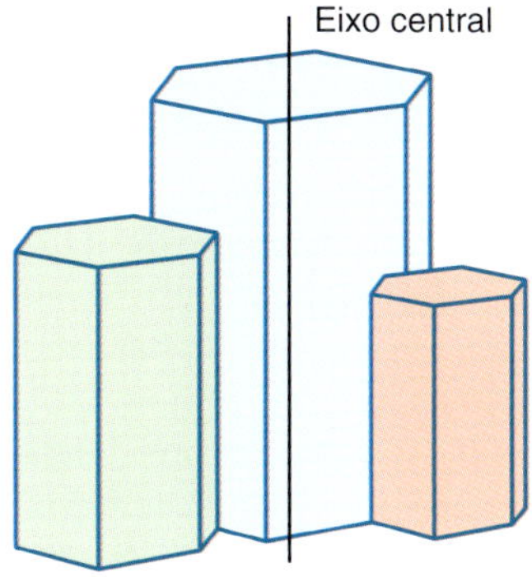

FIGURA 7 Os cristais de hidroxiapatita são longos e extremamente compactados no esmalte maturo. Sua unidade cristalográfica tem forma hexagonal, e se encontram arranjados formando os prismas do esmalte e o esmalte interprismático. São como finas agulhas ao serem secretados pelo ameloblasto, mas imediatamente começam a incorporar íons Ca^{2+} e $(PO_4)^{3-}$, aumentando sua espessura, chegando a uma situação bem agrupada no esmalte maturado.

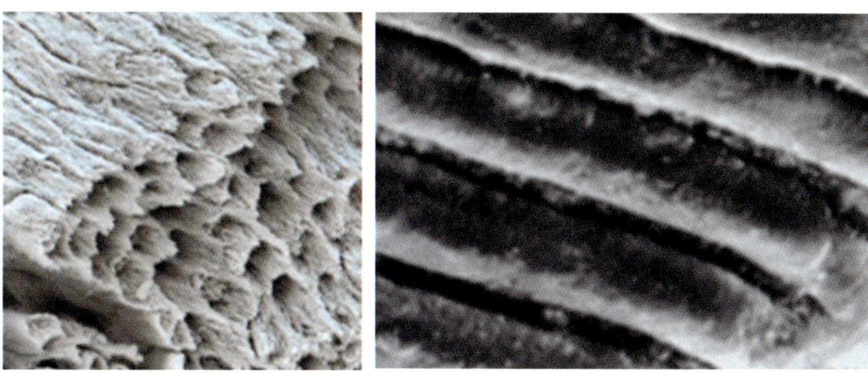

FIGURA 8 SEM de prismas e esmalte interprismático. Observa-se que os cristais nos prismas e no esmalte interprismático têm a mesma estrutura, só sua direção é que difere.

Quadro 6	INFORMAÇÕES COMPLEMENTARES

A presença de genes que codificam queratinas capilar epitelial foram encontrados no órgão de esmalte, tanto na fase de secreção das proteínas do esmalte pelos ameloblastos como na fase de maturação (KRT25, KRT27, KRT71, KRT75, KRT76). A KRT75 foi detectada nos tufos e bainhas dos prismas do esmalte humano maduro. É sugerido que essas queratinas estabilizam os tufos e bainhas dos prismas para sustentar os prismas durante sua formação. Principalmente aquelas situadas nas bainhas seriam responsáveis pela coesão e arranjo dos prismas. Tais mutações resultam em uma marcada redução na dureza do esmalte e aumento da suscetibilidade à desmineralização.

(*continua*)

Quadro 6	INFORMAÇÕES COMPLEMENTARES (*Continuação*)

Foi demonstrado que essas proteínas são essenciais para o bom desenvolvimento do esmalte, o que foi comprovado por experimentos cujos resultados mostraram que mutações nesses genes acarretavam a formação de uma estrutura alterada do esmalte dentário. Em situações de polimorfismo do KRT75, verificou-se o aparecimento de muitos "*cracks*", buracos na superfície contendo bactérias, e projeções tubulares que chegavam ao limite amelodentinário.

As fontes desses elementos menores para o corpo humano são alimentos ou exposição ao meio ambiente, sendo incorporados para dentro da estrutura de hidroxiapatita do esmalte. Assim, elementos como os íons flúor, estrôncio, alumínio, ferro e selênio são associados à diminuição ao risco à cárie dental, enquanto a presença de íons cobre, manganês e cádmio se relacionam a um risco aumentado à desmineralização.

A porção central do cristal de hidroxiapatita é rica em carbonato, o que pode explicar o fato de a maior dissolução ácida ocorrer no centro do cristal.

Grupos de prismas se relacionam com um esmalte interprismático, no qual os cristais se inclinam em relação ao eixo central do prisma. Estes prismas são densamente compactados, cada um partindo de um limite amelodentinário até a superfície dentária. A orientação dos prismas varia em todo corpo do esmalte, sendo o esmalte aprismático nas camadas superficiais e junto ao limite amelodentinário, como visto anteriormente. Qualquer plano de corte na coroa de esmalte mostrará os prismas nas mais variadas orientações e obviamente a orientação variada dos cristais nos prismas e no esmalte interprismático (Figura 9). Em um plano de corte transversal da coroa dentária, observa-se o aspecto em buraco de fechadura, que é característico dos prismas neste plano (Figura 10). No corpo do prisma, os cristais são paralelos ao seu longo eixo, e no esmalte interprismático os cristais inclinam-se em direção cervical cerca de 45º em relação ao centro dos prismas, o que parece dever-se à sua orientação perpendicular à superfície secretora do ameloblasto (Figura 9).

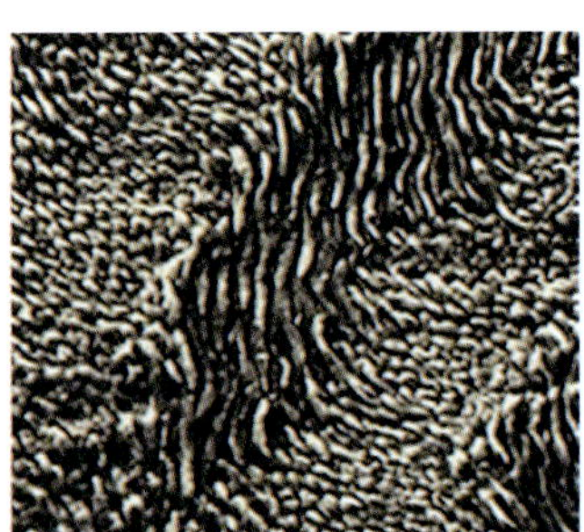

FIGURA 9 Inclinação dos prismas de esmalte em relação ao seu eixo central.

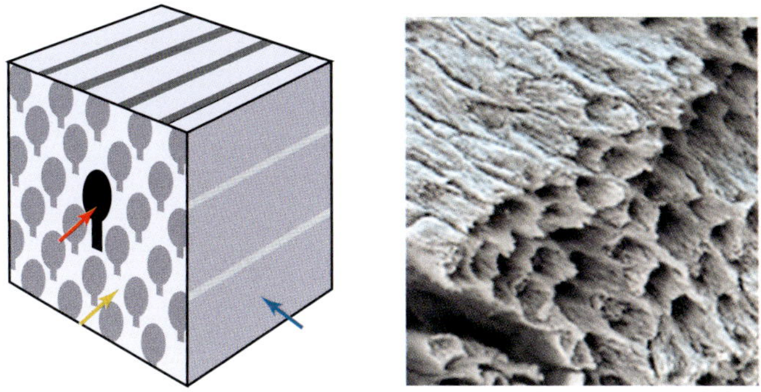

FIGURA 10 Prisma de esmalte (na seta vermelha). Esmalte interprismático (seta amarela). Arranjo dos cristalitos paralelos ao longo eixo do prisma no corpo do prisma (seta azul).

Quadro 7 — HIDROXI E FLUORAPATITA

A apatita é um fosfato de cálcio que possui uma estrutura hexagonal formada por um sítio tetraédrico (PO4-3) ligado ao cálcio em dois sítios estruturais diferentes. Seu arranjo iônico permite variação em sua composição através da substituição, troca e adsorção de íons. As variantes mais comuns de apatita são a hidroxiapatita [Ca10(PO4)6OH2] e fluorapatita [Ca10(PO4)6F2]. Substituições rápidas ou lentas são frequentes e variadas dentro da rede cristalina, permitindo diversas combinações. Desta maneira, podem ocorrer alterações na cristalinidade, dimensões dos cristais, textura superficial, estabilidade e solubilidade da estrutura da hidroxiapatita. Substituição da hidroxila por fluoretos reduz a solubilidade, enquanto o carbonato aumenta a solubilidade. Essa variabilidade iônica reflete o meio ambiente.

Quadro 8 — INFORMAÇÕES COMPLEMENTARES

A desnaturação e consequente perda das proteínas do esmalte causam uma diminuição da dureza do órgão dentário e sua resistência à fratura se torna alterada. Segundo autores, o tratamento indiscriminado de clareamento dentário e a radioterapia para câncer bucal podem determinar a degradação das proteínas do esmalte, e esse é um importante ponto a ser considerado.

ESTRUTURAS DO ESMALTE

Bandas de Hunter-Schreger

No plano transversal, nos dois terços internos da coroa de esmalte em direção à superfície, os prismas têm uma direção ondulada, o que confere o aparecimento das bandas de Hunter-Schreger. Estas são um efeito óptico, em microscópio de luz, de faixas claras e escuras, criadas graças a esse trajeto sinusoide de grupos de prismas que se entrelaçam. Esse arranjo cria uma região de prismas densamente "empacotados", encontrados justamente em locais do esmalte coronário sujeitos a uma maior carga oclusal e funcional, proporcionando maior resistência ao aparecimento de rachaduras, e que o torna 10x mais resistente do que o osso. Estas bandas apareceram pela primeira vez há aproximadamente 60 milhões de anos, em um período que coincide com a diversificação das espécies de mamíferos. O aumento no tamanho do indivíduo durante sua evolução causou um consequente aumento na força mastigatória (Figura 11).

Esmalte nodoso

Se olharmos uma coroa dentária nas suas três dimensões, os prismas estão localizados paralelos entre si, em camadas sobrepostas. Em relação a um plano imaginário que passe pelo centro do dente, cada fileira de prisma executa uma angulação crescente. O resultado dessa disposição é que, ao atingir a ponta das cúspides ou bordos incisais, os prismas encontram-se tão entrelaçados que constituem uma região de grande resistência ao ataque ácido. Essa região é denominada **esmalte nodoso** (Figura 12).

Tufos de esmalte

Originam-se no limite amelodentinário, estendendo-se cerca de um terço na espessura do esmalte. São fitas onduladas que provavelmente formam-se na passagem do estado muito aquoso do esmalte para seu estado sólido (cerca de 97% de mineral), retendo proteínas na sua estrutura. Foi detectada a presença da proteína tuftelina e da KRT75 nestas formações. São mais ramificados que os fusos (Figura 13).

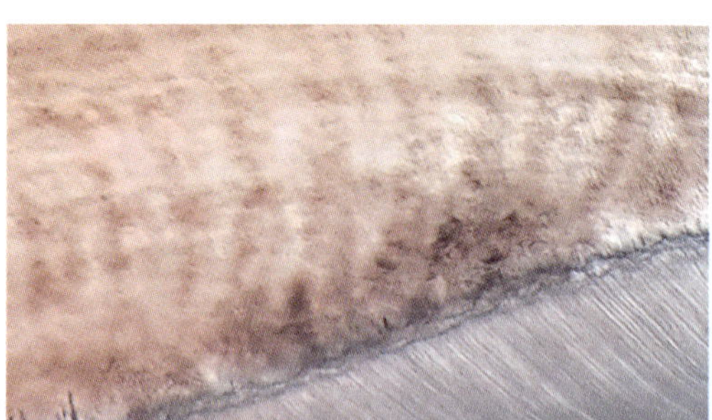

FIGURA 11 Bandas de Hunter-Schreger – observe a alternância de faixas claras e escuras no esmalte dentário (dente-desgaste).

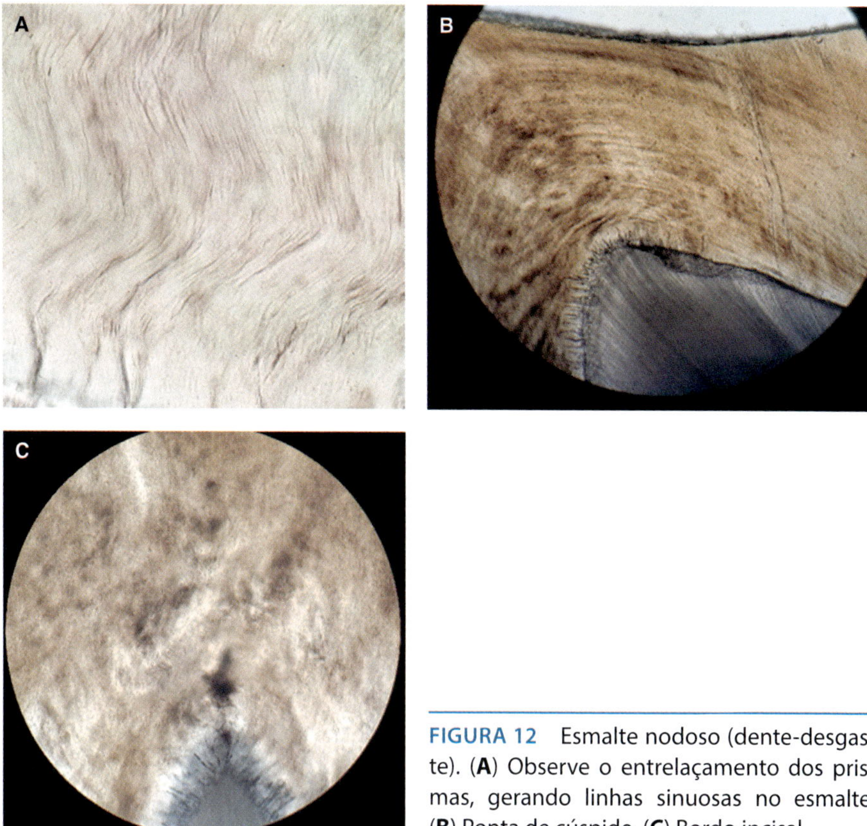

FIGURA 12 Esmalte nodoso (dente-desgaste). (**A**) Observe o entrelaçamento dos prismas, gerando linhas sinuosas no esmalte. (**B**) Ponta de cúspide. (**C**) Bordo incisal.

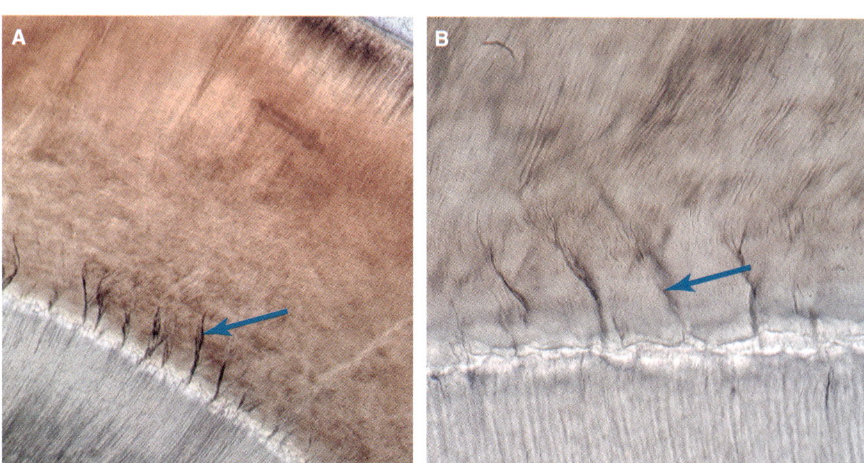

FIGURA 13 Tufos de esmalte – observe as fitas onduladas (setas) (dente-desgaste).

Fusos de esmalte ou adamantinos

Localizam-se também no limite amelodentinário, estendendo-se a partir daí para a superfície em um trajeto muito curto. Ao contrário dos tufos, é uma estrutura única, e deve-se a prolongamentos de odontoblastos que ficam aprisionados entre os ameloblastos no início da formação dos tecidos. Desse modo, forma-se esmalte em volta da extremidade mais distal do processo do odontoblasto, portanto, os fusos são continuação dos túbulos dentinários. São mais frequentes na ponta das cúspides e não apresentam ramificações visíveis (Figura 14).

Lamelas

Também são regiões que retêm matéria orgânica, partindo da superfície do esmalte, podendo ou não atingir o limite amelodentinário. Como as lamelas e os tufos estão na mesma direção dos prismas, são bem visualizados em corte transversal de dente preparado por desgaste, da região da coroa dentária. Os tufos e lamelas são estruturas com um maior conteúdo orgânico, e por isso são hipomineralizados comparados ao restante do esmalte (Figura 15).

Estrias de Retzius

São faixas que se estendem a partir da junção amelodentinária em direção à superfície do dente. Em cortes transversais, são vistas como anéis concêntricos. As estrias de Retzius aparecem seguindo uma orientação oblíqua desde a junção

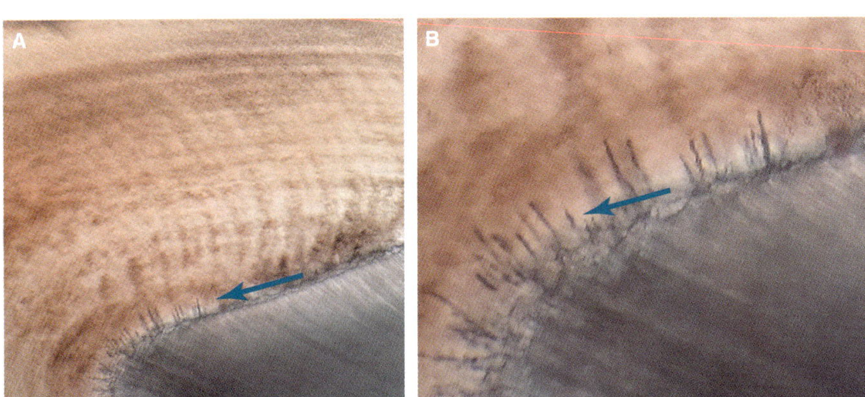

FIGURA 14 Fusos de esmalte (adamantinos). Observe a estrutura curta e única (setas). (dente-desgaste).

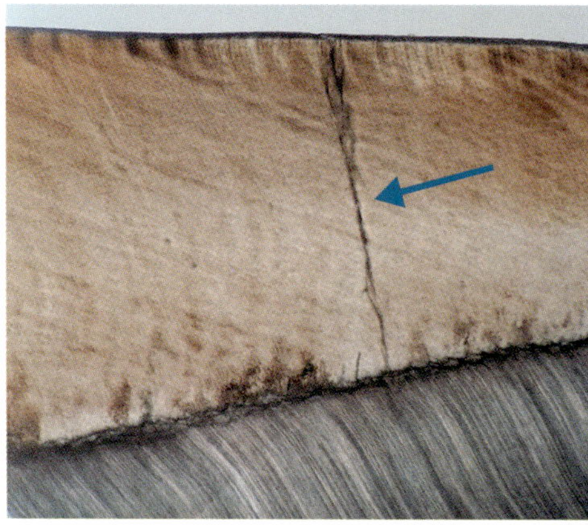

FIGURA 15 Lamela de esmalte – estendendo-se da junção amelodentinária até a superfície do esmalte (seta) (dente-desgaste).

amelodentinária até a superfície externa, com exceção dos vértices das cúspides e das bordas incisais, onde não atingem a superfície. Embora tenham sua formação atribuída a um ritmo semanal de produção de esmalte, resultando em uma alteração estrutural do prisma, a base para sua produção ainda não está clara. Na formação do esmalte ocorrem períodos de repouso, que se refletem na presença de linhas incrementais de crescimento, estrias ou linhas de Retzius. As linhas refletem a mudança de direção dos ameloblastos durante a formação dos prismas. Após os períodos de repouso, os ameloblastos recomeçam a deposição de matriz, com a consequente mineralização inicial, mudando levemente de direção. Dessa maneira, aparecem linhas que em preparações longitudinais de dentes desgastados são escuras, dando a falsa impressão de serem hipomineralizadas (Figura 16).

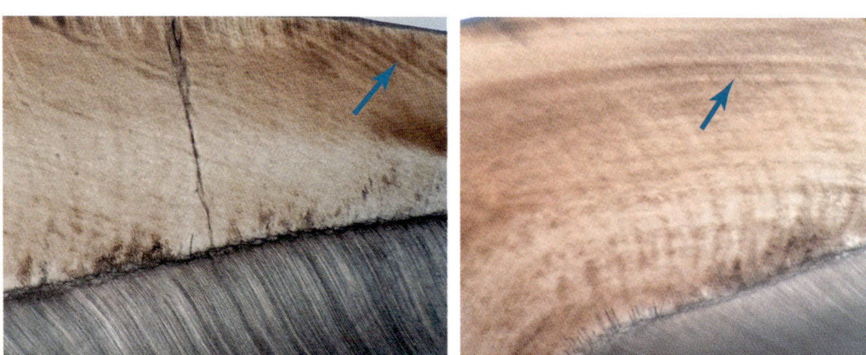

FIGURA 16 Estrias de Retzius (setas) (dente-desgaste).

Linha neonatal

Distúrbios sistêmicos nas crianças podem afetar o processo de amelogênese, resultando em períodos de repouso mais prolongados e, portanto, em estrias de Retzius mais evidentes. Desse modo, a linha neonatal, que se forma por ocasião do nascimento, constitui uma estria de Retzius acentuada (Quadro 9).

Quadro 9	INFORMAÇÕES COMPLEMENTARES
Estrias de Retzius mais evidentes e conspícuas podem ser formadas por alterações metabólicas oriundas de processos patológicos como desnutrição, febre, intoxicação por flúor ou metais pesados durante a formação do esmalte dental. Estrias também podem ser formadas por ingestão de medicamentos que se incorporam ao esmalte dental, sendo a tetraciclina o melhor exemplo.	

Periquimáceas

Quando chegam à superfície do esmalte, as estrias de Retzius formam ondulações chamadas de periquimáceas. As periquimáceas são estruturas temporárias, localizadas preferencialmente na região cervical dos dentes permanentes recém-erupcionados. Sofrem desgaste imediato pela escovação e impacto mastigatório na região (Figura 17 e Quadro 10).

Quadro 10	INFORMAÇÕES COMPLEMENTARES
A contagem das estrias de Retzius ou das periquimáceas tem sido utilizada em estudos antropológicos para comparar o tempo de formação do esmalte dental de espécies de hominídeos que viveram há milhões de anos com a de humanos.	

Estrias transversais

O organismo humano está sujeito a um ciclo circadiano, que se traduz na produção diária do ameloblasto. Como resultado dessa produção de cerca de 4 μm, fica uma tênue marca no prisma, chamada **estria transversal**, que se situa na mesma posição em todos os prismas vizinhos. Em microscopia eletrônica de varredura, podem-se observar dilatações e depressões na superfície do prisma, sempre em espaços constantes de 4 μm. Em uma observação mais profunda, a microscopia eletrônica mostrou que essas depressões são na realidade grupos de prismas em cortes oblíquos (Figura 18, Quadro 11).

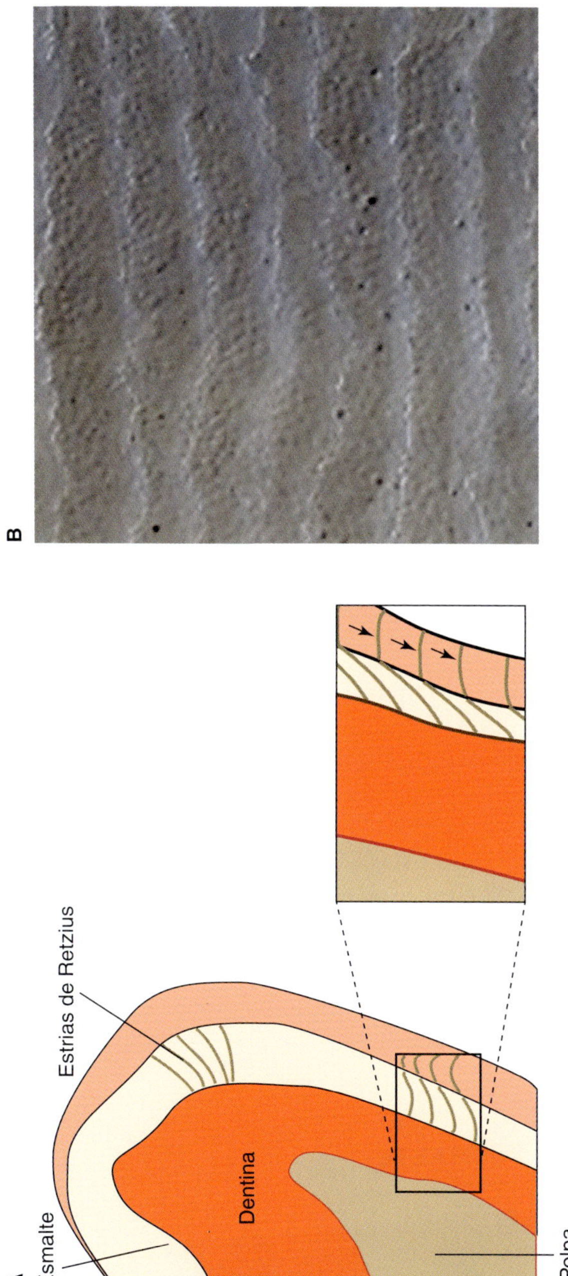

FIGURA 17 **(A)** Ilustração da presença das periquimáceas a partir das estrias de Retzius na porção lateral. **(B)** Periquimáceas na superfície do esmalte (dente-MEV).

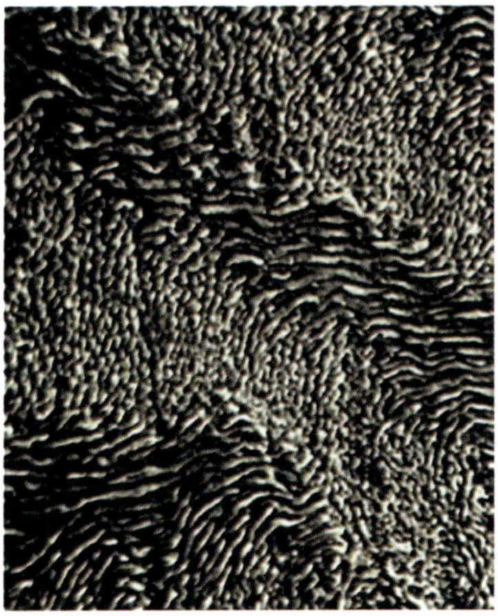

FIGURA 18 Grupos de prismas em cortes oblíquos (dente-MEV).

Quadro 11	ESTRIAS TRANSVERSAIS

As estrias transversais podem ser utilizadas em estudos nos quais se procura comparar a velocidade de crescimento do esmalte durante suas diferentes fases de formação ou entre diferentes espécies ou ainda quando se pretende comparar a velocidade de formação do esmalte entre pessoas normais e portadores de doenças.

Limite amelodentinário ou junção amelodentinária

O local onde dentina e esmalte se encontram é o chamado limite ou junção amelodentinária (LAD ou JAD). Pode ser festonado, com um aspecto de concavidades sequenciais rasas na superfície da dentina, o que confere um maior imbricamento entre os dois tecidos. Este aspecto evita inclusive o cisalhamento do esmalte durante a mastigação, sendo mais observado nas regiões coronárias de maior impacto mastigatório. A relação entre os dois tecidos também pode ser lisa, o que é mais frequente na região cervical, onde os impactos não são tão intensos (Figura 19).

SUPERFÍCIE DO ESMALTE

Esmalte aprismático

Define-se o material calcificado sem prismas como esmalte aprismático. Está localizado na superfície externa do esmalte prismático e possui uma espessura

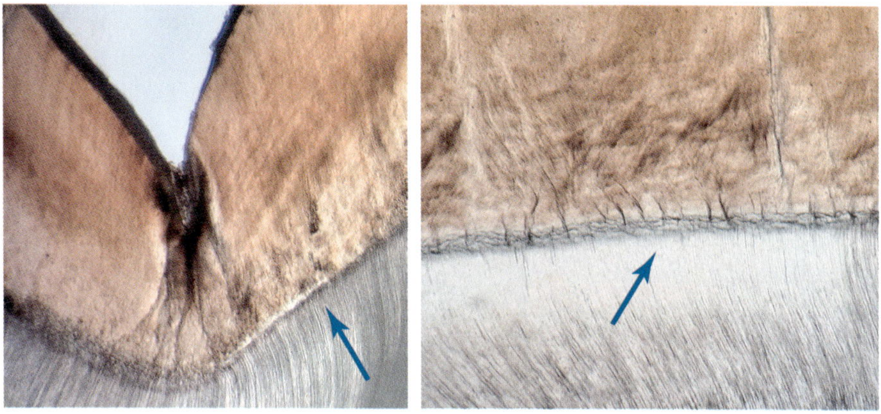

FIGURA 19 Limite amelodentinário (setas) (dente-desgaste).

variável segundo os vários pesquisadores (de ~20 a 40 µm). Está presente em todos os dentes decíduos (zona superficial em toda a coroa) e permanentes. Nos últimos se encontra localizado em maior quantidade nas regiões cervicais e nas zonas das fissuras e microfissuras e, em menor quantidade, nas superfícies das cúspides. No esmalte aprismático os cristais de hidroxiapatita se dispõem paralelos entre si e perpendiculares à superfície externa.

A presença do esmalte aprismático ocorre pela ausência ou menor desenvolvimento dos processos de Tomes, responsáveis pela formação dos prismas. Também ocorre pelos ameloblastos dispostos sobre as estrias de Retzius próximas à periferia, formando esmalte aprismático, ao mesmo tempo que se configuram as periquimáceas.

Película adquirida

É uma fina camada acelular observada entre as bactérias e a superfície do esmalte, formada sobre a gengiva em razão da presença de proteoglicanos neste tecido. É resultado da absorção seletiva de íons e proteínas salivares na superfície dental. Forma-se uma camada de hidratação, pois os íons cálcio são atraídos à superfície negativa do esmalte, promovendo uma interação eletrostática do esmalte com as proteínas salivares, em seu segmento NH_3^+. Por outro lado, modula a adesão bacteriana, no segmento COO^-.

A película adquirida é composta de proteínas e glicoproteínas, carboidratos, lipídios neutros, fosfolipídios, glicolipídios, íons provenientes da saliva, constituintes do fluido gengival, produtos e enzimas bacterianas. Entre estas, temos a glicosiltransferase, responsável pela síntese de polissacarídeos extracelulares.

Sua espessura varia de 0,1 a 1 μm. A película adquirida recobre as superfícies dentarias e gengivais logo após a erupção.

As proteínas precursoras da película derivam de secreções glandulares (glândulas menores, parótidas, submandibulares e linguais) e não glandulares (fluido crevicular, secreções da cavidade nasal, sangue, mucosa e epitélio) que compõem a saliva total. Os componentes dietéticos podem interferir na composição e funções da película, modificando seu papel fisiológico.

A película adquirida serve de proteção, por ser fonte de cálcio e flúor, favorecendo a remineralização do esmalte. Por outro lado, por conter proteínas bacterianas, facilita a adesão de microrganismos bucais e pode servir de substrato para seu crescimento. Além disso, pode conter pigmentos que causam o manchamento do esmalte. Assim, as funções dessa estrutura são dependentes da qualidade da higienização.

ALTERAÇÕES COM A IDADE

As principais mudanças que ocorrem no esmalte dentário com o transcorrer da idade estão relacionadas com o constante contato da estrutura dentária com o meio salivar bucal. Este fato provoca uma captação de íons minerais da saliva saturada e de flúor, quando presente, o que torna o esmalte menos permeável, pois, com a idade, os poros existentes entre os cristais diminuem à medida que os cristais adquirem mais íons e aumentam sua dureza, ocorrendo a diminuição da camada orgânica entre os prismas. A camada superficial mais afetada reflete essas mudanças estruturais e torna-se mais frágil, friável e propensa a fraturas. Os desgastes dentários são mais constantes, como resultado de processos químico-mecânicos.

A superfície de esmalte fica reduzida pela função dentária durante a vida do indivíduo, e a coloração fica mais intensamente amarelada, em virtude da maior mineralização, ou da cor mais pronunciada da dentina subjacente.

CONSIDERAÇÕES CLÍNICAS

Condicionamento do esmalte dentário

O condicionamento ácido da superfície do esmalte sobre a área preparada mecanicamente cria microporos intraprismáticos e interprismáticos, permitindo uma união forte e segura entre a superfície tratada e o material resinoso que irá conter a restauração dentária. Após o ataque ácido é possível, através do microscópio eletrônico, diferenciar três tipos de padrão no condicionamento do esmalte.

A formação de cada padrão depende da maneira como o ácido age nos eixos dos prismas e da orientação dos cristais do esmalte. O tipo I é o mais comum e ocorre de preferência na remoção central do prisma. Quando a remoção se situa na periferia do prisma, deixando seu núcleo como remanescente, considera-se o padrão do tipo II. Todos os dois tipos de padrões descritos formam um substrato retentivo extremamente favorável à interação com as resinas compostas. O último padrão de desmineralização, o tipo III, define uma rugosidade generalizada na superfície do esmalte, não apresentando semelhanças à morfologia prismática. Esse padrão revela insignificante retenção da resina composta. Ainda pode ser encontrada a intersecção dos tipos I e II, o que é extremamente favorável à retenção, mas é bastante raro.

Todos os padrões podem ocorrer em uma superfície de esmalte produzida por ácidos aplicados em condições idênticas. As orientações dos eixos são os influxos dos padrões e a eles cabe determinar se a erosão se dará no centro ou na periferia dos prismas. As variações nas estruturas, desse modo, podem se apresentar de dente para dente ou de superfície para superfície e ainda de região para região, em uma simples face do dente.

Cristais posicionados perpendiculares à superfície em que ocorre aplicação ácida são atacados mais prontamente do que aquelas áreas onde se dispõem obliquamente ou paralelos à superfície. Formam-se depressões no primeiro caso (cristais perpendiculares) e cristas no segundo, onde os cristais são paralelos ou oblíquos, o que determina o aspecto do ataque ácido (*etching*).

Quadro 12 INFORMAÇÕES COMPLEMENTARES

A **síndrome trico-dento-óssea (TDO)** é uma doença humana autossômica dominante, que ocorre pela mutação do **gene homeobox *DXL3***, com alterações em pelos, ossos e dentes. Nos casos mais intensos, os dentes apresentam hipoplasia, hipomineralização e taurodontismo. Esses aspectos comparam-se aos encontrados quando ocorre mutação nos genes que codificam as proteínas do esmalte (*AMELX*, *ENAM*, *ODAM*, *Kk4*). Esse fato levou os pesquisadores a relacionar a ação do gene *DLX3* com a expressão das proteínas da matriz de esmalte. Em cultura de células de camundongos, foi observado que o *DLX3* atua como um **fator de transcrição** para esses quatro genes mencionados, ativando a transcrição de seus RNAm e ligando-se diretamente às regiões *enhancer* dos genes. A marcação do gene foi intensa no núcleo dos ameloblastos na fase de secreção e consideravelmente fraca nas fases pré-secretória e de maturação. Também foi constatada marcação em odontoblastos, provavelmente regulando o gene da proteína da matriz dentinária *dentin sialoprotein* (*DSSP*).

Quadro 13 AMELOGÊNESE IMPERFEITA

Grupo de doenças hereditárias que atinge ambas as dentições e que podem ocorrer isoladamente ou ligadas a síndromes. Caracterizam-se por defeitos na formação do esmalte dentário, que é muito frágil, com uma estrutura amolecida, destacando-se com facilidade. Estas condições adversas determinam uma funcionalidade prejudicada e uma estética muito comprometida. Existe uma heterogeneidade da alteração, tanto genética como clínica. Geneticamente, a AI decorre de mutações em vários genes que codificam as proteínas do esmalte, principalmente no *AMELX* (amelogenina), no *ENAM* (enamelina), ou nas proteinases *Kk4* (calicreína) e *MMP20* (metaloproteinase de matriz 20 ou enamelisina). Recentemente foi relatado que mutação no gene *AMBN* que codifica a ameloblastina e no gene *AMTN* da amelotina causam a AI humana não sindrômica. As AI podem ser autossômicas dominantes ou recessivas, dependendo do gene mutado e se é ou não ligada ao cromossomo X. Clinicamente, existem pelo menos 14 tipos de AI, sendo quatro principais: hipoplásica, hipocalcificada, hipomaturada e com taurodontismo. Por ser uma doença genética, ainda não existe um tratamento específico para essas alterações. Porém, o grande avanço na odontologia proporciona uma abordagem satisfatória no tratamento dessas alterações do esmalte dentário.

Além da alteração genética já mencionada, várias outras são observadas no esmalte. Isso ocorre porque o ameloblasto é uma célula muito sensível, sendo responsiva a qualquer modificação do meio ambiente. Em um germe dentário em uma fase secretória dos ameloblastos, uma alteração no fisiologismo, como uma febrícula, um estímulo mais intenso, como uma queda que provoque a intrusão do dente decíduo antecessor, ou um abcesso pulpar decíduo não erradicado, podem determinar uma lesão no ameloblasto. Ele depositará uma matriz alterada e determinará o aparecimento de uma lesão no esmalte dentário com uma espessura alterada, chamada de **hipoplasia**. Pode ser de variada intensidade, desde uma mancha amarelada até uma perda de estrutura, dependendo do estímulo, e afetar um dente ou grupos de dentes. Atinge principalmente a dentição permanente.

Caso o ameloblasto se encontre na fase de maturação do esmalte, uma interferência física ou química no processo determinará severa modificação no metabolismo da célula, levando a uma **hipomineralização** ou **hipomaturação** do esmalte. Esta não fará a correta remoção das proteínas da matriz e do excesso de água, fazendo com que não ocorra a substituição dessas moléculas por cálcio e fosfato, o que aumentaria a mineralização. A consequência também está na dependência da intensidade do estímulo, podendo afetar um ou mais dentes. Um exemplo é a **fluorose** dentária, em que o excesso do íon flúor afeta diretamente o ameloblasto na maturação. O grau da alteração varia com a quantidade e o tempo de ingestão do flúor, variando desde manchas brancas no esmalte dentário até, nos casos mais graves, perda de estrutura e pigmentação exógena.

REFERÊNCIAS

Avery JK, Chiego Jr DJ. Oral histology and embryology. 3. ed. St. Louis: Mosby-Elsevier; 2006.

Bartlett JD, Simmer JP. New perspectives on amelotin and amelogenesis. J Dent Res. 2015;94(5):642-4. doi:10.1177/ 00220 34515572442

Berkovitz BKB, Holland GR, Moxham BJ. Anatomia, embriologia e histologia bucal. 3. ed. Porto Alegre: Artmed; 2004. p.305-19.

Carvalho TS, Lussi A. Age-related morphological, histological and functional changes in teeth. J Oral Rehabil. 2017;44(4):291-8. doi:10.1111/joor.12474

Fong CD, Hammarström L, Lundmark C, Wurtz T, Slaby I. Expression patterns of RNAs for amelin and amelogenin in developing rat molars and incisors. Adv Dent Res. 1996;10(2):195-200. doi:10.11 77/08959374960100021301

Santos MC, Line SR. The genetics of amelogenesis imperfecta: a review of the literature. J Appl Oral Sci. 2005;13(3): 212-7. doi:10.1590/s1678-77572005000 300002

Hu JC, Hu Y, Lu Y, Smith CE, Lertlam R, Wright JT, et al. Enamelin is critical for ameloblast integrity and enamel ultrastructure formation. PloS One. 2014; 9(3): e89303

Katchburian E, Arana V. Histologia e embriologia oral. 4. ed. Rio de Janeiro: Guanabara Koogan-Gen; 2017.

Lacruz RS, Habelitz S, Wright JT, Paine ML. Dental enamel formation and implications for oral health and disease. Physiol Rev. 2017;97(3):939-93. doi:10.1152/ physrev.00030.2016

Lee HK, Lee DS, Ryoo HM, Park JT, Park SJ, Bae HS, et al. The odontogenic ameloblast-associated protein (ODAM) cooperates with RUNX2 and modulates enamel mineralization via regulation of MMP-20. J Cell Biochem. 2010;111(3):755-67. doi:10.1002/jcb.22766

Lynch RJ. The primary and mixed dentition, post-eruptive enamel maturation and dental caries: a review. Int Dent J. 2013;63 Suppl 2:3-13. doi:10.1111/idj.12076

Nanci A. Ten Cate – Histologia oral, desenvolvimento, estrutura e função. 9. ed. Rio de Janeiro: Elsevier; 2019. p.118-47.

Shilo D, Blumenfeld A, Haze A, Sharon S, Goren K, Hanhan S, et al. Tuftelin's involvement in embryonic development. J Exp Zool B Mol Dev Evol. 2019;332(5):125-35. doi:10.1002/jez.b.22855

Smith CE, Hu Y, Hu JC, Simmer JP. Ultrastructure of early amelogenesis in wild-type, *Amelx*$^{-/-}$, and *Enam*$^{-/-}$ mice: enamel ribbon initiation on dentin mineral and ribbon orientation by ameloblasts. Mol Genet Genomic Med. 2016;4(6):662-83. Published 2016 Oct 16. doi:10.1002/mgg3.253

Smith CE, Nanci A. Overview of morphological changes in enamel organ cells associated with major events in amelogenesis. Int J Dev Biol. 1995;39(1):153-61.

Smith CEL, Poulter JA, Antanaviciute A, Kirkham J, Brookes SJ, Inglehearn CF, Mighell AJ. Amelogenesis imperfecta;

genes, proteins, and pathways. Front Physiol. 2017;8:435. doi:10.3389/fphys.2017.00435

Yang Y, Li Z, Chen G, et al. GSK3β regulates ameloblast differentiation via Wnt and TGF-β pathways. J Cell Physiol. 2018;233(7):5322-33. doi:10.1002/jcp.26344

Zhang Z, Tian H, Lv P, Wang W, Jia Z, Wang S, et al. Transcriptional factor DLX3 promotes the gene expression of enamel matrix proteins during amelogenesis. PLoS One. 2015;10(3):e0121288. Published 2015 Mar 27. doi:10.1371/journal.pone.0121288

CAPÍTULO 11

Complexo dentina-polpa – Gênese e principais constituintes

José Antonio Poli de Figueiredo
Carlos Estrela
Carlos Alberto de Souza Costa

INTRODUÇÃO

A polpa dentária pode ser definida como um tecido conjuntivo frouxo especializado, de origem ectomesenquimática, circundado por paredes de dentina, que ocupa a câmara pulpar e o canal radicular. A especialização do tecido conjuntivo da polpa deve-se às células dispostas na sua periferia, os odontoblastos, responsáveis pela formação da matriz orgânica da dentina, que se mineraliza e recobre a polpa. Essa relação de interdependência de dentina e polpa faz com que esses tecidos sejam entendidos e reconhecidos como integrantes de um mesmo complexo, o complexo dentina-polpa (Figuras 1A e 1B). Eventos que ocorrem na dentina repercutem na polpa e vice-versa. A compreensão da existência de um sistema de túbulos dentinários, bem como das interações de sinalização que

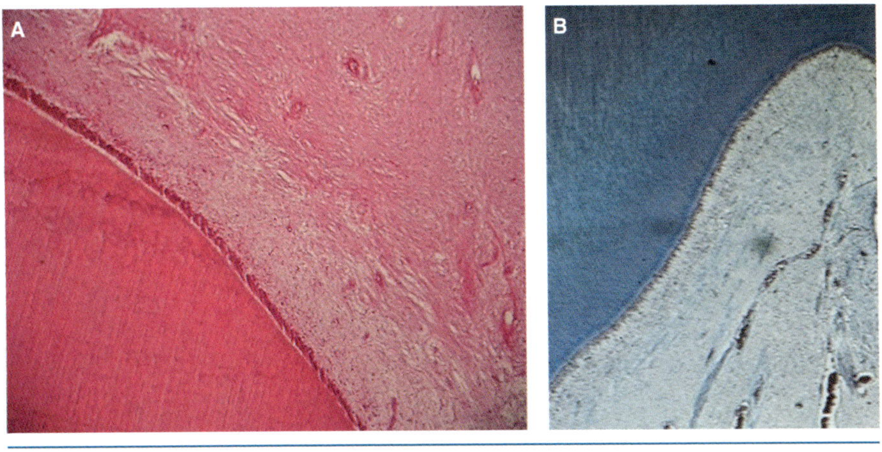

FIGURA 1 (**A**, **B**) Complexo dentina-polpa.

ocorrem na matriz extracelular pulpar, que influencia a formação de dentina pelos odontoblastos, aponta para uma dinâmica de entendimento e pesquisas sobre essas células e suas interações.

O complexo dentina-polpa é envolvido, na coroa, por esmalte dentário e, na raiz, por cemento, ligamento periodontal e osso. A harmonia do complexo pode ser comprometida se os tecidos circundantes sofrerem alguma forma de agressão, que pode chegar à polpa pelo sistema de canais radiculares e pelo sistema de túbulos dentinários. Por outro lado, doenças pulpares de natureza inflamatória ou degenerativa podem comprometer seus tecidos circundantes.

A dentina é um tecido conjuntivo mineralizado, avascular, recoberto por esmalte na porção coronária e por cemento na radicular. A dentina é o principal tecido mineralizado do dente, pois suporta dois tecidos duros friáveis, que é o esmalte na porção coronária e o cemento na porção radicular. Além disso, constitui a maior parte da estrutura de um dente. É um tecido mineralizado, avascular, elástico e de tonalidade branco-amarelada que envolve a câmara pulpar e os canais radiculares, em posição central.

Este tecido é o componente mineral do dente de maior volume, composto de 70% de cristais inorgânicos (hidroxiapatita), 20% de fibras colágenas e outras proteínas e 10% de água. A dentina pode ser classificada como primária, secundária ou terciária, de acordo com o tempo de desenvolvimento e as características histológicas do tecido.

A estrutura da dentina é composta por um sistema de túbulos dentinários. À medida que os odontoblastos secretam matriz orgânica, emitem um prolongamento, ao redor do qual existe líquido, o que confere aspecto tubular à dentina. As ramificações laterais formam os canalículos dentinários, podendo ligar um túbulo ao outro.

O objetivo deste capítulo é situar o leitor quanto às características do complexo dentina-polpa, seu desenvolvimento, estrutura e função.

FORMAÇÃO DO COMPLEXO DENTINA-POLPA

A partir da expressão de diversas proteínas morfogenéticas (entre elas BMP2 e BMP4) em sítios do epitélio bucal que originarão o órgão dentário, células epiteliais proliferam na lâmina dentária (fase de iniciação), ao redor das quais condensam-se células ectomesenquimáticas, provenientes da crista neural. Estas células têm grande capacidade de proliferação, mobilização e diferenciação. A fase morfogenética envolve os estágios de broto, casquete (capuz) e a fase inicial de campânula. Nesse período, aumenta a população de células ectomesenquimáticas junto ao epitélio, que cresce no interior do ectomesênquima, dando origem à papila dentária e ao folículo dentário, que originarão o complexo dentina-polpa e os tecidos de suporte do dente, respectivamente. A formação do nó do esmalte, na transição do broto para casquete, marca o início da formação da coroa, pois suas células não crescem, mas servem de sinalizadoras para o padrão de formação das cúspides, influenciando na forma da coroa e no desenvolvimento da papila dentária.

No estágio inicial de campânula, o epitélio sofre modificações para caracterizar o órgão do esmalte, também denominado órgão dentário. Formam-se, então, diferentes estratos (epitélio dentário interno, estrato intermediário, retículo estrelado e epitélio dentário externo), e, enquanto células epiteliais cuboidais se organizam em monocamada para originar o epitélio dentário externo, uma camada única de células cilíndricas baixas passa a caracterizar o epitélio dentário interno. Nesse período da odontogênese, também é possível determinar a papila e o folículo dentário. Todavia, a estrutura do germe dentário de principal interesse para a formação do complexo dentina-polpa é o epitélio interno do órgão do esmalte, o qual interage reciprocamente com as células mesenquimais indiferenciadas (também conhecidas como células embrionárias) da papila dentária, caracterizando a interação epitélio-mesênquima, do qual resultam, basicamente, o esmalte, a dentina e a polpa. No epitélio dentário interno, as células relacionadas às futuras cúspides tornam-se colunares altas, finalizando a fase de campânula (citodiferenciação). Essa modificação das células do epitélio interno serve de sinalização, através da membrana basal, para onde o produto de secreção das células epiteliais é liberado (TGF-beta-1, BMP2, IGF, entre outros), de modo que as células mais periféricas da papila dentária tornam-se alongadas, organizam-se e apoiam-se na membrana basal, tornando-se odontoblastos.

Esse fenômeno, caracterizado como diferenciação de odontoblastos, tem sido palco de inúmeras pesquisas, e tem resultado em importantes avanços com relação aos conhecimentos da biologia pulpar relacionada com os mecanismos de reparação desse tecido conjuntivo altamente especializado. Neste momento, cabe descrever, mesmo que de maneira suscinta, o processo básico de diferenciação de células mesenquimais indiferenciadas superficiais da papila dentária por intermédio dos estímulos fornecidos por produtos expressos pelas células do epitélio dentário interno.

Fatores de crescimento, particularmente aqueles pertencentes à superfamília TGF-beta, são expressos pelas células epiteliais. Enquanto isso, as células ectomesenquimáticas da região mais superficial da papila dentária adquirem competência, e, na última mitose, a célula-mãe se posiciona adjacente à membrana basal. A célula-filha permanece em uma área mais interna da papila, onde futuramente será desenvolvida a zona rica em células da polpa. Tanto a célula-mãe quanto a filha passam a ser denominadas pré-odontoblastos, pois ambas assumiram competência para se diferenciarem em odontoblastos. Entre as células do epitélio dentário interno e os pré-odontoblastos está presente a membrana basal, a qual é composta por colágeno tipo IV, laminina, heparan sulfato e outros proteoglicanos. Esta membrana basal assume importante papel na ativação recíproca epitélio/mesênquima, resultando numa variada amplitude e diversidade de interações epigenéticas, determinando, de maneira particular, o fenótipo dos odontoblastos.

Quadro 1 INTERAÇÕES MOLECULARES NA DENTINOGÊNESE

Após as células epiteliais secretarem os fatores de crescimento da família TGF-beta, essas proteínas bioativas acabam por permanecer junto à membrana basal, cujos componentes ativam os fatores de crescimento para interagirem com receptores de membrana dos pré-odontoblastos. A tradução desses sinais resulta em ativação dessas células, as quais passam a secretar mais fatores de crescimento e expressar os genes *msxs*. Ao mesmo tempo que ocorre uma sobrerregulação dos TFG, os pré-odontoblastos passam a sintetizar fibronectina e a expressar a proteína de membrana 165KDa, a qual é específica para interagir com essa fibronectina. As homeoproteínas msxs parecem estar envolvidas na reorganização do citoesqueleto dos pré-odontoblastos, os quais estão em processo de diferenciação para dar origem a células alongadas, denominadas odontoblastos. Todavia, a diferenciação final dos pré-odontoblastos para dar origem aos odontoblastos ocorre apenas após a interação da fibronectina, a qual se deposita na membrana basal, com os receptores 165KDa. A tradução dos sinais diante da interação 165KDa/fibronectina direciona a reorganização do citoesqueleto (microtúbulos, filamentos intermediários e actina), permitindo seu alongamento e polarização do núcleo, o qual assume uma posição basal, enquanto ocorre o desenvolvimento do retículo endoplasmático rugoso que se dispõe paralelo ao longo eixo da célula. Neste momento, as células alongadas iniciam a síntese e deposição da primeira matriz de dentina, composta principalmente por colágeno tipo I, proteoglicanos (decorin e biglicano), além de proteínas não colagenosas, como sialoproteína óssea, sialoproteína da dentina, osteocalcina, fosfoforina, osteopontina, osteonectina e outras.

Os odontoblastos funcionais passam a exibir junções intercelulares. Esses odontoblastos na fase de aposição de matriz de dentina se deslocam centripetamente com relação à papila dentária, deixando atrás de seu corpo celular os prolongamentos citoplasmáticos, os quais permanecem no interior da matriz de dentina, determinando a característica tubular desse tecido. A sequência de diferenciação de células mesenquimais da papila dentária em odontoblastos até o início da síntese e deposição de matriz de dentina está demonstrada na Figura 2.

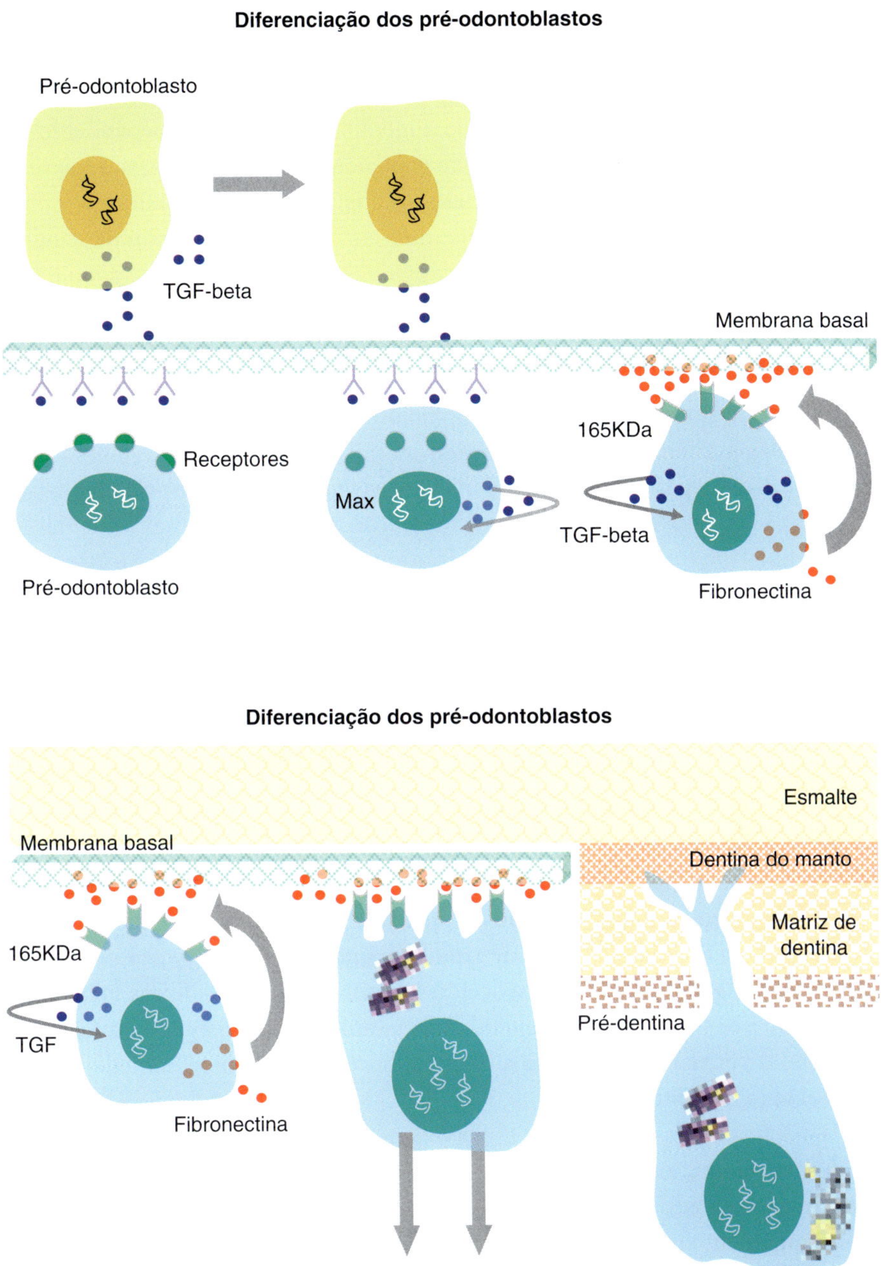

FIGURA 2 Esquemas do mecanismo de diferenciação de células mesenquimais da papila dentária em odontoblastos.

Fonte: adaptado da Profa. Dra. Josimeri Hebling.

Tem sido relatado que os odontoblastos sintetizam a matriz orgânica de dentina em dois níveis: 1) deposição proximal, na qual a secreção da matriz ocorre adjacente ao corpo celular, onde componentes da pré-dentina são posicionados; e 2) adjacente às frentes de mineralização. O processo de mineralização também é dependente dos odontoblastos, pois estes liberam vesículas contendo fosfolipídios e fosfatase alcalina, dos quais depende a formação dos primeiros cristais de hidroxiapatita.

Segundo o estado funcional, pode-se diferenciar os odontoblastos da seguinte maneira:

- **Pré-odontoblasto**: a diferenciação dos odontoblastos na papila dentária ocorre a partir da expressão de moléculas de sinalização e fatores de crescimento nas células do epitélio interno do órgão do esmalte. As células da papila dentária são indiferenciadas, com núcleo central e poucas organelas citoplasmáticas. Estão separadas do epitélio interno do órgão do esmalte pela membrana basal. Logo após as células do epitélio interno do órgão do esmalte inverterem sua polaridade, as células ectomesenquimáticas adjacentes apoiam-se neste epitélio interno, onde estão os pré-ameloblastos, fazendo desaparecer a densa região de membrana basal. Então, aumentam subitamente seu tamanho e tornam-se longas, com o núcleo polarizado em direção contrária à região dos pré-ameloblastos. Na interface com a região de pré-ameloblastos, os pré-odontoblastos possuem regiões de citoplasma que se aderem à membrana basal em desintegração, dando origem aos prolongamentos dos odontoblastos.
- **Odontoblasto secretor**: as organelas de síntese, em especial o retículo endoplasmático rugoso, o aparelho de Golgi e as mitocôndrias, aumentam em tamanho e número. O núcleo contém cromatina dispersa perifericamente e vários nucléolos. Inicia-se então a formação da matriz orgânica, com o aparecimento de fibrilas colágenas de grande diâmetro (fibras de von Korff), contendo colágeno do tipo III associado à fibronectina. Estas fibras localizam-se entre os odontoblastos, estendendo-se em direção ao epitélio interno do órgão do esmalte em meio à substância fundamental amorfa imediatamente abaixo do epitélio.

À medida que os prolongamentos citoplasmáticos dos odontoblastos em contato com a membrana basal confluem para um único prolongamento celular, o prolongamento odontoblástico (também chamado de processo de Tomes), o odontoblasto secretor também passa a produzir fibrilas de colágeno do tipo I, em uma orientação paralela à junção amelodentinária. O odontoblasto produz, simultaneamente, as vesículas da matriz, próximo à lâmina basal, dando início ao processo de mineralização. À medida que o odontoblasto se move em direção à polpa, pré-dentina e dentina vão sendo produzidas, inicialmente o seu componente orgânico e depois o mineral, no entorno do prolongamento do odontoblasto, configurando o aspecto tubular da dentina. A dentina primária é formada pelo odontoblasto secretor.

- **Odontoblasto transicional**: o odontoblasto transicional marca a transição entre os estágios de secreção, realizado pelo odontoblasto secretor, e o de repouso, configurado pelo odontoblasto senil. Enquanto em repouso, a célula torna-se curta e abaulada, com citoplasma escasso, e apresenta um núcleo mais intensamente corado pela hematoxilina. No entanto, quando devidamente estimulado, o odontoblasto readquire os componentes citoplasmáticos e a forma de um odontoblasto secretor. No momento em que o estímulo cessa, assume as formas de um odontoblasto senil. Dentina secundária e terciária podem ser produzidas pelo odontoblasto transicional.
- **Odontoblasto senil**: a célula em repouso é curta e abaulada, com citoplasma escasso, e apresenta um núcleo mais intensamente corado pela hematoxilina. Durante a ação centrípeta de formação de dentina secundária, pela diminuição do espaço pulpar, algumas células da camada odontoblástica, bem como da camada celular subjacente, sofrem apoptose. Esse evento resulta em um rearranjo da superfície pulpar, bem como da dentina secundária e/ou terciária. Isso significa que a camada odontoblástica contendo o odontoblasto senil tem menos células, e estas possuem um repertório menos rico de defesa às agressões, como traumatismo e cárie dentária.

PROLONGAMENTO DO ODONTOBLASTO

O odontoblasto possui duas porções: corpo celular e prolongamento. Enquanto o corpo celular situa-se na polpa dentária, os prolongamentos celulares ocupam parte ou todo o túbulo dentinário, na dentina. O maior diâmetro está localizado próximo da polpa (3-4 µm), diminuindo progressivamente até alcançar a junção amelodentinária (JAD) (1 µm). O prolongamento do odontoblasto pode penetrar na região do esmalte dentário e constituir os fusos. Ver túbulos gigantes nos decíduos

A extensão do prolongamento é variável, podendo ocupar todo o espaço do túbulo dentinário, até um terço da distância da pré-dentina, ficando restrito ao terço pulpar da coroa. As alterações que ocorrem nos outros dois terços seriam devidas à sua natureza fisicoquímica, que favorece a precipitação de minerais nos túbulos, e ao crescimento da dentina peritubular, via componentes secretados no espaço periodontoblástico (Figura 3).

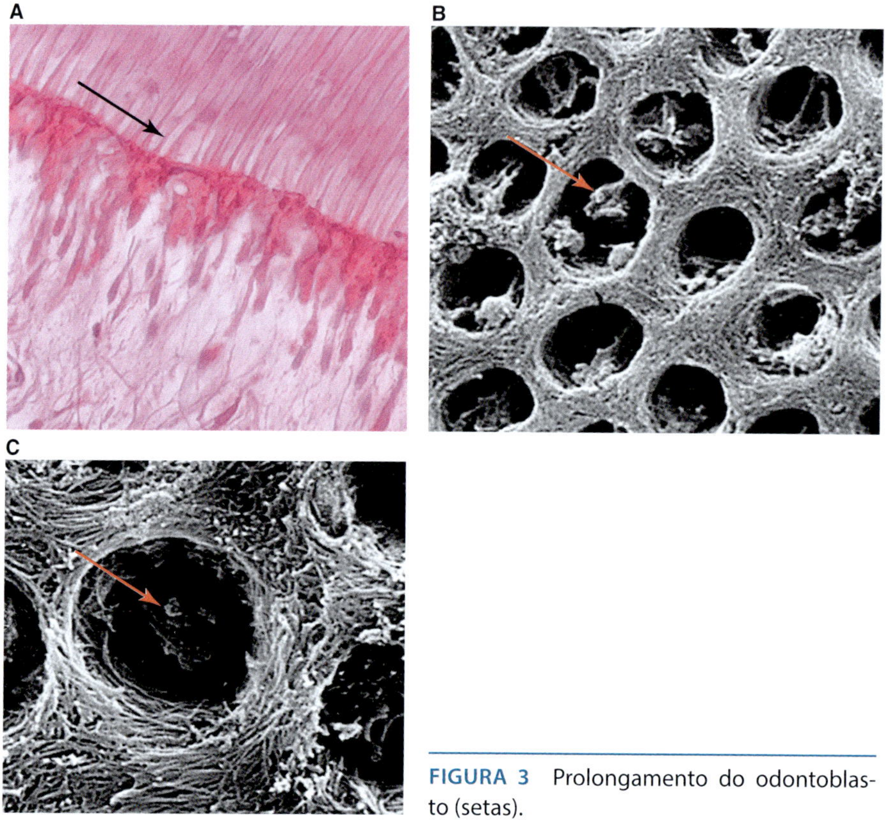

FIGURA 3 Prolongamento do odontoblasto (setas).

A mineralização da dentina é heterogênea por calcificação globular, resultando em frentes de mineralização, ou calcosferitos, cujo crescimento contínuo dos cristais (mineralização secundária) tende a fundir-se, formando uma massa mineralizada ao redor dos prolongamentos dos odontoblastos, propiciando à dentina um aspecto tubular (sistema de túbulos dentinários). A porção de papila que é envolvida por dentina torna-se polpa dentária. Segundo Figueiredo e Mezzomo (1977), a dentina é filha da polpa, havendo interdependência desde os seus primórdios. Os odontoblastos, células eminentemente pulpares, formam a dentina, mas dependem dela para se tornarem polpa. A direção dos odontoblastos é centrípeta em relação à polpa dentária, e a diminuição do espaço interno favorece um trajeto em curva dessas células.

À medida que a formação dentinária vai ocorrendo, as células do epitélio interno do órgão do esmalte mais cervicais vão se tornando pré-ameloblastos, evento que segue de incisal (ou das cúspides) para cervical. Quando a formação de dentina se aproxima da alça cervical, as células do epitélio interno e externo do órgão do esmalte proliferam da alça, formando uma dupla camada de células, denominada bainha epitelial de Hertwig. À expansão da bainha segue-se a formação de dentina radicular, enquanto as células do folículo dentário, mais próximas à camada externa da bainha, diferenciam-se em cementoblastos e começam a produzir matriz orgânica de cemento; na sequência, o folículo dará origem ao ligamento periodontal e osso alveolar de inserção. Na bainha epitelial existe uma borda livre, o diafragma epitelial, que funciona como um diafragma que se fecha lentamente à medida que a raiz vai sendo formada (Figura 4).

Quadro 2 PAPILA DENTAL E FORMAÇÃO DO ÁPICE

Enquanto o ápice não estiver totalmente formado, ainda haverá papila dentária, composta por células ectomesenquimáticas (por serem provenientes da crista neural). Isso tem relevância clínica, pois essas células podem manter-se viáveis mesmo que haja necrose pulpar e, nestes casos, é possível haver apicigênese, ou seja, a formação do ápice radicular com dentina. Quando se perde a população de células ectomesenquimáticas, resta ao organismo a apicificação, induzida por medicação intracanal, que forma um tecido duro pelo processo de degeneração cálcica. Dentes que sofreram apicificação induzida são menos resistentes às forças a que são submetidos, podendo fraturar com mais facilidade do que aqueles em que ocorreu a apicigênese.

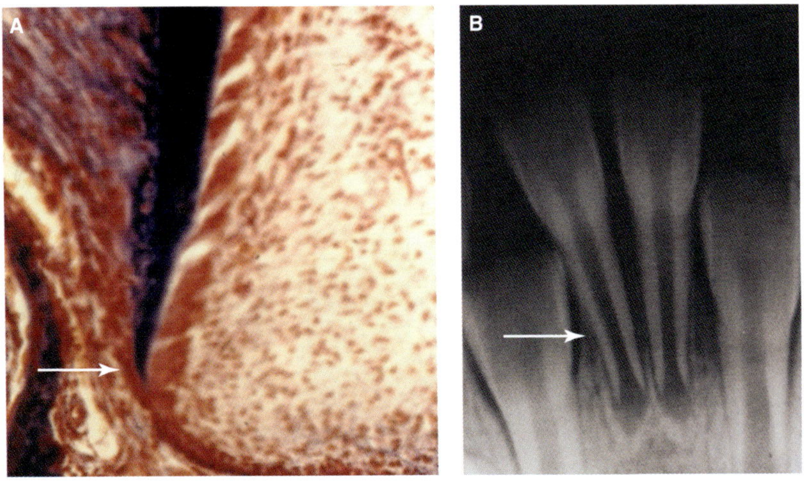

FIGURA 4 Aspecto histológico do ápice em formação. (**A**) Bainha de Hertwig envolvida por células ectomesenquimáticas da papila. (**B**) Seu correspondente dentário em radiografia periapical.

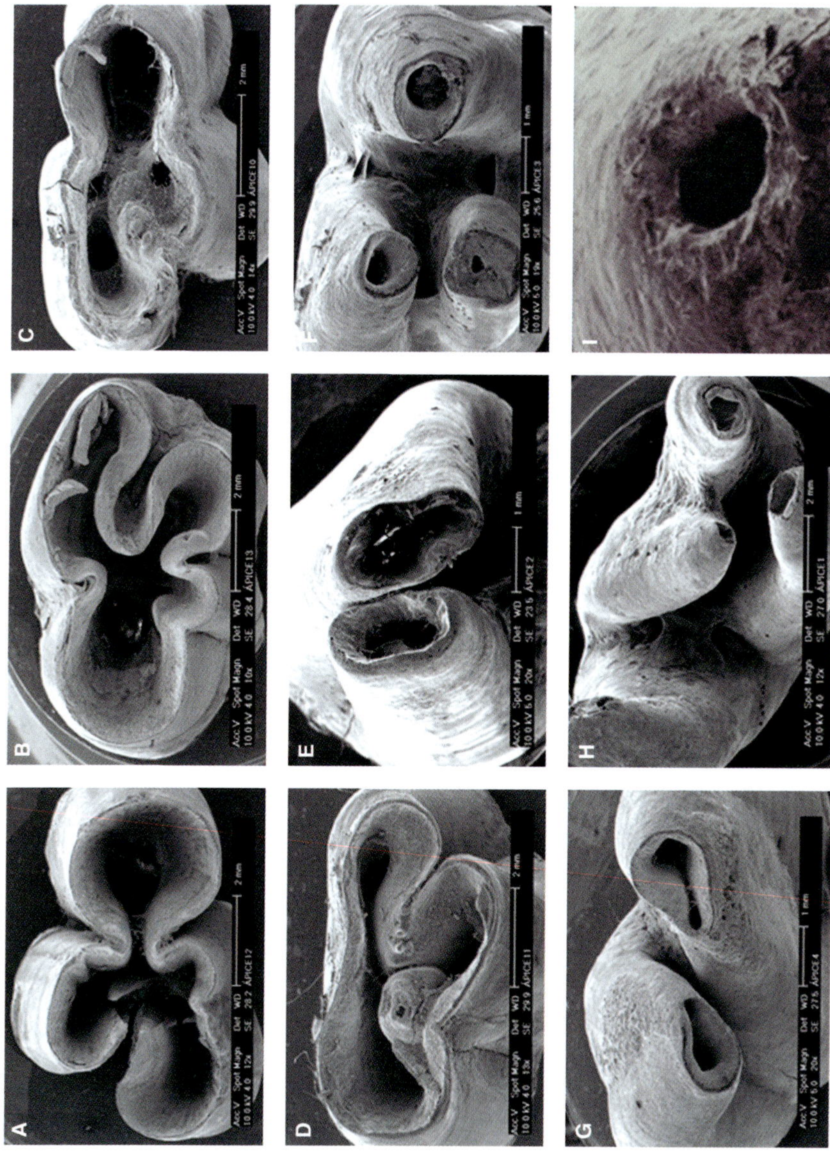

FIGURA 5 **(A-F)** Sequência de raízes em diferentes fases de fechamento radicular.

POLPA DENTÁRIA

A polpa dentária é constituída de tecido conjuntivo frouxo especializado. O que torna a polpa dentária única é seu confinamento em paredes rígidas de um tecido que ela mesma produziu, relacionando-se com o meio externo ao dente através de forames e foraminas apicais, bem como canais laterais. Isso dá à polpa um ambiente de baixa tolerância, pois o substrato nutricional provém da vascularização que atravessa os pequenos forames e foraminas. O tecido conjuntivo frouxo distribui-se no organismo humano servindo de estroma (tecido de sustentação) para órgãos e tecidos funcionais (parênquima). Na polpa, esse conjuntivo frouxo é estroma e parênquima ao mesmo tempo, pois sustenta a si e a dentina, bem como tem alta atividade funcional, ao produzir dentina. Com isso, a polpa enclausura-se na porção central do dente, possuindo uma porção coronária e uma porção radicular.

Em dentes monorradiculares, polpa coronária e radicular estão contíguas, enquanto em dentes bi ou polirradiculares o assoalho da câmara pulpar estabelece mais claramente a distinção. A polpa coronária apresenta-se mais rica em células e matriz extracelular, enquanto a polpa radicular possui mais fibras e o feixe vasculonervoso é mais concentrado e com menos anastomoses. Segundo Avery (2002), a polpa atua como um tubo de condução para carregar o sangue até a polpa coronária e, a partir dela, em direção ao canal apical.

A polpa pode ser dividida em três zonas periféricas, altamente organizadas (também chamada de zona odontogênica) e uma zona central. Na zona central estão as arteríolas e vênulas maiores, os troncos nervosos, fibroblastos e a matriz extracelular, servindo de sustentação para a polpa. Na periferia estão, de dentro para fora, a zona rica em células, a zona acelular e a zona odontoblástica (Figura 6). A zona odontogênica representa uma área de alta atividade celular e de resposta aos estímulos externos, por isso sua organização desde o plexo parietal, que emite terminações que atravessam a zona acelular e acomodam-se entre os odontoblastos.

Matriz extracelular da polpa dentária

À matriz extracelular da polpa dentária era dada pouca importância até as últimas três décadas. Os avanços da biologia molecular contribuíram para que se percebesse que sua função vai muito além de sua atividade de sustentação. Suas proteínas estruturais participam ativamente nos eventos pulpares e sua expressão, para mais ou para menos, determina a capacidade reacional do órgão pulpar. Seus constituintes principais são as proteínas e a substância fundamental.

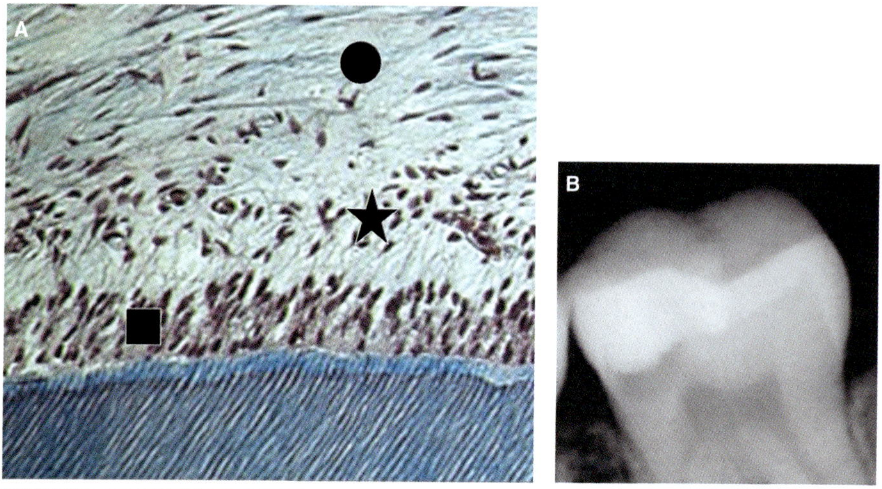

FIGURA 6 (**A**) De baixo para cima: dentina, pré-dentina, zona odontoblástica (■), zona acelular, zona rica em células (★), e zona central da polpa (●). (**B**) Radiografia periapical de coroa dental contendo a câmara pulpar.

O colágeno é o principal componente orgânico da polpa dentária, constituído por uma tripla cadeia de moléculas de tropocolágeno, cujas cadeias alfas representam diferentes composições e sequências de aminoácidos. Os principais tipos de colágeno na polpa são o tipo I e o tipo III. O colágeno tipo I é o principal responsável pela arquitetura pulpar. É importante salientar que os odontoblastos também produzem colágeno tipo I, mas o colágeno da polpa é exclusivamente sintetizado pelos fibroblastos, enquanto a matriz dentinária é responsabilidade dos odontoblastos. O colágeno tipo III, principal componente das fibras reticulares, está na polpa central como parte dessas fibras, servindo de arcabouço para as estruturas ali existentes (vasos, nervos etc.). Na zona rica em células e na zona acelular, este tipo de colágeno está bem distribuído, garantindo apoio e elasticidade a essas áreas da polpa. Ainda o colágeno tipos V e VI forma uma malha no estroma do conjuntivo pulpar e o colágeno tipo IV é um dos componentes da membrana basal dos capilares pulpares.

Uma série de proteínas não colagenosas pode ser observada na polpa dentária. A elastina, produzida pelos fibroblastos e por células do músculo liso vascular e do endotélio, possui domínios alternados hidrofóbicos, ricos em lisina, e suas moléculas ligam-se de maneira a formar uma espiral desordenada que se expande e contrai como um látex, o que confere elasticidade aos tecidos em que se encontra. Além disso, seus peptídeos são quimiotáticos para monócitos e fibroblastos.

A fibronectina é uma glicoproteína de matriz extracelular que se apresenta como uma proteína do plasma circulante (pFN), produzida pelos hepatócitos, ou como uma proteína tecidual (cFN), produzida por muitas células, entre elas fibroblastos, células epiteliais e a maioria das células de origem ectomesenquimática. A proteína tecidual, quando se apresenta glicosada, faz parte da matriz como fibrilas insolúveis. Seu papel mais estudado, de adesão à superfície celular, é realizado pela fibronectina não glicosada, que pode ser fosforilada e sulfatada. Na polpa central, distribui-se em forma de rede, concentrando-se mais próximo aos capilares sanguíneos. Na camada de odontoblastos, está em forma de espiral, e parece mediar a interação entre os odontoblastos e as fibras da matriz, além de manter a morfologia específica dessas células.

A fibronectina liga as células ao colágeno, promove a migração de células embrionárias, regula o crescimento celular e a expressão gênica. Está relacionada ao processo de reparo do conjuntivo pulpar, bem como à formação de dentina reparadora. É reconhecida pela maioria das células através de integrinas, que são receptores para proteínas da matriz e serão mencionadas mais adiante.

A laminina e o nidogênio são proteínas relacionadas a organização e estruturação da membrana basal. Interagem, formando complexos não covalentes estáveis, o que contribui para a adesão intercelular, mediada pelas integrinas. A laminina, ainda, promove inserção, migração e proliferação de células endoteliais. Muitas outras proteínas da matriz são observadas na polpa, como osteonectina, osteopontina, osteocalcina e sialoproteína óssea, mas suas funções específicas no órgão pulpar não estão bem estabelecidas.

Quadro 3 **PAPEL DAS INTEGRINAS NA MATRIZ PULPAR**

É importante entender a presença de determinadas proteínas e seus papéis em áreas específicas. Para que haja atividade dessas proteínas, é necessária a mediação das interações célula-célula e célula-matriz, e isso é realizado pelos receptores da superfície celular. Dentre eles, as integrinas são as mais conhecidas e estudadas. Consistem em um *pool* de proteínas heterodímeras, com subunidades alfa e beta, dispostas nas membranas celulares dos mamíferos, tendo uma porção curta no citoplasma, que atravessa a membrana citoplasmática, estendendo uma porção longa no espaço extracelular. Intermediada por íons, como cálcio e magnésio, a sinalização celular através das integrinas favorece uma série de eventos, como deposição e maturação da matriz orgânica, adesão fibroblástica, diapedese e migração de leucócitos, interações macrófagos-células T, migração de células epiteliais, coagulação, formação de tecido mineralizado etc.

Quadro 4	PROTEOGLICANOS E GLICOSAMINOGLICANOS – CORRELAÇÕES CLÍNICAS
Os glicosaminoglicanos e os proteoglicanos são outros importantes componentes da matriz extracelular pulpar. Os glicosaminoglicanos, principais carboidratos que compõem os proteoglicanos, compõem-se de unidades dissacarídeas repetidas de ácido urônico e uma hexosamina (à exceção do keratan sulfato, que possui D-galactose no lugar do ácido urônico). Os glicosaminoglicanos que compõem os proteoglicanos são todos sulfatados. O ácido hialurônico é não sulfatado e não se liga a proteínas. É sintetizado pela maioria das células e possui uma série de funções, entre as quais hidratação, agregação com outros componentes da matriz, migração celular, desenvolvimento dos tecidos e interação da superfície celular com a matriz. Procedimentos odontológicos, como os preparos cavitários, bem como a cárie dentária, podem modificar a consistência da matriz, para maior ou menor condensação. Isso pode afetar o trânsito de nutrientes para as células pulpares e acelerar o envelhecimento pulpar.	

Sua capacidade de ligar-se ao cálcio é importante para disponibilizar fosfato de cálcio na mineralização da dentina. Os demais glicosaminoglicanos, condroitin sulfato, dermatan sulfato, heparan sulfato e heparina, e keratan sulfato, distribuem-se na matriz e atuam de maneiras distintas e coordenadas. Possuem afinidade pelo colágeno e influenciam a fibrinogênese, que ocorre previamente à mineralização. Além disso, participam da polarização dos odontoblastos. Os proteoglicanos são glicoproteínas extensas, altamente aniônicas, presentes em todos os tecidos conjuntivos. Compõem-se de um núcleo proteico simples que se liga a uma ou mais cadeias laterais de glicosaminoglicanos. Fazem parte do componente estrutural da matriz e estão relacionados diretamente a hidratação, regulação da produção de colágeno, adesão e manutenção de fatores de crescimento, adesão celular, crescimento e diferenciação celular. São divididos em três grupos distintos: organizadores da matriz e obturadores dos espaços tissulares (agrecan, versican, perlecan – proteoglicanos maiores; biglican, decorina – proteoglicanos menores); proteoglicanos de superfície celular (sindecan, CD44), que promovem o meio necessário para a adesão das células à matriz; e os proteoglicanos intracelulares de células hematopoiéticas.

Água e sais minerais são os outros componentes da matriz, participando da nutrição e da difusão dos elementos essenciais à homeostase tecidual. Com os componentes já mencionados, à matriz é configurado um aspecto de gel, de consistência viscosa, servindo de barreira à disseminação de microrganismos e produtos tóxicos (Okiji, 2002). Esse gel pode ser alterado com o envelhecimento e com fatores etiológicos de alterações pulpares.

Microcirculação da polpa dentária

A vascularização da polpa dentária é mais bem definida como microcirculação pulpar, pois a polpa não possui artérias nem veias. Arteríolas provenientes de artérias do periodonto apical atravessam o forame e as foraminas apicais, bem como os canais laterais, fazendo seu trajeto pela polpa central. A partir daí, sofrem inúmeras anastomoses laterais em direção à camada odontoblástica. Cada vez que se ramificam, as arteríolas tornam-se menores, formando um rico plexo capilar de superfície que fornece, aos odontoblastos, rica fonte de metabólitos. Na região subodontoblástica, os capilares são fenestrados, o que favorece rápido aporte nutricional e de hormônios aos odontoblastos e às células da camada rica em células. A via de retorno faz o trajeto oposto, com os capilares convergindo para vênulas que vão se tornando mais calibrosas à medida que se dirigem à porção central da polpa dentária. As vênulas saem pelos forames e foraminas apicais, desembocando nas veias do periodonto apical (Figuras 7A e 7B).

As arteríolas e vênulas pulpares possuem paredes bastante finas e suas células endoteliais são ligeiramente afastadas umas das outras. Isto confere à microcirculação um ambiente de intensa passagem: passagem de metabólitos das arteríolas às células e à matriz extracelular e passagem de catabólitos do

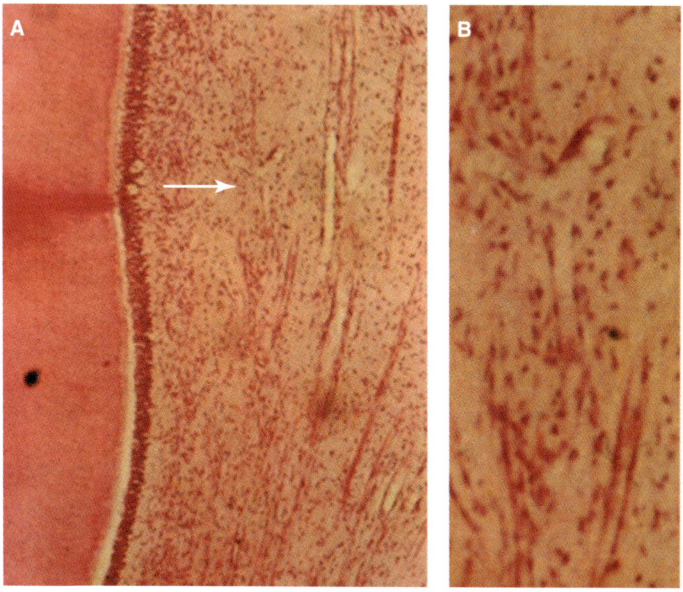

FIGURA 7 (**A**) Anastomoses laterais de pequenos vasos na polpa. (**B**) No detalhe, uma aproximação das anastomoses.

meio extracelular às vênulas. Existem anastomoses arteriovenosas ao longo da polpa, que favorecem a microcirculação pulpar. Além disso, removem o sangue de áreas de agressão pulpar onde o dano à microcirculação possa resultar em trombose ou hemorragia.

As arteríolas terminais possuem blocos de músculo liso que servem de esfíncteres pré-capilares. Sob estímulos, como um processo inflamatório localizado, esses blocos agem como unidades funcionais que realizam mudanças no fluxo sanguíneo, fornecendo condições circulatórias diferenciadas às regiões adjacentes. Ou seja, o aumento de pressão e os eventos resultantes de uma lesão localizada não se disseminam por todo o tecido pulpar (Figuras 8A e 8B).

A área de maior atividade circulatória está na superfície da polpa, através dos capilares sanguíneos. Estes regulam o transporte ou difusão de substâncias, pois suas paredes funcionam como uma membrana semipermeável. Além disso, diante de estímulos, ocorre o "brotamento" de capilares no sítio de irritação. Este fenômeno deve-se à sinalização por fator de crescimento endotelial vascular (VEGF, do inglês *vascular endothelial growth factor*), que, em polpa normal, não se expressa, mas em fenômenos de inflamação e/ou rizólise, marcam as células endoteliais e há formação de extensões de capilares para aumentar a capacidade de defesa do tecido pulpar no sítio de agressão (Grando Mattuella et al., 2007) (Figura 9).

A circulação linfática acompanha o trajeto da circulação sanguínea, porém iniciando na periferia da polpa, dirigindo-se à zona central, participando com as vênulas da drenagem de catabólitos. Os capilares linfáticos não possuem membrana

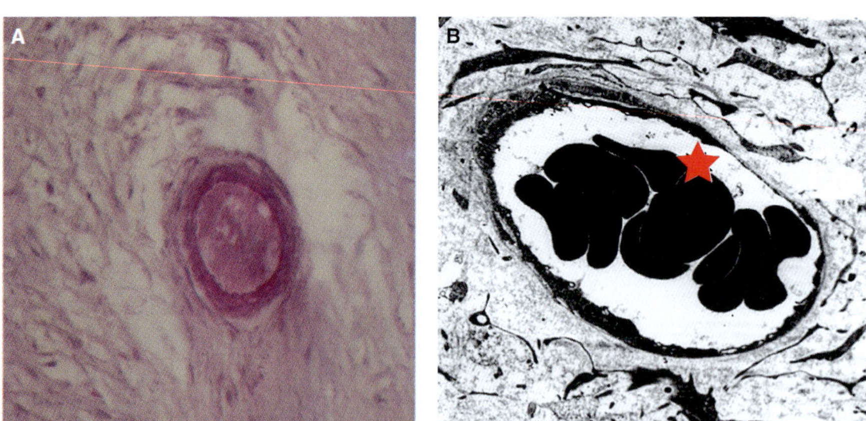

FIGURA 8 (**A**) Arteríola pulpar aumentada de volume, próxima à região de agressão tecidual. (**B**) Detalhe de um capilar da área da polpa adjacente ao sítio de agressão. Hemácias (★) estão presentes no interior do capilar.

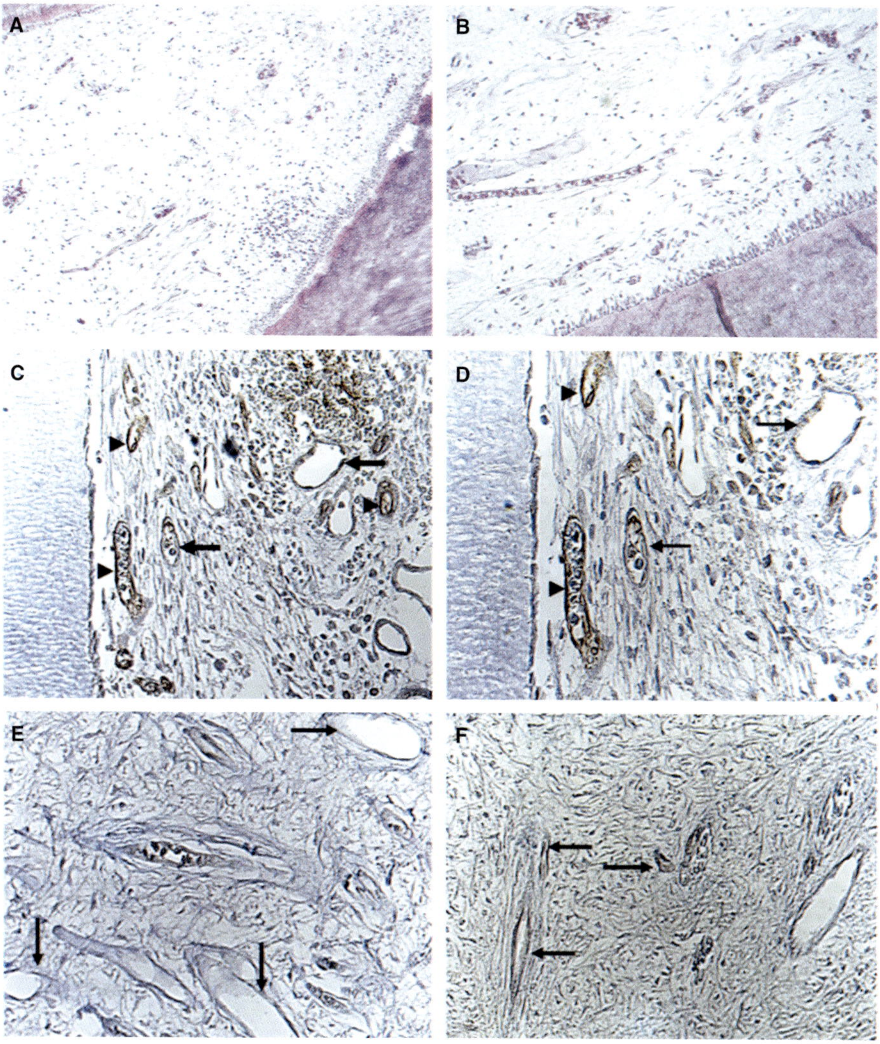

FIGURA 9 Ação do VEGF. (**A**) Polpa normal (hematoxilina-eosina). (**B**) Polpa inflamada. (**C**) Polpa inflamada (imuno-histoquímica para VEGF). (**D**) Polpa de dente decíduo em processo de rizólise (imuno-histoquímica para VEGF). (**E**) Marcação de VEGF nos capilares (setas). (**F**) Polpa normal, fracamente corada (imuno-histoquímica para VEGF (Grando Mattuella et al., 2007).

basal, nem fenestrações nas células endoteliais. Isso favorece a remoção de solutos de alto peso molecular. Na zona acelular, os capilares linfáticos são como buracos cegos, que desembocam no periápice, onde vasos coletores drenam o produto via ligamento periodontal até os linfonodos regionais.

Inervação pulpar

A polpa dentária é um dos tecidos mais ricamente inervados do organismo. Os nervos entram na polpa via forame apical, acompanhando o trajeto das arteríolas e, da mesma maneira, fazendo anastomoses do centro para a periferia que resultam em rico plexo de nervos próximo à camada odontoblástica. A camada parietal de nervos, também conhecida como plexo de Raschkow, localiza-se próximo à zona celular, emitindo as ramificações pelas células dessa zona, atravessando a zona acelular e terminando junto aos odontoblastos. Esses terminais nervosos penetram na pré-dentina e nas porções mais profundas de dentina. Essa configuração tem importância para as reações de sensibilidade dentinária.

Deve-se compreender a polpa como um órgão sensorial, capaz de transmitir os estímulos para o sistema nervoso central. Independentemente da natureza do estímulo, seja térmico, seja mecânico ou outro, a reação será de dor. A dor é a "linguagem" que a polpa possui para manifestar alterações em seu comportamento. A inervação da polpa é sensitiva (aferente), proveniente do nervo trigêmeo, ou autonômica, que regula a microcirculação e a velocidade da dentinogênese.

Existem pelo menos seis tipos de neurônios sensitivos que inervam a polpa: Aβ, Aδ-f (rápido), Aδ-s polimodal (lento), C – nociceptiva, C – regulada pelo fator neurotrófico derivado da glia, C – nociceptiva polimodal.

Essa categorização deve ser entendida como "o estado da arte" nesta área de conhecimento, pois as fibras nervosas são dinâmicas e ajustam continuamente sua associação com as células pulpares e a dentina. Cada neurônio sensitivo tem um corpo celular no gânglio trigêmeo, várias terminações sinápticas centrais e um axônio periférico longo que se dirige em um nervo ao tecido pulpar, onde se ramifica. As terminações Aβ e Aδ são os principais constituintes da camada parietal de nervos e estendem-se na zona acelular, camada odontoblástica, pré-dentina e dentina. São mielinizadas, sendo as fibras Aβ de tamanho médio e as mais sensíveis aos estímulos hidrodinâmicos da dentina. As fibras Aδ são de pequeno tamanho, muito numerosas na superfície da polpa coronária, responsáveis por estímulos de rápida condução (à exceção das fibras Aδ-s polimodais, de condução lenta, em pequena quantidade na polpa), geralmente relacionadas às pulpalgias hiper-reativas. As fibras tipo C, dispostas na polpa central com algumas ramificações na superfície, são amielínicas, responsáveis por estímulos de condução lenta, e estão relacionadas aos eventos inflamatórios, em especial às pulpites sintomáticas (Figura 10).

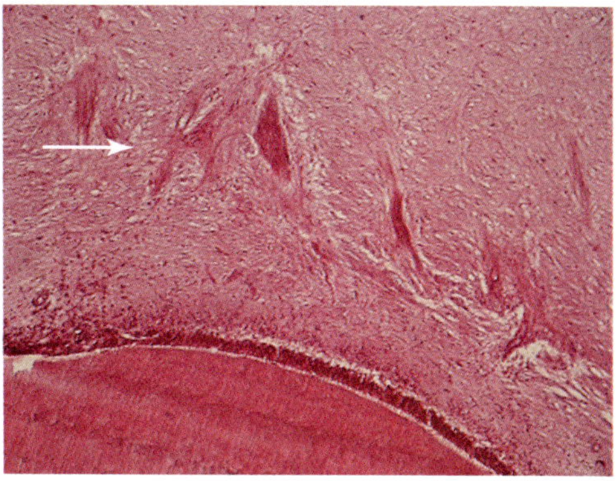

FIGURA 10 Fibras nervosas tipo C na polpa central.

Quadro 5 RECEPTORES NERVOSOS

Todas as fibras nervosas pulpares possuem receptores específicos de membrana para sinalizações químicas com as células vizinhas. Byers (1990) relaciona alguns agentes envolvidos nas interações neuropulpares:

- Agentes neuronais que afetam as células pulpares e os vasos sanguíneos: neuropeptídeos sensoriais (CGRP, substância P, neuroquinina A, somatostatina, galanina).
- Agentes dentinários, pulpares, vasculares ou imunes que afetam a função dos nervos dentários (moléculas específicas para odontoblastos – há pelo menos 130 genes; fatores neurotróficos – NGF, BDNF, GDNF; mediadores da inflamação – serotonina, histamina, bradicinina, prostaglandinas, citocinas; produtos da destruição celular – ATP, cicloxigenase, radicais oxidativos; pH alterado e sua excitação ou inibição de funções moleculares; proteínas de choque ao calor; somatostatina e fatores endócrinos; agentes antinoceptivos – peptídeos opioides, canabinoides, adenosina; fatores de matriz extracelular – laminina, metaloproteinases; ambiente iônico; tensão de oxigênio e pressões de fluidos.
- Fatores neuronais que a polpa expressa: neurotensina, nestina, PGP 9,5; precursores e receptores para taquinina; receptores de neurotrofina – tirosina quinase A, p75; neurotrofinas – NGF, BDNF, GDNF; óxido nítrico.

Fibras nervosas e odontoblastos influenciam-se mutuamente para seus níveis de atividade. Esse ambiente interativo faz com que estímulos ou danos ao complexo dentina-polpa resultem em numerosas respostas neuronais, principalmente em odontoblastos primários. Assim como na vascularização, a polpa reage aos danos do meio externo com o "brotamento" de terminações nervosas após a depleção de neuropeptídeos que são liberados para o interior do tecido pulpar. A intensidade e a duração dos eventos dependem da gravidade da lesão.

Células da polpa dentária

As principais células pulpares podem ser divididas em células de defesa, células ectomesenquimáticas, fibroblastos e odontoblastos.

As células de defesa são elementos eventuais na polpa dentária. São recrutadas da corrente sanguínea quando atuam agentes estranhos ao conjuntivo pulpar, e interagem para criar mecanismos que ajudem a defender o tecido da invasão antigênica.

Os linfócitos T são as células mais frequentemente encontradas na polpa normal. Estão espalhados, predominantemente próximos aos vasos sanguíneos da polpa central, participando da imunidade celular, produzindo citocinas e interagindo com outras células de defesa, quando necessário. Linfócitos B e plasmócitos, que participam na síntese de imunoglobulinas (anticorpos), são raros na polpa normal.

Os macrófagos, constituintes do sistema fagocitário mononuclear, estão na polpa sob a forma de histiócitos, na proximidade dos vasos e capilares sanguíneos. Contendo inúmeros lisossomas, participam de processos de fagocitose de restos celulares e irritantes à polpa, bem como produzem citocinas, fator de crescimento e apresentam o antígeno para as outras células de defesa (Figura 11).

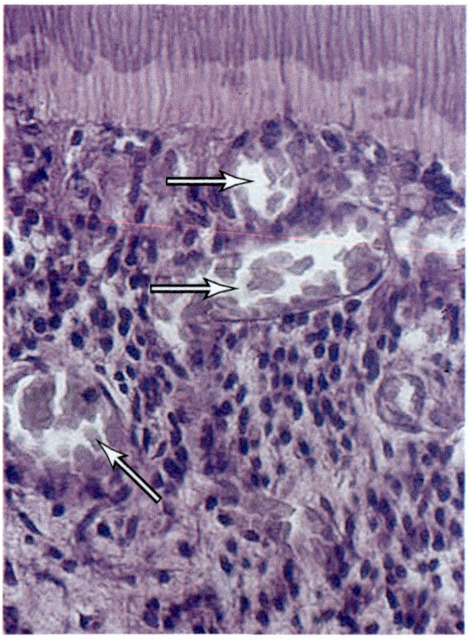

FIGURA 11 Numerosos capilares dilatados e congestos (setas), sendo observadas, no entorno, algumas células inflamatórias na polpa dentária.

As células dendríticas foliculares contribuem na defesa capturando antígenos na polpa e migrando para os linfonodos regionais, onde os linfócitos T de memória específicos para o antígeno são produzidos e levados à polpa. Um ataque subsequente do mesmo antígeno faz com que macrófagos e células dendríticas o apresentem para os linfócitos T de memória, desencadeando a fase efetora das respostas imunes. Neutrófilos e eosinófilos juntam-se às demais células de defesa e têm seu número aumentado quando há a instalação de um processo inflamatório ou uma invasão bacteriana.

As células ectomesenquimáticas estão principalmente na zona rica em células da polpa, sendo seu maior constituinte (Figura 12). Além disso, formam uma camada de células entre papila e polpa dentária, desaparecendo após o término da formação apical. Provenientes das células da crista neural, estas células possuem grande capacidade de mobilização e diferenciação celular. Os tipos celulares em que elas mais se diferenciam, na polpa, são os fibroblastos e os odontoblastos.

Quando há morte de odontoblastos, as células ectomesenquimáticas apoiam-se nos traços mortos de dentina e se transformam em novos odontoblastos, denominando-se odontoblastóoides. As células ectomesenquimáticas na polpa não são repostas, ou seja, uma vez diferenciadas, sua população celular vai diminuindo, o que pode diminuir o potencial regenerativo do órgão pulpar com o tempo e com a repetição de estímulos nocivos à polpa.

Os fibroblastos são as células mais numerosas da polpa, principalmente na polpa central. São responsáveis pela formação das fibras e das proteínas estruturais da matriz extracelular da polpa dentária (Figura 12). Colágeno tipos I e III,

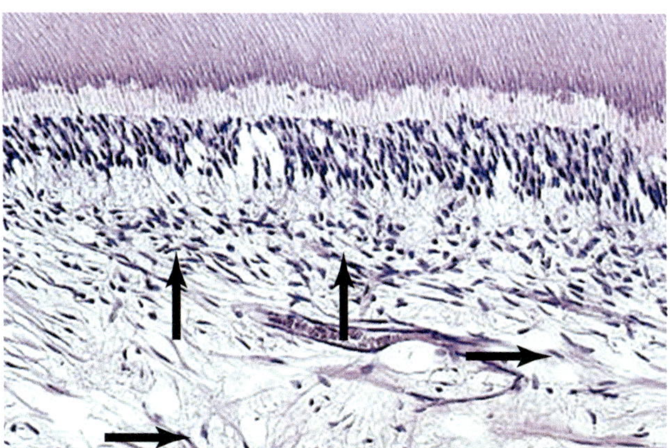

FIGURA 12 Região da polpa, onde pode-se observar a camada rica em células (setas verticais). Fibroblastos também podem ser visualizados (setas horizontais).

e proteínas não colagenosas, já descritas, estão entre os produtos secretados pelos fibroblastos. Dependendo do estado funcional da polpa, principalmente com a idade, mudam sua morfologia e a quantidade de organelas citoplasmáticas, como retículo endoplasmático rugoso, complexo de Golgi e mitocôndrias. À semelhança dos fibroblastos de outros tecidos de natureza conjuntiva, os fibroblastos da polpa têm capacidade de degradar colágeno. Possuem enzimas lisossomais que digerem fibrilas de colágeno e produzem metaloproteinases, que têm a capacidade de degradar macromoléculas da matriz, como o colágeno e proteoglicanos.

Os odontoblastos, células eminentemente pulpares, são as responsáveis pela síntese da matriz orgânica da dentina. Revestem o perímetro da polpa dentária, desenvolvendo prolongamentos ao redor dos quais se forma a dentina, com alguns prolongamentos laterais. São colunares na altura dos cornos pulpares, diminuindo de tamanho à medida que vão se aproximando da região cervical, tornando-se cúbicas na raiz e achatadas no ápice radicular (Figuras 13A a 13E). A modificação na forma guarda relação com a atividade funcional dos odontoblastos, que são mais ativos na porção coronária do que na porção radicular. Unidos fortemente por complexos juncionais (zona ocludente, junções *gap*, junções intermediárias) e desmossomas, a organização dos odontoblastos lembra um epitélio pseudoestratificado, embora tenha origem ectomesenquimática. A atividade dos odontoblastos é variável ao longo da vida do indivíduo. São mais ativos nos estágios iniciais de formação da dentina primária e menos

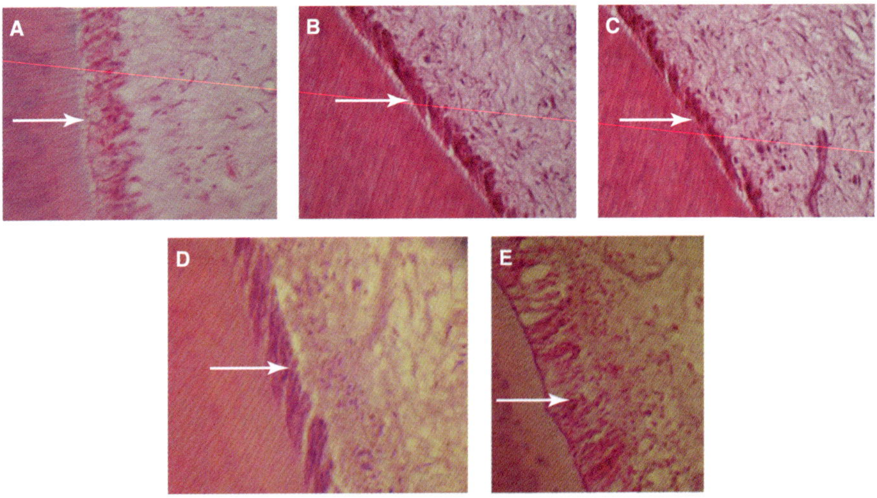

FIGURA 13 (**A-E**) Camada odontoblástica. Odontoblastos em diferentes estados funcionais.

ativos quando termina a formação da dentina primária. Diante dos estímulos durante a vida, esses odontoblastos mantêm a síntese de matriz de dentina, a qual, apesar de ser depositada lentamente, caracteriza a dentina secundária.

Quadro 6 REAÇÃO DOS ODONTOBLASTOS

Estímulos não fisiológicos, como o desenvolvimento de lesão de cárie, aquecimento da dentina decorrente de preparo cavitário agressivo, uso de materiais tóxicos em cavidades profundas e outros, resultam no aumento da atividade dos odontoblastos, os quais passam a depositar dentina terciária. Esta, por sua vez, é classificada em reacional e reparadora (vide capítulo de dentina).

Quando em atividade, os odontoblastos exibem retículo endoplasmático rugoso e complexo de Golgi bem desenvolvidos, muitas mitocôndrias e vesículas de secreção. Sintetizam colágeno tipos I e III, proteoglicanos, sialoproteína óssea e dentinária, fosfoforina, osteocalcina, osteonectina e osteopontina. Liberam vesículas contendo fosfolipídeos que atraem cálcio para o *front* de mineralização, além de estimular a fosfatase alcalina, que cliva o pirofosfato (inibidor do crescimento adicional de íons) fornecendo fosfato para o ambiente de mineralização. À medida que o processo de mineralização vai ocorrendo, o odontoblasto vai deixando, no interior do túbulo dentinário, seu prolongamento. O principal componente do prolongamento é um citoesqueleto preenchido com muitos microfilamentos e microtúbulos orientados paralelamente ao seu longo eixo, além de vesículas de secreção (Figuras 14A e 14B).

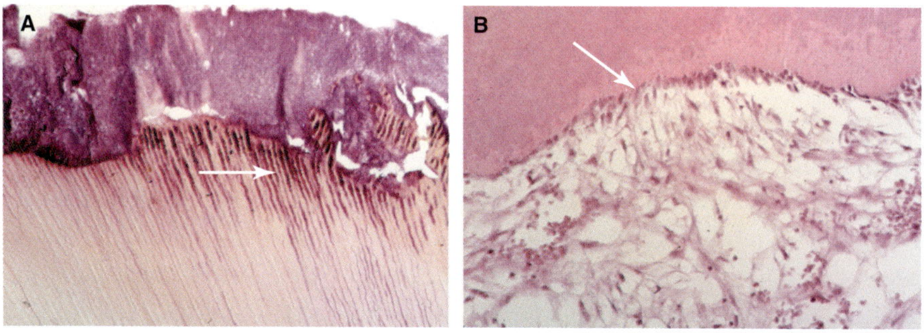

FIGURA 14 (**A**) Pode-se notar a lesão de cárie. Microrganismos são evidenciados, através da coloração de Brown & Brenn, no interior dos túbulos dentinários (seta). (**B**) Pode-se observar que a camada odontoblástica abaixo da área de lesão de cárie está rompida e notavelmente desorganizada (seta), e a polpa subjacente se apresenta frouxa e com edema.

As células-tronco são definidas como as células que têm a habilidade de perpetuar a si mesmas indefinidamente por meio de autorrenovação e gerar células maduras de um tecido em particular, quando convenientemente estimuladas, por meio de diferenciação, potencialidade preservada ao longo da vida adulta. O microambiente específico em que as células-tronco adultas residem, onde controlam sua autorrenovação e produção de progenitores, é definido como nicho (Figura 15).

As células dendríticas constituem uma população de células bem definidas que são encontradas na maioria dos tecidos e órgãos do organismo. Seu papel principal parece ser apresentar os peptídeos de origem exógena ao organismo, ou os autopeptídeos imaturos, para as células T dos linfonodos. Essas células T se expandem por clonagem e guardarão a memória do agente agressor, assim destruindo-o mais facilmente em futuro contato, diretamente ou por liberação de citocinas, que promoverão uma cascata de eventos pró-inflamatórios. Na polpa dentária, as células dendríticas foram bem determinadas na região pericapilar (Figura 16).

DENTINA DO MANTO

A dentina do manto é a primeira dentina a ser formada. Deposita-se na junção amelodentinária ou na junção cementodentinária, tendo uma disposição paralela aos tecidos que a revestem. É quase totalmente livre de defeitos de desenvolvimento. Os odontoblastos, quando se apoiam na membrana basal, possuem vários prolongamentos citoplasmáticos. Isso resulta em uma primeira dentina altamente ramificada na periferia, com aspecto festonado, para então confluir em um único prolongamento (Figura 17).

DENTINA CIRCUMPULPAR

O restante da dentina, no entorno da polpa dentária, é chamado de dentina circumpulpar (Figura 18). Sua matriz é composta principalmente por colágeno tipo I, além da substância fundamental, formada pela célula, e proteoglicanas. Durante a mineralização, são adicionados à matriz lipídeos, fosfoproteínas (como a fosfoforina), fosfolipídeos e proteínas que contêm gamacarboxiglutamato (que servem como pontos de união aos íons de cálcio).

A mineralização ocorre pela deposição contínua de minerais, inicialmente nas vesículas da matriz (liberadas pelos odontoblastos) e após, na frente de mineralização. As vesículas da matriz propiciam um microambiente favorável ao processo de nucleação inicial dos cristais de hidroxiapatita. A membrana plasmática dessas

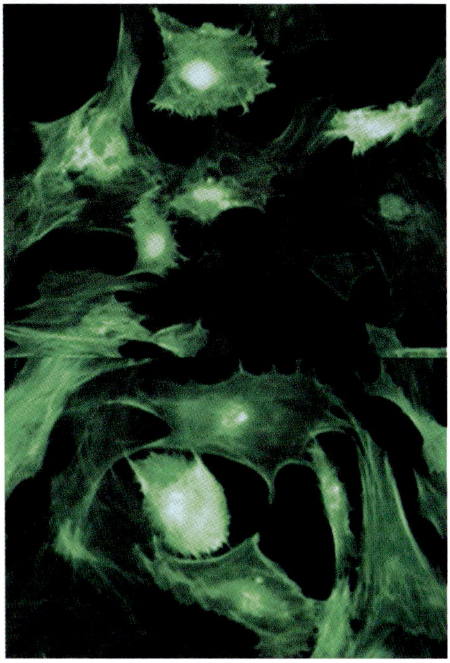

FIGURA 15 Células-tronco pulpares.

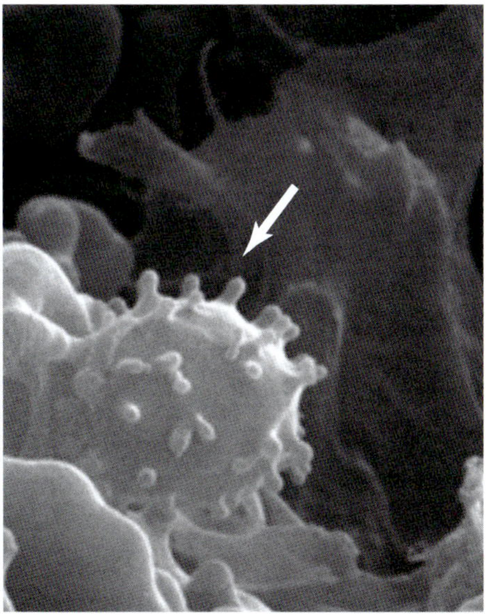

FIGURA 16 Célula dendrítica (microscopia eletrônica de varredura).

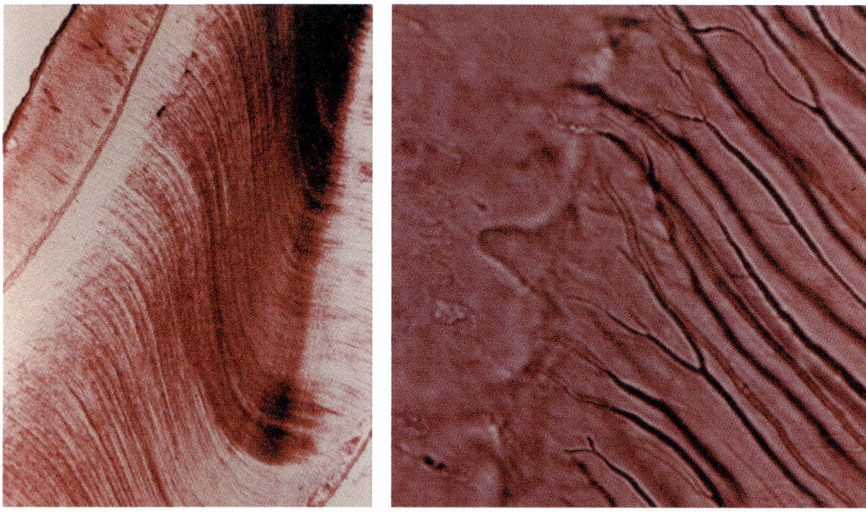

FIGURA 17 A dentina do manto representa a camada mais externa de dentina, de espessura que varia de 20 a 150 µm. Ela é ligeiramente aproximadamente 4% menos mineralizada que a dentina circumpulpar. Sua matriz possui colágeno tipo I, além da substância fundamental produzida pela célula e do meio, e fibras mais grosseiras de colágeno tipo III e proteoglicanos (fibras de von Korff). O arranjo das fibras, perpendiculares à membrana basal, permite a diferenciação do restante da dentina, em microscopia de luz polarizada.

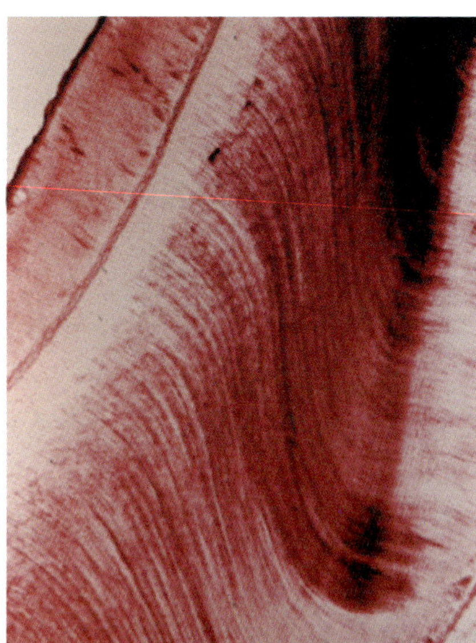

FIGURA 18 Dentina circumpulpar. Observa-se a curvatura em S.

vesículas possui proteínas acopladas que regulam o processo de cristalização, entre elas a fosfatase alcalina e anexinas.

A fosfatase alcalina tem o papel de clivar o pirofosfato presente na matriz extracelular e que inibe o processo de mineralização, em fosfato inorgânico. Desta forma, além de inibir a ação do pirofosfato, participa no fornecimento de íons fosfato para a nucleação dos cristais.

As anexinas II, V e VI formam canais de cálcio na membrana plasmática das vesículas, que permitem o influxo desses íons para seu interior.

Com o desenvolvimento do processo de nucleação e crescimento dos cristais, estes rompem a membrana da vesícula e se depositam na matriz extracelular do tecido conjuntivo. Fatores promotores e inibidores da mineralização, presentes na matriz extracelular, também participam ativamente da regulação desse processo.

Uma vez iniciado, o processo de mineralização da dentina ocorre por nucleação heterogênea, no qual íons cálcio e fosfato presentes na matriz extracelular são adsorvidos pela estrutura cristalina em formação. Para que esse processo de mineralização no tecido conjuntivo ocorra, é necessário um meio saturado de íons cálcio e fosfato, fatores iniciadores e inibidores. No processo de mineralização, as proteínas não colagênicas presentes na matriz extracelular possuem um papel importante na nucleação e crescimento dos cristais de hidroxiapatita.

TIPOS DE DENTINA

Dentina primária

A dentina primária compõe a maior parte da dentina. É aquela formada até o término da formação radicular. Delineia o perfil da câmara pulpar. É composta pela dentina do manto e pela dentina circumpulpar que se depositou até o momento em que o elemento dentário finalizou sua erupção e entrou em contato com seu antagonista (Figura 19).

Dentina secundária

A dentina secundária forma-se após a formação da dentina radicular, mantendo o padrão tubular da dentina circumpulpar, porém mais lento e menos regular. Deposita-se mais no teto e no assoalho da câmara pulpar, o que faz reduzir os cornos pulpares e a câmara pulpar de maneira assimétrica. A espessura das linhas incrementais na dentina secundária é de 1 a 1,5 μm. Possui similaridade de composição de matriz, tanto orgânica quanto mineral, da dentina primária. Como é produzida mais lentamente, o diâmetro dos túbulos dentinários é maior na dentina secundária que a primária (Figura 19).

Dentina terciária

A dentina terciária é aquela produzida em resposta a estímulos do meio externo, como cárie, atrição, abrasão, procedimentos restauradores etc. Ocorre nas subjacências dos estímulos, modificando a arquitetura pulpar e dentinária.

Essa dentina pode ser reacional, quando produzida pelos odontoblastos pré-existentes, ou reparadora, quando ocorre a morte dos odontoblastos e estes são substituídos por novos odontoblastos, também chamados de odontoblastoides.

Dentina terciária reacional: quando estímulos de baixa intensidade, como cárie crônica ou bruxismo, são aplicados sobre os odontoblastos, estes respondem se movimentando rápida e centripetamente com relação ao centro da polpa. Neste momento, as células agredidas depositam uma matriz que contém túbulos irregulares e tortuosos em seu interior. A morfologia da matriz dentinária recém-depositada caracteriza a dentina reacional (Figura 20).

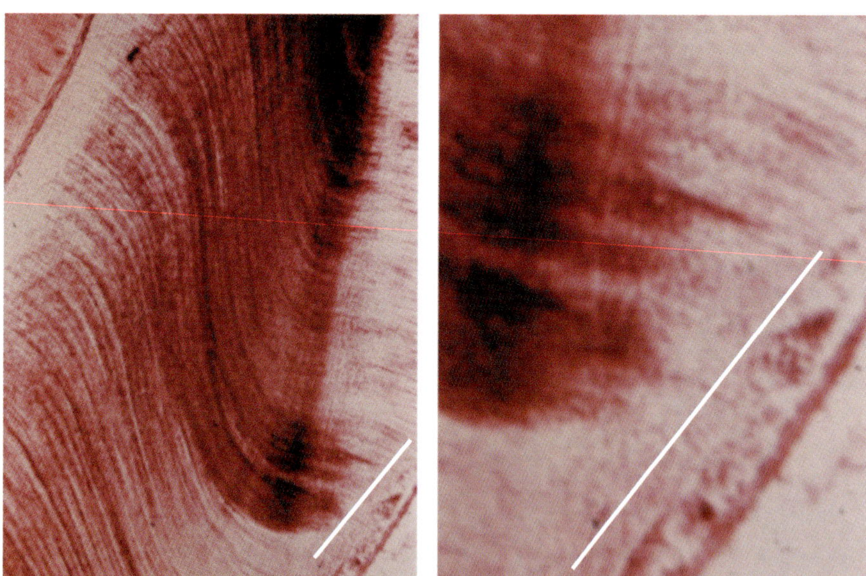

FIGURA 19 À esquerda e à direita da linha branca, dentina primária e secundária, respectivamente.

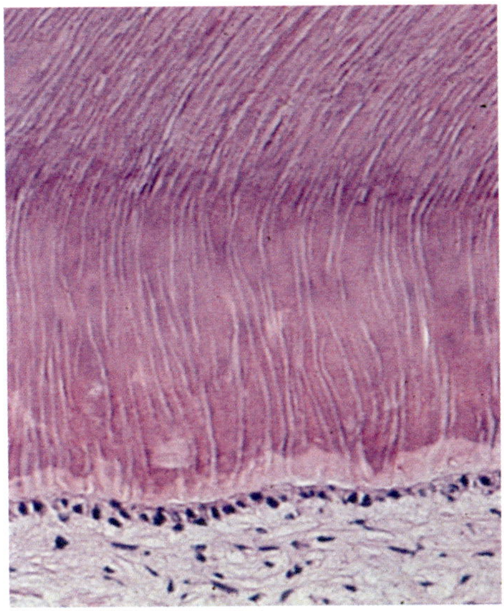

FIGURA 20 Dentina terciária reacional.

Dentina terciária reparadora: quando a agressão sobre os odontoblastos é intensa, sendo capaz de necrosar essas células pulpares especializadas, novos odontoblastos são diferenciados a partir das células da camada celular da polpa (células ectomesenquimáticas que se formaram durante a dentinogênese e permaneceram, na polpa adulta, na zona rica em células). Esses novos odontoblastos, denominados células odontoblastoides, depositam uma matriz de dentina heterogênea, a qual caracteriza a dentina reparadora. Os túbulos entre as duas dentinas não se comunicam, na dentina reparadora, formando uma barreira (efeito de barreira). Isso ocorre pela capacidade das estruturas orgânicas, como corpos apoptóticos, células necróticas e matriz extracelular hialinizada, atraírem sais de fosfato de cálcio e produzirem uma estrutura mineralizada similar às calcificações distróficas. Apoiadas nessa estrutura, os odontoblastoides iniciam a formação de uma nova estrutura tubular, independente daquela formada pelos odontoblastos necrosados (Figura 21).

Pré-dentina

A pré-dentina é a camada de dentina recém-sintetizada que ainda não mineralizou. Conforme descrito anteriormente, essa matriz não mineralizada contém frentes de mineralização, também chamados de calcosferitos, que são focos esféricos de hidroxiapatita (Figura 22).

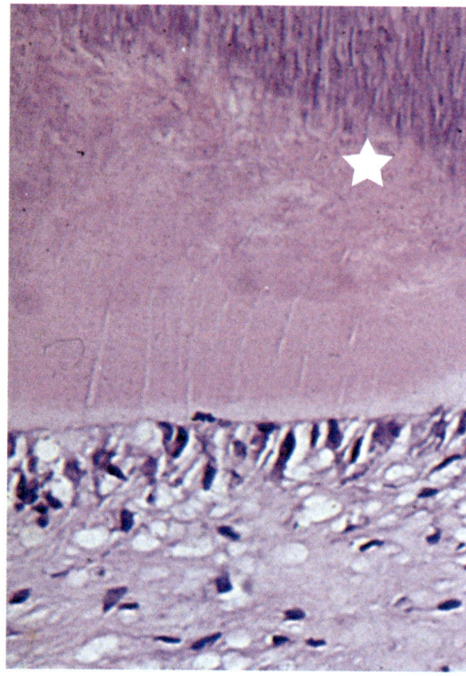

FIGURA 21 Dentina terciária reparadora. Em (★), observa-se o efeito de barreira.

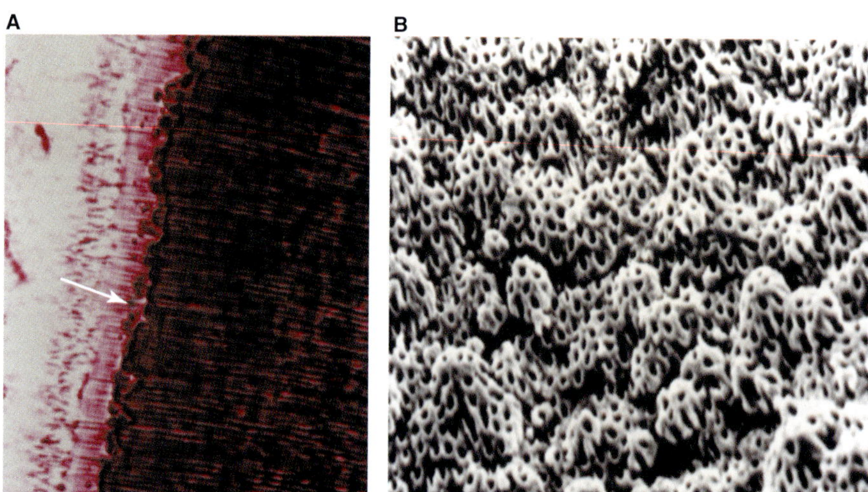

FIGURA 22 (**A**) Na seta, observa-se a pré-dentina. (**B**) Calcosferitos em microscopia eletrônica de varredura.

A espessura da pré-dentina é de 10 a 47 µm. É constituída de colágeno tipos I, III e V, glicoproteínas, proteoglicanas e outros constituintes adicionados na frente de mineralização. A presença da pré-dentina parece estar relacionada com a manutenção da integridade da dentina, reduzindo a possibilidade de reabsorção dentinária.

A velocidade de produção da pré-dentina é por volta de 4 µm/dia antes de o dente entrar em oclusão. Após a oclusão, a velocidade reduz para 1,0-1,5 µm/dia.

Túbulos dentinários

A estrutura da dentina é composta por túbulos dentinários. Estes são delicados cilindros ocos dentro da dentina, preenchidos por líquido tecidual e ocupados, em parte ou totalmente em seu comprimento, pelos prolongamentos odontoblásticos. À medida que os odontoblastos secretam matriz orgânica, emitem um prolongamento, ao redor do qual existe líquido, o que confere o aspecto tubular da dentina (Figura 23).

Os túbulos têm um formato levemente cônico, em razão do processo de mineralização da dentina peritubular, que ocorre durante toda a vida do indivíduo. Percorrem toda a espessura da dentina, acompanhando o trajeto sinuoso dos odontoblastos e estendendo-se da junção amelodentinária (JAD) até a polpa.

Como os odontoblastos produzem a matriz orgânica da dentina em uma direção centrípeta à polpa, em um espaço cada vez mais reduzido, sua aglomeração resulta em uma curvatura em forma de "S" na dentina circumpulpar, mais pronunciada na coroa e mais discreta na raiz (Figura 17).

O trajeto dos odontoblastos é também ligeiramente ondulado, o que provoca ondulações na estrutura dos túbulos dentinários. O perfil dos túbulos dentinários, portanto, segue a trajetória da célula.

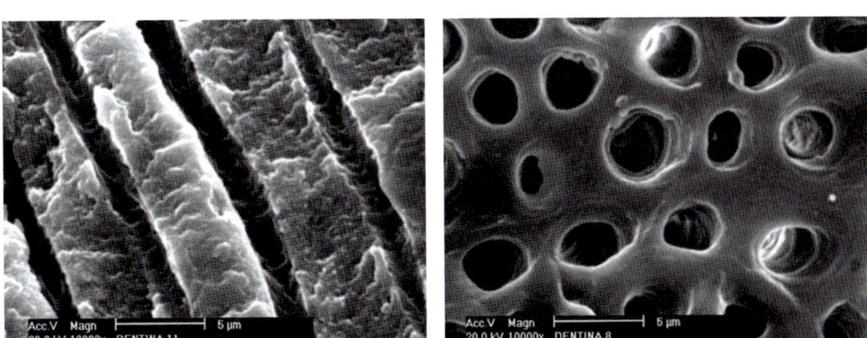

FIGURA 23 Túbulos dentinários em cortes longitudinal e transversal, respectivamente (microscopia eletrônica de varredura).

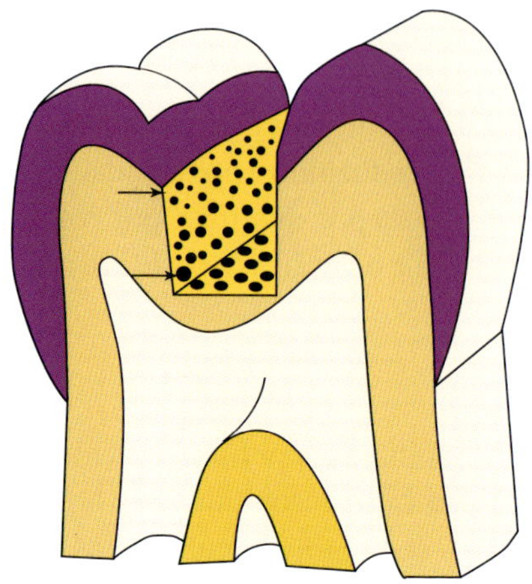

FIGURA 24 Observa-se que, quanto mais próximo à JAD, menor o número e diâmetro dos túbulos dentinários. Quanto mais próximo à polpa dentária, eles são maiores e de maior diâmetro.

Assim, apesar de haver variações no número de túbulos dentinários por área de dentina, inclusive quando diferentes dentes são comparados, tem sido demonstrado que, na JAD, existem, em média, 20 mil túbulos/mm^2, ao passo que, próximo à pré-dentina, estão presentes aproximadamente 75 mil túbulos/mm^2 (Figura 24).

Cerca de 10% do volume total da dentina é constituído dos túbulos dentinários. Na proximidade da polpa, há 27% de conteúdo tubular, ao passo que próximo à JAD há apenas 4% de túbulos dentinários do volume da dentina.

A porção que reveste os túbulos é denominada dentina peritubular, ou intratubular, e a que se forma entre os túbulos, dentina intertubular. As comunicações entre os túbulos dentinários, que ocorrem ao longo de seu comprimento, a cada 3 a 5 μm de extensão, são denominadas canalículos dentinários.

A dentina radicular possui menos túbulos dentinários que a coroa. Além disso, menos dentina peritubular é encontrada nessa região.

Dentina peritubular

A dentina peritubular é o anel de dentina hipermineralizado que constitui as paredes dos túbulos dentinários, sendo 40% mais dura do que a dentina intertubular. Aproximadamente 96% dela é constituída por cristais de hidroxiapatita. Sua espessura é variável, de aproximadamente 400 nm próximo à polpa e de 750 nm junto à JAD (Figura 25).

Diante de estímulos do meio externo, como atrição, cáries etc., os túbulos podem obliterar-se totalmente, causando a esclerose dentinária. Na região mais superficial da dentina, onde os túbulos podem estar desprovidos de prolongamentos odontoblásticos, a esclerose é mais comum.

A dentina peritubular é ausente na dentina interglobular e na pré-dentina, e pouco presente na dentina superficial próxima à polpa de dentes recém-erupcionados.

Dentina intertubular

A maior parte da dentina é constituída de dentina intertubular, que fica entre os túbulos dentinários, constituída por fibrilas de colágeno dispostas perpendicularmente ao longo eixo dos túbulos, ora circundando o túbulo, ora dispondo-se irregularmente na região mais central (Figura prolongamento). A matriz possui uma rede fortemente entrelaçada de fibrilas colágenas do tipo I, na qual são depositados os cristais. A substância fundamental possui fosfoproteínas, proteoglicanas e gamacarboxiglutamato, além de outras proteínas, glicoproteínas e algumas proteínas plasmáticas (Figura 25).

Quadro 7 CONDICIONAMENTO ÁCIDO E DENTINA PERITUBULAR

O condicionamento da dentina por ácidos ou substâncias quelantes faz diminuir ou desaparecer a dentina peritubular na superfície, deixando uma malha de colágeno da dentina intertubular exposta à ação dos adesivos dentinários ou às bactérias da cárie dentária.

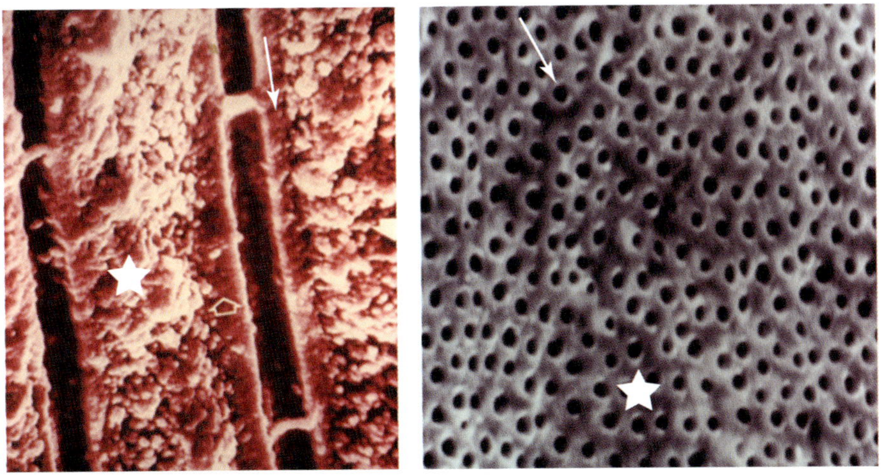

FIGURA 25 Dentina peritubular (setas) e dentina intertubular (★).

Fluido dentinário

Dentro do tecido pulpar, em decorrência do movimento do líquido dentro dos capilares, existe uma pressão interna (pressão intrapulpar), de cerca de 30 mmHg. Essa pressão é suficiente, por capilaridade, para fazer uma coluna de líquido de 7 m de altura. Isso se reflete em movimento de líquido da polpa para a junção amelodentinária. O líquido que permeia a dentina, em particular os túbulos dentinários, é chamado de fluido dentinário.

O fluido dentinário se movimenta pouco. Sua composição é semelhante ao líquido da matriz extracelular da polpa, com baixo teor de K^+, alto em Na^+, saturado em Ca^{++} e PO_4^{---}, contendo proteínas plasmáticas. Quando a polpa se inflama, mais líquido é pressionado para o interior dos túbulos, inclusive fibrinogênio.

Quadro 8 PERMEABILIDADE DENTINÁRIA

Na dentina cariada, o túbulo dentinário fica exposto. A dentina, sendo permeável, permite o deslocamento de líquido da polpa para a superfície. O deslocamento de líquido seria o responsável pela geração de dor, mediada pelas fibras nervosas sensitivas cujas terminações se situam entre os odontoblastos.

Em uma fratura de dentina o túbulo fica aberto, ao passo que, em um preparo cavitário, há formação de uma camada residual (*smear layer*), que é quem cobre a superfície da dentina cortada, diminuindo sua permeabilidade. Quando a cavidade é seca em excesso com ar, seca-se o fluido dentinário. A polpa rapidamente forma mais fluido e, se o movimento for rápido, o corpo do odontoblasto pode ser aspirado para dentro do túbulo dentinário.

Canalículos dentinários

Os canalículos dentinários são estruturas pequenas, perpendiculares aos túbulos dentinários. Formam-se em decorrência das ramificações dos prolongamentos dos odontoblastos, bem como pelo repouso dos odontoblastos durante a dentinogênese (Figura 26).

Os canalículos dentinários são mais visíveis na dentina de dentes jovens, e tendem a mineralizar com a idade. Na literatura de diversas especialidades odontológicas, o termo “canalículo dentinário” é frequentemente confundido com “túbulo dentinário”.

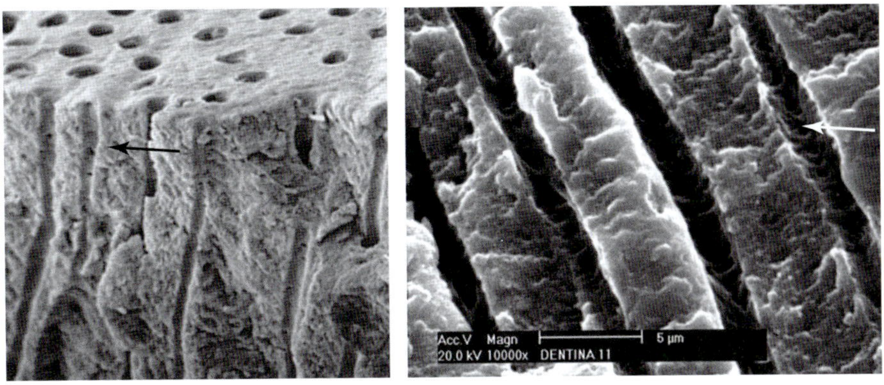

FIGURA 26 Canalículos dentinários (setas).

Esclerose dentinária

A esclerose dentinária é constituída por material calcificado que oblitera os túbulos dentinários. É mais comum no terço apical da raiz e no terço médio da coroa dentária. É um depósito fisiológico de conteúdo mineral, que reduz a permeabilidade dentinária. Esse processo contínuo aumenta com a idade (Figura 27).

Dentina interglobular

Falhas no processo de fusão dos calcosferitos levam à formação de uma área hipomineralizada, denominada dentina intergloblular. Essa área é mais visível na dentina radicular, pelo fato de dentina ser produzida junto ao processo eruptivo, e

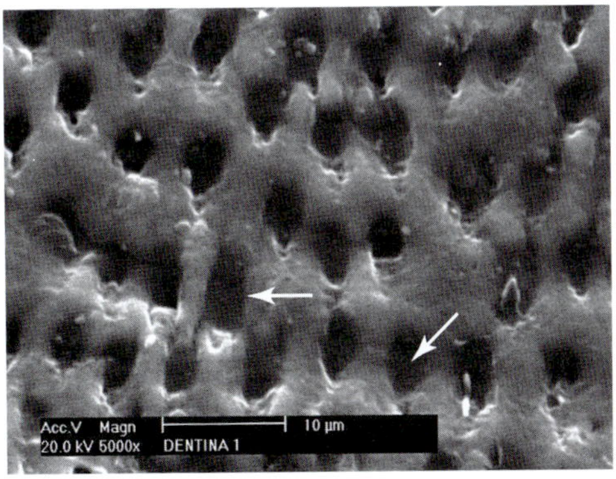

FIGURA 27 Esclerose dentinária (setas).

na porção mais externa da dentina coronária, no limite entre a dentina do manto e a dentina circumpulpar (Figura 28).

A dentina interglobular é mais prevalente em dentes humanos em formação com falta de vitamina D, ou expostos a elevados índices de fluoretos (durante a dentinogênese). Não afeta o trajeto dos túbulos, pois é um defeito de mineralização. Contudo, onde os túbulos atravessam os glóbulos, não se observa dentina peritubular.

Linhas incrementais (de crescimento)

A ação dos odontoblastos em fases de formação e descanso produz linhas incrementais, dispostas perpendicularmente à direção dos túbulos, com espessura aproximada de 4 µm, que corresponde a um padrão diário de formação de dentina direcionado para o interior e para a raiz.

Linhas de von Ebner são linhas incrementais mais exageradas que as do padrão diário, representando um ciclo de cinco dias, com intervalos de 20 µm (Figura 29).

As linhas de Owen são linhas de von Ebner ainda mais exageradas, representando deficiência na mineralização da dentina (Figura 29).

Camada granulosa de Tomes

A camada granulosa de Tomes é uma hipocalcificação na superfície da dentina radicular, próxima ao cemento (Figura 30). É resultante de ramificações e alças terminais dos prolongamentos odontoblásticos, que assumem essa configuração durante a formação radicular, deixando na região periférica da dentina um aspecto granuloso.

Outra explicação para a formação da camada granulosa de Tomes é que seria resultado da curvatura acentuada dos túbulos dentinários na porção terminal,

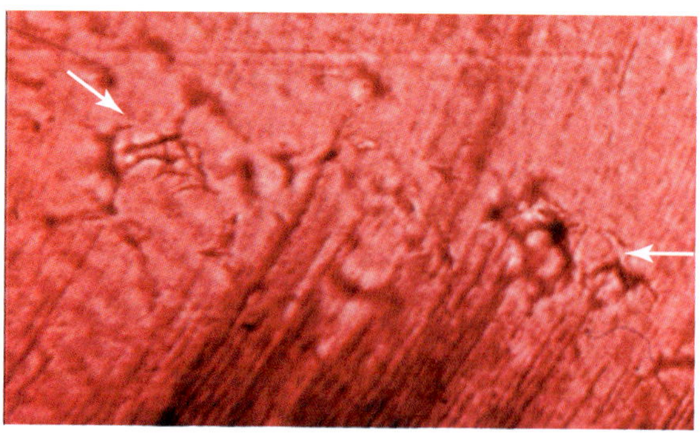

FIGURA 28 Dentina interglobular (setas).

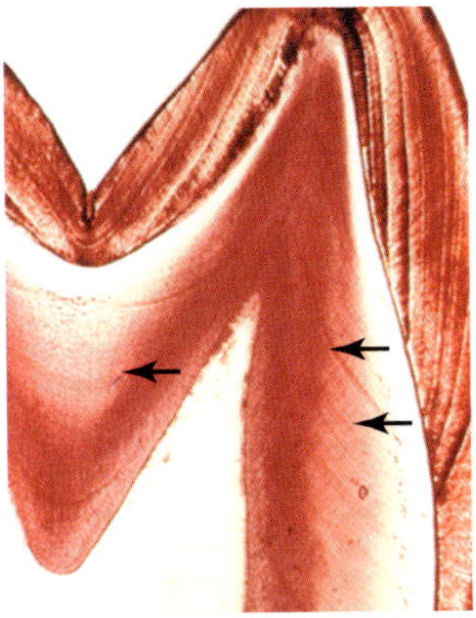

FIGURA 29 Linhas de von Ebner e de Owen (setas).

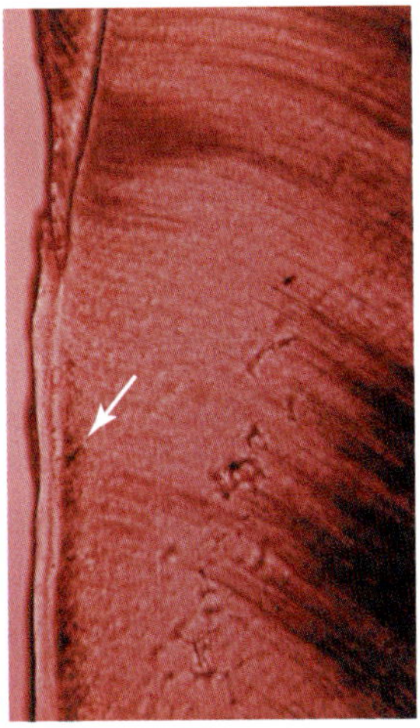

FIGURA 30 Zona granulosa de Tomes (seta).

oferecendo, na microscopia óptica em peças desgastadas, uma imagem de grânulos escuros (espaços). Tal encurvamento tem sido relacionado com o ritmo mais baixo de formação da dentina radicular.

Também foi proposto que seria um arranjo especial de proteínas colagênicas e não colagênicas da matriz na interface entre a dentina e o cemento.

Quadro 9	ZONA GRANULOSA DE TOMES E CÁRIE

A zona granulosa de Tomes, por ser área de hipomineralização, predispõe o terço cervical da raiz à carie, que se desenvolve mais rapidamente.

Junção amelodentinária e junção cementodentinária

A junção amelodentinária (JAD), entre o esmalte e a dentina, se estabelece a partir da formação desses dois tecidos, denotando uma linha de contorno irregular e recortada. A microscopia eletrônica de varredura revela que a JAD apresenta uma série de cristas, mais pronunciadas na dentina coronária, o que aumenta a adesão entre a dentina e o esmalte. O formato e a natureza da junção previnem o cisalhamento do esmalte durante seu desempenho funcional (Figura 31).

A junção cementodentinária (JCD) é a união entre cemento e dentina, sendo lisa em dentes permanentes e festonada em dentes decíduos. A demarcação entre os dois tecidos é representada pela camada hialina, que é uma camada fina, acelular, amorfa de tecido mineralizado de 10 µm de espessura. É a primeira camada de tecido duro a ser depositada e que oclui os túbulos dentinários, sendo de origem epitelial. Assim, seu componente proteico é mais enamelina do que colágeno. É similar à camada aprismática do esmalte. Está completamente formada quando se inicia a deposição de cemento primário (Figura 32).

SENSIBILIDADE DENTINÁRIA

O mecanismo de transmissão da dor a partir de estímulos na dentina é assunto de discussão, pela dificuldade de explicar como as terminações nervosas sensitivas da polpa são estimuladas em um tecido duro. As teorias são:

- **Direta inervação**: a presença de nervos, principalmente no terço interno da dentina, seria responsável pela transmissão da dor. Como a presença de terminações nervosas é achado ocasional, seria difícil explicar a sensibilidade dentinária em estímulos ocasionados na dentina mais próxima ao esmalte.
- **Odontoblastos como receptores**: os prolongamentos dos odontoblastos transmitem os estímulos para o corpo dos odontoblastos, e estes para as fibrilas nervosas do plexo subodontoblástico. A presença de terminações nervosas nos prolongamentos também é discutível, sendo achado ocasional. Os componentes dos prolongamentos não parecem estar associados a atividade sensorial.
- **Hidrodinâmica**: o rápido movimento de fluidos no interior dos túbulos dentinários, em direção, ou contrário à polpa, resulta em deformação de terminações nervosas sensitivas presentes entre os odontoblastos, iniciando um impulso e a sensação de dor. Atualmente é a teoria mais aceita.

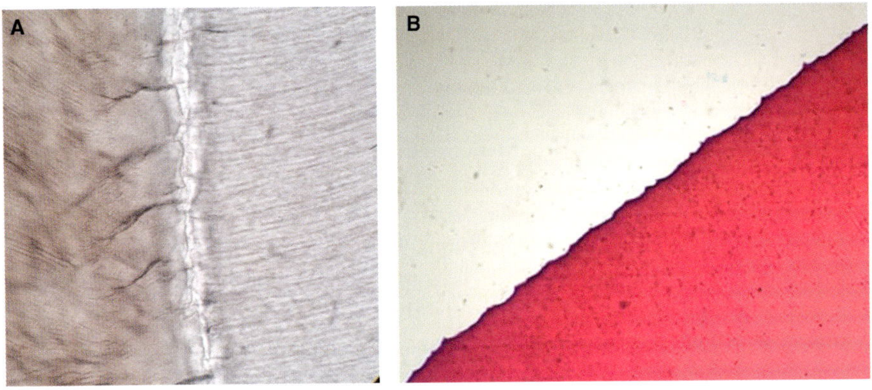

FIGURA 31 Junção amelodentinária. (**A**) Dente por desgaste, mostrando o aspecto festonado da junção. (**B**) Dente por descalcificação (hematoxilina-eosina), mostrando o contorno irregular da dentina na junção.

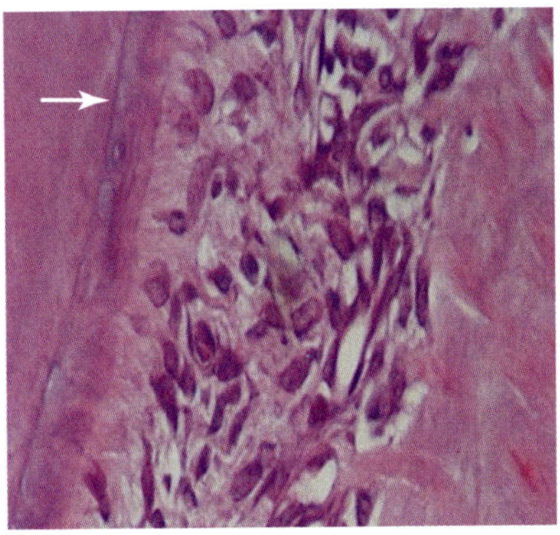

FIGURA 32 Junção cementodentinária (seta).

Quadro 10 MOVIMENTO DO LÍQUIDO TUBULAR

O calor expande o líquido tubular (p. ex., ocasionado em preparos cavitários), gerando um movimento em direção à polpa. O frio contrai o líquido tubular, ocasionando movimento contrário. Açúcar, substâncias cítricas e outras hipertônicas, por serem higroscópicas, ocasionam movimento contrário à polpa. Independentemente da direção, a resultante é a deformação das fibras sensitivas entre os odontoblastos, que ocasionam a dor. Esses eventos ocorrem quando a dentina perde em parte a cobertura de esmalte ou cemento, sendo a cárie dentária o evento mais comum para ocasionar a perda desses tecidos.

A sensibilidade dentinária na região cervical de dentes é explicada pela exposição da dentina, sem cobertura de cemento ou esmalte. Pode ser decorrente de abrasão ou atrição na região cervical, ou por falhas na formação da junção esmalte-cemento.

Quadro 11 ODONTOBLASTOS E ODONTOBLASTOIDES NA CÁRIE

Os odontoblastos produzem moléculas de sinalização, em especial da família de TGF-beta (TGF-beta-1, 2 e 3), IGF-I e II, BMP e AGF), que ficam sequestradas na matriz. Ácidos da cárie, EDTA, $Ca(OH)_2$, entre outros produtos, estimulam odontoblastos pela liberação de fatores de crescimento, sendo o fator mais significativo, para a formação de dentina reacional, a quantidade de dentina remanescente.

O processo de deposição de dentina reparadora é mais complexo do que a dentina reacional, pois ocorre pela diferenciação de células pulpares. Neste caso, células ectomesenquimáticas indiferenciadas de reserva são utilizadas para repor os odontoblastos "mortos" durante a realização de alguns procedimentos operatórios, como preparos cavitários, ou mesmo pela evolução rápida de lesão de cárie aguda. Consequentemente, pode-se sugerir que a camada rica em células na polpa é reduzida quando ocorre diferenciação em odontoblastoides, tornando essa polpa com menor capacidade de reparação. Assim, agressões ao complexo dentinopulpar devem ser evitadas, para permitir que essa estrutura integrada mantenha sua função e alterações fisiológicas naturais, prevenindo seu envelhecimento.

REFERÊNCIAS

Avery JK. Oral development and histology. 3. ed. New York: Thieme; 2002. 435p.

Byers MR. Dynamic plasticity of dental sensory nerve structure and cytochemistry. Arch Oral Biol. 1994;39 Suppl: 13S-21S. doi:10.1016/0003-9969(94)90183-x

Figueiredo JAP, Mezzomo E. Manejo del complejo dentino-pulpar em los procedimientos protéticos. In: Mezzomo E. Rehabilitación oral para el clínico. Caracas: Actualidades Médico Odontológicas Latinoamérica; 1997. p.121-61.

Grando Mattuella L, Poli de Figueiredo JA, Nör JE, de Araujo FB, Medeiros Fossati AC. Vascular endothelial growth factor receptor-2 expression in the pulp of human primary and young permanent teeth. J Endod. 2007;33(12):1408-12. doi:10.1016/j.joen.2007.08.019

Bibliografia consultada

Bartold PM, Narayanan AS. Biology of the periodontal connective tissue. Chicago: Quintessence; 1998. p.173-95.

Bolean M. Reconstituição da anexina V em sistemas de lipossomos: associação com a fosfatase alcalina e correlação com estudos de biomineralização (tese de Doutorado em Química). Ribeirão Preto: Faculdade de Filosofia, Ciências e Letras de Ribeirão Preto, Universidade de São Paulo; 2014.

Brännström M, Aström A. The hydrodynamics of the dentine; its possible relationship to dentinal pain. Int Dent J. 1972;22(2): 219-27.

Brew MC, Figueiredo JAP. Histologia geral para a Odontologia. Rio de Janeiro: Guanabara Koogan; 2003. 148p.

Byers MR, Närhi MVO. Nerve supply of the pulpodentin complex and responses to injury. In: Hargreaves KM, Goodis HE

Seltzer and Bender's dental pulp. Chicago: Quintessence; 2002. p.151-80.

Byers MR, Taylor PE, Khayat BG, Kimberly CL. Effects of injury and inflammation on pulpal and periapical nerves. J Endod. 1990;16(2):78-84. doi:10.1016/S0099-2399(06)81568-2

Chiego DJ. Histology of the pulp. In: Avery JK. Oral development and histology. 3. ed. New York: Thieme; 2002. p.190-212.

Chu CY, Kuo TC, Chang SF, Shyu YC, Lin CP. Comparison of the microstructure of crown and root dentin by a scanning electron microscopic study. J Dent Sci. 2010;5(1):14-20.

Costa CA, Hebling J, Hanks CT. Current status of pulp capping with dentin adhesive systems: a review. Dent Mater. 2000;16(3):188-97. doi:10.1016/s0109-5641(00)00008-7

D'Souza R. Development of pulpodentin complex. In: Hargreaves KM, Goodis HE. Seltzer and Bender's dental pulp. Chicago: Quintessence, 2002. p.13-40.

Estrela C. Dor pulpar. In: Estrela C. Dor odontogênica. São Paulo: Artes Médicas; 2001. p.81-112.

Estrela C, Figueiredo JAP. Patologia pulpar. In: Estrela C, Figueiredo JAP. Endodontia – princípios biológicos e mecânicos. São Paulo: Artes Médicas; 1999. p.137-66.

Figueiredo JAP, Machado AM, Oliveira VP, Hartmann R, Waltrick SBG, Borba MAG, et al. Dendritic cells and their relation to apical periodontitis. Braz Oral Res. 2018;32(suppl 1):e71. doi:10.1590/1807--3107BOR-2018.vol32.0071

Franquin JC, Remusat M, Abou Hashieh I, Dejou J. Immunocytochemical detection of apoptosis in human odontoblasts. Eur J Oral Sci. 1998;106 Suppl 1:384-7. doi:10.1111/j.1600-0722.1998.tb02202.x

Garant PR. The organization of microtubules within rat odontoblast processes revealed by perfusion fixation with glutaraldehyde. Arch Oral Biol. 1972;17(7):1047-58. doi:10.1016/0003-9969(72)90179-3

Garant PR, Szabo G, Nalbandian J. The fine structure of the mouse odontoblast. Arch Oral Biol. 1968;13(8):857-76. doi: 10.1016/0003-9969(68)90002-2

Hasegawa T, Yamamoto T, Tsuchiya E, Hongo H, Tsuboi K, Kudo A, Abe M, et al. Ultrastructural and biochemical aspects of matrix vesicle-mediated mineralization. Jpn Dent Sci Rev. 2017;53(2):34-45. doi:10.1016/j.jdsr.2016.09.002

Hasegawa T. Ultrastructure and biological function of matrix vesicles in bone mineralization. Histochem Cell Biol. 2018;149(4):289-304. doi:10.1007/s00418-018-1646-0

Holland GR. The odontoblast process: form and function. J Dent Res. 1985;64 Spec No:499-514. doi:10.1177/002203458506400403

Katchburian E, Arana V. Histologia e embriologia oral. São Paulo: Panamericana; 1999. 381p.

Maas R, Bei M. The genetic control of early tooth development. Crit Rev Oral Biol Med. 1997;8(1):4-39. doi:10.1177/10454411970080010101

Mjör IA, Fejerskov O. Embriologia e histologia humana. São Paulo: Panamericana; 1990.

Mitsiadis TA, De Bari C, About I. Apoptosis in developmental and repair-related human tooth remodeling: a view from the inside. Exp Cell Res. 2008;314(4):869-77. doi:10.1016/j.yexcr.2007.11.001

Okiji T. Pulp as a connective tissue. In: Hargreaves KM, Goodis HE. Seltzer and Bender's dental pulp. Chicago: Quintessence; 2002. p.95-122.

Olgart L. Neural control of pulpal blood flow. Crit Rev Oral Biol Med. 1996;7(2):159-71. doi:10.1177/10454411960070020401

Pashley D. Pulpodentin complex. In: Hargreaves KM, Goodis HE. Seltzer and Bender's dental pulp. Chicago: Quintessence; 2002. p.63-94.

Ruch JV, Lesot H, Bègue-Kirn C. Odontoblast differentiation. Int J Dev Biol. 1995;39(1):51-68.

Senior RM, Griffin GL, Mecham RP. Chemotactic activity of elastin-derived peptides. J Clin Invest. 1980;66(4):859-62. doi:10.1172/JCI109926

Smith AJ. Dentin formation and repair. In: Hargreaves KM, Goodis HE. Seltzer and Bender's dental pulp. Chicago: Quintessence; 2002. p.41-62.

Smith AJ, Lesot H. Induction and regulation of crown dentinogenesis: embryonic events as a template for dental tissue repair? Crit Rev Oral Biol Med. 2001;12(5):425-37. doi:10.1177/10454411010120050501

Smulson MH, Sieraski SM. Histophisiology and diseases of the dental pulps. In: Weine FS. Endodontic therapy. 5. ed. St. Louis: Mosby; 1996. p.84-165.

Souza MAL. Biologia pulpar. In: Estrela C, Figueiredo JAP. Endodontia – princípios biológicos e mecânicos. São Paulo: Artes Médicas; 1999. p.1-24.

Tavafoghi M, Cerruti M. The role of amino acids in hydroxyapatite mineralization. J R Soc Interface. 2016;13(123):20160462. doi:10.1098/rsif.2016.0462.

Ten Cate AR. Histologia bucal. 5. ed. Rio de Janeiro: Guanabara Koogan; 2001. 439p.

Trowbridge HO, Kim S. Pulp development, structure and function. In: Cohen S, Burns RC. Pathways of the pulp. 6. ed. St. Louis: Mosby; 1994. p.296-336.

Tziafas D, Kolokuris I. Inductive influences of demineralized dentin and bone matrix on pulp cells: an approach of secondary dentinogenesis. J Dent Res. 1990;69(1):75-81. doi:10.1177/00220345900690011301

Woodnutt DA, Wager-Miller J, O'Neill PC, Bothwell M, Byers MR. Neurotrophin receptors and nerve growth factor are differentially expressed in adjacent nonneuronal cells of normal and injured tooth pulp. Cell Tissue Res. 2000;299(2):225-36. doi:10.1007/s004419900129

Wu CY, Martel J, Cheng WY, He CC, Ojcius DM, Young JD. Membrane vesicles nucleate mineralo-organic nanoparticles and induce carbonate apatite precipitation in human body fluids. J Biol Chem. 2013;288(42):30571-30584. doi:10.1074/jbc.M113.492157

CAPÍTULO 12

Periodonto de inserção e periodonto de proteção

Grasieli de Oliveira Ramos
Lisiane Bernardi

INTRODUÇÃO

A dentina radicular é circundada pelos tecidos que auxiliam a fixação do dente aos ossos maxilar e mandibular. Esses tecidos são o cemento, o ligamento periodontal e o osso alveolar de inserção (Figura 1). A esse conjunto de fixação dá-se o nome de periodonto de inserção. Associado ao periodonto de inserção está o periodonto dito de proteção ou marginal, do qual faz parte a gengiva, mais especificamente a gengiva marginal ou livre e a gengiva papilar ou interdentária.

PERIODONTO DE INSERÇÃO OU DE SUSTENTAÇÃO

Desenvolvimento geral

O periodonto de inserção tem seu desenvolvimento deflagrado em consequência dos eventos que sucedem a formação da polpa e da dentina radicular, enquanto que os movimentos dentários eruptivos propriamente ditos, contribuem para o posicionamento e a função das estruturas periodontais.

O ponto de partida desses processos ocorre na transição da fase de coroa para a fase de raiz, quando a diferenciação dos odontoblastos coronários e ameloblastos atinge a porção mais cervical da coroa em desenvolvimento e as células da região da alça cervical (local de associação direta das células do epitélio interno às do epitélio externo) proliferam para gerar a bainha epitelial de Hertwig (Figura 2A).

A bainha epitelial de Hertwig é um folheto constituído por uma bicamada de células epiteliais, que circunda a região cervical do dente em desenvolvimento

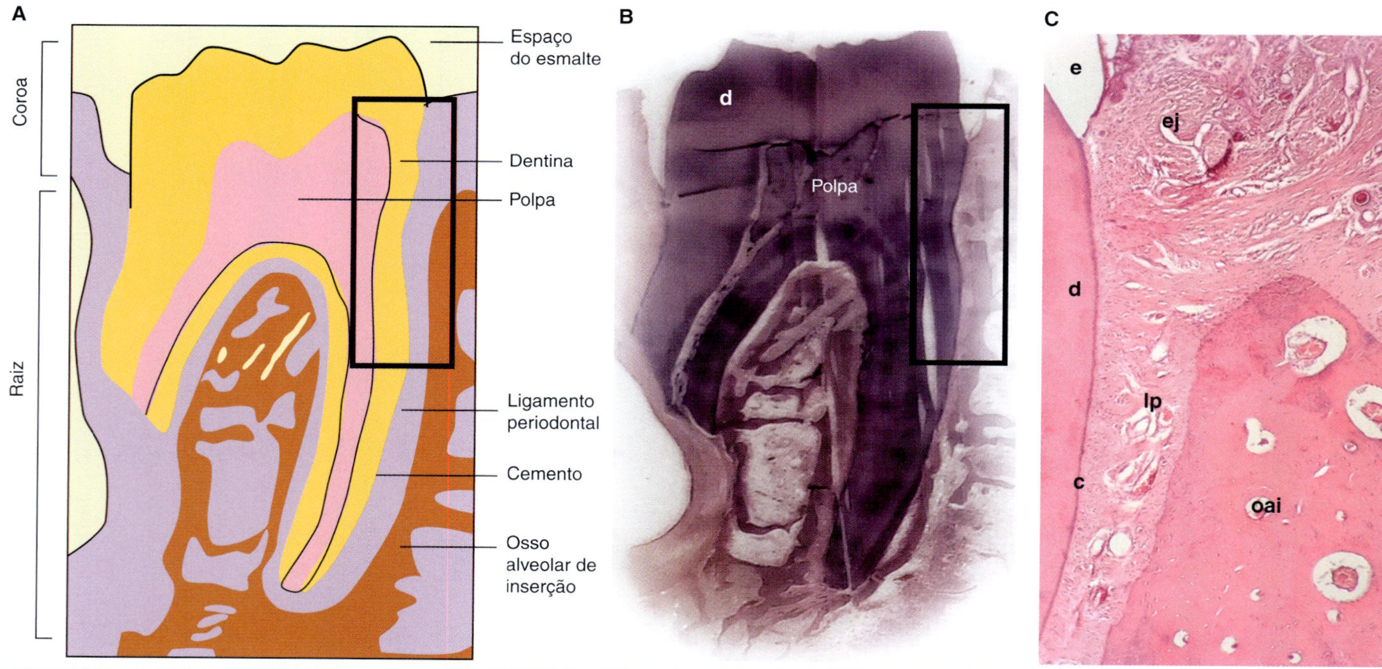

FIGURA 1 (**A**) Figura esquemática de um dente molar ocupando seu espaço no alvéolo dentário. A porção coronária se relaciona com a cavidade bucal e com o periodonto de proteção (gengiva), enquanto a porção radicular se relaciona com o periodonto de inserção (cemento, ligamento periodontal e osso alveolar de inserção). (**B**) Lâmina histológica mostrando um dente molar. (**C**) Imagem em hematoxilina-eosina representa o detalhe de tecidos paradentários (periodonto de proteção e inserção). oai: osso alveolar de inserção; c: cemento; lp: ligamento periodontal; d: dentina; e: espaço do esmalte; ej: epitélio juncional.

como se fosse um colar. Tem como limites dois tecidos de origem ectomesenquimal: de um lado, a papila dentária e do outro, o folículo dentário. São as células epiteliais da bainha que induzem as células da papila apical a se diferenciarem em odontoblastos e iniciarem a deposição da dentina radicular.

A partir da secreção da primeira camada de dentina pelos odontoblastos radiculares, as células da bainha epitelial de Hertwig, em resposta, secretam uma matriz proteica sobre a dentina recém-formada. Essa matriz é chamada de matriz derivada de esmalte, por ser constituída em mais de 90% por proteínas da família das amelogeninas (Figura 2B).

A bainha, no entanto, é uma estrutura transitória, perdendo sua integridade assim que a dentina radicular correspondente é secretada, durante o alongamento da raiz. Apenas algumas células da bainha permanecem sobre a superfície radicular já formada, em uma espécie de rede onde a dentina já foi secretada. Uma porção de bainha íntegra permanece recobrindo a dentina apenas nas porções mais apicais do germe em desenvolvimento.

Com a ruptura da bainha, a dentina que foi formada mais a matriz derivada de esmalte já parcialmente mineralizadas, ficam expostas ao contato com as células do folículo dentário (Figura 2B). A interação entre a superfície radicular com as células do folículo tem sido indicada como um fator em potencial para o desencadeamento da diferenciação das células do folículo em cementoblastos, fibroblastos periodontais e osteoblastos. Em meio a essa indução, as células da bainha que permaneceram em rede sobre a superfície dentinária sofrem transição epitélio-mesênquima, mudam sua morfologia e também se diferenciam em cementoblastos.

O colapso da estrutura da bainha epitelial de Hertwig ainda leva à formação de ilhas de células epiteliais que ficam dispersas em meio ao ligamento periodontal em formação. Essas estruturas são denominadas restos epiteliais de Malassez (Figuras 2 e 3) e a elas se atribui o papel da manutenção da espessura do ligamento periodontal, evitando a anquilose dentária (descrita no Capítulo 13 - Erupção e rizólise). Em consequência, portanto, os restos epiteliais de Malassez auxiliam na definição dos limites do ligamento periodontal, cemento e osso alveolar de inserção que estão se desenvolvendo em paralelo. Ainda, alguns autores indicam que essa estrutura pode colaborar para a inibição da reabsorção do cemento.

Os eventos específicos da formação de cada um dos tecidos do periodonto de inserção serão discutidos dentro dos subtítulos referentes a essas estruturas na sequência do capítulo.

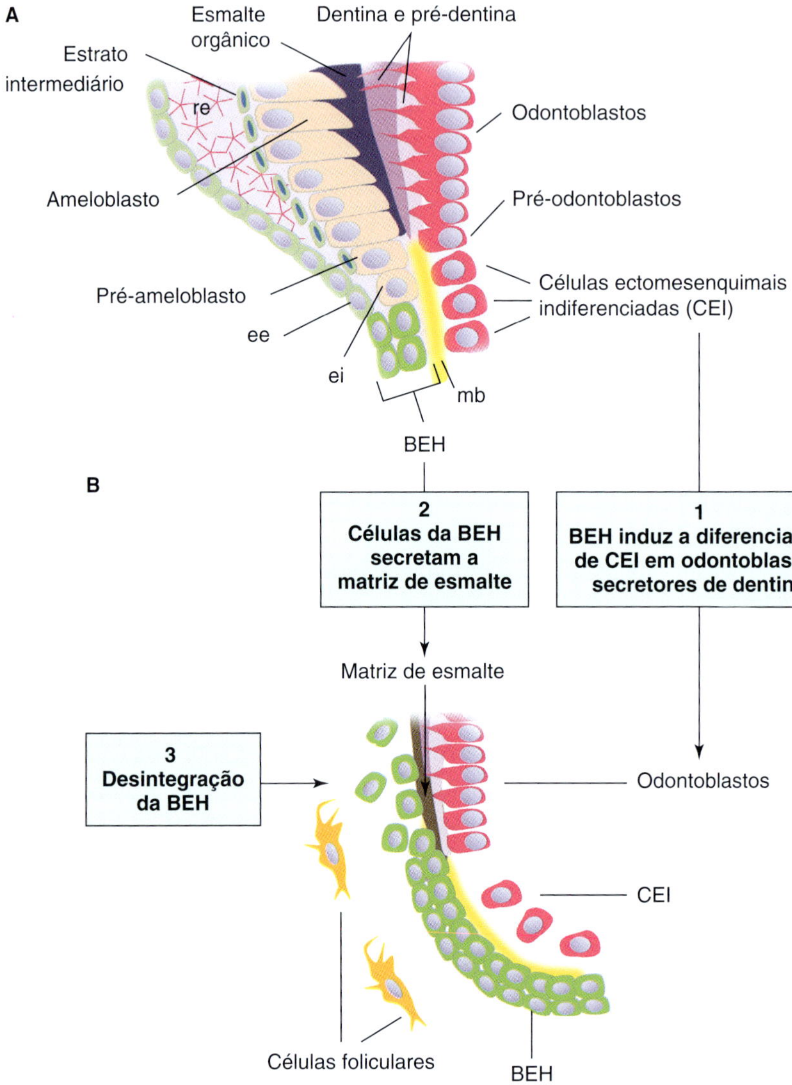

FIGURA 2 Formação da raiz dentária. (**A**) Na transição da fase de coroa do desenvolvimento do germe dentário para a fase de raiz, a proliferação das células do epitélio interno (ei) e epitélio externo (ee) que formavam a alça cervical dá origem à bainha epitelial de Hertwig (BEH) – para mais detalhes, verificar Capítulo 9 – Odontogênese – Gênese dos tecidos dentários e paradentários, fase de raiz. (**B**) A bainha epitelial de Hertwig recém-formada induz a diferenciação das células periféricas da papila dentária apical nos odontoblastos (1) radiculares que formam a dentina radicular. A bainha secreta uma matriz de proteínas de esmalte sobre a dentina recém-formada (2) e então sofre ruptura (desintegração), expondo a dentina ao contato com o folículo dentário (3). Os remanescentes da bainha epitelial de Hertwig que se desprendem formam os restos epiteliais de Malassez (REM).

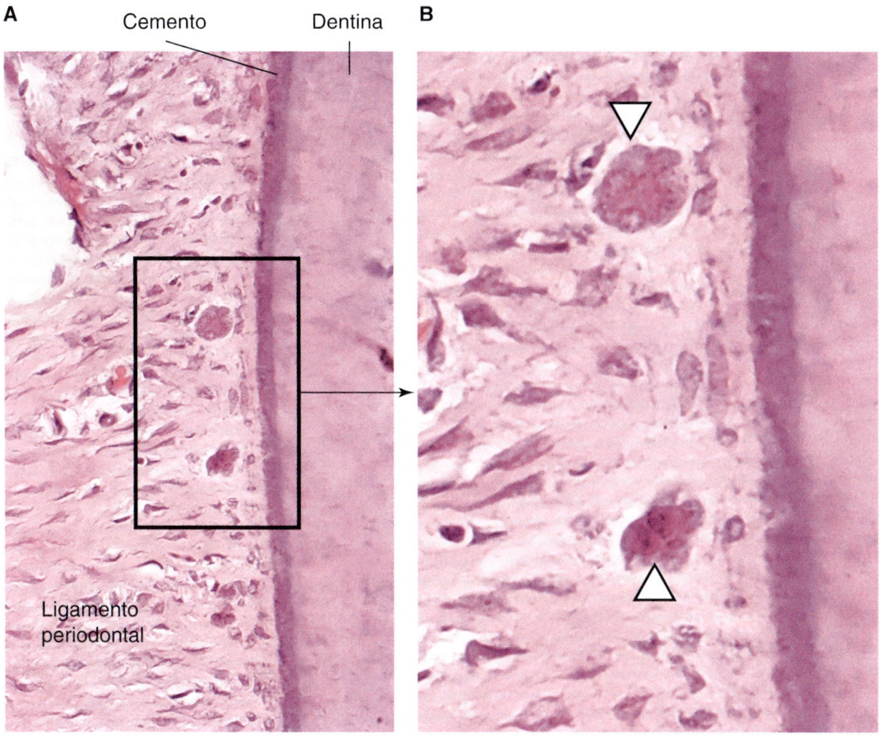

FIGURA 3 Imagem histológica em hematoxilina-eosina demonstrando em (**A**) o ligamento periodontal, cemento e dentina. (**B**) No detalhe, mostra-se região do ligamento periodontal em que se localizam os restos epiteliais de Malassez (cabeça de seta branca).

Cemento

O cemento é o tecido conjuntivo mineralizado avascular que conecta a superfície radicular do dente ao ligamento periodontal. É constituído por células chamadas de cementoblastos e cementócitos e sua matriz extracelular tem como constituintes principais a hidroxiapatita e o colágeno tipo I.

Desenvolvimento do cemento

Logo após a ruptura da bainha epitelial de Hertwig, na extensão dos primeiros terços de raiz em formação (maior extensão em dentes anteriores do que em posteriores), fibrilas colágenas se depositam perpendicularmente sobre a dentina radicular recém-secretada (Figura 4). Como a dentina ainda é quase que inteiramente orgânica, essas fibrilas se entrelaçam à dentina em mineralização.

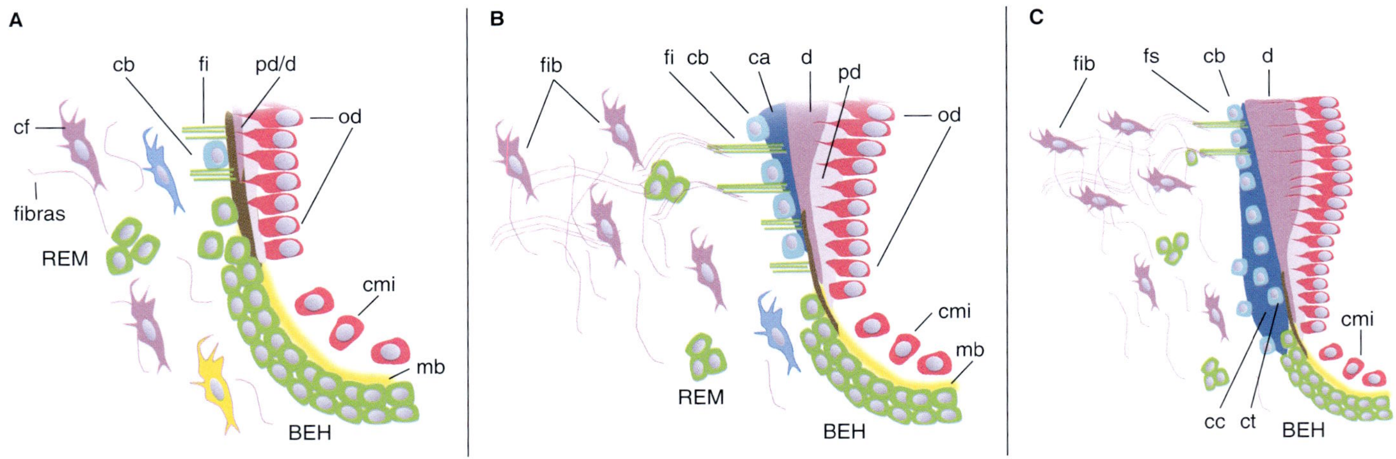

FIGURA 4 Desenvolvimento do cemento primário e secundário. (**A**) Após a ruptura da bainha epitelial de Hertwig (BEH), inicia-se a diferenciação das células do folículo dentário (cf) e a deposição das fibras iniciais (fi) sobre a matriz de esmalte (me) que recobre a dentina (d) em mineralização. Cementoblastos (cb) finalizam sua diferenciação e secretam a matriz não fibrosa para formar o cemento primário (ca). (**B**) As fibras iniciais se alongam e na sequência sofrem mineralização (para formar as fibras de Sharpey) ao mesmo tempo que se conectam às fibras do ligamento periodontal em desenvolvimento. (**C**) Quando o desenvolvimento radicular avança para os estágios finais, a velocidade na formação do cemento aumenta e cementoblastos ficam aprisionados no cemento, dando origem aos cementócitos (ct) e formando o cemento secundário (cc). mb: membrana basal; cmi: células ectomesenquimais indiferenciadas; cf: células do folículo dentário; fi: fibras iniciais; me: matriz de esmalte; d: dentina em mineralização; cb: cementoblastos; ct: cementócitos; cc: cemento secundário; ca: cemento primário.

Ao mesmo tempo, cementoblastos ainda em diferenciação (a diferenciação não é imediata), apresentando uma morfologia semelhante a um fibroblasto, também se dispõem sobre a superfície dentinária.

As fibrilas vão sendo secretadas em paralelo umas às outras, para formar um feixe, que será chamado de "fibras iniciais". Estas fibras iniciais são consideradas fibras extrínsecas, por supostamente terem origem a partir de células que não são cementoblastos ou que representam um estágio celular anterior aos cementoblastos diferenciados.

Na sequência, os cementoblastos, agora já diferenciados, se organizam entre essas fibras iniciais, mantendo a conexão entre os cementoblastos adjacentes, formando uma trama celular em arranjo tubular. Nessa trama celular, os cementoblastos compõem a "parede dos túbulos", enquanto no lúmen de cada túbulo estão contidas as fibras iniciais. Os conjuntos de fibras iniciais são separados pelos cementoblastos, ficando um aspecto de borda em escova sobre a superfície radicular externa em corte histológico.

A partir de então, os cementoblastos iniciam a secreção dos componentes não colagenosos da matriz de cemento e as fibras iniciais mineralizam. Estas fibras são as fibras de Sharpey, que ligam o cemento ao ligamento periodontal. Esse processo vai se repetindo até as proximidades da formação final da raiz.

Quando a formação da raiz ultrapassa cerca da metade do comprimento, a diferenciação completa dos cementoblastos ocorre assim que a bainha epitelial de Hertwig sofre ruptura. Os cementoblastos se alinham sobre a superfície radicular apical e secretam todos os componentes da matriz, incluindo as fibras colágenas. Essa deposição de matriz ocorre em velocidade maior do que nos terços anteriores, tanto que cementoblastos acabam ficando aprisionados em meio à matriz de cemento secretada. Dependendo do grupo dentário, é possível observar cementoblastos aprisionados em meio ao cemento já a partir do terço médio.

Com a mineralização do cemento, esses cementoblastos aprisionados ocupam lacunas chamadas de cementoplastos e passam a ser chamados de cementócitos (semelhante ao que ocorre aos osteócitos no tecido ósseo). Os cementócitos mantêm contato entre si por prolongamentos citoplasmáticos, no entanto, essa rede de canalículos não é tão desenvolvida como a dos osteócitos no tecido ósseo, tanto que não atinge a superfície cementária, sendo os cementócitos nutridos por difusão. Em meio à deposição lamelar do cemento celular, podem se formar regiões em que não há o aprisionamento dos cementócitos.

Independentemente da posição radicular, toda a extensão do cemento é recoberta externamente por uma camada de cementoblastos e por uma camada de cemento não mineralizada, o cementoide. Internamente, o cemento forma uma interface aderente com a dentina radicular mais superficial. Essa região tem sido relacionada com a distribuição das cargas oclusais.

Classificação do cemento

O cemento pode ser classificado de duas maneiras: a) quanto à presença ou não de cementócitos, sendo denominado cemento celular e acelular, respectivamente; b) quanto à definição da origem das células secretoras das fibras que compõem sua matriz extracelular em cemento de fibras intrínsecas ou cemento de fibras extrínsecas, se as fibras forem produzidas exclusivamente por cementoblastos ou por células distintas deles, respectivamente.

Considerando a observação estrutural do cemento, três tipos de cemento são considerados essencialmente: 1) cemento acelular de fibras extrínsecas; 2) cemento celular de fibras intrínsecas; e 3) cemento misto, quando o cemento pode apresentar tanto fibras extrínsecas quanto intrínsecas e ser formado tanto por zonas de cemento celular como de cemento acelular (Figuras 5B a 5D e 6).

O cemento acelular de fibras extrínsecas é o primeiro a ser formado e por isso também é chamado de cemento primário. Este se refere ao cemento que reveste a região cervical da dentina, se estendendo pelos próximos terços, de acordo com o grupo dentário. Já o terço apical da raiz é revestido pelo cemento dito secundário (Figura 5B), que pode ser do tipo celular de fibras intrínsecas ou, ainda, ser constituído por um cemento misto (Figura 6).

O cemento acelular de fibras extrínsecas é constituído pelas fibras de Sharpey (descritas anteriormente), contínuas às fibras principais do ligamento periodontal. É o cemento responsável pela fixação do dente ao alvéolo, enquanto o cemento celular ou ainda o misto tem um papel adaptativo, sendo formado em resposta ao posicionamento oclusal do dente. Também se afirma que este tipo de cemento é depositado durante o reparo de reabsorções externas radiculares.

O espaço ocupado pelo cemento é mais fino na região cervical em comparação àquele no ápice do dente, uma vez que se torna maior conforme se aproxima da região periapical. Assim, a espessura do cemento primário é menor do que a do cemento secundário.

Uma exceção a essa classificação é o cemento afibrilar, que é constituído por uma matriz extracelular livre de células e de fibras. Este tipo de cemento está restrito à junção amelocementária (Quadro 1). Apesar de o cemento afibrilar ser classificado como uma variedade de cemento, ainda não está esclarecida qual a sua função, nem qual célula o secreta.

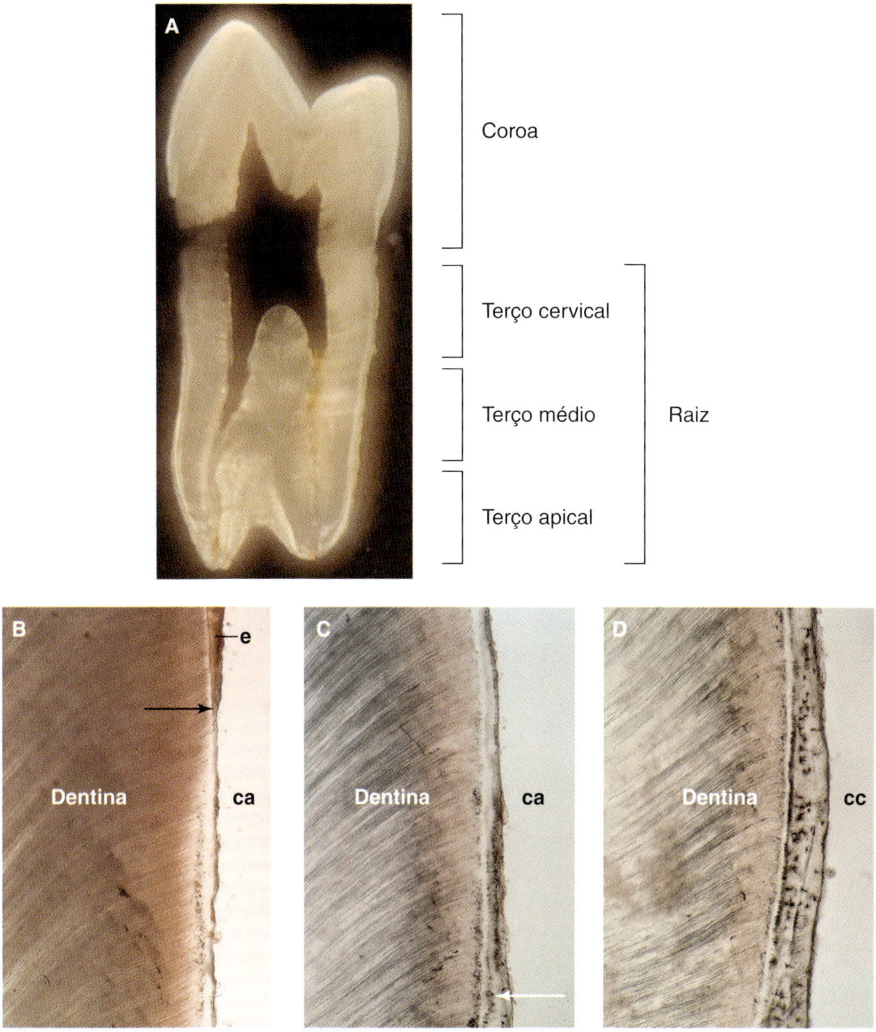

FIGURA 5 (**A**) Fotografia de lâmina histológica de um dente molar preparada pela técnica de desgaste (essa técnica não preserva material orgânico, mas permite observar os tecidos mineralizados). Na imagem estão indicadas a coroa e a porção radicular, dividida em terços. (**B**) Imagem correspondente ao terço cervical da raiz dentária. Observe a presença do esmalte (e), da dentina e do cemento exclusivamente acelular (ca). A seta preta indica o limite entre a porção coronária e a radicular. (**C**) Representação do terço médio radicular com o predomínio do cemento acelular. A seta branca indica o início do aparecimento de cementoplastos (espaços referentes à localização dos cementócitos). (**D**) Representação do terço apical radicular em que se observa o predomínio de cemento celular (cc).

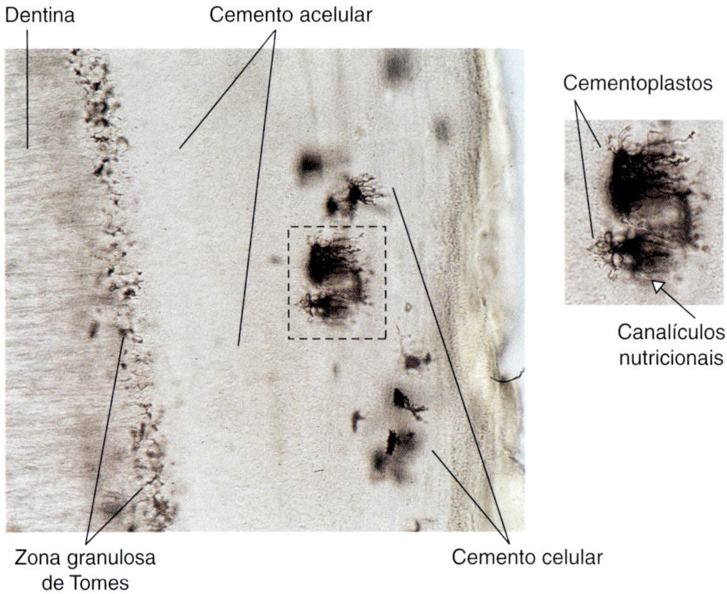

FIGURA 6 Na imagem de dente por desgaste está representada uma região de cemento misto, com zonas de cemento acelular e cemento acelular relacionadas. No detalhe, é possível observar o espaço dos canalículos nutricionais dos cementócitos.

Quadro 1 JUNÇÃO AMELOCEMENTÁRIA

O limite cervical dentário, que separa o final da coroa e o início da porção radicular, é caracterizado por diferentes padrões de relação entre o esmalte e o cemento na região. O local em que esses tecidos se relacionam é chamado de junção amelocementária. Além do esmalte e cemento, um terceiro tipo de tecido mineralizado é localizado na região: a dentina. Em concordância na literatura, são considerados três tipos de padrão (Figura 7) de disposição entre esses tecidos:

1) O cemento e o esmalte se encontram justapostos, ou seja, no local em que termina o esmalte, se inicia o aparecimento do cemento. No caso, não há exposição de dentina. Esse padrão se apresentaria em cerca de 30% dos dentes.
2) O cemento recobre o esmalte, ou seja, por uma curta distância o cemento é depositado fazendo uma cobertura externa do esmalte na região. É o que acontece na maioria dos dentes (cerca de 60%), em decorrência da degeneração de células do epitélio que recobrem o esmalte. Os cementoblastos já diferenciados entram em contato com o esmalte nessa região e produzem o cemento afibrilar, para fazer a cobertura do esmalte "desprotegido".
3) Há ausência de contato entre cemento e esmalte, com consequente exposição de dentina. Representa 10% dos casos.

(*continua*)

Quadro 1 **JUNÇÃO AMELOCEMENTÁRIA (*Continuação*)**

Um quarto tipo de padrão em que o esmalte recobre o cemento é relatado na literatura, no entanto, sua existência é controversa, considerando que o estabelecimento do esmalte na região é anterior ao do cemento. A junção entre a coroa e a raiz não é retilínea, tendo uma disposição em que curvaturas são observadas (Figura 7). Ao longo da curvatura, o padrão de relação entre cemento e esmalte pode ser variável, apresentando os diferentes tipos já relatados.

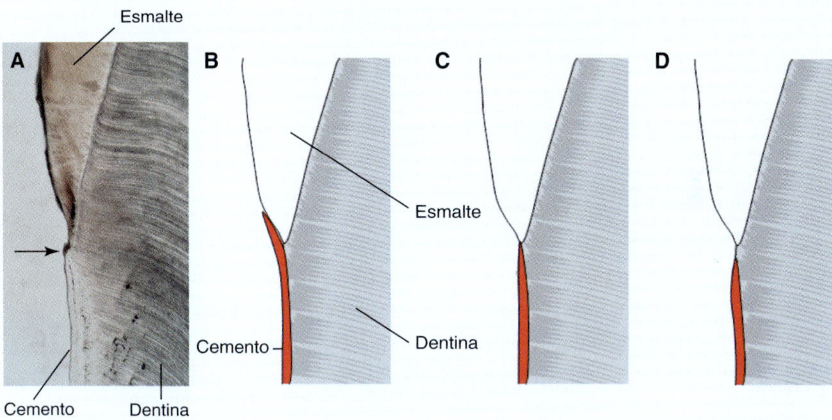

FIGURA 7 (**A**) Dente preparado por desgaste em que se observa o limite amelocementário na seta. (**B-D**) Imagens esquemáticas que representam a variação dos limites entre esmalte e cemento: em (**B**), o cemento recobre o esmalte; em (**C**), o cemento e o esmalte se encontram justapostos e em (**D**), há ausência de contato entre cemento e esmalte.

Na dentição decídua, esses parâmetros ainda não são bem definidos; no entanto, é observado que a junção amelocementária localiza-se apicalmente em relação à ligação do dente ao epitélio juncional, o que poderia ser relacionado aos poucos casos relatados de sensibilidade dentinária na dentição decídua. Além da possível relação com os casos de sensibilidade dentinária, consequentes à exposição radicular, a identificação da junção amelocementária é utilizada como parâmetro em diferentes procedimentos clínico-odontológicos.

Composição do cemento

É dito que a composição do cemento é semelhante a do tecido ósseo, por ambos serem constituídos por uma quantidade similar de matriz mineralizada e matriz orgânica. No entanto, quando proteínas da matriz são individualmente analisadas, cemento e tecido ósseo alveolar (por exemplo) apresentam uma variedade de proteínas exclusivas a cada tecido. O cemento também difere dos tecidos ósseos por ser avascular, não possuir terminações nervosas e não sofrer remodelação.

À exceção do cemento afibrilar, o principal componente orgânico dos cementos é o colágeno tipo I, representando cerca de 90% das proteínas fibrilares. Além do componente colágeno, o cemento contém uma diversidade de proteínas não colágenas comuns aos tecidos de origem mesenquimal, entre elas glicosaminoglicanas, proteoglicanas e glicoproteínas.

Das glicosaminoglicanas, as principais no cemento parecem ser o ácido hialurônico, a dermatana sulfatada e a condroitina sulfatada. Ainda, a queratana sulfatada também se destaca, comparativamente às demais glicosaminoglicanas, e, em especial, os produtos de sua degradação enzimática, a lumicana e a fibromodulina. Estas proteínas localizam-se mais concentradas na matriz de cemento recém-secretada e não mineralizada (cementoide ou pré-cemento), sugerindo um papel durante a mineralização.

Comparativamente à porcentagem de glicosaminoglicanas (responsáveis pela resistência às forças compressivas), a concentração de proteoglicanas é menor. As proteoglicanas são relativamente baixas em tecidos mineralizados, uma vez que podem estabelecer ligações com o colágeno nos locais de afinidade por hidroxiapatita e, com isso, inibir a mineralização do tecido. Inclusive estão presentes apenas no cemento celular, sendo ausentes no cemento acelular (exceto nos primórdios de sua formação).

Entre as proteoglicanas, estão a versicana, a decorina, a biglicana e sindecana, presentes com maior destaque nas lacunas dos cementócitos, associadas com as fibras do ligamento periodontal, no cementoide e no cemento de reparo, respectivamente. Essas localizações particulares indicam que essas proteínas desempenham diferentes papéis no desenvolvimento e estabelecimento do tecido cementário.

Enquanto as proteoglicanas inibem a mineralização, as glicoproteínas da matriz a estimulam. A sialoproteína óssea e osteopontina são exemplos de glicoproteínas que têm sido associadas a essa função. Essas proteínas também têm sido relacionadas à diferenciação de cementoblastos. A matriz de cemento contém ainda a enzima fosfatase alcalina (Quadro 2), essencial para a formação do cemento acelular, e outras proteínas específicas do cemento como fatores de crescimento e a proteína de adesão cementária.

Em situações de perda da camada de cementoblastos, células clásticas tornam-se associadas à superfície cementária e deflagram a reabsorção do cemento. Nesse local, essas células que reabsorvem o cemento são chamadas de cementoclastos. Os mecanismos de reabsorção do cemento podem ser eventos fisiológicos, como observado durante a rizólise dos dentes decíduos, diferente do ocorrido em dentes permanentes (ver Capítulo 13 – Erupção e rizólise).

Quadro 2 DISTÚRBIOS DE CEMENTO

A presença da fosfatase alcalina é essencial para que ocorra a hidrólise do pirofosfato inorgânico na matriz extracelular, o que evita a inibição da formação de hidroxiapatita e, consequentemente, uma inadequada mineralização do cemento. Além disso, os próprios cementoblastos são sensíveis aos níveis de pirofosfato, que, quando elevados, podem prejudicar a secreção do cemento.

Em humanos, mutações que alteram a função da fosfatase alcalina apresentam um quadro de hipofosfatasia, que se reflete em disruptura de cemento, associada, em muitos casos, à perda dentária decídua precoce. Até então, algumas condições sistêmicas têm sido relatadas por apresentar alterações na formação ou mineralização do cemento.

Uma das primeiras desordens a ser descrita nesse sentido foi a hipofosfatasia, classificada como um erro inato do metabolismo, ocasionada em decorrência da mutação no gene da fosfatase alcalina tipo hepática (*ALPL*) que codifica a formação da enzima fosfatase alcalina, atuante em diversos órgãos, como ossos, dentes, fígado e rins. Outras desordens envolvendo mutações de outros genes que resultam em alterações de proteínas distintas, envolvidas com mecanismos diferentes na formação de cemento descritas posteriormente, foram a hipofosfatemia ligada ao cromossomo X e a calcificação arterial generalizada da infância (CAGI).

Na hipofosfatemia, o esmalte e a dentina são consideravelmente mais afetados do que o cemento, que o é, mas em grau mais leve. Assim, clinicamente se apresentam mais evidentes as hipoplasias de esmalte e hipomineralização de dentina. Já nos pacientes com hipofosfasia, além das alterações de esmalte e dentina, é comum a ocorrência de perda prematura de dentes decíduos sem a reabsorção das raízes (dentes esfoliam com a raiz em seu completo comprimento), atraso de erupção, má formação radicular e maior incidência de doenças periodontais.

Indivíduos com CAGI apresentam excessiva quantidade de cemento e desfechos clínicos dentários de anquilose, movimentação ortodôntica lenta e atrasos de esfoliação (resposta que pode estar envolvida com o aumento da produção da matriz reparativa durante os episódios de repouso do processo de esfoliação dentária – ver Capítulo 13 – Erupção e rizólise). Esmalte e dentina parecem não apresentar defeitos.

Deposição exacerbada de cemento também pode ser observada, não relacionada a condições sistêmicas diretas, como nos casos de hipercementose.

Ligamento periodontal

O ligamento periodontal é constituído por um tecido conjuntivo propriamente dito frouxo, vascularizado e inervado (Figura 1C). Sua matriz extracelular apresenta substância fundamental com glicosaminoglicanas, proteoglicanas e glicoproteínas e um sistema de fibras composto, principalmente, por colágeno tipo I, mas também estando presentes colágeno dos tipos III, V, VI e XII.

Em virtude da grande concentração no número de nociceptores e mecanorreceptores, o ligamento periodontal, além de ter papel na ligação do dente ao alvéolo, atua na resposta do periodonto de inserção às cargas mastigatórias. Também serve como um amortecedor que auxilia a minimizar danos físicos ao dente e ao osso alveolar e, indiretamente, em associação ao periodonto de proteção, contribui para o controle da disseminação de microrganismos bucais.

Composição do ligamento periodontal

A porção celular contém as células típicas de um tecido conjuntivo frouxo, como fibroblastos e células imunes somados às células dos tecidos com os quais faz fronteira, ou seja, osteoblastos e osteoclastos, referentes ao osso alveolar, e cementoblastos, referentes ao cemento. Durante seu desenvolvimento e em processos de reparação, fibroblastos com propriedades contráteis (miofibroblastos) podem estar presentes. Adicionalmente, no ligamento periodontal residem as células residuais da bainha epitelial de Hertwig, organizadas como os restos epiteliais de Malassez, e células mesenquimais indiferenciadas, definidas como células-tronco do ligamento periodontal.

Em meio a essa diversidade de população celular, a célula predominante do ligamento periodontal é o fibroblasto periodontal. O fibroblasto periodontal é responsável pela síntese, manutenção e degradação da matriz extracelular e está diretamente envolvido nas altas taxas e rápido remodelamento do ligamento. Ele tem a capacidade de responder aos estímulos mecânicos incididos sobre o ligamento periodontal secretando citocinas, como nos casos das forças de tensão e compressão exercidas pelo tratamento ortodôntico. Essas citocinas sinalizam eventos que resultam na alteração da matriz extracelular do ligamento ou no remodelamento do tecido ósseo alveolar adjacente.

No ligamento periodontal, especificamente, quanto maior for a exposição às forças mastigatórias, maior será a atividade de síntese dos fibroblastos e a quantidade de fibras colágenas produzidas e, consequentemente, haverá um aumento na espessura do ligamento. Por outro lado, quanto menores forem as forças que estiverem sendo exercidas, menor será a síntese de colágeno com consequente estreitamento do ligamento periodontal.

Condições que envolvam mutações nos genes que codificam a produção de colágeno ou deficiência/ausência dos fatores envolvidos em seu processo de síntese podem resultar em colágeno defeituoso, o que prejudica o funcionamento do ligamento periodontal (Quadro 3).

Quadro 3 ALTERAÇÕES NA SÍNTESE DE COLÁGENO

Até então foram identificados mais de 40 genes envolvidos na produção das cadeias alfa de colágeno, molécula fundamental para a síntese da proteína. Durante a síntese de colágeno, três cadeias alfa se ligam em uma variedade de combinações para formar uma estrutura em tripla hélice que resulta nos 28 tipos de colágeno conhecidos. Além da adequada informação do gene, modificações químicas após a formação das cadeias alfa são necessárias para a formação da tripla hélice (processo de hidroxilação e glicosilação).

Assim, mutações nos genes que codificam as cadeias alfa, como nos casos de osteogênese imperfeita, epidermólise bolhosa, síndrome de Ehlers-Danlos, síndrome de Alport e doença de Caffey entre tantas outras, afetam a estrutura, síntese e estabilidade do colágeno formado.

Não são apenas mutações que podem interferir na síntese de colágeno. A doença conhecida por escorbuto, resultante da falta de vitamina C, é um exemplo de doença que está associada à ineficiência nas modificações conformacionais do colágeno. A vitamina C (ácido ascórbico) é necessária para a hidroxilação de prolina e lisina, uma das etapas de modificação da cadeia alfa produzida. Entre os sinais clínicos da doença está o sangramento gengival, decorrente da alteração na formação de colágeno, principal proteína estrutural do ligamento periodontal.

Grande parte dos colágenos secretados pelo fibroblasto se organizam em feixes para formar as fibras principais do ligamento periodontal. Essas fibras ocupam as porções centrais do tecido, não são mineralizadas e possuem diferentes orientações e inserções, o que permite classificá-las em: fibras alveolodentárias horizontais, fibras alveolodentárias oblíquas, fibras alveolodentárias apicais e fibras alveolodentárias da crista alveolar. Em dentes polirradiculares, uma classificação adicional é atribuída às fibras que ligam o cemento das raízes adjacentes à crista do septo inter-radicular: são chamadas de fibras interradiculares (Figura 8A).

Também estão presentes no ligamento fibras colágenas não organizadas em feixes e dispersas sem orientação no tecido. Essas fibras são chamadas de fibras secundárias. Em paralelo ao cemento ou em associação aos vasos sanguíneos ainda existem as fibras do tipo oxitalânicas. Estas fibras são constituídas pela proteína fibrilina e sua principal característica é ser altamente resistentes às forças de tração. Apesar de pertencerem ao sistema elástico de fibras, elas não apresentam elasticidade.

Durante o desenvolvimento do ligamento, a formação das fibras principais é precedida pela formação das fibras de Sharpey. Esses dois tipos de fibras se relacionam, formando um segmento fibroso, no entanto, enquanto as fibras

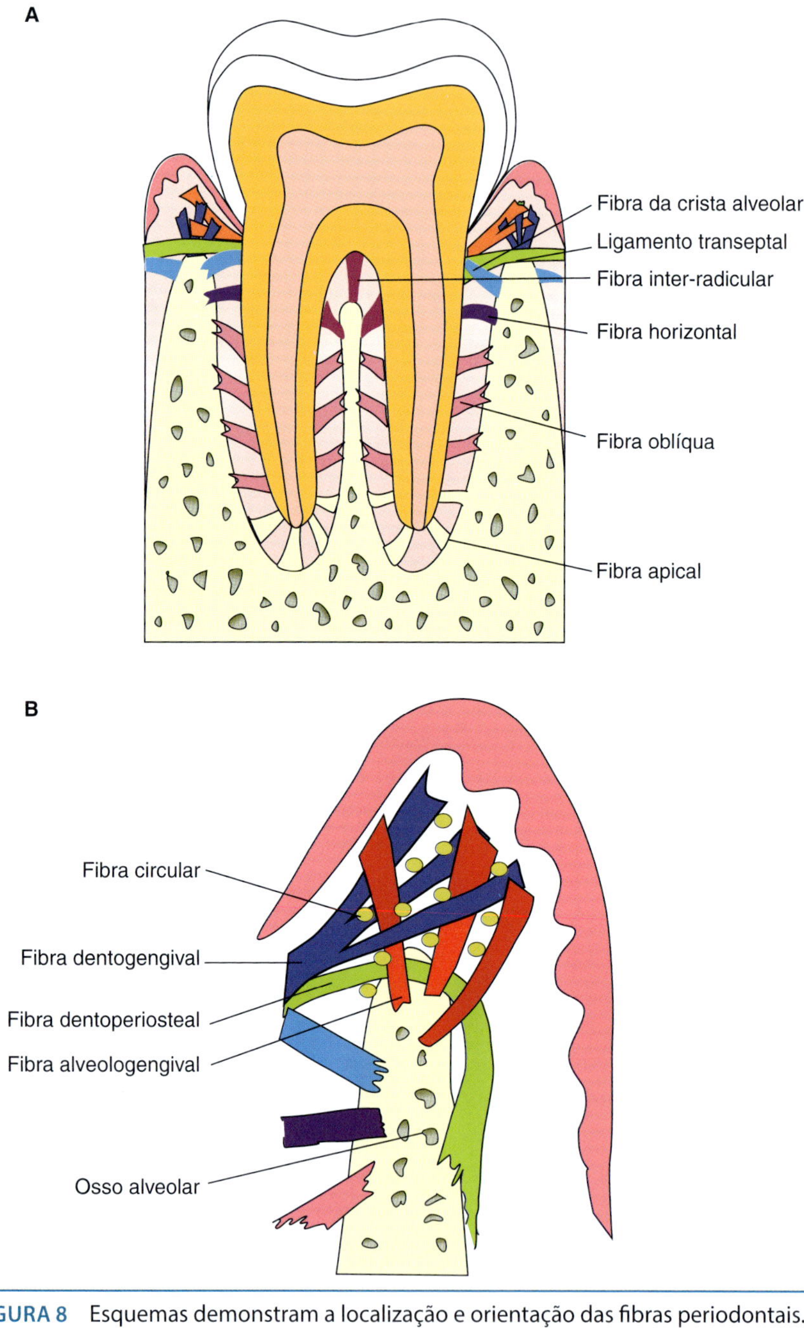

FIGURA 8 Esquemas demonstram a localização e orientação das fibras periodontais.

principais ocupam a porção central do ligamento e não são mineralizadas, as fibras de Sharpey localizam-se na periferia entremeadas ao cemento e tecido ósseo adjacentes, estando mineralizadas em meio à matriz desses tecidos.

Desenvolvimento do ligamento periodontal

Durante as modificações e o estabelecimento do tecido conjuntivo do ligamento periodontal, as primeiras estruturas a serem definidas são as fibras de Sharpey.

As fibras de Sharpey que se inserem no cemento são formadas assim que a primeira camada de cemento acelular é secretada e está ainda apenas parcialmente mineralizada. No terço apical, as fibras de Sharpey cobrem cerca de 50% do cemento, enquanto no terço cervical, estão inseridas em quase 100% da estrutura cementária.

No osso alveolar de inserção, as fibras de Sharpey vão ocupando seu espaço em decorrência do remodelamento do tecido ósseo do processo alveolar (região da cripta óssea) que se forma anteriormente ao ligamento (em consequência da formação do germe dentário). Assim, podem se ligar ao osso alveolar de inserção na matriz osteoide em mineralização ou nas regiões em que os osteoclastos estão presentes. As fibras de Sharpey são em menor número e maior espessura ligadas ao osso alveolar de inserção, enquanto são, comparativamente, mais finas e em maior número na inserção ao cemento.

Na continuidade do desenvolvimento, quando cerca de um terço da raiz (terço cervical) está formada, na porção central do ligamento periodontal, as fibras começam a exibir certo padrão de organização. Até então, as fibras centrais, que eram finas e paralelas ao cemento (Figuras 9A e 9B), formam fibras orientadas (fibras principais) que atravessam o ligamento. À medida que ampliam sua espessura, se conectam às fibras de Sharpey na sua porção não mineralizada, localizada em meio ao tecido conjuntivo do ligamento periodontal (Figuras 9C e 9D). Assim, a ligação das fibras centrais às fibras de Sharpey (Figura 10) determina o estabelecimento do complexo funcional denominado periodonto de inserção. Apesar de se ligarem às fibras de Sharpey, as fibras principais permanecem não mineralizadas, por um mecanismo ainda não bem esclarecido.

A orientação das fibras principais acompanha a movimentação eruptiva das fibras de Sharpey a que estão ligadas. Por esse motivo, o ângulo formado entre essas fibras e o dente vai se alterando conforme o processo eruptivo avança (Figura 11). A orientação descrita anteriormente quanto à classificação das fibras principais se refere a um dente já erupcionado, ou seja, em oclusão.

O remodelamento das fibras, no entanto, não é restrito ao que ocorre durante seu desenvolvimento até sua orientação definitiva. O ligamento periodontal,

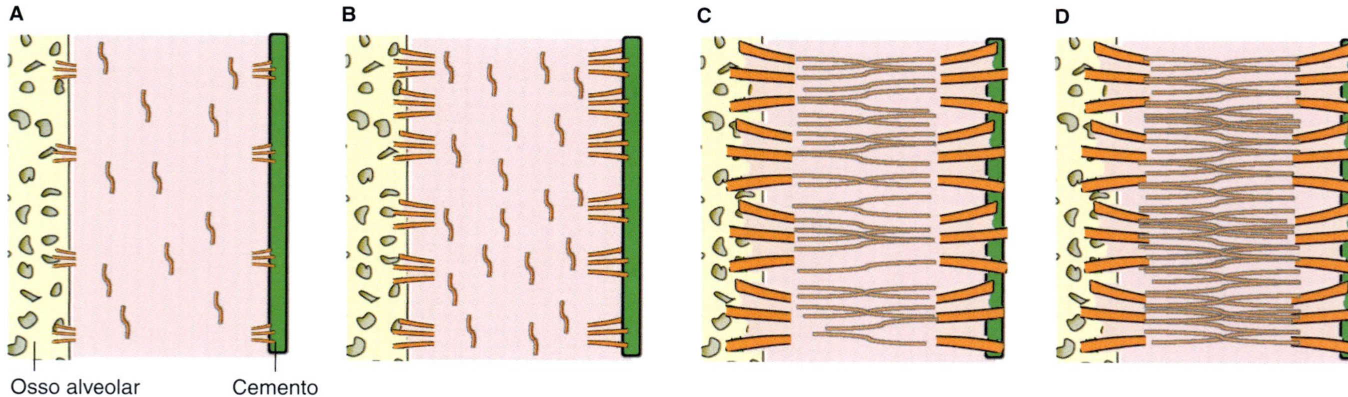

FIGURA 9 Esquema demonstra o desenvolvimento das fibras do ligamento periodontal. (**A**) Início do desenvolvimento: fibras de Sharpey incipientes e fibras centrais do ligamento periodontal paralelas ao cemento e osso alveolar de inserção. As fibras são escassas e de pouca espessura. (**B**) Extensão das fibras de Sharpey e aumento na espessura das fibras centrais que permanecem paralelas ao longo eixo radicular. (**C**) Fibras de Sharpey atingem maior extensão e espessura e as fibras centrais são remodeladas para se posicionarem perpendiculares à superfície radicular. Início da interação entre as fibras centrais (fibras principais em formação) e as fibras de Sharpey. (**D**) Interação entre as fibras principais e as fibras de Sharpey estabelecida.

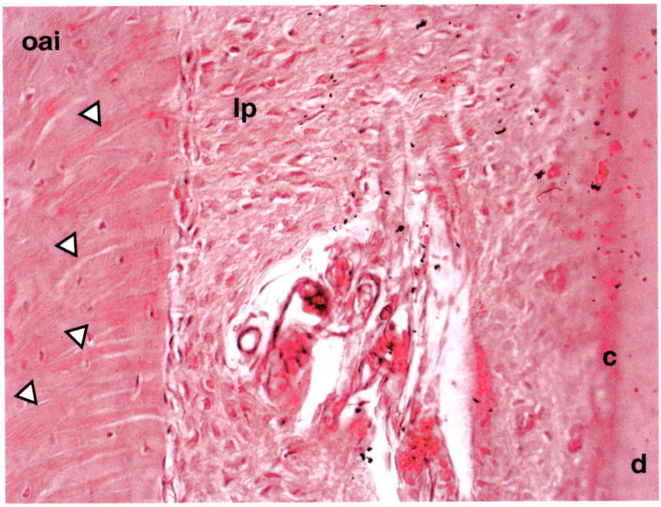

FIGURA 10 Imagem em hematoxilina-eosina mostrando o ligamento periodontal (lp) com suas fibras e as fibras de Sharpey (cabeça de seta) inseridas no osso alveolar de inserção (oai) à esquerda. À direita, o ligamento periodontal se relaciona com o cemento (c) que faz limite com a dentina (d).

bem como todo o complexo de inserção, pode sofrer modificações conforme a carga de forças exercidas sobre tais tecidos por processos inflamatórios ou mesmo influenciados pelos eventos relacionados com o envelhecimento do ligamento periodontal.

Vascularização e inervação do ligamento periodontal

A irrigação do ligamento periodontal pode ser derivada lateralmente dos ramos provenientes do osso alveolar de inserção, apicalmente da ramificação de ramos das artérias que irrigarão o tecido pulpar e cervicalmente de ramos derivados da irrigação da mucosa gengival. Assim, o suprimento sanguíneo associado ao osso alveolar de inserção é proveniente das artérias interalveolares que penetram as numerosas aberturas de sua "placa cribiforme", os ramos apicais são provenientes da artéria dentária e, a partir mucosa gengival, derivam os ramos da artéria periostal.

As fibras nervosas acompanham o trajeto dos ramos vasculares. Tem sido relatado que, em dentes permanentes humanos, uma rede de fibras mielinizadas localiza-se próxima às fibras de colágeno e ao osso alveolar de inserção, com maior densidade nas regiões apicais. Essa distribuição de fibras seria semelhante

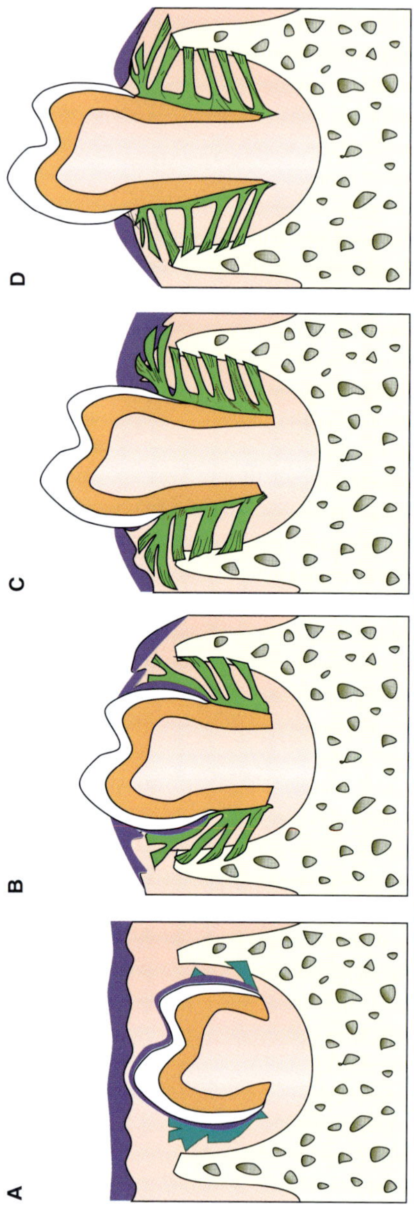

FIGURA 11 (**A-D**) Imagem esquemática mostrando a mudança na orientação das fibras do ligamento periodontal, uma vez que sua formação ocorre enquanto o movimento eruptivo propriamente dito está acontecendo. Em (**A**), fase de erupção intraóssea com o início da formação da raiz. Em (**B**), fase de penetração na mucosa e fusionamento do epitélio reduzido com o epitélio da mucosa bucal. Em (**C**), fase pré-oclusal e finalização do processo eruptivo propriamente dito em (**D**).

na dentição decídua, apesar da concentração de fibras nessa dentição ser menor. Mecanorreceptores de Ruffini estão presentes em diferentes distribuições, conforme o grupo dentário, a função do dente e o envelhecimento. É possível que os mecanorreceptores do ligamento periodontal atuem em outros mecanismos, como na estimulação da secreção das glândulas salivares.

Osso alveolar de inserção

O osso alveolar de inserção é o local onde se inserem as fibras de Sharpey, associando o ligamento ao alvéolo. Ele faz parte do processo alveolar, que, associado ao osso basal, compõe os ossos maxilares (mandíbula e maxila) (Figura 1).

Desenvolvimento do osso alveolar de inserção

Enquanto o osso basal se desenvolve independente do desenvolvimento dentário, já no início da formação dos maxilares, o processo alveolar é estabelecido durante a odontogênese. Ao passo que o ectomesênquima se condensa nas proximidades da lâmina dentária, para dar início à formação do que será a papila dentária e o folículo, suas células também se condensam e diferenciam-se em osteoblastos para secretar a matriz óssea do processo alveolar. Tanto o tecido ósseo do osso basal quanto o do processo alveolar da mandíbula e maxila se formam a partir de ossificação intramembranosa.

Quando o germe atinge a fase de campânula, o processo alveolar está contornando o folículo dentário. O tecido ósseo do processo alveolar recebe o nome de cripta óssea. Esta estará presente, contornando o germe e sofrendo remodelações adaptativas, conforme os tecidos da coroa vão sendo secretados e o crânio vai se expandindo.

Até o início do desenvolvimento da raiz, a cripta óssea estava em contato direto com as células do folículo dentário. Estas então se diferenciam em diferentes células, entre elas os osteoblastos. Os osteoblastos recém-diferenciados e os osteoclastos atraídos para o local remodelam a parede interna da cripta. O tecido remodelado é denominado osso alveolar de inserção, uma vez que, à medida que a remodelação vai ocorrendo, as fibras de Sharpey ficam entremeadas na nova matriz mineralizada (Figura 10).

Em resumo, a partir dessas observações, é considerado que o osso alveolar de inserção faz parte do processo alveolar, pois representa a porção do processo alveolar da cripta óssea que é remodelada para formar as paredes do alvéolo dentário (Quadro 4).

Quadro 4 PERDA DENTÁRIA OU AUSÊNCIA DENTÁRIA CONGÊNITA

O desenvolvimento do processo alveolar e a modulação do osso alveolar de inserção são dependentes da presença do dente e do ligamento periodontal, respectivamente. Assim, um dos desfechos clínicos de extrações dentárias (com perdas dentárias parciais ou totais) é a redução gradual na qualidade e quantidade do osso alveolar, restando na maioria da região, antes ocupada pelo dente, o osso basal principalmente.

Ainda não há uma previsibilidade de remodelação do tecido ósseo alveolar remanescente, o que dificulta a determinação de protocolos clínicos padronizados, necessitando a avaliação clínica individual. Considera-se que a colocação de um implante dentário no local do dente perdido auxilia na manutenção do que restou do osso alveolar, em razão das cargas mecânicas aplicadas na região.

Em casos de maior extensão da perda alveolar, o volume do processo alveolar remanescente (dimensões de altura e largura) pode ser insuficiente para a colocação de implantes, sendo necessária a utilização de enxertos ósseos autólogos ou substitutos ósseos biológicos ou sintéticos. Uma estratégia para a preservação do tecido ósseo alveolar após extração dentária é a instalação de implante dentário imediato, nos casos em que a técnica é indicada. Em casos de agenesias, o osso alveolar não chega a se formar na região.

Organização estrutural do osso alveolar de inserção

O osso alveolar de inserção terá como limites de um lado o ligamento periodontal e do outro o tecido ósseo esponjoso do processo alveolar. Considerando esses limites, zonas diferentes podem observadas no osso alveolar de inserção. Assim, a porção óssea mais próxima do osso esponjoso é constituída, predominantemente, por tecido ósseo secundário, enquanto a porção voltada para o dente apresenta grande área de tecido ósseo imaturo. A remodelação óssea nessa região ocorre constantemente e ao longo de toda a vida pela ação de osteoclastos ativados em resposta às forças da mastigação e aos desgastes dentários.

Os osteoblastos localizados no ligamento periodontal secretam nova matriz, de forma que uma camada de osteoide (matriz não mineralizada) sempre recobre o tecido ósseo do alvéolo. Durante a remodelação, alguns osteoblastos ficam aprisionados, tornando-se osteócitos.

O colágeno do tipo I é o principal componente da matriz extracelular, mas proteínas não colágenas como a periostina e a asporina estão presentes. A periostina é relacionada a adesão e biomineralização e a asporina pertence a uma família de proteínas que auxilia na ligação do cálcio ao colágeno.

PERIODONTO DE PROTEÇÃO OU MARGINAL

O periodonto de proteção ou marginal também é conhecido como gengiva. Clinicamente, ele divide-se em gengiva livre ou marginal, gengiva inserida e gengiva interdental ou papilar (Figura 12).

Gengiva livre

A gengiva livre está localizada nas paredes vestibulares e linguais ou palatinas dos dentes, além das gengivas interdental ou papila interdental (Figura 12). Ela mede entre 1,5 mm e 2 mm, possui cor rósea, superfície opaca e consistência firme.

A gengiva livre é suportada por tecido conjuntivo semidenso. Nele pode-se observar a presença de células como fibroblastos e macrófagos e fibras como as colágenas, reticulares, elásticas, elauninicas e oxitalânicas. Enquanto a área ocupada pelas fibras colágenas e o diâmetro das fibras elásticas aumentam com a idade, o das fibras oxitalânicas permanece inalterado com o envelhecimento. Na gengiva livre, é possível observar que as papilas de tecido conjuntivo se projetam para o epitélio.

O epitélio que a recobre possui características histológicas e localização que permitem classificá-lo em três subtipos: 1) epitélio oral, que se relaciona com a cavidade oral; 2) epitélio do sulco, que está voltado para o dente, porém sem estar em contato direto com sua superfície; e 3) epitélio juncional, que integra a gengiva com o dente (Figura 13) (Quadro 5).

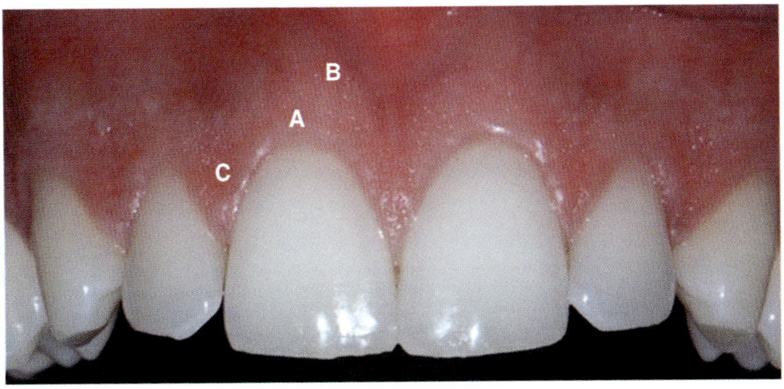

FIGURA 12 Aspectos anatômicos do periodonto de proteção. Clinicamente, ele se divide em gengiva livre ou marginal (**A**), gengiva inserida (**B**) e gengiva interdental ou papilar (**C**).

Fonte: foto cedida pelo professor Marcelo da Silva Muniz – Universidade do Oeste de Santa Catarina Joaçaba (Unoesc/JBA).

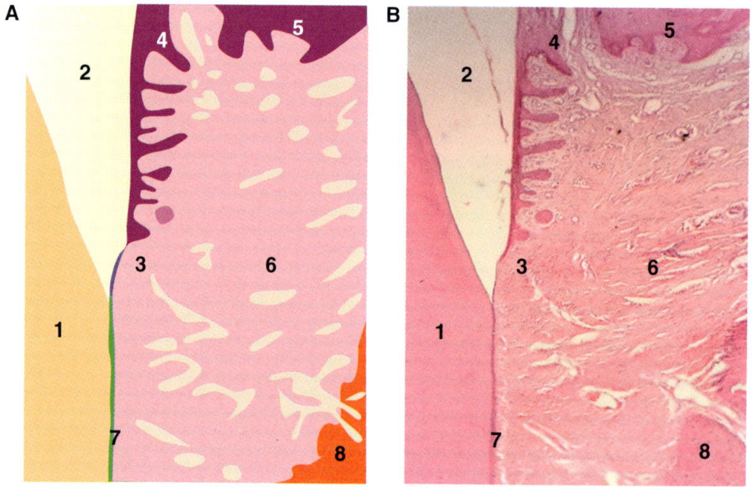

FIGURA 13 Organização histológica do periodonto de proteção. (**A**) Imagem esquemática em que: 1: dentina; 2: espaço do esmalte; 3: epitélio juncional; 4: epitélio do sulco; 5: epitélio oral; 6: tecido conjuntivo; 7: cemento; 8: osso alveolar; (**B**) Imagem em hematoxilina-eosina apresenta a porção coronária do dente e sua relação com os tecidos que constituem o periodonto de proteção representadas no esquema em A. A membrana basal externa localiza-se na interface entre o tecido conjuntivo (6) e o epitélio juncional (3), enquanto que a membrana basal interna localiza-se entre o epitélio juncional (3) e o esmalte dentário (2).

Quadro 5	ESPAÇO BIOLÓGICO

O periodonto de proteção faz parte do chamado espaço biológico, que é um espaço virtual existente entre a parte interna do periodonto de proteção e é compreendido entre o pico gengival e a crista óssea alveolar. Ele mede aproximadamente 2,0 mm, é preenchido pelos tecidos moles que compõem as distâncias biológicas, pelo epitélio sulcular (~0,7 mm), pelo epitélio juncional (~1,0 mm) e pela inserção conjuntiva (~1,05 mm). O espaço biológico protege os tecidos do periodonto de sustentação da agressão bacteriana e suas toxinas. Esse espaço deve ser respeitado no momento da realização de um procedimento odontológico restaurador, a fim de evitar a reabsorção da crista óssea alveolar.

Epitélio oral, epitélio do sulco e epitélio juncional

O epitélio oral é um epitélio de revestimento pavimentoso estratificado paraqueratinizado (Figura 14). É dividido em estrato basal, estrato espinhoso, estrato granuloso e estrato córneo. Algumas vezes esse epitélio pode apresentar ortoqueratina. Quando isso acontece, a queratinização é completa, conferindo ao epitélio uma espessura maior.

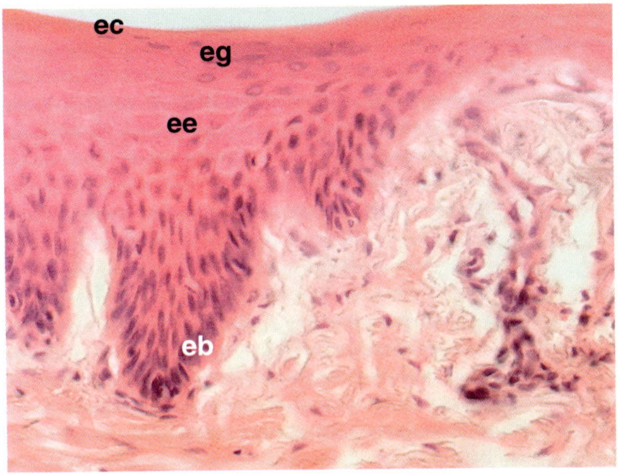

FIGURA 14 Representação em hematoxilina-eosina do epitélio oral de revestimento pavimentoso estratificado paraqueratinizado. É possível identificar os estratos desse epitélio. eb: estrato basal; ee: estrato espinhoso; eg: estrato granuloso; ec: estrato córneo.

Esse epitélio é composto na sua maioria por queratinócitos (células produtoras de queratina), mas melanócitos (células produtoras de melanina), células de Langherans (células de defesa), células de Merkel (células com função sensorial) e células inflamatórias (células de defesa) também podem ser observadas. O estrato basal do epitélio oral é formado por células cilíndricas baixas ou cúbicas, responsáveis pela renovação celular, e por isso chamadas de compartimento de células progenitoras do epitélio. Elas estão em contato com a membrana basal, que separa o epitélio do tecido conjuntivo. O epitélio oral também pode ser chamado de epitélio mastigatório.

O epitélio do sulco reveste o sulco gengival, uma depressão pouco profunda que se estende da superfície livre do epitélio juncional até a borda livre da gengiva. O epitélio do sulco é revestido por um epitélio pavimentoso estratificado não queratinizado, histologicamente muito semelhante ao do epitélio juncional. No entanto, as células no epitélio juncional apresentam entre elas apenas poucos desmossomos e reduzidas junções comunicantes, o que torna o epitélio juncional muito permeável, comparativamente aos demais epitélios da gengiva livre, incluindo o epitélio do sulco (Quadro 6).

O epitélio juncional se une ao esmalte dentário por meio de uma membrana basal interna pelo seu lado interno. No lado externo, se conecta ao tecido conjuntivo pela membrana basal externa (Figura 13A). O estrato basal, ao lado da lâmina própria é constituído por uma camada de células cúbicas, enquanto o estrato suprabasal é constituído por células achatadas com seu eixo paralelo à superfície dentária. As células do estrato basal são responsáveis pela alta taxa de renovação da proliferação epitelial, enquanto as células do estrato suprabasal se ligam via hemidesmossomos à membrana basal interna, selando a superfície dentária. Ao conjunto das células suprabasais mais a membrana basal interna dá-se o nome de aderência epitelial. Ambos, estrato basal e suprasal, são bem inervados por fibras nervosas sensoriais.

O epitélio juncional está envolvido na proteção biológica do periodonto de inserção, formando uma barreira microbiológica. Ele se estende da região da junção cemento-esmalte até o fundo do sulco gengival, formando um anel ao redor do dente de aspecto triangular, não visível ao exame intraoral. É formado durante os movimentos de erupção dentária, mais precisamente durante a penetração do dente na mucosa.

Imediatamente antes da emergência do dente na cavidade bucal, ocorre a união das células do epitélio reduzido do órgão do esmalte, que recobrem a superfície do germe com as células basais do epitélio da mucosa oral. As células do estrato intermediário, derivadas do epitélio reduzido, bem como as células do epitélio bucal, proliferam, fusionando os epitélios. Mudanças celulares vão ocorrendo (inclusive com alteração da morfologia dos ameloblastos residuais), até que, passados alguns anos, as células do epitélio reduzido do esmalte descamam e são substituídas por completo pelas células epiteliais do epitélio bucal, formando, então, de fato, o epitélio juncional.

Em dentes jovens, a extremidade apical do epitélio juncional é o limite amelocementário, enquanto o limite conário é o epitélio do sulco. A espessura do epitélio nessas regiões varia com a idade, aumentando progressivamente.

Gengiva inserida

A gengiva inserida é demarcada apicalmente pela junção mucogengival (Figura 12). É firmemente aderida ao osso alveolar e ao cemento subjacente, por meio das fibras do tecido conjuntivo, sendo imóvel quando comparada aos tecidos subjacentes. Possui textura firme, cor rósea e aumenta com o avanço da idade. A junção mucogengival permanece estável em relação à borda inferior da mandíbula, e o aumento da largura da gengiva livre acontece pela constante erupção dental ao longo da vida.

A gengiva inserida é revestida por epitélio pavimentoso estratificado queratinizado. Este apresenta pouca quantidade de glicogênio e grande quantidade de células de Langerhans e melanócitos. O córion é formado por tecido conjuntivo denso com abundância fibrosa. Clinicamente, no adulto, a gengiva inserida apresenta um aspecto puntiforme, o que acontece pela presença de projeções no tecido conjuntivo que deixam o epitélio mais delgado, conferindo um aspecto macroscópico de casca de laranja (Figura 15).

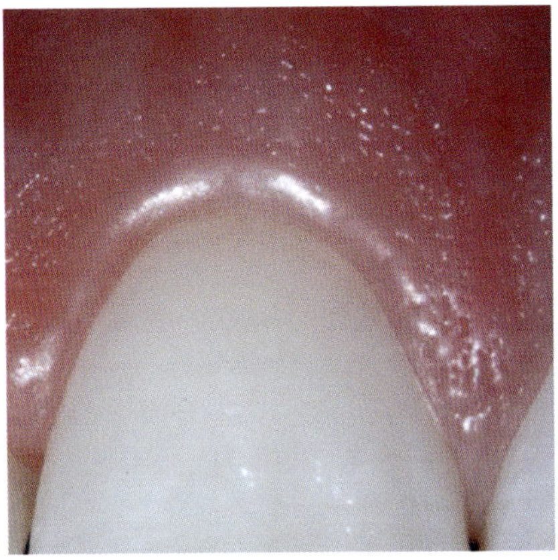

FIGURA 15 Aspecto de casca de laranja.

Fonte: foto cedida pelo professor Marcelo da Silva Muniz – Universidade do Oeste de Santa Catarina Joaçaba (Unoesc/JBA).

Fibras gengivais

Na gengiva encontram-se feixes de fibras colágenas que se entremeiam com os outros componentes da lâmina própria; esses feixes constituem as fibras gengivais, também chamadas de ligamento gengival. Sua composição é semelhante às fibras do ligamento periodontal. Elas são classificadas, de acordo com sua localização e orientação, em: fibras dentogengivais, fibras dentoperiósticas, fibras alveologengivais, fibras circulares, fibras interpapilares e fibras transeptais (Figura 8).

- **Fibras dentogengivais**: feixes de fibras que estão inseridas no cemento da porção supra-alveolar da raiz e que se projetam em forma de leque para a gengiva livre das superfícies vestibulares, linguais e interproximais.
- **Fibras dentoperiósticas**: feixes de fibras que estão inseridas no cemento cervical e que se projetam em sentido horizontal até alcançar a crista óssea alveolar. Posteriormente seguem no sentido apical e se inserem na tábua óssea vestibular.
- **Fibras alveologengivais**: fibras que se inserem na crista óssea alveolar e se dirigem em direção à lâmina própria da gengiva livre.
- **Fibras circulares**: feixes de fibras dispostas na gengiva livre que circundam o dente, formando um anel ao seu redor.
- **Fibras interpapilares**: fibras que estão localizadas na região coronal da papila interdental. Elas se dirigem da região vestibular para a região palatina ou lingual da mesma papila, passando pelo col (região de depressão interpapilar).

- **Fibras transeptais**: feixes que se estendem entre o cemento supra-alveolar de dentes adjacentes. Elas seguem um trajeto retilíneo sobre o septo dentário. Também são chamadas de interdentárias ou dentodentárias.

Quadro 6 CORRELAÇÕES CLÍNICAS

O sulco gengival é limitado pela superfície dentária, pelo epitélio do sulco e pelo epitélio juncional. É banhado pelo fluido crevicular, o qual contém, entre uma diversidade de componentes, uma variedade de bactérias, que resultam em um constante desafio microbiano no local. Para evitar que os produtos bacterianos agridam os tecidos do periodonto, a superfície do dente é selada pela aderência epitelial, além de o epitélio juncional ser muito permeável, o que permite que citocinas e células de defesa estabeleçam uma interface com a cavidade bucal. O desequilíbrio desse sistema, em consequência de um aumento na virulência ou debilidade imunológica do hospedeiro, facilita a colonização bacteriana da superfície subgengival. Esse processo, se persistente, pode resultar, por mecanismos a serem ainda esclarecidos, na perda da aderência epitelial e na degradação das junções entre as células do epitélio juncional (provavelmente em razão das proteases dos produtos bacterianos). Em resposta à limitada capacidade funcional da "barreira de proteção", as células do epitélio juncional proliferam e passam a se inserir mais apicalmente na superfície dentária. A formação desse "epitélio juncional longo", aumenta a profundidade do sulco gengival, o que, associado ao microambiente do sulco, caracteriza o estabelecimento da bolsa periodontal. O recrutamento crescente de células inflamatórias e mononucleares para o local exacerba a resposta imune e aumenta a secreção de citocinas. Entre outras ações, essas citocinas estimulam a produção da proteína RANKL (do inglês *receptor activator of nuclear factor-kappa B ligand*), aumentando seus níveis em comparação à OPG (osteoprotegerina), uma proteína que inibe sua ação. A RANKL então, se liga ao seu receptor RANK (do inglês *receptor activator of nuclear factor-kappa B*), localizado na superfície de células precursoras de clastos. A ligação induz a diferenciação dessas células em osteoclastos potencialmente ativos. A ação dos osteoclastos sem períodos de neoformação óssea resulta em perda óssea alveolar. A perda óssea continuada pode levar à perda da inserção do dente no alvéolo, em consequência da doença periodontal instalada (Figura 16).

O mecanismo de reabsorção alveolar envolvendo RANK/RANKL/OPG pode ser observado sem a existência de doença periodontal, durante a movimentação ortodôntica. Para que o dente se desloque no alvéolo e assuma a posição desejada no arco, é necessário que o tecido alveolar no sentido do deslocamento seja reabsorvido. Porém, ao mesmo tempo que o tecido ósseo é reabsorvido no vetor do movimento, o lado oposto do alvéolo terá a produção de nova matriz óssea. Assim, a morfologia do alvéolo é recuperada, bem como a funcionalidade original do periodonto de inserção. Outra diferença é que, nesse processo, o estímulo inicial para a

(*continua*)

Quadro 6 CORRELAÇÕES CLÍNICAS (*Continuação*)

reabsorção não será em consequência de um processo inflamatório. O princípio biológico é a deformação que a força ortodôntica promove no ligamento periodontal. No sentido do deslocamento, o ligamento periodontal (fibras e células) sofre forças de pressão. Em resposta, as células do ligamento, em especial os fibroblastos e os osteoblastos associados, produzem e secretam RANKL, estabelecendo um ambiente pró-clastogênese. Em contrapartida, no lado oposto, o ligamento está sendo tensionado. A resposta celular, diante dessa tensão, será com a produção de OPG, o que promove um ambiente mais favorável à neoformação óssea, uma vez que inibe a formação de osteoclastos na região.

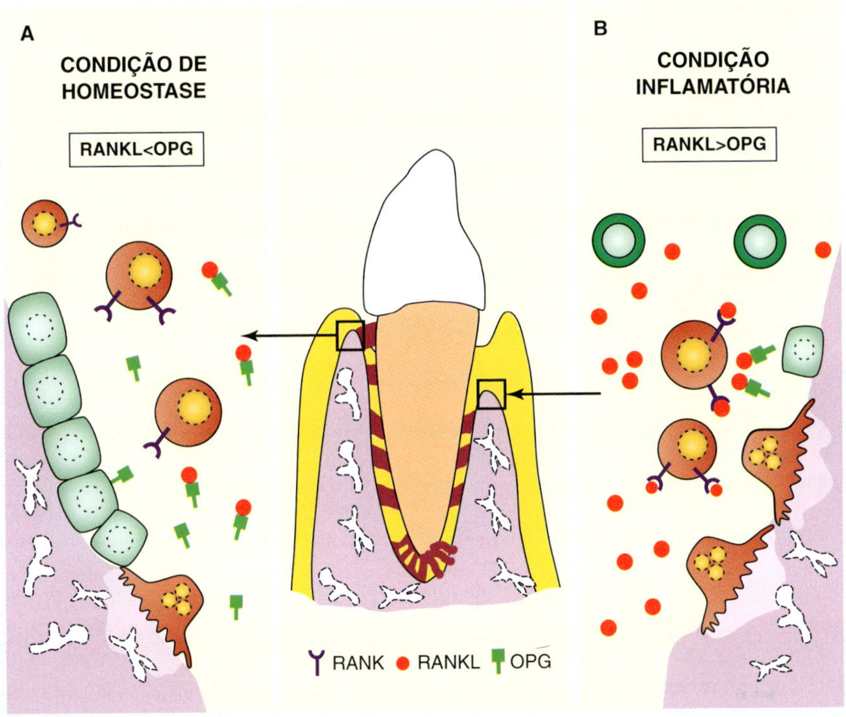

FIGURA 16 (**A**) Representação gráfica demonstra a resposta dos tecidos periodontais ao desafio inflamatório, estimulando o aumento na secreção de RANKL (não acompanhado pela expressão de OPG: RANKL>OPG) e, consequentemente, aumento de formação de osteoclastos que promovem a reabsorção do osso alveolar de inserção. (**B**) Comparativamente, observa-se situação de homeostase em que há um equilíbrio entre a presença de RANKL e as moléculas de OPG suficientes para a manutenção de um ambiente favorável à remodelação óssea, mas não à reabsorção exacerbada.

REFERÊNCIAS

Arzate H, Zeichner-David M, Mercado-Celis G. Cementum proteins: role in cementogenesis, biomineralization, periodontium formation and regeneration. Periodontol 2000. 2015;67(1):211-33. doi:10.1111/prd.12062

Bosshardt DD. The periodontal pocket: pathogenesis, histopathology and consequences. Periodontol 2000. 2018; 76(1):43-50. doi:10.1111/prd.12153

Chavez MB, Kramer K, Chu EY, Thumbigere-Math V, Foster BL. Insights into dental mineralization from three heritable mineralization disorders. J Struct Biol. 2020;212(1):107597. doi:10.1016/j.jsb.2020.107597

Connizzo BK, Sun L, Lacin N, Gendelman A, Solomonov I, Sagi I, et al. Nonuniformity in periodontal ligament: mechanics and matrix composition. J Dent Res. 2021;100(2):179-86. doi:10.1177/ 0022034520962455

de Jong T, Bakker AD, Everts V, Smit TH. The intricate anatomy of the periodontal ligament and its development: lessons for periodontal regeneration. J Periodontal Res. 2017;52(6):965-74. doi: 10.1111/jre.12477

Graves DT, Oates T, Garlet GP. Review of osteoimmunology and the host response in endodontic and periodontal lesions. J Oral Microbiol. 2011;3:10.3402/jom.v3i0.5304

Hasegawa T, Miyamoto-Takasaki Y, Abe M, Qiu Z, Yamamoto T, Yoshida T, et al. Histochemical examination on principal collagen fibers in periodontal ligaments of ascorbic acid-deficient ODS-od/od rats. Microscopy (Oxf). 2019;68(5):349-58. doi:10.1093/jmicro/dfz021

Hassell TM. Tissues and cells of the periodontium. Periodontol 2000. 1993; 3:9-38. doi:10.1111/j.1600-0757.1993.tb00230.x

Huang XF, Chai Y. Molecular regulatory mechanism of tooth root development. Int J Oral Sci. 2012;4(4):177-81. doi: 10.1038/ijos.2012.61

Mengjia Y, Jiang Z, Wang Y, Xi Y, Yang G. Molecular mechanisms for short root anomaly. Oral Dis. 2021;27(2):142-50. doi:10.1111/odi.13266

Miron RJ, Sculean A, Cochran DL, Froum S, Zucchelli G, Nemcovsky C, et al. Twenty years of enamel matrix derivative: the past, the present and the future. J Clin Periodontol. 2016;43(8):668-83. doi: 10.1111/jcpe.12546

Nanci A, Bosshardt DD. Structure of periodontal tissues in health and disease. Periodontol 2000. 2006;40:11-28. doi: 10.1111/j.1600-0757.2005.00141.x

Nibali L. Development of the gingival sulcus at the time of tooth eruption and the influence of genetic factors. Periodontol 2000. 2018;76(1):35-42. doi: 10.1111/prd.12158

Odagaki N, Ishihara Y, Wang Z, Ei Hsu Hlaing E, Nakamura M, Hoshijima M, et al. Role of osteocyte-PDL crosstalk in tooth movement via SOST/sclerostin. J Dent Res. 2018;97(12):1374-82. doi: 10.1177/0022034518771331

Piancino MG, Isola G, Cannavale R, Cutroneo G, Vermiglio G, Bracco P, Anastasi GP. From periodontal mechanoreceptors to chewing motor control: a systematic review. Arch Oral Biol. 2017;78:109-21. doi: 10.1016/j.archoralbio.2017.02.010

Salmon CR, Tomazela DM, Ruiz KG, Foster BL, Paes Leme AF, Sallum EA, et al. Proteomic analysis of human dental cementum and alveolar bone. J Proteomics. 2013;91:544-55. doi: 10.1016/j.jprot.2013.08.016

Ramalingam S, Sundar C, Jansen J, Alghamdi HS. Alveolar bone science: structural characteristics and pathological changes. Alghamdi HS, Jansen J, eds. Dental implants and bone grafts. Duxford, United Kingdom: Woodhead Publishing; 2020,

p. 1-22. ISBN 9780081024782, doi: 10.1016/B978-0-08-102478- 2.00001-5.

Wang J, Feng JQ. Signaling pathways critical for tooth root formation. J Dent Res. 2017;96(11):1221-8. doi: 10.1177/0022034517717478

Vardimon AD, Graber TM, Pitaru S. Repair process of external root resorption subsequent to palatal expansion treatment. Am J Orthod Dentofacial Orthop. 1993; 103(2):120-30. doi: 10.1016/S0889-5406(05)81761-5

Yajima-Himuro S, Oshima M, Yamamoto G, Ogawa M, Furuya M, Tanaka J, et al. The junctional epithelium originates from the odontogenic epithelium of an erupted tooth. Sci Rep. 2014;4:4867. doi: 10.1038/srep04867

Yamamoto T, Hasegawa T, Yamamoto T, Hongo H, Amizuka N. Histology of human cementum: Its structure, function, and development. Jpn Dent Sci Rev. 2016;52(3):63-74. doi: 10.1016/j.jdsr.2016.04.002

M, Jiang Z, Wang Y, Xi Y, Yang G. Molecular mechanisms for short root anomaly. Oral Dis. 2021;27(2):142-50. doi:10.1111/odi.13266

CAPÍTULO 13

Erupção e rizólise

Anna Christina Medeiros Fossati
Lisiane Bernardi

INTRODUÇÃO

Durante a embriogênese, o maciço craniofacial humano está sujeito a alterações complexas, que levam ao perfeito desenvolvimento das estruturas e incluem a instalação de duas dentições distintas, formadas por dois conjuntos de dentes característicos de cada uma delas. Inicialmente, uma dentição temporária ou decídua, composta por 10 dentes na arcada superior e 10 dentes na arcada inferior, começa a erupcionar em torno dos 6 meses de idade, estando completa por volta dos 2 anos de vida. Essa dentição decídua permanece na cavidade bucal por tempo determinado e, ao longo de alguns anos, vai sendo substituída por uma dentição definitiva ou permanente, constituída por 16 dentes superiores e 16 dentes inferiores. Com a erupção dos primeiros dentes permanentes, por volta dos 6 anos de idade, a dentição é denominada mista, pois contém peças dentárias decíduas e permanentes.

Com exceção do 1º, 2º e 3º molares permanentes de ambas as arcadas, que se desenvolvem diretamente a partir de uma extensão posterior da lâmina dentária, o aparecimento na cavidade bucal dos demais 20 dentes permanentes ou de substituição pressupõe a reabsorção das raízes dos seus antecessores decíduos. Inicialmente, os germes dentários de substituição desenvolvem-se posicionados na lingual dos decíduos e compartilham a mesma cripta óssea, mas, com seu desenvolvimento, mudam de posição. Os incisivos e caninos mantêm a posição lingual, já os pré-molares posicionam-se abaixo dos molares decíduos, entre suas raízes. A dentição é dita permanente quando todos os dentes decíduos tiverem sido substituídos. Essa dentição será completada mais ou menos aos 18 anos de idade, com a erupção do 3º molar permanente (Figura 1; Quadros 1 e 10).

O estabelecimento das dentições decídua, mista e permanente só é possível a partir da ação dos processos de erupção dentária de dentes decíduos e permanentes, sincronizados com a esfoliação da dentição primária.

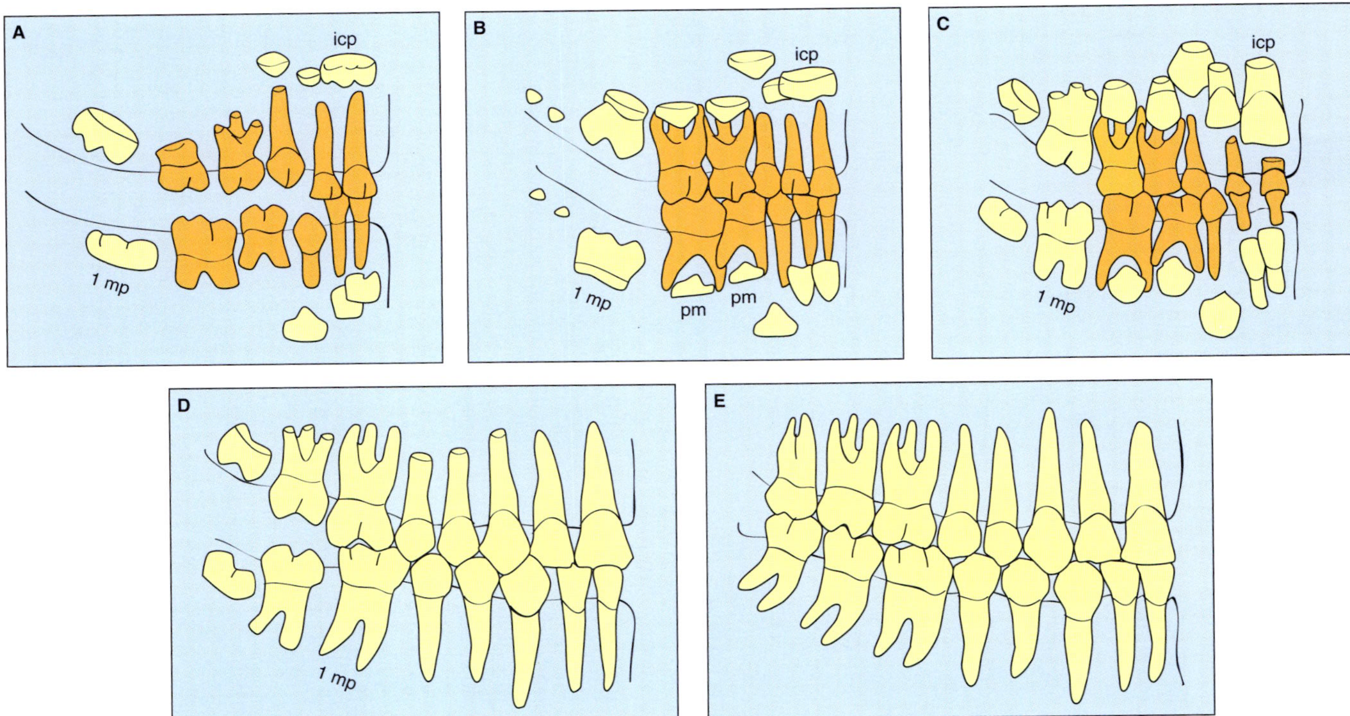

FIGURA 1 Dinâmica do estabelecimento das dentições temporária e permanente. Imagens esquemáticas representam os maxilares de crianças com idade média de 1 (**A**), 3 (**B**), 8 (**C**), 13 (**D**) e 22 anos (**E**). Observe o posicionamento dos dentes pré-molares (pm) entre as raízes dos molares decíduos, bem como os incisivos permanentes (icp) na região apical do seu antecessor decíduo ainda intraósseo. O primeiro molar permanente (1 mp) também pode ser acompanhado desde sua posição inicial intraóssea (**A**, **B**) até assumir sua posição funcional na cavidade bucal (**C-E**).

Quadro 1 EVOLUÇÃO DAS DENTIÇÕES

Em humanos e grandes mamíferos, a substituição da dentição ocorre apenas uma vez, entretanto, animais como peixes e répteis renovam sua dentição ao longo de toda a vida. Por causa dessa característica, peixes-zebra, por exemplo, são modelos de estudo odontológico, para compreender a dinâmica da renovação das dentições. Na dentição humana atual, provavelmente por uma evolução filogenética, houve uma redução do padrão básico da dentição dos mamíferos. Foi reduzido um incisivo lateral e dois pré-molares por cada quadrante. Nos humanos, os molares decíduos serão substituídos pelos 1º e 2º pré-molares, que se situam na arcada dentária anteriormente aos molares permanentes. Os dois pré-molares humanos são homólogos aos 3º e 4º pré-molares de outros mamíferos. Os molares permanentes não têm predecessores na dentição decídua, sendo considerados por alguns autores como membros posteriores da série primária, que tiveram atraso no desenvolvimento e na erupção. Para estes, a dentição permanente inclui dois tipos de dentes: os sucessores da dentição decídua e os adicionais à dentição. Estes dentes adicionais têm origem em um prolongamento epitelial para distal da lâmina dentária já estabelecida.

ERUPÇÃO DENTÁRIA

A erupção dentária é um processo coordenado por uma série de eventos fisiológicos, resultantes de interações entre fatores de crescimento, fatores de transcrição e proteínas estruturais. Os eventos deflagrados durante a erupção promoverão o surgimento do dente na cavidade bucal, partindo desde sua posição intraóssea inicial de desenvolvimento, passando pelo estabelecimento no seu lugar nas arcadas dentárias, até, finalmente, entrar em oclusão com o dente antagonista. Esses movimentos dentários decorrentes do processo eruptivo são semelhantes para ambas as dentições, decídua e permanente. Para fins didáticos, a erupção dentária é dividida em três momentos: fase pré-eruptiva, fase eruptiva propriamente dita e fase pós-eruptiva (Figura 2).

Fase pré-eruptiva

O início da fase pré-eruptiva coincide com a fase de coroa da odontogênese, momento em que o germe dentário aumenta muito de tamanho, em decorrência da formação de dentina e de esmalte dentário (Figura 2A). A deposição de tais tecidos dentários se inicia em locais diferentes do germe, o que faz com que uma parte do dente em desenvolvimento permaneça estacionária, enquanto o restante continua seu crescimento.

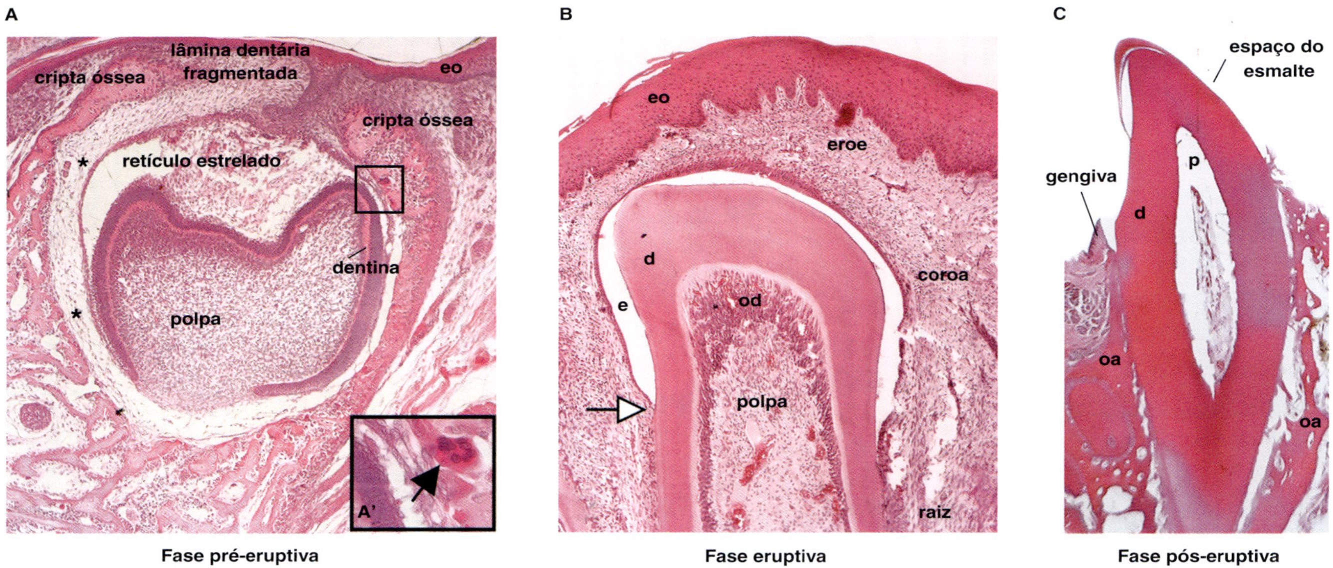

FIGURA 2 Preparos histológicos em hematoxilina-eosina que representam as fases da erupção dentária. (**A**) Fase pré-eruptiva com osteoclastos remodelando as paredes das criptas (A' na seta: osteoclasto), para acomodar o crescimento do germe em fase de coroa. (**B**) Fase de erupção propriamente dita: observe o germe dentário com a coroa totalmente formada, próximo ao rompimento da mucosa oral, em busca de sua posição na arcada. Seta branca indica o limite entre a coroa e a raiz. (**C**) Fase de erupção pós-oclusal, na qual o dente já em oclusão fica sujeito à movimentação compensatória, em consequência do crescimento facial ou desgates dentários. e: espaço referente ao esmalte mineralizado; p: polpa; d: dentina; oa: osso alveolar; eroe: epitélio reduzido do órgão do esmalte; eo: epitélio oral; od: odontoblastos; asterisco (*): folículo dentário.

A consequência dessa formação seletiva é a determinação da remodelação do tecido ósseo na periferia do folículo dentário, ocorrendo uma reconstrução da parede da cripta. Assim, o dente em desenvolvimento desloca-se em bloco, apenas com a finalidade de acomodar os germes dentários dentro dos ossos maxilar e mandibular, acompanhando o crescimento do maciço craniofacial (Quadro 2).

A movimentação pré-eruptiva é exclusiva apenas até o início da fase de raiz. A partir de então, o germe inicia os movimentos da fase de erupção propriamente dita.

Quadro 2	POSICIONAMENTO DE ACOMODAÇÃO DOS GERMES
	No início de seu desenvolvimento, os germes dentários são extremamente pequenos, ficando bem acomodados nos ossos maxilares. Entretanto, como crescem rapidamente, acabam ficando apinhados. Esse apinhamento é compensado pelo crescimento contínuo dos ossos maxilares, que permitem que os germes dos molares se posicionem posteriormente e os germes de caninos e incisivos, anteriormente. Ao mesmo tempo, os germes dentários estão se movimentando para vestibular e em direção à oclusal, acompanhando o aumento dos ossos maxilares no comprimento, altura e largura.

Fase eruptiva propriamente dita

O movimento eruptivo propriamente dito caracteriza-se pelo movimento axial do dente rumo à cavidade bucal (Figuras 3A a 3D). Tal movimentação direcional promove a aproximação do dente da mucosa gengival e seu aparecimento na cavidade bucal até encontrar a posição de oclusão com os dentes antagonistas. Esse processo efetivo de erupção, o qual levará o dente à sua posição funcional na arcada, ocorre concomitantemente aos primeiros eventos da formação da raiz e do periodonto de inserção.

O início da formação da raiz é acompanhado por modificações nas atividades celulares do folículo dentário e é justamente a sinalização liberada pelas células foliculares que coordena a remodelação do tecido ósseo da cripta que circunda o germe. Assim, citocinas provenientes do folículo estimulam a ação dos osteoblastos para neoformar o tecido ósseo da base da cripta e, principalmente, induzem a diferenciação e ativação dos osteoclastos que atuam na reabsorção do sítio oposto da cripta óssea, evento fundamental para o estabelecimento da via eruptiva. A via eruptiva constitui um canal ósseo para o qual os movimentos dentários serão direcionados (Quadro 3).

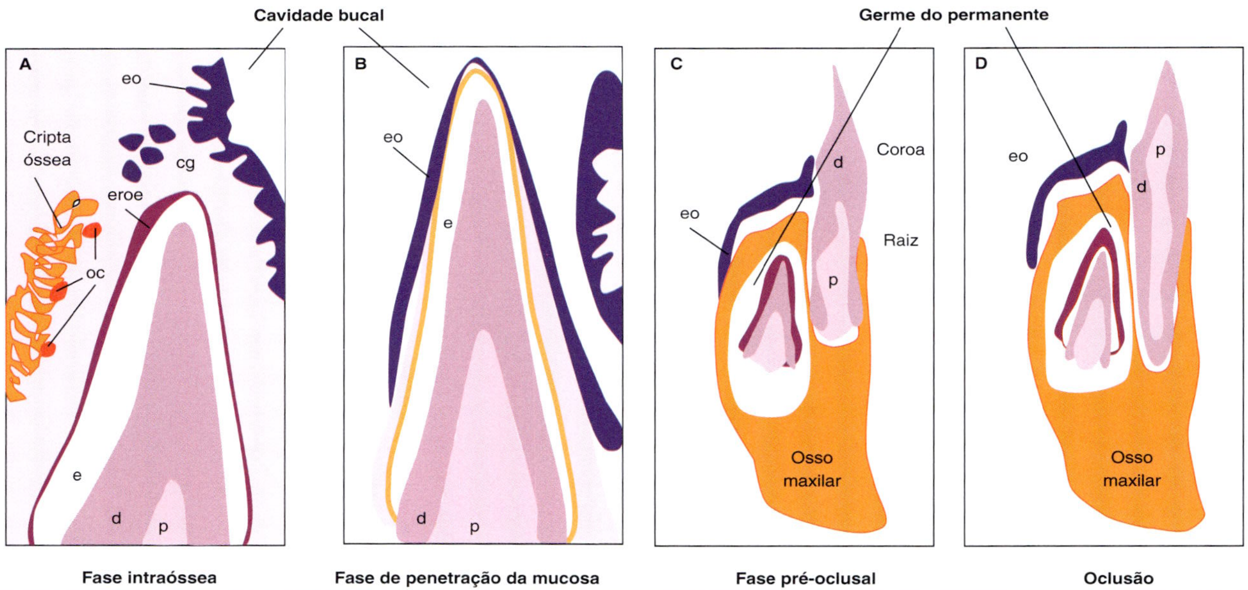

FIGURA 3 Etapas da erupção dentária propriamente dita. Imagens esquemáticas representam as etapas da erupção propriamente dita do dente incisivo. (**A**) Movimentação intraóssea do germe, seguida pela aproximação da mucosa em (**B**). O acesso à cavidade bucal em (**C**) e em sua posição de oclusão em (**D**) (antagonista removido no esquema). Em (**C**) e (**D**), é possível observar o germe de substituição permanente em fase de coroa e raiz, momento em que os movimentos de acomodação pré-eruptivos estão ocorrendo e, na sequência, os primeiros movimentos eruptivos. e: esmalte; eroe: epitélio reduzido do órgão do esmalte; eo: epitélio oral; cg: canal gubernacular, representado pelas ilhas de células epiteliais remanescentes da lâmina dentária; e: espaço ocupado pelo esmalte mineralizado; d: dentina; p: polpa; oc: osteoclastos.

Quadro 3	CANAL GUBERNACULAR

Uma particularidade da erupção dos dentes permanentes é a presença do canal gubernacular, o qual corresponde a pequenos orifícios em meio ao tecido ósseo alveolar, localizados nas regiões lingual ou palatina dos dentes decíduos. O canal gubernacular é, portanto, uma região em que não há formação de tecido ósseo em meio ao osso alveolar. Em vez de tecido ósseo, o canal contém em seu interior o cordão gubernacular, o qual é constituído por um feixe de tecido fibroso associado a remanescentes epiteliais da lâmina dental (fragmentada durante a fase de capuz) do germe do dente permanente (Figura 3A). A presença dos remanescentes da lâmina dentária em meio ao tecido conjuntivo atuaria como um centro sinalizador que inibe a instalação de células com potencial osteogênico no local, evitando a formação óssea nesse local. Assim, o cordão tem o papel de manter um canal de conexão não mineralizado entre o córion da mucosa bucal com o folículo do dente permanente, servindo como orientação da trajetória que o dente deve seguir para erupcionar. É rapidamente alargado pela atividade osteoclástica, delineando-se assim a via eruptiva do dente. A literatura disponível sobre o assunto apenas relata a presença do canal gubernacular na dentição permanente, sendo ausente na dentição decídua, provavelmente por ser desnecessário pela proximidade desses germes da dentição primária com a mucosa bucal.

Essa primeira fase, caracterizada pela reabsorção do teto da cripta e denominada intraóssea, é lenta. Durante essa etapa, o deslocamento da peça dentária ocorre através dos ossos alveolares e, em muitos casos, através do espaço localizado entre ou nas proximidades das raízes dos dentes decíduos, em se tratando da erupção de dentes permanentes. Para o deslocamento de dentes permanentes, é necessário que, concomitantemente ao deslocamento do germe do permanente, ocorra a reabsorção das raízes do dente temporário correspondente (Figura 3D).

Quando o trajeto intraósseo é finalizado, uma segunda etapa do processo ativo de erupção se dá com a fase de penetração do dente na mucosa bucal (Figura 3B) e com aceleração da velocidade eruptiva. Na fase intraóssea, a taxa eruptiva varia de 1 a 10 μm por dia, aumentando para aproximadamente 75 μm por dia durante o rompimento da mucosa.

Tem sido sugerido que enzimas secretadas pelas células do epitélio reduzido do órgão do esmalte, que estão recobrindo o esmalte dentário intraósseo, atuam degradando o colágeno da mucosa, modificando o tecido conjuntivo adjacente à coroa. As macromoléculas constituintes de sua matriz extracelular alteram-se, bem como suas células, que passam a sintetizar hidrolases ácidas que degradam o material extracelular.

Essa modificação promove, como consequência, uma alteração no próprio epitélio reduzido do esmalte e do epitélio que recobre a cavidade bucal. Com isso, as células das duas estruturas proliferam uma em direção à outra e, finalmente, fusionam-se. Forma-se, desta maneira, uma coluna epitelial maciça, cujas células centrais degeneram, possibilitando a passagem da coroa dentária através de um canal revestido por epitélio em direção à cavidade bucal. Como o dente irrompe através desse canal epitelial, não há sangramento (Figuras 4A a 4D).

Adicionalmente, uma porção residual do epitélio reduzido do esmalte (porção que não se fusionou ao epitélio bucal) transforma-se, gradativamente, em epitélio juncional, pois suas células e as células da mucosa bucal fusionam-se no

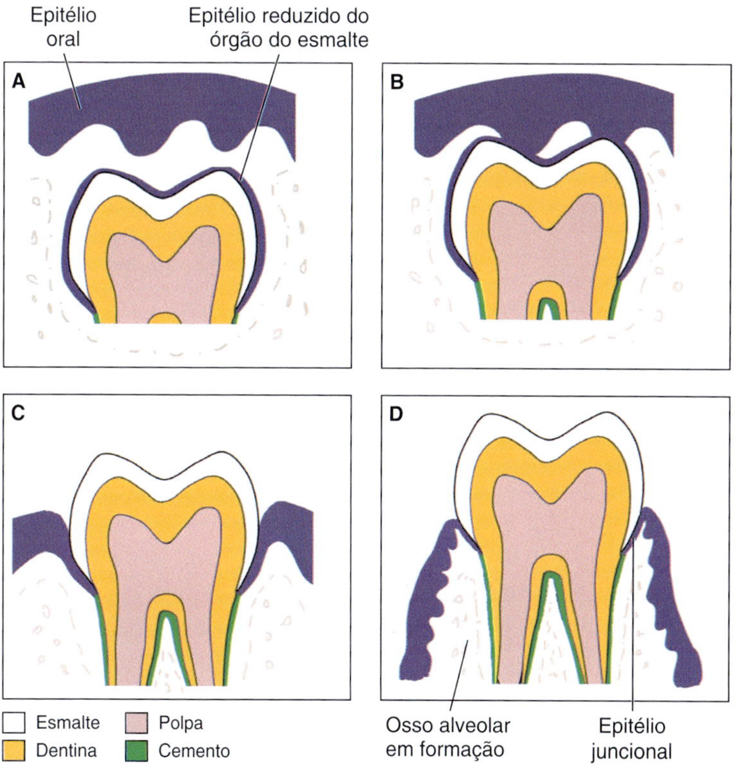

FIGURA 4 Formação junção dentogengival. (**A-D**) Observam-se, esquematicamente, as etapas da erupção de um dente posterior. Em (**B**), ocorre a fusão do epitélio reduzido do órgão do esmalte com o epitélio que está revestindo a mucosa bucal (epitélio oral). Na sequência da erupção, observa-se a formação do epitélio juncional. Em momento algum a lâmina própria fica exposta e, portanto, não há o rompimento de vasos sanguíneos e sangramento durante a erupção.

bordo incisal do dente (Figura 4D). À medida que o dente busca sua posição de oclusão, a coroa fica gradualmente exposta e a faixa de epitélio juncional diminui, posicionando-se finalmente na região cervical do dente. A emergência do dente na cavidade bucal, portanto, traz como consequência o desenvolvimento da junção dentogengival e o estabelecimento do periodonto de proteção e do periodonto de inserção, que se remodelará constantemente durante toda a vida do indivíduo. Este processo de renovação constante permite que ocorram, ao mesmo tempo, o deslocamento da peça dentária e sua articulação ao osso alveolar.

Por fim, os movimentos eruptivos dessa fase seguem na próxima etapa, na qual o dente completa sua exteriorização, atingindo, inclusive, o contato com seu dente antagonista, em uma etapa dita erupção oclusal. Um dente já na cavidade bucal pode levar de 1 a 2 anos para atingir o plano de oclusão, e a taxa de velocidade de erupção dependerá do grupo dentário.

Após a etapa de "erupção ativa", ocorre uma retração dos tecidos moles circunjacentes em uma "erupção passiva", caracterizando a fase pós-eruptiva do processo.

Fase pós-eruptiva

Esta fase contempla os movimentos realizados após o dente entrar em oclusão com o antagonista. A peça dentária, agora, estará sujeita à ação dos contatos com outros dentes, impactos mastigatórios, hábitos orais e forças musculares exercidas pela língua, bochecha e lábios. Os movimentos desta fase envolvem a remodelação óssea da crista alveolar e do assoalho do alvéolo e têm por objetivo adequar o posicionamento dos dentes, para compensar os desgastes oclusais e interproximais ou para acompanhar o crescimento dos maxilares (enquanto for necessário) (Figura 2C).

Em caso de perda do dente antagonista, a movimentação axial de molares torna-se contínua até encontrar novo ponto de oclusão. Esse tipo de movimento pós-eruptivo envolve a formação apical de novo cemento, bem como de osso alveolar na região. Esta nova síntese de tecido mineralizado é acompanhada por uma super-regulação dos genes que codificam o colágeno tipo I, receptores celulares e proteínas específicas. Curiosamente, não se tem verificado alteração na largura do ligamento periodontal.

DINÂMICA DA ERUPÇÃO DENTÁRIA

Não existe até o momento, um consenso sobre qual fenômeno biológico é determinante para dar início à sequência de eventos que levam ao estabelecimento da erupção. Apesar da força e da velocidade do movimento eruptivo serem clinicamente identificáveis, a origem desencadeadora de tal força é ainda desconhecida.

Sugere-se que o alongamento radicular, a formação e a maturação do ligamento periodontal, além das modificações moleculares do folículo dentário ocorridas durante a fase de raiz da odontogênese, somados às forças mastigatórias funcionais, estão envolvidos na geração da força eruptiva. Embora a dinâmica desses fatores esteja inter-relacionada durante a erupção, até o momento, o envolvimento do folículo dentário, cujas células expressam moléculas atuantes na atração/diferenciação de osteoclastos no local da erupção, parece ser indispensável para a movimentação do germe dentário. Estudos desenvolvidos nas últimas décadas têm demonstrado que a remoção do folículo dentário inviabiliza a erupção dentária.

O folículo dentário começa a se desenvolver a partir da condensação do ectomesênquima ao redor do botão dentário, tendo sua estrutura identificável já na fase de capuz. Quando o desenvolvimento dentário atinge a fase de raiz, o contato das células do folículo dentário com as células da bainha epitelial de Hertwig gera uma cascata de sinalizações que induzem a diferenciação das células foliculares que determinarão o início do desenvolvimento do cemento, ligamento periodontal e osso alveolar de inserção. Ao mesmo tempo que as células do folículo se especializam, também promovem a modificação da matriz extracelular desse tecido conjuntivo, que se torna mais rica em fibras colágenas.

As células foliculares, influenciadas pela modificação da matriz extracelular e pelo EGF secretado pelas células do epitélio reduzido do órgão do esmalte e células do retículo estrelado (ainda existentes apenas na região mais cervical do germe), liberam na matriz mediadores que promovem sinalização autócrina e parácrina, resultando no recrutamento de células mononucleares circulantes. As células mononucleares, ao chegarem no folículo, têm o potencial de se fusionarem para formar células multinucleadas, que, dependendo do estímulo do microambiente circundante, podem ser induzidas a tornarem-se células clásticas ativas e atuar no estabelecimento da via eruptiva (Quadro 4). Além das células foliculares, ameloblastos e células inflamatórias têm sido descritos como mediadores que atuam no recrutamento dos osteoclastos, potencializando o processo de formação da via eruptiva (Quadro 5).

Quadro 4 **ESTABELECIMENTO DA VIA ERUPTIVA**

O estabelecimento da via eruptiva é condição fundamental para que ocorra a erupção dentária. Os mecanismos moleculares que atuam na geração desse túnel ósseo têm sido extensivamente estudados, indicando destaque ao envolvimento do folículo dentário (Figura 6A), cujas células expressam moléculas atuantes na atração/diferenciação de osteoclastos. A formação das células clásticas é seguida do recrutamento de células mononucleares circulantes, seu fusionamento e ativação para a especialização da função de reabsorção.

RECRUTAMENTO DAS CÉLULAS MONONUCLEARES

Associada à modificação da matriz extracelular do folículo dentário e à sinalização vinda das células do epitélio reduzido do órgão do esmalte e às células do retículo estrelado, as células foliculares secretam citocinas como PTHrP (proteína relacionada ao hormônio da paratireoide), que estimula as próprias células foliculares a expressar proteínas atrativas de células mononucleares (MCP1), responsáveis por recrutar as células mononucleares circulantes para a região da cripta óssea. Sob influência do CSF1 (fator formador de colônias), secretado também pelas células foliculares, as células mononucleares atraídas fusionam-se, formando uma célula gigante precursora do osteoclasto: o pré-osteoclasto.

FORMAÇÃO DAS CÉLULAS CLÁSTICAS

Os pré-osteoclastos recém-formados possuem em sua membrana o receptor de superfície RANK (do inglês *receptor activator of nuclear factor-kappa B*). A determinação do destino do pré-osteoclasto dependerá da interação do ligante de RANK (RANKL, do inglês *receptor activator of nuclear factor-kappa B ligand*) ao seu receptor RANK ou ao sequestro de RANKL pela OPG (osteoprotegerina). Essas são moléculas ativas que desempenham papel fundamental no processo, provocando a ativação ou a inibição da formação dos osteoclastos, respectivamente (Figuras 5B e 5C). O RANKL é observado durante o processo eruptivo em sítios determinados, sendo liberado na superfície extracelular das células foliculares, fibroblastos do ligamento periodontal em formação e mesmo de osteoblastos da cripta. Ao acoplar-se a seu receptor específico localizado na superfície de pré-osteoclastos, promove sua diferenciação e ativação em osteoclastos. Em contrapartida, a OPG se expressa nos momentos em que se verifica uma diminuição da osteoclastogênese, sendo liberada nos sítios em que se observa menor atividade dos clastos. A OPG é uma molécula que inibe a RANKL em sua atividade biológica, sendo por isso muito detectada na porção basal da cripta alveolar, onde a reabsorção óssea é muito pouco encontrada. A proteoglicana PLAP-1 (*periodontal ligament-associated protein-1*) é secretada pelas células foliculares que atua como um regulador negativo da síntese osteoblástica e indutor da diferenciação de osteoclastos na cripta óssea oclusal.

(*continua*)

Quadro 4 ESTABELECIMENTO DA VIA ERUPTIVA (*Continuação*)

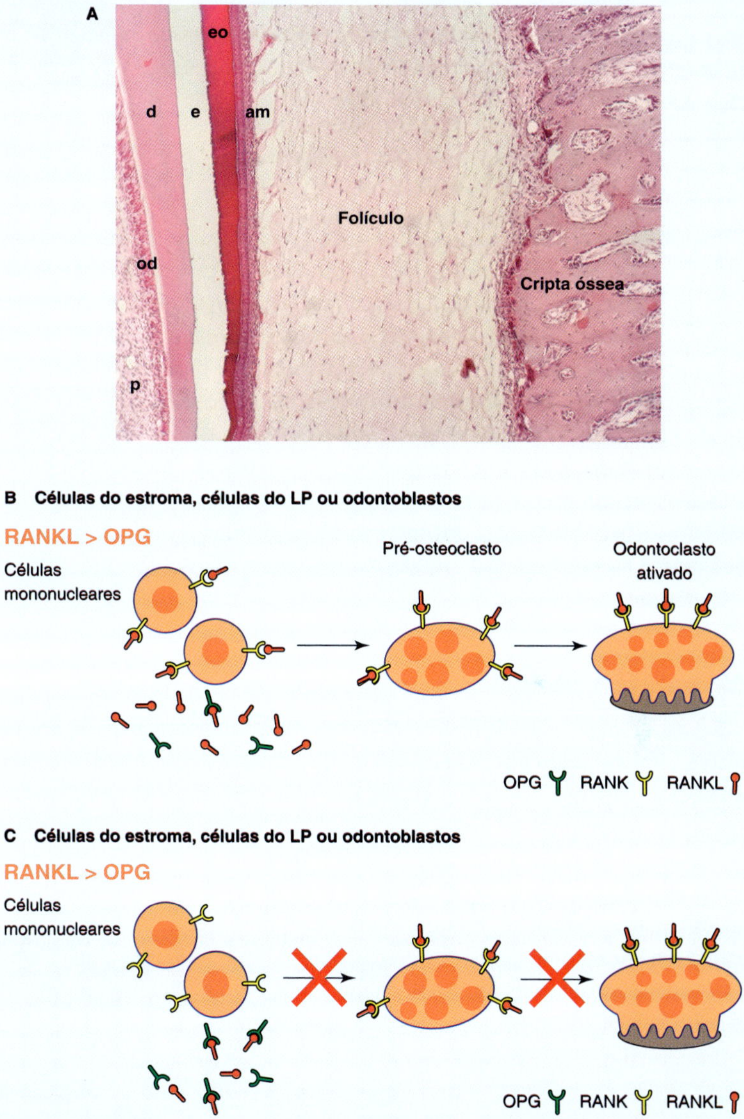

FIGURA 5 Mecanismos de sinalização eruptiva. Imagens esquemáticas em (**B**) e (**C**) representam os mecanismos de ativação/inibição da clastogênese. A produção das moléculas RANKL é influenciada pela ação das células do folículo dentário já ao final da formação da coroa e início da formação da raiz (**A**). p: polpa; od: odontoblastos; e: espaço do esmalte mineralizado; eo: esmalte orgânico; am: ameloblasto; d: dentina.

Quadro 5 **FATORES EXTRÍNSECOS AO FOLÍCULO ENVOLVIDOS NA MODULAÇÃO DA REMODELAÇÃO ÓSSEA**

Além das células foliculares, ameloblastos e células do infiltrado inflamatório atuam no recrutamento de células mononucleares ou na disponibilidade das moléculas de RANKL e OPG.

AMELOBLASTOS SECRETORES

Os ameloblastos secretores, que ainda estão presentes na região mais cervical do germe no início da formação da raiz, participam do processo eruptivo sintetizando as proteínas clusterina e TGF-beta-1, que também atraem as células mononucleares que participarão na formação dos clastos, fundamentais na construção da via eruptiva. Essas duas proteínas, nos ameloblastos, têm sua síntese regulada por diferentes fatores, inclusive por microRNA. Os microRNAs são uma classe de pequenos RNA que não codificam proteínas e que atuam como um "gerente" molecular, controlando várias redes de sinalização genéticas ao mesmo tempo. A descoberta mais recentemente de miRNA no germe dentário tem ajudado a entender as diferentes ações biológicas das moléculas envolvidas na odontogênese, uma vez que atuam na morfogênese, amelogênese, diferenciação dos odontoblastos e erupção dentária.

CÉLULAS INFLAMATÓRIAS

A ação de citocinas anti-inflamatórias, como a IL-10 (interleucina 10), em células foliculares, também pode interferir na modulação da reabsorção óssea. A IL-10 é sintetizada pelos linfócitos T *helper*, linfócitos B e monócitos e, para alguns, por células do ligamento periodontal. Há indícios de que a IL-10 atue sobre as células foliculares reduzindo a expressão das moléculas CFS-1 e RANKL e aumentando a expressão de moléculas de OPG. A superexpressão de IL-10 tem sido verificada em situações de infecção, nas quais os leucócitos entram no folículo dentário, podendo causar atraso na erupção. Com exceção dos períodos de reabsorção necessários para que a erupção ocorra, a osteoclastogênese, em geral, é reduzida e a IL-10 pode ter um importante papel nessa inibição.

Apesar das modificações ocorridas no folículo dentário serem determinantes para promover a formação da via eruptiva, têm sido relatado que outros fatores estão associados aos mecanismos que produzem a geração da força eruptiva e estimulam a movimentação dentária (Quadro 6).

Quadro 6 OUTROS FATORES ENVOLVIDOS NA ERUPÇÃO

Além da teoria eruptiva que apresenta o folículo dentário como estrutura imprescindível na erupção, ao longo das últimas décadas diversos elementos têm sido relacionados como parte do complexo mecanismo eruptivo. Teorias têm associado, por exemplo, a formação da raiz, a pressão hidrostática vascular e o ligamento periodontal como participantes na indução, velocidade e força da erupção, respectivamente. Essas teorias, entre outras existentes (remodelação óssea e força neuromuscular), não apresentam papel independente do folículo dentário no processo eruptivo, mas contribuem com elementos que podem modular a erupção positivamente. Um exemplo é a atuação do ligamento periodontal. Embora, por mecanismos ainda não bem elucidados, dentes possam erupcionar mesmo com muito pouca extensão radicular e, portanto, com formação de ligamento periodontal ainda incipiente. Em contrapartida, quando bem estabelecido, o tecido periodontal pode influenciar a erupção. O ligamento periodontal é o tecido conjuntivo do organismo com maior taxa de renovação e, segundo alguns autores, estas características, aliadas à presença de filamentos contráteis de actina e miosina no citoplasma dos miofibroblastos periodontais, fariam com que a força contrátil na estrutura colaborasse para a impulsão do dente em direção à cavidade bucal. Nessa visão, a orientação dos fibroblastos e fibrilas do ligamento periodontal atuaria na direcionalidade e movimentação do dente. No entanto, essa atuação, consequência da própria organização estrutural do ligamento, estaria limitada às fases posteriores à penetração do germe na mucosa, uma vez que, até então, o ligamento periodontal consiste em um tecido conjuntivo frouxamente organizado, com baixos níveis de ligação aos tecidos adjacentes e, portanto, com uma limitada habilidade de transferir forças em direção oclusal. Muitos aspectos da intervenção do ligamento periodontal no processo eruptivo permanecem desconhecidos, como o potencial dos fibroblastos contráteis e a capacidade necessária para gerar forças eruptivas funcionais.

RIZÓLISE

Em torno dos 6 anos de idade, a dentição humana é mista, com a presença dos primeiros dentes permanentes, mas ainda com a manutenção de todos os elementos dentários decíduos. Com o progresso do desenvolvimento facial, no entanto, todos os dentes decíduos serão substituídos pelos seus sucessores permanentes e uma dentição definitiva será estabelecida (Figura 1). Durante a substituição dentária, as raízes dos dentes decíduos sofrem reabsorção fisiológica até eliminar sua ligação ao osso alveolar, levando o dente decíduo à esfoliação dentária.

A esfoliação dos dentes decíduos é um fenômeno fisiológico, cujos mecanismos envolvidos ainda não foram perfeitamente elucidados. Estudos na área têm indicado o envolvimento no processo de fatores modulatórios provenientes de diversas células pertencentes a estruturas/tecidos, como o folículo dentário do dente sucessor, a polpa e ligamento periodontal do dente decíduo ou relacionadas ao sistema imune. Além disso, somado aos estímulos químicos, o estresse mecânico constante do desenvolvimento facial parece ter participação na evolução dos eventos reabsortivos (Quadro 7).

O desfecho da rizólise inclui a observação da degradação tanto dos tecidos mineralizados quanto dos tecidos moles relacionados ao dente decíduo. A reabsorção de tecidos como cemento, dentina radicular e mesmo da dentina coronária e do esmalte decíduo (em situações de esfoliação eminente) é realizada por uma célula semelhante tanto em morfologia quanto em função ao osteoclasto, o odontoclasto. As proteínas RANK, RANKL e OPG estão relacionadas na ativação dos odontoclastos, assim como descrito anteriormente para os osteoclastos (Figuras 5B e 6C).

Os odontoclastos, no entanto, não atuam sozinhos, sendo auxiliados pelos fibroblastos, cementoblastos e macrófagos residentes no ligamento periodontal e na polpa do dente decíduo, que auxiliam na remoção da matriz desmineralizada e de tecidos moles dentários.

Quadro 7 FATORES MODULADORES DA RIZÓLISE

Os eventos da rizólise já foram atribuídos, exclusivamente, à pressão exercida sobre as raízes decíduas pelo dente de substituição e ao trauma oclusal com presença de processo inflamatório, decorrente do crescimento facial. No entanto, as evidências disponíveis indicam que nenhum desses fatores pode explicar, isoladamente, o processo de reabsorção e, portanto, possivelmente, tais fatores se associam na modulação do processo reabsortivo. A presença do dente de substituição não é indispensável ao processo de rizólise, uma vez que os dentes decíduos sempre sofrem reabsorção de suas raízes, mesmo na ausência do germe dentário sucessor. Apesar de não ser fundamental ao processo, quando o dente permanente está presente, a reabsorção ocorre em maior velocidade em relação ao dente homólogo com ausência do sucessor. O incentivo à reabsorção, pelo dente permanente, seria decorrente dos fatores presentes em seu folículo dentário. A importância do folículo na erupção já foi devidamente enfatizada e, provavelmente, na substituição dentária tenha o mesmo protagonismo, regulando os processos de reabsorção das raízes do dente decíduo predecessor.

(continua)

Quadro 7	FATORES MODULADORES DA RIZÓLISE (*Continuação*)
	O folículo que estaria promovendo a ativação de osteoclastos atuantes na formação da via eruptiva, também estimularia a formação de odontoclastos, que se direcionariam aos tecidos mineralizados decíduos. De fato, no início da reabsorção fisiológica das raízes dos dentes decíduos com a presença do germe do sucessor permanente, é observada a presença de células multinucleadas no ligamento periodontal decíduo, próximo ao germe do permanente sucessor. Em contrapartida, no dente decíduo sem sucessor permanente, as células multinucleadas são encontradas, inicialmente, na região apical, ao longo da camada de odontoblastos e não no ligamento periodontal. Este fato sugere que, nesses casos, células mononucleadas originadas da corrente sanguínea possam entrar na polpa decídua antes do início da reabsorção e lá se fusionam originando clastos que iniciariam uma reabsorção interna, ao contrário da reabsorção na presença do germe permanente, que se inicia externamente, próximo ao germe. Este fato pressupõe que o sistema imune possa estar envolvido na deflagração do processo reabsortivo nesses dentes sem sucessor permanente. A retenção máxima do dente decíduo na ausência do permanente de substituição é essencial para o planejamento clínico no estabelecimento de uma oclusão satisfatória. Em ambos os casos, presença ou ausência de permanente, o evento inicial da reabsorção envolve a exposição da matriz mineralizada, em consequência da apoptose ou de cementoblastos ou dos odontoblastos da polpa radicular.

Aspectos histológicos do processo reabsortivo

Os mecanismos desencadeadores dos eventos reabsortivos ainda não foram definidos, mas o primeiro evento que parece ocorrer, deflagrando a reabsorção dentária fisiológica dos dentes decíduos, é a apoptose de cementoblastos e odontoblastos. A apoptose de cementoblastos e odontoblastos inviabiliza a produção de nova matriz orgânica de cemento e dentina, respectivamente, o que determina a exposição do tecido mineralizado sem cobertura de matriz orgânica aos tecidos conjuntivos adjacentes, incentivando, desta maneira, a atração de células mononucleares da corrente sanguínea, com consequente ativação, aproximação e justaposição dos odontoclastos à superfície externa e interna da raiz (Quadro 8, Figura 6B).

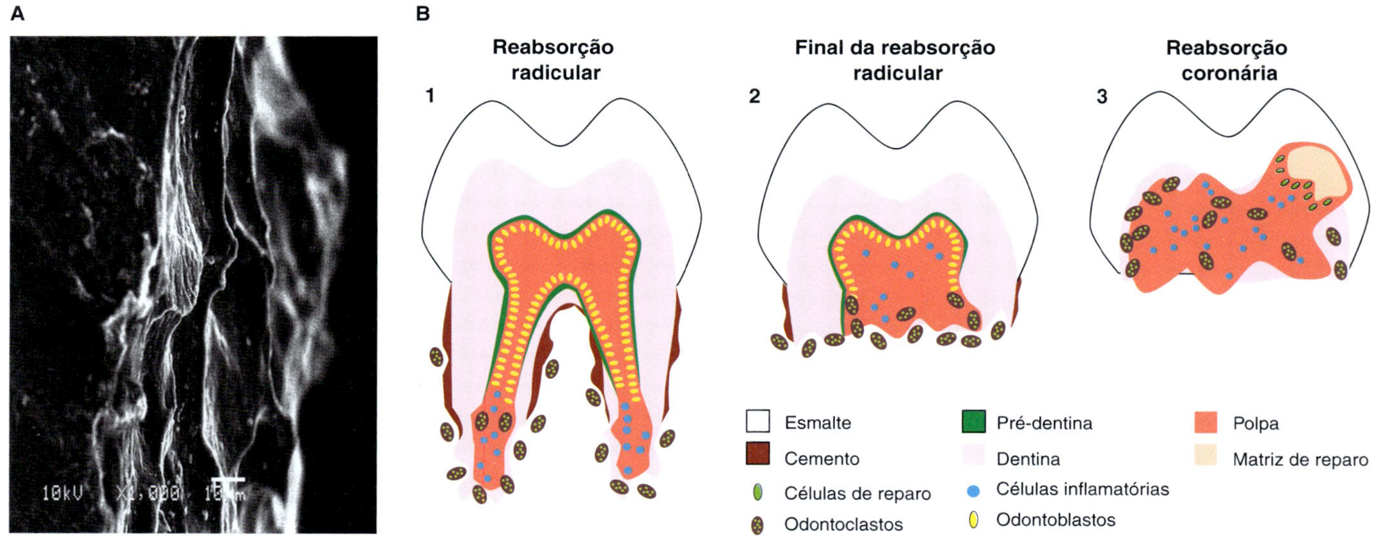

FIGURA 6 Rizólise decídua. (**A**) Lacunas de Howship são mostradas em microscopia eletrônica de varredura sobre a superfície radicular em reabsorção de um molar decíduo, ao passo que, em (**B**), estão representadas em esquema as características histológicas do dente decíduo desde a reabsorção exclusiva dos tecidos radiculares (1 e 2) até o processo atingir inclusive a reabsorção coronária (3). Na reabsorção coronária, é possível identificar a reabsorção do esmalte e a formação da matriz de reparo, evento que representa os momentos de repouso da rizólise. Observe a codificação de cores, relacionando-as com as diferentes estruturas do painel, de modo a identificá-las no decorrer do texto.

Quadro 8 APOPTOSE NA RIZÓLISE

Na reabsorção fisiológica da raiz de dentes decíduos de gatos, por meio de técnicas moleculares que evidenciam a apoptose e técnicas de imunomarcação, foi verificada a expressão da BMP4 (molécula que induz a apoptose), justaposta a células marcadas com a técnica de TUNEL (que evidencia as células em apoptose) nos cementoblastos presentes na superfície da raiz do dente decíduo, nos fibroblastos periodontais e nos restos epiteliais de Malassez. A apoptose dos restos epiteliais de Malassez explicaria os casos de anquilose dentoalveolar que frequentemente se instalam durante o processo reabsortivo. Uma vez que a permanência de tais células remanescentes da bainha de Hertwig no interior do ligamento periodontal ter sido indicada estar relacionada à manutenção do espaço periodontal. Quanto ao destino da polpa dentária decídua durante o processo de rizólise, os mecanismos apoptóticos também estão envolvidos na eliminação de suas células, característico da natureza programada da apoptose. Segundo estudo feito com dentes decíduos e permanentes humanos, a apoptose ocorre por ativação da caspase 3, por meio da via mitocondrial (liberação do citocromo C). Os efetores mais importantes da apoptose são as caspases. Estas são proteínas pró-apoptóticas que atuam em uma cascata proteolítica muito regulada, cortando (clivando) substratos celulares da célula em apoptose. A caspase 3 é o principal efetor downstream que cliva a maioria dos substratos celulares apoptóticos. A apoptose pode ser deflagrada por vários estímulos fisiológicos ou patológicos. Fatores externos ou internos podem servir como gatilho para desencadear os mecanismos apoptóticos. Podem ser utilizadas duas vias para apoptose: uma via de sinal extrínsico, mediada por receptor ("receptor de morte"), e uma via de sinal intrínseco, mediada pela mitocôndria (potencial de membrana).

Em uma fase inicial da reabsorção, a presença de células de revestimento e poucos odontoclastos é verificada sobre uma superfície radicular já irregular. Da superfície da raiz, a presença das células clásticas estende-se para o interior do conduto radicular, atingindo, além da dentina, o tecido pulpar. Com o decorrer dos eventos reabsortivos, um maior número de odontoclastos maduros associados à presença de concavidades chamadas "lacunas de Howship" (resultado da atividade reabsortiva de tal célula) é observado sobre a superfície radicular (Figuras 6A e 6B). Próximo à área dentária radicular em reabsorção também ocorrem a reabsorção e remodelação dos tecidos moles periodontais. A intensa renovação do ligamento periodontal é essencial ao processo. Acompanhando o processo, ocorre a apoptose dos restos epiteliais de Malassez.

Enquanto os odontoclastos encarregam-se da retirada do material inorgânico (cálcio e fosfato) e de outros componentes não colágenos, os odontoblastos pulpares atuam na degradação das fibrilas colágenas dentinárias. Adicionalmente, de maneira semelhante aos osteoblastos, o odontoblasto também parece ser importante na ativação de clastos requerida. Em conjunto com os odontoblastos, outras células como fibroblastos, cementoblastos e macrófagos residentes no ligamento periodontal e na polpa do dente decíduo também participam na remoção de tecidos duros e moles durante a rizólise. São sintetizadas metaloproteinases (MMP), que se encarregam da fragmentação enzimática das matrizes teciduais orgânica e mineral.

Quando a reabsorção radicular é quase total, os odontoclastos atingem a parede dentinária coronária. Até esse momento, a polpa coronária ainda apresenta estrutura normal, com a camada de odontoblastos preservada (Figura 6B). A partir de então, e conforme o avançar da degradação do tecido pulpar, é aumentada a densidade de células inflamatórias que invadem o tecido pulpar, como macrófagos, células HLA-DR positivas, linfócitos T e B e plasmócitos e os odontoblastos começam a degenerar. Em estágios mais avançados, os odontoclastos não se limitam mais a locais específicos da câmara pulpar; passam a ter presença generalizada na câmara pulpar, enquanto os odontoblastos não mais são observados.

No estágio final de reabsorção, os odontoclastos se afastam em direção à polpa central restante e depois desaparecem. Ao final da rizólise, toda a superfície do tecido pulpar coronário remanescente encontra-se coberta por um epitélio escamoso estratificado, que também está presente recobrindo toda a extensão do epitélio juncional gengival. Por vezes, o processo reabsortivo invade o limite amelodentinário e porções do esmalte são removidas com subsequente deposição de um tecido de reparação semelhante ao cemento (Figura 6B, etapa de reabsorção coronária).

Após momentos de reabsorção da dentina tanto radicular quanto coronária, iniciam-se fases ditas como de repouso, nas quais nenhuma atividade de odontoclastos poderia ser detectada. Nesses episódios, a superfície das lacunas de Howship dentinárias são cobertas por células semelhantes a cementoblastos, que produzirão nova matriz orgânica, com a finalidade de preencher tais espaços. A posterior mineralização dessa matriz forma um tecido de reparo semelhante ao cemento. Na dentina radicular, a superfície reparada é recoberta com um tecido fibroso, talvez acompanhada pela reinserção das fibras periodontais remodeladas. Isso ainda é contestado por muitos autores, que afirmam estarem presentes, em casos de reparo, somente fibras colágenas oriundas dos cementoblastos, não havendo, portanto, uma reinserção verdadeira.

Portanto, a rizólise decídua não ocorre de forma contínua, tendo períodos de intensa reabsorção, quando a atividade clástica chega ao seu máximo, e momentos de repouso, quando as células responsáveis pelo processo se afastam da superfície em reabsorção e retiram-se para o centro do ligamento periodontal/tecido pulpar. Esta intermitência permite que o dente permanente de substituição siga o vetor de seu trajeto eruptivo e se posicione, corretamente, na arcada. Esses períodos ativos e passivos da reabsorção explicam o fenômeno da "intermitência da rizólise", que explica o fato de um mesmo dente decíduo, durante seu processo de rizólise, clinicamente apresentar momentos alternados de grande mobilidade seguidos de refixação ao alvéolo.

Reabsorção seletiva

A reabsorção dentária é diferente nos dentes unirradiculares e nos multirradiculares. Os germes dentários permanentes, anteriores superiores e inferiores localizam-se apicalmente e por lingual ou palatino dos dentes decíduos correspondentes (Figura 1). Ao erupcionar, descrevem uma trajetória para baixo e para frente na arcada superior e para cima e para frente na arcada inferior. Isto faz com que a reabsorção das raízes dos dentes decíduos anteriores ocorra em forma de bisel, determinando uma diferença no padrão da rizólise radicular, muito mais pronunciada na face palatina/lingual.

Esse fato deve ser levado em consideração no momento em que se faz necessária uma análise radiográfica do dente decíduo, pois o efeito de sobreposição de imagens poderá causar um aspecto distorcido da realidade. Nos dentes anteriores, em razão do trajeto descrito pelo dente de substituição, a polpa coronária permanece preservada. Já nos dentes polirradiculares, nos quais os dentes permanentes desenvolvem-se entre as raízes dos dentes decíduos, a reabsorção das raízes da peça temporária será total.

Independentemente do grupo dentário, uni ou polirradicular, o processo de reabsorção em situações fisiológicas é seletivo também quanto ao tipo de dentição, uma vez que apenas é observado nos dentes decíduos e não nos dentes permanentes adjacentes (Quadro 9).

Quadro 9 **SELETIVIDADE DA REABSORÇÃO FISIOLÓGICA**

A reabsorção seletiva que se observa nos dentes decíduos em relação aos dentes permanentes ainda é causa de especulações científicas. Um exemplo desta situação ocorre quando os caninos permanentes superiores, na busca de sua erupção, promovem a reabsorção da raiz do dente decíduo que o antecede, sem afetar a raiz do incisivo lateral superior permanente, com quem mantém uma íntima proximidade. Uma possível explicação seria a sinalização para a adesão radicular seletiva dos clastos apenas nos dentes decíduos, derivada da presença de duas proteínas da matriz extracelular relacionadas com a adesão dos clastos, a OPN (osteopontina) e BSP (sialoproteína óssea). Enquanto tanto a OPN quanto a BSP foram localizadas difusamente no ligamento periodontal em dentes permanentes, elas estavam dispostas na camada celular adjacente à superfície radicular nos dentes decíduos, intensamente concentradas ao redor e dentro dos odontoclastos situados próximos às lacunas reabsortivas.

Quadro 10 **CORRELAÇÕES CLÍNICAS**

Durante o complexo fenômeno da erupção de ambas as dentições, muitas mudanças no padrão de normalidade podem ocorrer. Nos dentes permanentes precedidos pela dentição decídua, isso envolve, ainda, as questões relativas à reabsorção da(s) raiz(es) do dente decíduo correspondente. O cirurgião-dentista deve ser conhecedor de tais alterações, a fim de proceder às condutas clínicas pertinentes. São conhecidas algumas condições sindrômicas que alteram a erupção dentária; cerca da metade delas é relacionada a mutações genéticas.

ERUPÇÃO ECTÓPICA

Nos casos de uma erupção ectópica, a peça dentária apresentará um desvio em seu trajeto normal de erupção, ocupando um lugar errado na arcada dentária. O mau posicionamento pode ser decorrente de problemas durante as fases de intensa proliferação celular que ocorrem na odontogênese, ou do continente ósseo insuficiente durante a erupção dentária.

CISTOS DE ERUPÇÃO

A pressão exercida pelo dente no tecido conjuntivo suprajacente, durante seus movimentos eruptivos efetivos, algumas vezes provoca a lesão de vasos sanguíneos da região. A consequência imediata é um processo hemorrágico que se instala no trajeto de erupção, impedindo mecanicamente que ela ocorra.

(*continua*)

Quadro 10 CORRELAÇÕES CLÍNICAS (*Continuação*)

DENTES NATAIS E NEONATAIS

A erupção prematura de dentes decíduos, além de provocar grande desconforto na criança, determina importantes decisões por parte do profissional. O aparecimento da peça dentária ao nascimento recebe a denominação de dente natal, e aquela que surge durante o primeiro mês de vida do indivíduo, de dente neonatal. A situação deve ser amplamente analisada pelo cirurgião-dentista, pois a peça pode ou não pertencer à série dentária decídua normal. A pouca inserção óssea que acompanha estes casos deve ser motivo de muita cautela no momento da decisão sobre qual tratamento deve ser efetuado.

RETENÇÃO PROLONGADA DE DENTE DECÍDUO

Um desvio do padrão eruptivo normal, ocasionado por algum agente exógeno ou intrínseco do indivíduo, tem como consequência uma má oclusão instalada na dentição permanente. Esta alteração deve ser interceptada assim que constatada. A retenção prolongada dos dentes decíduos pode ainda ter como causa a impacção dos dentes permanentes sucessores, decorrente da presença de dentes supranumerários, o que também origina um problema de erupção.

ANQUILOSE DENTÁRIA

A união do osso alveolar ao cemento dentário determina uma interrupção no processo eruptivo que ocorre continuamente durante o período de vida do indivíduo. Observado com muito mais frequência na dentição decídua, pode causar uma alteração na reabsorção da raiz do dente anquilosado. A anquilose dentária pode reverter e o processo de rizólise se instalar novamente. Caso persista, o dente passa a ocupar uma posição de infraoclusão em relação a seus dentes vizinhos que continuam seu processo eruptivo, conferindo-lhe o aspecto de submersão dentária. A apoptose dos restos epiteliais de Malassez, durante o processo reabsortivo, poderia ser uma das explicações da anquilose na dentição decídua.

ESTÁGIOS DE NOLLA

Carmen Nolla, em 1950, designou estágios que variam de zero a dez ao aspecto radiográfico dos germes dentários permanentes em desenvolvimento (Figura 7A). Por exemplo, um germe que se encontre no estágio 6 de Nolla apresenta a imagem da sua coroa totalmente definida radiograficamente, o que reflete funcionalmente o início da fase de raiz e dos movimentos eruptivos propriamente. Clinicamente, a perda de um dente decíduo que ocorra antes de seu sucessor estar no estágio 6 terá como consequência o retardo na erupção desse dente. Ao contrário, a perda que ocorrer após o dente sucessor ter alcançado o estágio 6 determinará sua erupção precoce. A velocidade eruptiva máxima é detectada no germe ao estágio 8 de Nolla, aquele que apresenta dois terços de raiz formada (Figura 7B). Nesse estágio, o dente já deve estar na cavidade bucal ou próximo a irromper a mucosa, e a constatação de um estágio superior a esse, em um germe intraósseo, caracterizará uma alteração da erupção, podendo levar a uma retenção prolongada da peça dentária.

(*continua*)

Quadro 10 **CORRELAÇÕES CLÍNICAS** (*Continuação*)

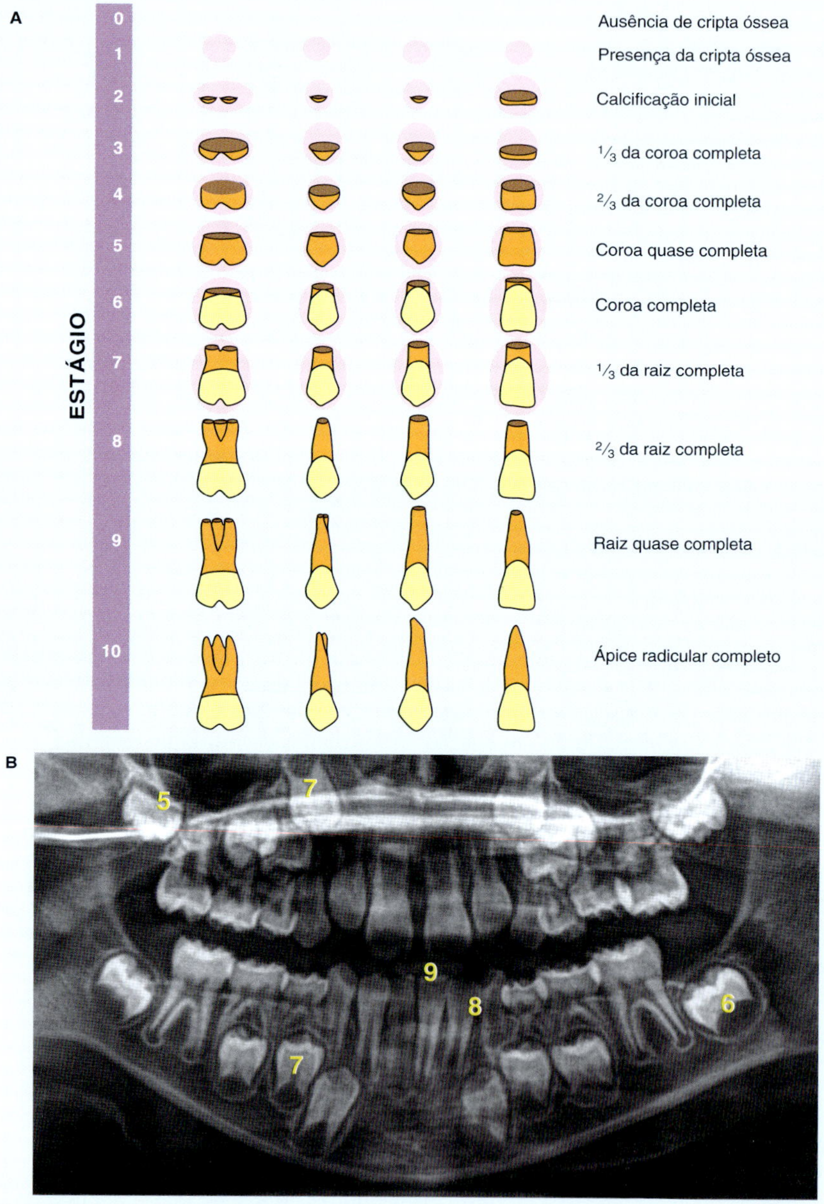

FIGURA 7 (**A**) Estágios de Nolla. (**B**) Radiografia panorâmica de criança aos 7 anos de idade, relacionando a imagem dos germes dentários permanentes com os estágios de desenvolvimento de Nolla (numeração em amarelo).

REFERÊNCIAS

Angelova A, Takagi Y, Okiji T, Kaneko T, Yamashita Y. Immunocompetent cells in the pulp of human deciduous teeth. Arch Oral Biol. 2004;49(1):29-36. doi:10.1016/s0003-9969(03)00173-0

Berkowitz BKB, Holland GR, Moxham BJ. Anatomia, embriologia e histologia bucal. 3. Porto Alegre: Artmed; 2004.

Chaudhry A, Sobti G. Imaging characteristics of gubernacular tract on CBCT – a pictorial review. Oral Radiol. 2021;37(3):355-65. doi:10.1007/s11282-020-00461-y

Consolaro A. Reabsorção dentária fisiológica: a rizólise dos dentes decíduos. In: Reabsorções dentárias nas especialidades clínicas. Maringá: Dental Press; 2007. p.203-19.

de Jong T, Bakker AD, Everts V, Smit TH. The intricate anatomy of the periodontal ligament and its development: lessons for periodontal regeneration. J Periodontal Res. 2017;52(6):965-74. doi:10.1111/jre.12477

Dolci GS, Ballarini A, Gameiro GH, Onofre de Souza D, de Melo F, Fossati ACM. Atorvastatin inhibits osteoclastogenesis and arrests tooth movement. Am J Orthod Dentofacial Orthop. 2018;153(6):872-82. doi:10.1016/j.ajodo.2017.09.021

Harokopakis-Hajishengallis E. Physiologic root resorption in primary teeth: molecular and histological events. J Oral Sci. 2007;49(1):1-12. doi:10.2334/josnusd.49.1

Hovorakova M, Lesot H, Peterka M, Peterkova R. Early development of the human dentition revisited. J Anat. 2018;233(2):135-45. doi:10.1111/joa.12825

Heinrich J, Bsoul S, Barnes J, Woodruff K, Abboud S. CSF-1, RANKL and OPG regulate osteoclastogenesis during murine tooth eruption. Arch Oral Biol. 2005;50(10):897-908. doi:10.1016/j.archoralbio.2005.02.007

Katchburian E, Arana V. Histologia e embriologia oral. 4. ed. Rio de Janeiro: Guanabara Koogan; 2017.

Khan QE, Sehic A, Khuu C, Risnes S, Osmundsen H. Expression of Clu and Tgfb1 during murine tooth development: effects of in-vivo transfection with anti--miR-214. Eur J Oral Sci. 2013;121(4):303-12. doi: 10.1111/eos.12056

Keinan D, Cohen RE. The significance of epithelial rests of Malassez in the periodontal ligament. J Endod. 2013;39(5):582-7. doi:10.1016/j.joen.2013.01.004

Kjær I. Mechanism of human tooth eruption: review article including a new theory for future studies on the eruption process. Scientifica (Cairo). 2014;2014:341905. doi:10.1155/2014/341905

Jin Y, Wang C, Cheng S, Zhao Z, Li J. MicroRNA control of tooth formation and eruption. Arch Oral Biol. 2017;73:302-10. doi:10.1016/j.archoralbio.2016.08.026

Lee A, Schneider G, Finkelstein M, Southard T. Root resorption: the possible role of extracellular matrix proteins. Am J Orthod Dentofacial Orthop. 2004;126(2):173-7. doi:10.1016/j.ajodo.2004.02.009

Liu D, Yao S, Wise GE. Effect of interleukin-10 on gene expression of osteoclastogenic regulatory molecules in the rat dental follicle. Eur J Oral Sci. 2006;114(1):42-9. doi:10.1111/j.1600-0722.2006.00283.x

Nolla C. The development of the permanent teeth. J Dent Child. 1960;27:254-66.

Sahara N, Okafuji N, Toyoki A, Suzuki I, Deguchi T, Suzuki K. Odontoclastic resorption at the pulpal surface of coronal dentin prior to the shedding of human deciduous teeth. Arch Histol Cytol. 1992;55(3):273-85. doi:10.1679/aohc.55.273

Sahara N, Ozawa H. Cementum-like tissue deposition on the resorbed enamel surface of human deciduous teeth prior to shedding. Anat Rec A Discov Mol

Cell Evol Biol. 2004;279(2):779-91. doi:10.1002/ar.a.20069

Sasaki T, Shimizu T, Watanabe C, Hiyoshi Y. Cellular roles in physiological root resorption of deciduous teeth in the cat. J Dent Res. 1990;69(1):67-74. doi:10.1177/00220345900690011101

Tokavanich N, Gupta A, Nagata M, et al. A three-dimensional analysis of primary failure of eruption in humans and mice. Oral Dis. 2020;26(2):391-400. doi:10.1111/odi.13249

Wang XP. Tooth eruption without roots. J Dent Res. 2013;92(3):212-4. doi:10.1177/0022034512474469

Wise GE, He H, Gutierrez DL, Ring S, Yao S. Requirement of alveolar bone formation for eruption of rat molars. Eur J Oral Sci. 2011;119(5):333-8. doi:10.1111/j.1600-0722.2011.00854.x

Wu X, Wang S. Biomechanical stress regulates mammalian tooth replacement. Cell Stress. 2020;4(3):64-5. Published 2020 Feb 18. doi:10.15698/cst2020.03.215

Yao S, Pan F, Wise GE. Chronological gene expression of parathyroid hormone-related protein (PTHrP) in the stellate reticulum of the rat: implications for tooth eruption. Arch Oral Biol. 2007;52(3):228-32. doi:10.1016/j.archoralbio.2006.10.008

Yu X, Liu H, Li C, Du Y, Du Y, Zhang S. Periodontal ligament-associated protein-1 gets involved in the development of osseous eruption canal. J Mol Histol. 2019;50(1):35-42. doi:10.1007/s10735-018-9805-0

Zhou T, Pan J, Wu P, et al. Dental follicle cells: roles in development and beyond. Stem Cells Int. 2019;2019:9159605. Published 2019 Sep 15. doi:10.1155/2019/9159605

Índice remissivo

A

B

C

D

E

F

G

H

I

J

L

M

N

O

P

Q

R

S

T

U

V

Z